MEDICAL
IMAGING EQUIPMENT AND ENGINEERING

医学影像
设备与工程

甘泉　王骏　主编

江苏大学出版社
JIANGSU UNIVERSITY PRESS
镇　江

图书在版编目(CIP)数据

医学影像设备与工程／甘泉，王骏主编. —镇江：江苏大学出版社，2012. 8(2015. 7 重印)
ISBN 978-7-81130-375-9

Ⅰ. ①医… Ⅱ. ①甘… ②王… Ⅲ. ①影象诊断—医疗器械—医学院校—教材 Ⅳ. ①R445

中国版本图书馆 CIP 数据核字(2012)第 195507 号

医学影像设备与工程

Yixue Yingxiang Shebei yu Gongcheng

主　　编／甘　泉　王　骏
责任编辑／李经晶　李菊萍
出版发行／江苏大学出版社
地　　址／江苏省镇江市梦溪园巷 30 号(邮编：212003)
电　　话／0511-84446464(传真)
网　　址／http：//press. ujs. edu. cn
排　　版／镇江文苑制版印刷有限责任公司
印　　刷／虎彩印艺股份有限公司
经　　销／江苏省新华书店
开　　本／787 mm×1 092 mm　1/16
印　　张／21. 25
字　　数／576 千字
版　　次／2012 年 9 月第 1 版　2015 年 7 月第 2 次印刷
书　　号／ISBN 978-7-81130-375-9
定　　价／48. 00 元

《医学影像设备与工程》编委会

姜吉锋　南通大学南通市第三人民医院
徐中华　南京医科大学常州市妇幼保健院
殷苏民　江苏大学
高亚枫　苏州大学第一附属医院
黄小华　川北医学院附属医院
蔡裕兴　广州南方医科大学
薛　玉　江苏大学

参编者（排名不分先后）

刘欢欢　孙志梅　范兴文　陈莉萍　李春叶　李　泉
张　莉　朱　炜　吕白玉　刘　婷　钱捷洁　葛振光
周文容　衡利敏　蔡南阳　成玉平　李毓峻　刘　铭
刘　威　缪鹏虎　袁迎春

前　言

医学影像设备早已在医学教学研究和临床的各个专门领域得到应用和推广，现代医疗技术很大程度上是伴随着医学影像设备领域科学技术的发展而不断进步的，这种进步反过来又极大地促进了医学影像设备在深度和广度上的进一步发展。随着影像设备的不断普及和换代升级，医学影像设备已经成为医学科研、临床诊治不可缺少的关键技术设备。因此，影像设备的诊治应用、使用维护维修和技术研发得到了医疗单位和设备企业的高度重视。

医学影像设备是电子、机械、光学、核物理、计算机等学科技术汇集和相互融合的成果，是科技含量极高的工程应用装备。因此，在医学影像设备设计、制造、应用、安装、维护维修中，处处体现出工程学的特征。现代医学影像设备在传统基础上融合了计算机技术、数字信息处理技术和网络数据库技术，特别是计算机信息技术的发展使医学影像设备产生了革命性的变化。不论是影像诊断专业还是影像技术专业，医学有关领域的专业学习内容均有了较大的调整，同时，生物医学工程、医疗器械等相关专业及相关企业也开始将自己的视野拓展到医学影像设备学的领域，这要求医学影像设备学的教学内容需要进行相应的拓展与更新，以满足医疗、科研和企业行业对人才知识与能力的培养需求。为此，我们集中约请了院校、医院及相关企业的有关专家、教授以及临床工程的一线人员，组成了《医学影像设备与工程》编委会，共同参与本书的编写。

本书在对传统知识进行梳理的基础上，增加了许多医学影像设备的最新信息，以及大量源自实践积累的原创总结。其意义在于将医学影像设备的结构、原理渗透到医学影像设备工程中，使这些知识融会贯通在一起，既保持医学影像设备学的知识体系，又突出影像设备在实际应用中的工程特点，力求在内容上与新设备、新技术同步，与诊疗实践接轨。

本书的意义还在于将医学影像设备学与工程学贯穿其中，既能了解医学影像设备学的结构与原理，又能通过工程学电路框图、电路分析加深对设备结构、原理的理解。本书采用许多设备及零部件实物照片、原理框图、典型电路图例，使内容更为直观形象；还有故障检修实例、设备工程实验、设备检测仪器及检测参数指标、要点提示等内容，对提高学习者的工程应用能力有较好的指导价值。本书在突出重点的同时，图文并茂，通俗易懂。这些内容上的安排，使得本书不仅适用于传统医学影像设备学有关专业的师生，还可供医疗机构的影像科室、设备管理部门的专业人员，医学影像设备研究、设计、制造、服务机构专业人员，以及与影像设备有关的其他专业人员学习使用和参考。

江苏大学的眭建教授、任乃飞教授对本书的出版给予了肯定和帮助，感谢他们担任本书的主审工作。本书的编写还得到行业有关公司企业的大力支持，在此表示感谢。衷心感谢江苏大学出版社汪再非主任对本书编写和出版提供了许多宝贵意见与帮助。感谢江苏大学出版社的责任编辑李经晶和李菊萍老师，她们的智慧和努力让我对编辑职业产生了由衷的敬佩。

由于各种原因，书中的瑕疵在所难免，恳请广大读者给于指正。主编者邮箱：ganquan5706@163.com。

此书献给在医学影像设备与工程领域学习、研究和工作的人们，让我们共同为医学影像设备学科的发展而努力。

甘　泉
2015 年 7 月 8 日

目　　录

第 1 章　医学影像设备概论

医学影像设备所产生的某种能量，例如 X 线、电磁场、电子束、超声、核素、微波、红外线、可见光等，透过人体显示内部组织器官的结构、形态、密度、功能等，并以影像方式表现出来，这就是医学影像设备产生医学影像成像的过程。

自德国物理学家伦琴(W. C. Roentgen)发现 X 线后，X 线机出现并被应用于临床。随着科技的发展和时代的进步，已从 X 线设备发展到计算机 X 线摄影设备(CR)、数字 X 线摄影设备(DR)、数字减影血管造影设备(DSA)、计算机 X 线体层摄影设备(CT)、磁共振设备(MR)、超声设备(US)、γ 相机设备、发射型计算机体层成像设备(ECT)、单光子发射型计算机体层成像设备(SPECT)、正电子发射型计算机体层设备(PET/CT)以及附属外部设备、高压注射器、激光成像设备、图像存储与传输系统(PACS)等。医学影像设备是为医学影像成像提供以某种能量作为信息载体，然后透过人体显示人体内部组织结构、形态、密度和功能，将人体实际结构在空间和时间分布上的对应关系用影像方式显示出来，可携带人体机能、生化成分等生物学信息，具有广泛信息意义，并用以诊断与治疗疾病和为之服务的一切平台的设备装置。

数字 X 线摄影设备、CT 设备、MR 设备、US 设备、核医学设备已被公认为是医学影像诊断的五大类成像技术医学影像设备。现代医学诊断最重要的环节是使用诊断设备，疾病治疗以诊断的结果为根本依据，诊断结果的准确程度决定着治疗成效，在提高医疗技术的同时，医学界更加注重诊断技术条件和水平的发展，演化出多种医学影像设备。医学临床设备的种类较多，可划分为四大类别，第一类是生物物理信号检测设备(心电、脑电、肌电、血压、血流、呼吸、脉搏和听力等信号的检测与监视)；第二类是临床急救和治疗设备(心电监护仪、呼吸机、麻醉机、血透机、直线加速器、理疗设备)；第三类是生物化学成分分析检验设备(血、尿等体液及细胞中的各种成分生化分析，微生物的分析与检验)；第四类是医学影像诊断设备(X 线机、CR、DR、DSA、CT、MR、超声、核素、红外线、电子束、微波、可见光等)。

医学影像设备的发展已使形态学影像分析只是其基本内容，医学影像不再是单纯意义上的“影像”含义，它可以携带有人体机能、生化成分等生物学信息，医学影像分析的概念已发展为医学影像综合信息。

1.1　医学影像设备发展历程

医学影像设备产生、创新、发展的过程本身就是一部发展史。1895 年 11 月 8 日，德国物理学家伦琴(图 1-1)偶然在实验中发现了一种从阴极射线管中发出的射线,它能够穿过不透明的物体,但又不能被透镜折射,它自身不能被看到,但能导致荧光物质发光并让感光胶片曝光,伦琴给这种当时未被知晓的"射线"命名为 X 线,人们也称为"伦琴射线"。

1895 年,伦琴利用 X 线拍摄的其夫人的手掌骨骼照片(图 1-2),堪称医学影像史上的最早照片记录,因此该年被称为医学影像史的开篇元年。1901 年伦琴荣获了首次颁发的诺贝尔物理学奖。从此利用 X 线对人体内部结构进行成像诊断的技术迅速普及,研制出了 X 线机的初级产品。X 线机局限于透视检查和摄影。

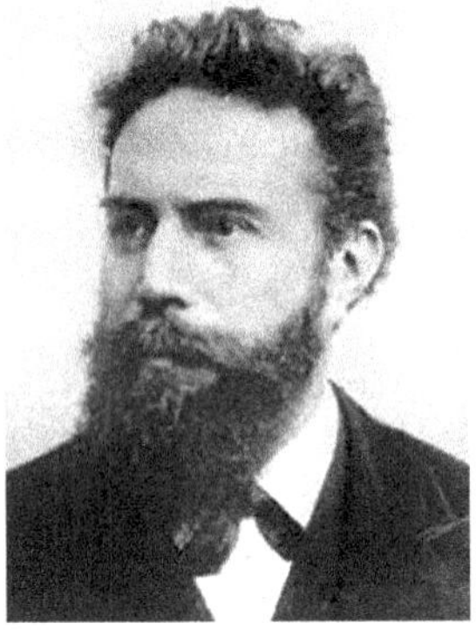

图 1-1 德国物理学家伦琴(W. C. Roentgen)

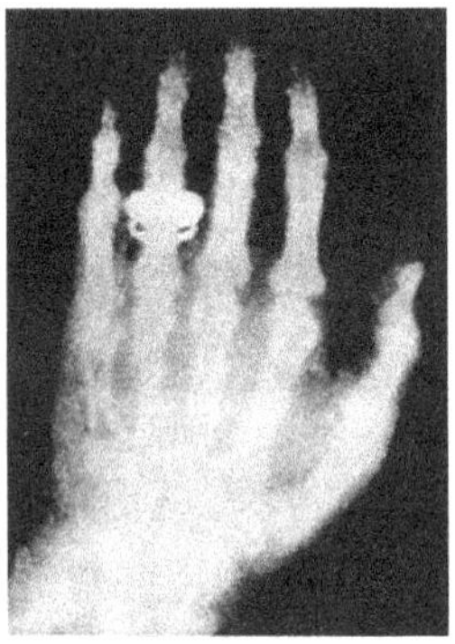

图 1-2 伦琴夫人手掌骨骼照片

1946 年,声学和电子技术在医学中的运用使 A 型超声(ultrasonic,US)成像出现。美国哈佛大学的伯塞尔(Purcell)和斯坦福大学的布洛赫(Bloch)发现了物质的核磁共振现象,1952 年他们被授予诺贝尔物理学奖。20 世纪 50 年代初期,原子能技术转化为核素医学成像,出现了同位素闪烁扫描仪。1958 年一次成像 γ 相机出现,20 世纪 60 年代,B 型超声设备研制成功,连续的动态实时影像为医学诊断提供了更新的手段,20 世纪 70 年代,医学影像技术进入成熟期,开始应用于人体解剖、组织学分析和临床诊断学等形态学科领域。1972 年,第一台计算机 X 线体层摄影设备(computed tomography,CT)的出现给医学影像技术、诊断带来了新进展,是医学影像设备研发史上的突破,使之进入创新阶段。

20 世纪 80 年代,第一台应用于头部的单光子发射型计算机体层(single photon emission computed tomography,SPECT)设备产生。多普勒(doppler)技术应用于超声成像领域,磁共振成像(magnetic resonance imaging,MRI)原理显示出在医学影像中的重要价值。磁共振设备和超声设备无创伤无损伤的成像方式,对比出其他成像方式带来创伤或损伤的不足,MR 和核素成像除了对人体结构的影像能够显示外,还能提供功能和生物上的信息,使成像方式多元化,影像技术与影像诊断综合化。

20 世纪 80 年代中期,医学影像设备性能提高,实现了自动化、智能化、数字化。例如 CR,DR,DSA 的出现使得医学影像设备数字化,提高影像质量、缩短成像时间、降低辐射、配有图像存储与传输系统成了影像设备发展的总趋势。超声设备具有彩色多普勒血流成像设备(color doppler flow image,CDFI)、核素成像具有正电子发射型计算机体层设备(positron emission computed tomography,PET)、磁共振设备具有超导高磁场强设备等。

20 世纪 90 年代,后 64 排螺旋 CT、超高速电子束 CT(EBCT)出现,它们具有快速扫描速度、特殊扫描技术和 CT 设备特殊装置,使心血管功能成像成为可能。图像存储与传输系统能够大容量存储和高速传输影像图像。图像存储与传输系统(PACS)的出现方便了检索和调阅影像，实现了远程会诊和信息共享，使医学影像设备进入一个高速发展期。

1.1.1　X 线管与常规 X 线机研制经历

德国物理学家伦琴在做真空管高压放电实验时，发现产生了一种看不见具有很强穿透力、能使某些物质发出荧光、胶片感光的新型 X 线射线。这一次实验过程实际上是 X 线的产生过程，真空管高压放电实验中的真空管实际上是 X 线管雏形。德国西门子公司研制出世界上第一只 X 线管，此阶段称离子 X 线管阶段。此后，美国物理学家用钨做灯丝的 X 线管制造成功。它最大的特点就是钨灯丝加热到白炽状态时可提供管电流所需电压。荷兰 Philips 公司研制出世界上第一只旋转阳极 X 线管，提高了功率、缩小了焦点、几何模糊度减少，使之被广泛应用。

气体 X 线管和感应圈时代，X 线机由气体 X 线管和感应圈组成，管电压 40～50 kV，管电流 1 mA，摄影时间长达 30 min～1 h。此后 X 线机由考林杰研制的热电子 X 线管、纳斯科研制的变压器式高压发生装置组成，形成热电子 X 线管变压器式高压发生器实用化时代。进入防电击、防散射、三相高压发生器、旋转阳极 X 线管成熟时代，X 线机功能进一步完善，防护设置齐全，附属设备配套，各类技术发展，该时期为 X 线机完整成熟时代。高摄影条件、大容量、控制技术、大功率、旋转阳极 X 线管、影像增强器、快速换片机、高压注射器、自动洗片机、电视电影、录像连续摄影体层装置、人工对比剂的使用，使 X 线机功能日趋成熟，使常规 X 线机进入到现代化时代。由单片机控制、计算机辅助的工频 X 线机，以及实现了自动化的 X 线机即程控 X 线机构成了单片机时代。

目前，进入了变频 X 线机时代，提高了 X 线质量，增加了 X 线量输出、实时控制、体积减小、智能化、数字化、错误故障显示、低计量曝光设计等。

1.1.2　CT 设备研制是医学影像设备研发的突破

豪斯菲尔德(G. N. Hounsfield)是英国工程师，1972 年首次研制出世界上第一台头颅的计算机 X 线体层摄影设备简称 CT 设备。CT 设备的产生是利用计算机和 X 线技术的结合，用 X 射线束和探测器围绕被检者快速扫描获取大量信息，用数字的方法重组出密度分辨力极高的影像图像。CT 设备的研制成功是医学影像学设备研发的突破。英国工程师豪斯菲尔德(G. N. Hounsfield)和美国物理学家考马克(A. M. Cormack)共同荣获了 1979 年诺贝尔生理学医学奖(图 1-3)。

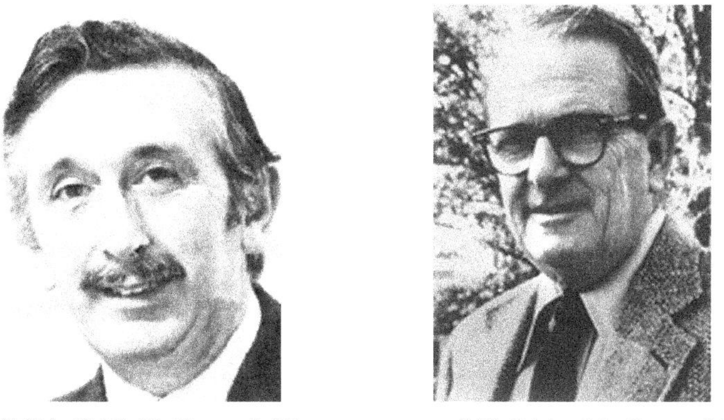

豪斯菲尔德(G. N. Hounsfield)　　考马克(A. M. Cormack)

图 1-3　豪斯菲尔德(G. N. Hounsfield)和考马克(A. M. Cormack)

第一代 CT 扫描机（平移＋旋转扫描）是笔形束 CT。扫描机架上一个 CT 球管产生单一 X 线束，在被检者后方机架上放置探测器，X 线经准直器环绕垂直于扫描平面的中心轴线旋转 1°直至 180°，完成全部数据组合成原始数据。第二代 CT 扫描机（平移＋旋转扫描）是扇形束 CT。它在一代基础上增加了 3～30 个探测器组成，在一次平移时间内，由几个探测器多平行射束在不同角度下同时记录。第三代 CT 扫描机（平移＋旋转扫描）是广角扇束 CT。探测器增加到 300～1000 个，X 线管和探测器围绕被检者做连续旋转扫描，X 线成广角扇束。第四代 CT 扫描机（旋转＋静止扫描）采用反扇形束采集技术。探测器有 600～1500 个，呈 360°分布，扫描时 CT 球管围绕被检者旋转一周而探测器不动。第五代（静止＋静止扫描）是超高速 CT，采用大型特制扫描电子束 CT 球管，在扫描机一端安装电子枪，电子束经加速、聚焦、磁偏转后轰击 4 个半环状钨靶，产生 X 线经准直器后成扇形束。后 64 排 CT 扫描机（高速旋转＋探测器数的增加）。20 世纪 70 年代出现的滑环技术（sliping）加上高频 X 线发生装置，研制出螺旋 CT 之后又有多排螺旋 CT 投入临床应用，有 2 排、4 排、8 排、16 排、32 排、64 排、320 排等（multi-slice CT，MSCT）。CT 球管旋转一周就能获得更多的层面，即可完成一个脏器的扫描，实现了真正意义上的容积扫描（volume scan），旋转速度达到 0.5 s 一圈。目前 CT 发展到后 64 排时代，这种 CT 扫描机的特点是高速旋转再加 CT 设备特色显现，使 CT 设备进入一个多元化时代，产生出包括多层螺旋 CT、双源 CT、宝石 CT、容积 CT、4DCT 等多种 CT 设备。平板 CT 研发的成功，将使医学影像 CT 设备进入真正意义上的后 64 排平板 CT 扫描机时代。

1.1.3 MR 设备研制是一种非电离辐射医学影像设备

1972 年美国科学家 Paul C. Lauterbur 提出 MRI 方法，即把磁共振原理同空间编码技术结合起来，用一定的方法使空间各点磁场有规律地变化，磁共振信号中的不同频率分量，即可同一定的空间位置对应，通过一定的数学变换即可实现磁共振成像，随后其研制 MR 实验样机，成功获取 MRI 图像。20 世纪 80 年代 MR 样机研制成功，1983 年开始应用于临床。

MR 设备是一种非电离辐射医学影像设备，无创伤、无损伤、无辐射，已广泛用于全身系统，用以中枢神经系统、心血管系统、盆腔实质脏器、四肢关节、软组织显像凸出；MR 波谱分析（magnetic resonance spectroscopy，MRS）可用以被检者的物质代谢功能、生物上的信息检查；功能 MRI（functional MRI，FMRI）用以研究脑组织、早期诊断脑梗塞的生理解剖、手术设计、组织功能分布情况。现有超导高场 MR 设备 1.5T、3.0T、7.0T。

1.1.4 CR，DR，DSA 设备研制使数字化设备完善

计算机 X 线摄影（computed radiology，CR）设备、数字 X 线摄影（digital radiology，DR）设备的研制成功降低了摄影 X 线计量，使图像宽容度扩大，图像可后处理，影像可光盘存储，可接入图像存储与传输系统（picture archiving and communication system，PACS）。数字减影血管造影（digital subtractive angiography，DSA）具有微创、实时、分辨力高的特点，使血管造影介入治疗在临床上广泛应用。上述设备研制的成功完善了医学影像数字化设备。

1.1.5 医学影像设备体系形成

随着 X 线机、CR、DR、DSA、CT、MR、US、ECT、PET 等医学影像设备的成功研制，可发现它们的参数、原理、方法各不同，但是可以多种成像方法分别获得医学影像图像，

也可形成形态功能图像的融合，提高诊断敏感性和特异性。由立体定向放射外科(stereotactic radio surgery，SRS)设备、医用直线加速器、X-刀(X-knife)、γ-刀(γ-knife)、^{60}Co、介入放射设备都是由医学影像设备给予引导定位实施治疗的设备，属于医学影像设备的范畴。多种类型医学影像诊断设备与医学影像治疗设备相结合，以及在电子技术、计算机网络通讯和数字化技术推动下，各种医学影像设备不断出现，构成了医学影像设备体系。医学影像设备发展过程有多学科技术间的汇集和渗透，在医学影像设备的结构、原理、设计、制造、应用、安装、维护、检修上创建出新的交叉学科——医学影像设备工程学。

1.2 医学影像设备发展趋势

随着信息化技术的提高，医学影像设备已经进入分子影像学设备时代，各种影像设备在性能方面、功能方面都有大幅度提升，医学影像设备呈现出融合趋势。

1.2.1 计算机、电子信息、激光与存储技术发展

计算机的迅速发展使运算速度加快，医学影像设备的软件、图像处理速度、动态实时显示、功能测定的高速计算机处理速度大幅提高。信息技术高速发展，光纤网络走向宽带，由多色取代单色，光缆最高传输速率达2.64 Tb/s以上，使高质量、连续实时迅速传输医学影像图像成为可能。激光与存储技术的发展使医学影像图像存储容量大幅增加，存取更迅速、更方便。

1.2.2 分子影像学设备与医学影像设备进展

分子影像学设备产生的分子影像是采用某种分子探针插入人体细胞内，在遇到特定分子或特定基因产物后，能发射出可被PET，MR红外探测器接收的特殊信号，间接地显示分子代谢、基因转变影像。CT设备扫描速度加速，新技术的使用提高了图像的质量，缩短了成像时间，使CT设备朝着实时连续成像、降低X线剂量，向平板探测器CT设备方向发展。US设备采用密集式晶阵设计、相控阵电子扫描探头、动态扫描、动态聚焦，大幅度提高了清晰度。MR设备提高了成像与重组速度，最快重组显示可达20幅/s，大矩阵采集原始影像使计算机存储与处理能力增强。DSA应用旋转方式采集信息，可实时显示血管三维实体立体透视。医学影像设备总的发展趋势：在性能上继续提高，在功能上不断拓展，从整体上相互融合，种类上不断细化，设备具有特点，诊断与治疗双方彼此靠拢。

1. 影像设备性能方面的提高

在影像设备性能提高方面，医用X线机已经实现了高压发生器变频技术。CT设备采用了多层螺旋扫描技术，提高了扫描速度，改善了低对比度分辨力和空间分辨力。US设备扫描线倍增、再辅以新技术，使US的成像清晰度获得提高。MR设备最快重组显示速度已接近实时成像显示。ECT设备中SPECT采用只在PET中才应用的多探头技术，以多探头采集单元的信息，使探测灵敏度和成像质量大幅提高，信息采集迅速。

2. 影像设备功能方面的拓展

影像设备的功能随着软件的开发不断拓展，在临床及医学研究领域的应用更加广泛，CT设备中的仿真内窥镜(virtual endoscopy)、表面重组(surface rendering)、容积再现(volume rendering)显示、专用的血管成像(CTA)、肿瘤学专用软件包、胆系成像

(CTC)软件、三维和四维重组等专用软件包各有特色。MR 设备中专用软件包心脏大血管的 MR 成像软件，可对冠状动脉显示和实施导航内窥镜显示。床移血管成像可以在成像中让床位步进移动，得到分段的血管影像，经过拼凑即可得到整段血管影像。MR 设备显示信息的范畴已拓展到生物化学信息、代谢性信息、分子生物学乃至基因信息。DSA 设备应用旋转方式采集信息，经计算机处理后也可以显示血管的三维信息，实体立体透视，即可以不采集“蒙片”，一次作出三维 DSA 成像，这种技术采用了“模糊成像”原理，节省了成像过程的时间，降低了检查时所需的辐射剂量。

3. 影像设备融合趋势

(1) 不同类型设备间的融合。

不同类型的影像设备有着相互渗透、相互融合的趋势，表现在两个方面：通过软件技术使不同类型的设备完成相同的成像功能；或将不同类型的设备硬件组合在一起，实现多种成像方式影像的同时建立或及时切换。SPECT 或 PET 与 CT，MR 设备相互组合，产生能做两种方式成像的复合型设备，将 CT 设备与 C 形臂透视系统制造成一体化设备，CT 设备检查发现病变后，立即进行 C 形臂透视导向，直接实施穿刺等介入治疗操作。

(2) 同类型影像设备不同成像方式的融合。

超声成像中将彩色多普勒血流成像与 B 型、M 型显示特点组合，形态显示表达出生理参数、运动状态及面积、周长和重量等方面的信息。US 设备软硬件的共同支持形成融合图像。专用 US 设备应用，例如：介入手术、穿刺手术、超声碎石，整个过程可以在 US 影像的监视下完成，DSA，CT，US，MR 成像都可以获得融合方式结合应用的设备。

(3) 影像设备专用化。

医用 X 线机设备中，有胸部、胃肠、造影、床边机、C 形臂等专用设备，US 设备中有眼科、妇产科、心血管、口腔科等专用设备；CT 设备有常规、心脏、口腔专用设备、MR 有骨与关节专用设备。

(4) 影像设备数字化。

医学影像设备中，直接成像设备在信息采集处理之后，已经是数字信息模式，还有的设备以模拟形式在信息采集后加以“模拟一数字”方式的转换。例如，计算机 X 线摄影 CR 设备、间接成像 DR(direct radiography)等，都是转换方式成像。医学影像设备上都装配有符合国际数字影像通讯标准协议(DICOM 3.0)的数字输出接口，使其实现影像设备数字化。

1.3 医学影像设备分类

医学影像设备按其成像原理、技术特点、功能作用不同，可分为医学影像诊断设备和医学影像治疗设备两大类。

1.3.1 医学影像诊断设备

医学影像设备是以人体宏观解剖结构及功能为研究对象，称为现代医学影像(modern medical imaging，MMI)。按其信息载体不同分为：X 线设备、CR、DR、DSA、CT、MR、US、核医学、热成像、医用光学设备等。本书主要研究 MMI 中 X 线成像设备、磁共振成像设备、超声成像设备、核医学成像设备。

1. X线成像设备

X线成像设备应用X线的穿透性，通过人体组织的密度和厚度不同使X线衰减程度不同以显示脏器形态影像，包括X线机、CR、DR、CT、DSA设备。医用X线机由于适用范围广、信息量大、影像丰富细腻、实时、形态动态观察方面的优势，仍在骨科、胃肠、体检、床边、急救中使用，目前医用X线机的使用逐步减少，而数字化X线成像设备应用迅速扩大，因其有以下4方面突破与发展。

(1) 计算机X线摄影(computed radiography,CR)设备

采用成像板(imaging plate,IP)，X线通过被检体后射入IP，X线量子被IP荧光颗粒吸收，释放电子形成潜影。用激光照射时，X线光量子由光电倍增管检测后转为电信号，经A/D转换经计算机处理形成X线照片影像。

(2) 数字X线摄影(digital radiography,DR)设备

探测器(flat panel detector,FPD)接收信号后转化为数字图像，可分为非晶硒直接转换探测器和非晶硅间接转换探测器。前者将X线直接转换为电信号称为直接数字X线摄影，后者将X线先转换为荧光再转为电信号称为间接数字X线摄影。

(3) 数字减影血管造影(digital subtracted angiography,DSA)设备

将X线技术与计算机技术结合并减除不必要的影像背景，清晰显示临床诊断需要的血管影像。

(4) 计算机X线体层摄影(computed tomography,CT)设备

X线射束通过人体后到达探测器，对被检者进行扫描，利用计算机技术对探测器获得的投影数据进行分析处理，重组断层影像，图像的空间分辨力可达0.5 mm，可分辨的组织密度差别为0.5%。

2. 磁共振设备

磁共振(magnetic resonance,MR)设备是一种非辐射性医学成像设备，通过静磁场和射频磁场测量构成人体组织之差的原子核发生的MR信号，实现人体结构影像成像。在原子内部，电子、原子、中子都有自旋特性，再加上一个与$\boldsymbol{B}_0$垂直的交变射频磁场，原子群将吸收能量，从低能跃迁到高能，其进动相位趋于一致，当交变磁场被切断，质子群在弛豫时间内释放能量产生磁共振成像信号。MR可以用其他参数来分辨密度相似组织，帮助鉴别病变组织和邻近正常组织，可以进行分子结构的微观分析，反映生理、生化等方面功能，能从人体分子内部反映器官失常和早期病变，有助于肿瘤早期诊断。MR设备是最有发展前途的设备之一。

3. 超声(ultra-sonic,US)设备

超声(ultra-sonic,US)设备是用电脉冲激励换能器晶片，振动后产生超声波并射入体内，超声波在体内遇到组织界面时产生较强的回波信号，根据接收到的回波信号可直接获得人体扫描平面上的结构图像。超声波无损、无创、无辐射，能获得人体断面实时动态图像。

超声经颅多普勒(tran cranial doppler,TCD)进行超声血流测量，对心血管、脑血管进行检查诊断。三维图像重组技术在超声上应用三维超声心动图(three-dimensional echocardiography)可选任意位置，图像任意旋转，观察心脏动态形态同时显示其他非活

动脏器的三维图像，超声彩色血流图能把血流信息叠加到二维 B 型图像上，能看到脏器解剖形态、动态血流，对心血管疾病的诊断作用较大。

4. 核医学设备

核医学设备成像是利用人体内不同组织对放射性核素的吸收不同，通过示踪剂在体内和细胞内转移速度与数量的差异及变化而产生特征图像，从而提供脏器的形态、大小、功能、血流量的动态测定指标，能反映体内生理、生化、病理过程，可以显示组织器官功能等，此类有 γ 相机、SPECT、PET 设备。

γ 相机(gamma scinticamera)是显示、功能一体化设备，可进行静、动态脏器生理代谢功能检查。单光子发射型计算机体层设备具有 γ 相机全部功能，且增加了 CT 技术成像功能，能对各种脏器及病变进行体层扫描、立体显像，能观察形态、功能、代谢变化。正电子发射型计算机体层设备是用解剖形态方式进行功能、代谢和受体显像设备，将发射正电子的放射性同位素标记在失踪化合物上，再注射到被检者体内，示踪剂就可对活体进行生理、生化过程的示踪，显示生物物质相对应的生物活动的空间分布、数量及时间变化，达到研究被检者人体病理生理过程的目的。

PET 设备也被称为人体生化代谢显像和解剖、功能影像学设备。PET 设备将细胞和分子水平反映的生理、病理特点和 CT 设备在组织水平反映的结构变化有机结合，具有同机图像融合功能，PET 设备和 CT 设备同一个机架、同一个检查床、同一个图像处理工作站，可精确定位、准确地同机图像融合，PET 设备中 CT 设备解决了核医学影像解剖结构不清晰、全能量校正问题，使之定量。早期使用可准确、灵敏、客观地诊断和指导肿瘤、神经系统的功能检查，冠心病诊断等。PET/MR 设备有 3 种模式，其中一种在研发中将以一体机模式进入临床应用。

1.3.2 医学影像治疗设备

1. 介入放射设备

介入放射设备是在医学影像设备导向和监视下将穿刺针或导管经皮插入血管或胆管等细小管腔，对一些疾病进行非手术治疗或者取得组织学、细菌学、生理、生化材料，明确病变性质的设备，包括介入性 B 超、介入性 CT、介入性 MR、介入性 DSA。DSA 以智能化、网络化、综合快速数据处理能力，低剂量、操作方便、灵活的图像后处理、无胶片化成为介入放射主力设备。

2. 立体定向放射治疗设备

立体定向放射治疗(stereotactic radio therapy，SRT)设备利用 CT，MR，DSA 设备，加上立体定向头架装置对颅内病变区作高精度定位，用专门治疗计划系统制订出最优计划，用边缘尖锐小截面光子束以等中心照射方式聚焦于病变区，作单平面或多个非平面单次或多次剂量照射。由于照射野边缘剂量下降很陡，就像刀切一样，因此用 γ 射线时称为 γ-刀，用 X 射线时称为 X-刀，并非指切除肿瘤而是指杀死肿瘤细胞。用 CT，MR 或 DSA 设备定位置，治疗时计量由专有计算机计算。

X-刀主机是电子直线加速器，用它产生 X 线进行数个弧形照射达到治疗目的，定位仍由 CT，MR 或 DSA 设备执行，坐标参考系立体装置固定于被检者头上、支架固定于治疗床旋转平台上，支架上的头环可三维方向按影像所获坐标调节，使病变定位于等中心，精度±1 mm，治疗过程中可调节治疗床使头环对准其位置，根据治疗计划确定输出剂量率、旋转角度、初始角、停止角和恰当的口径准直器。直线加速器边旋转边照射，可采用多个非共面旋转照射平面作照射，但应全部聚焦于等中心。

立体定向放射治疗设备以立体定位、立体剂量分布、合适剂量照射为特点，以最大剂量照射病变，最小剂量影响周围正常组织，因高剂量、高精度、高疗效、低损伤而被作为治疗肿瘤癌症的主力设备。

1.4 医学影像设备性能与特点

医用X线机以方便、灵活、价廉的特点，在骨骼、胃肠道、心血管造影和动态观察方面具有优势。数字化X线机以低剂量、图像后处理、数字化存储图像等优势具有一定的地位。CT设备产生的影像对比度较高，能有选择性对被检者某一切面进行观察分析，综合观察相邻断面的影像，因此可获得多方面影像信息。MR空间分辨力高，可在任意层面上三维空间成像，在分子生物学、组织学上向功能成像方向发展，无电离辐射和放射损伤，对儿童、X射线敏感者而言，MR检查是一种有价值的方法。核医学成像设备能反映解剖结构关系，可以研究有关代谢、生理或功能改变的问题，能分析局部病理改变，对确定隐性疾病的有无和程度有重要的临床价值。超声成像设备对人体无损伤，能方便地进行动态、连续、实时观察，采用超声脉冲回声方法进行探查。彩色超声多普勒成像设备的应用，在心血管和运动性器官的诊断上有重要的临床价值。介入式US设备将诊断和介入治疗紧密地结合在一起，无损无创、快速实时连续、操作方便。

1.4.1 医用X线机

医用X线机利用X线穿透人体时，人体组织对X线的衰减程度不同，在显示器或胶片上呈现出对比度差异的影像信息。其适用范围广、信息量大、影像丰富细腻，在骨骼系统、胸部、胃肠道等临床应用，尤其是实时形态观察、动态观察方面仍有着一定的优势。

1.4.2 数字化X线机

1. 计算机X线摄影设备

计算机X线摄影利用X线摄影中的装置，用成像板(imaging plate，IP)作为影像载体来替代X线胶片，采用与X线摄影一致的摄影技术，在X线对IP曝光时记录下X线影像信息，经过信息的读出与处理后，即可获得数字化的X线影像图像。

CR设备应用中可根据临床目的选择不同性能的IP，IP分为标准型、高分辨力型和减影型等。CR设备将被检者信息输入CR系统中，信息可作为记录和检索的依据。CR系统显著降低了X线剂量，能与原有的设备兼容；具有测量大小、面积、密度、局部缩放、对比度变换、亮暗关系反转、影像边缘增强、双幅显示及减影处理等多种后处理功能；能实现存储、检索、传输、多点共享、节省胶片、即刻阅读。CR系统的不足之处是时间分辨力较差，不能满足动态器官和结构的显示，在细微结构上的空间分辨力与X线摄影中的增感屏/胶片系统相比还有差距。

2. 数字X线摄影设备

(1) DR分类

数字X线摄影设备分间接摄影设备与直接摄影设备。间接摄影设备把作为信息载体的X线转换为可见光，通过转换载体转变成电信号，再经A/D转换后形成数字图像信号。转换载体有CCD、真空摄像管，由非晶硅探测器组成。直接摄影设备是在专用计算机控制下，直接读取感应介质记录到的X线影像信息，以数字化影像方式再现或记录影像。它是由探测器、扫描控制器、图像处理器、系统控制及图像显示器等构成。探测器置于与X线管相对应的被检者身后，接收到X线信息被直接转化为数字信号，传输至计算机处理成影像。直接摄影DR系统是直接将X线通过探测器转换为数字影像，由非晶硒探测器组成。

(2) DR与CR同异

① 在成像原理方面，DR是一种X线直接或间接转换技术，它利用硒、硅作为X线探测器，CR是一种X线间接转换技术，它利用成像板作为X线检测器。

② CR系统由于自身的结构，在受到X线照射时，成像板中的荧光磷粒子发光使X线存在着散射，引起潜像模糊；在读出潜像过程中，激光扫描仪的激光在穿过成像板的深层时发生散射，沿着路径形成受激荧光，使影像模糊，降低了影像分辨力。DR系统不存在光学散射而引起的影像模糊，清晰度主要由像素尺寸大小决定，数字影像的分辨力高于CR。

③ CR和DR由于采用数字技术，动态范围广，都有很宽的曝光宽容度，摄影过程中存在的技术误差，通过图像处理也能获得很好的影像。

④ DR和CR具有影像滤波、窗宽窗位调节、放大漫游、影像拼接以及距离、面积、密度测量等丰富的影像后处理功能，为影像诊断中的细节观察、前后对比、定量分析提供技术支持。

3. DSA设备

DSA设备是在电视系统导向和监视下将穿刺针或导管经皮插入血管或胆管等细小管腔，进行非手术治疗，或者在心血管造影、各种腔内造影、数字减影、介入治疗等临床应用的同时取得组织学、细菌学、生理、生化材料，以明确病变性质，其以低剂量、操作方便、图像后处理灵活、无胶片化成为血管检查金标准。

1.4.3 CT设备

计算机X线体层摄影设备通过X线射束对被检者进行扫描，利用计算机技术对探测器获得的各个方向投影数据进行分析和处理，然后进行图像重组。CT机发展很快，第1～4代主要是显示二维静止体层影像，多排螺旋CT在临床上得到应用，它能在短时间内得到完整容积的扫描影像，通过X线射束围绕人体受检部位做螺旋式扫描，迅速而连续地采集大量数据，重组三维图像，既能得到任意位置的断面图像，也能显示内部病灶结构。

1.4.4 MR设备

磁共振(magnetic resonance，MR)是利用射频对置于磁场中的含有自旋非零原子核的物质进行激发，产生核磁共振(nuclear magnetic resonance，NMR)。它是用感应线圈采集磁共振信号，按一定数学方法进行处理而建立起数字图像的一种成像方法。同时利用多组织成像参数氢核(质子)密度、N(H)、T1、T2、体内血液流速、弥散系数多种脉冲序列加大图像信息。MRI技术对质子、软组织的成像比较清晰、空间分辨力高，在解剖学细节和影像上失真度低，可在任意层面上三维空间成像，其在分子生物学、组织学上向功能成像方向发展，不用对比剂即可观察心血管结构，MR不足之处是成像速度慢、伪影影响大、禁忌症多、图像空间分辨力低、价格较贵等。

1.4.5 超声设备

超声（ultra-sonic，US）设备是通过超声波在人体内遇到不同组织和器官时，其声阻抗不同而产生声强度差异的回声产生影像。组织器官在空间位置上的不同，使回声产生时间上先后的差异，成为影像重组的一个参数，显示出人体结构形态上的对应关系。US设备能方便地进行动态、连续、实时观察，留有影像信号输出接口，使得影像可采用多种方式记录存档。彩色超声多普勒成像设备的应用，使US设备在心血管和运动性器官的诊断中呈现出重要的临床价值。而介入式US设备将诊断和介入治疗紧密地结合在一起，无损无创、快速实时连续、操作方便。

1.4.6 核医学设备

发射型计算机体层（emission computed tomography，ECT）设备是将某种放射性核素注入被检者体内，核素在衰变过程中能向体外发射出建立影像的特定信息，ECT设备是以放射性核素作为显像剂来成像的。该设备主要有两大类型：单光子发射型计算机体层（single photon ECT，SPECT）设备和正电子发射型计算机体层（positron emission tomography，PET）设备。

SPECT设备采用γ探测器，探测器围绕被检者旋转，从各个角度获取投影数据，然后由计算机重组出影像，信息的载体是核素衰变过程中释放出来的γ光子。而PET设备多采用环形探测器排列，采集各个方向上的投影数据，通过计算机建立影像图像，PET设备选用短寿命放射性核素注入被检者体内，这种核素在衰变过程中能释放出正电子，正电子在人体组织中只能传播很短的几毫米，与人体内存在的普通电子碰撞而湮没，从而产生一对能量相同、方向相反的γ光子射线。PET设备的探测器总是成对地排列在被检者两侧的直线上构成环形。其影像信息的形成取决于放射性核素药物在人体内的空间分布不同，而药物的浓度分布差异又与人体组织和器官的功能有关，ECT设备能反映解剖结构关系有关代谢、生理或功能的改变，能分析局部病理改变，对确定隐性疾病的有无和程度有临床的重要价值。

医学影像设备的成像原理不同，其临床应用特点也不完全相同，它们之间只能互补而不能取代。超声适用于腹腔器官或心脏成像，X线造影则可有选择地对特定的器官显像。PET设备能很好地获取脑功能和代谢的诊断信息，但空间分辨力和组织对比分辨力均比MR设备要低，CT设备对钙化的显示很敏感，但对软组织对比分辨力较低，而MR设备对显示钙化不敏感，对软组织对比分辨力却很高，易于发现和显示肿瘤全貌，DSA设备较CT，MR设备能更清楚显示颅内细小的血管分支，但不能显示周围结构，若将DSA设备与MR或CT设备影像结合，则能显示出血管及周围结构。采用多种医学影像设备融合诊断技术，将有助于更全面地观察病变与周围组织结构的关系，在早期发现病变并及时做出定性和定量的诊断将是一种趋势。

第 2 章　医用 X 线机

2.1　医用 X 线机概述

医用 X 线机在医学领域首先应用于摄影、透视，旋转阳极 X 线管的出现，使 X 线影像质量有了明显提高，X 线影像增强器、电视系统的出现，使医用 X 线机的性能和应用范围得到发展，简化了操作，使机械运动更灵活、X 线防护措施更完善。医用 X 线机已发展成为常用必备的医学影像设备。医用 X 线机结构线路如图 2-1 所示。

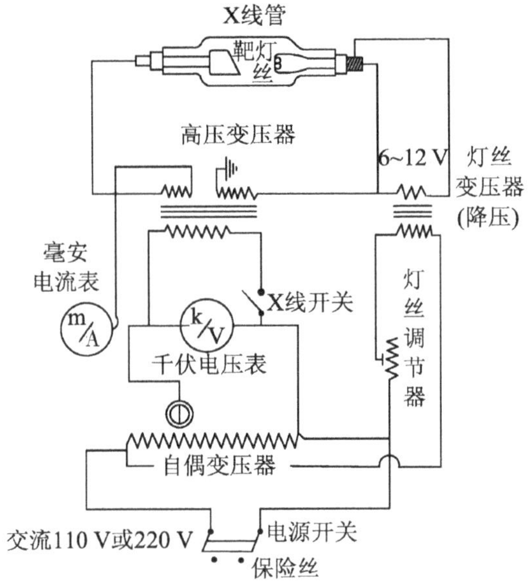

图 2-1　医用 X 线机结构线路

2.1.1　X 线物理基础

1. X 线产生具备的条件

① X 线管的阴极端灯丝点亮后发射一定数量的电子，电子在电场作用下撞击阳极靶面，便形成管电流。

② X 线管的高度真空度使电子在运动中不受气体分子的阻挡和电离放电而降低能量。

③ X 线管两端必须加上直流高压，使高电压产生强电场，电子从中获得高速运动的

能量,产生高速电子流。高速运动电子撞击阳极靶面而产生X线。

2. X线物理作用

(1) 穿透作用

X线能量大,波长短,能穿透物质,穿透的程度与物质的性质、结构有关。X线束进入人体后,一部分被吸收和散射,另一部分透过人体沿原方向传播,透过X线的空间分布与人体结构相对应,这便形成了X线影像。利用X线穿透作用通过被检者在胶片上成像,这就是X线成像的基本原理(图2-2)。

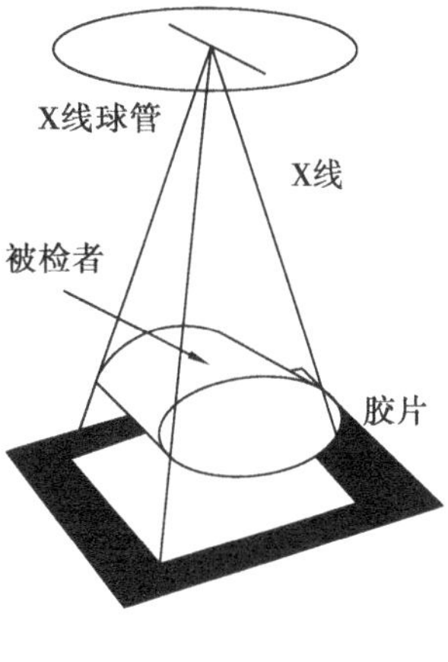

图2-2 X线成像基本原理

人体的不同组织的密度和厚度对X线引起不同衰减产生了X线影像。人体各组织对X线的衰减按骨、肌肉、脂肪、空气的顺序由大变小,这种差别的大小就形成了X线影像的对比度,而在组织之间对比度较差,常用对比剂增加组织间的对比度,提高组织间影像清晰度。X线通过人体的衰减中,组织的密度是最重要的显像因素。一定厚度中,某一组织的密度影响着阻止X线的能力,与被阻挡的X线数量成正比,而与能透过的X线数量成反比。由于组织密度的差异,便形成了X线影像。厚度相同、密度不同的组织与X线成像关系如图2-3所示。

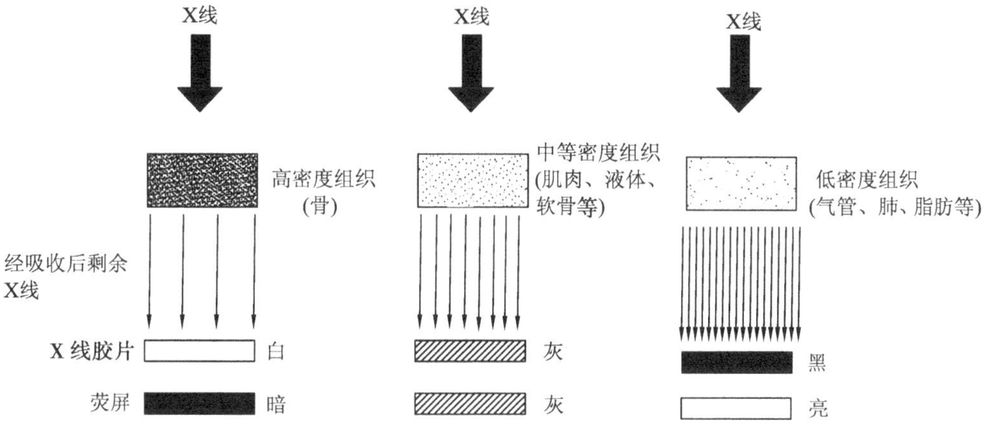

图2-3 厚度相同、密度不同的组织与X线成像的关系

X线穿透低密度组织时,吸收少,剩余X线多,故X线胶片感光多,显影、定影后还原的金属银也多,在X线胶片上成黑影,使荧屏所剩荧光多,荧屏上显亮。高密度组织则相反。

(2) 荧光作用

由于涂有磷、铂氰化钡、硫化锌镉等物质,受到X线照射时便会产生荧光,透视X线机荧光屏、摄影暗盒中的增感屏都是根据荧光作用构成。

(3) 电离作用

照射物质时,X线使核外电子脱离原子轨道,这种作用叫电离作用。在光电效应和散射中,出现光电子和反冲电子脱离其原子轨道的过程叫一次电离,光电子或反冲电子在行进中又和其他原子碰撞,使被击原子逸出电子的过程称为二次电离。在气体中的电荷容易电离,可利用电离电荷的多少来测定X线的辐射量。

(4) 化学作用

① 感光作用：X线通过物体照射到胶片使溴化银药膜起化学变化，形成潜影，出现银离子沉淀。银离子沉淀的多少由胶片受X线的照射量而定，再经化学显影，形成X线影像，未感光的溴化银被定影液溶去。X线摄影就是利用这种X线化学感光作用，使影像显现在胶片上。湿式洗片机应用该原理进行机械自动化处理。

② 着色作用：某些物质如铂氰化钡、铅玻璃、水晶等，经X线长期照射后，其结晶体会因脱水而改变颜色，这就叫着色作用。

(5) 生物作用

X线对生物组织细胞具有损伤的作用，称为X线的生物效应。可分为随机效应和非随机效应。随机效应是指发生辐射损害的几率，与剂量的大小无关。对这种效应不存在剂量的阈值，任何微小的剂量均可能引起效应，发生的几率极其微小。随机效应主要表现形式是致癌效应和遗传效应。非随机效应的严重程度则随着剂量的变化而变化，这种效应可能存在着剂量的阈值。过量或累积性的X线照射可以引起机体某些损伤，一定要重视X线工作者自身以及被检者的防护。

(6) X线的量和质

X线管的管电压形成的电场，对阴极电子加速使其获得足够能量撞击阳极靶而产生X线，管电压愈高，电子从电场中得到的能量愈大，撞击阳极靶面的力量愈强，产生的X线穿透能力愈大。管电压能反映X线的质，用千伏(kV)表示。X线管的管电流取决于阴极灯丝电流，管电流愈大表明阴极发射的电子数愈多，则电子撞击阳极靶产生的X线量也愈多，用毫安(mA)表示。X线的照射时间，是指X线机对X线管加上高电压而产生X线的时间，用秒(s)表示。X线的照射量与照射时间成正比。用X线管的管电流与照射时间的乘积来表示X线的量，用毫安秒(mAs)表示。

2.1.2 医用X线机分类与进展

医用X线机设备从常规设备迈向了数字化设备，在结构、技术上有了新的突破。医用X线机分工频机和变频机两类。变频机分为中频机、高频机。工频机是指高压发生器的工作频率为50 Hz/60 Hz的X线机。中频机是指高压发生器的频率在400 Hz以上、25 kHz以下的X线机。高频机是高压发生器工作频率在25 kHz以上的X线机。由于医疗技术的进步，对医用X线机的要求也越来越高，主要包括提高成像质量、降低照射剂量和实现操作自动、规范化等。

1. 提高X线成像质量

高压发生装置由工频变压器式结构改为变频逆变器式结构。高压发生装置变频化，其优点有以下4点：

① X线频谱单色化：提高了X线质的平均强度有效成分。由于变频机电压脉动量小，它提供稳定的X线输出，使X线机使用剂量低，曝光时间短，成像质量高。

② X线输出稳定：变频机一般采用桥式串联逆变电路，可以通过调频而获得不同的电压值，同时达到自动稳定电压的作用，且不存在电压降和空间电荷补偿问题。

③ 实现了变压器结构小型化：按照 $E/(f \cdot n \cdot A)=$ 常数的规律，要得到同样电压 E，如果频率 f 增加若干倍，则变压器绕组匝数 n 和铁芯截面积 A 的乘积就可以减少至若干分之一。

④ 有利于向智能化发展：变频机已经全部电子化，微机的引进应用使 X 线机的性能提高，为 X 线影像数字化创造了条件。如选用能供给接近直流或矩形脉冲的高压电路、大功率 X 线管，选用动作迅速的无触点开关或高压控制元件；采用自动曝光控时装置和自动负载调整系统，充分利用 X 线管的负载特性以达到进一步缩短曝光时间的目的。

2. 降低 X 线照射量

① 采用 X 线电视系统以及高效能荧光转换器件。

② 采用大功率 X 线管短时间曝光、新型狭缝摄影法等。

3. 实现操作自动化

① 实现自动化、智能化。

② 采用器官部位选择摄影条件的单钮技术。

③ 采用遥控诊视床、自动透视亮度调节、自动照射野调节、自动定位等装置来进行摄影。

2.1.3　工频 X 线机特点

工频 X 线机管电压，管电流，摄影时间参数量多采用自由选配方式进行调节，在电路上设计连锁保护，保证 X 线管一次摄影不超过该管的最大容量。X 线管大小焦点的灯丝随着旋转阳极 X 线管启动延时而增温，使灯丝达到稳定状态，曝光结束后，灯丝加热恢复透视状态。X 线管旋转阳极启动运转，灯丝加热及主可控硅电路都设有保护电路来保护 X 线管，防止损坏。X 线机千伏预示和补偿电路、管电压指示是在空载情况下进行预示的，千伏补偿是一种近似补偿，负载时实际管电压值与预示值误差较大，可进行提前预置和调整。

工频综合性 X 线机具有透视、摄影、胃肠、造影等多种功能。目前多用专用机，专用 X 线机分 X 线透视机、X 线摄影机(图 2-4)、X 线胃肠机、口腔全景摄影机等专一功能的 X 线机。

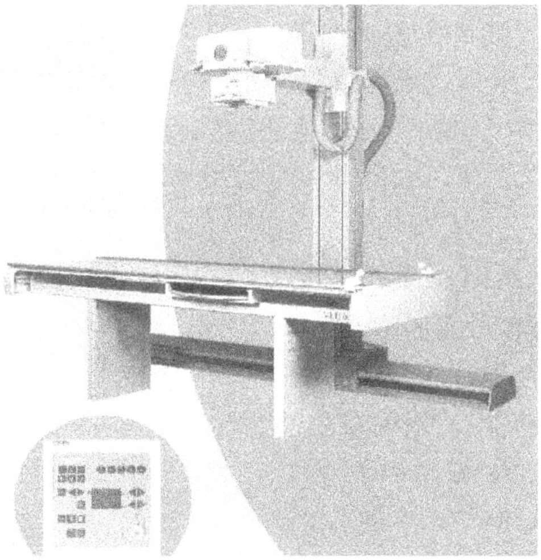

图 2-4　X 线摄影机示意

2.1.4　变频 X 线机特点

变频 X 线机是将交流电源整流滤波后变成脉动直流电压，作为高压逆变电源和灯丝逆变电源，经高压逆变和灯丝逆变后转换成变频交流电，经整流滤波后供给 X 线管所需要的高压和灯丝加热电压，从工频到变频转换是由整流器和逆变器实现的。再经过 X 线管的管电压、管电流，取样电路对逆变器输出的电压频率和脉冲宽度进行调制，完成对管电压、管电流的闭环控制，从而使管电压和管电流达到稳定输出。变频X线机常作为专用X线机。

☆要点提示

X线

- 一种看不见、高穿透性的电磁波，波长比可见光短。
- X光的波长范围约为 10^{-8} m至 10^{-11} m。
- 相应的频率范围约为 3×10^{16} Hz至 3×10^{19} Hz。

X线的产生

- X线在X线管的高真空玻璃管中产生。管中有两个电极：一个由铂、钨或其他高熔点的重金属制成的阳极和一个阴极。当在两个电极之间加上高压，从阴极到阳极的电子流被加速，撞击阳极时产生X线。

X线的质和量

- X线的强度：指单位时间内通过与射线方向垂直的单位面积的辐射能量即光子的数量。
- X线的硬度：指X线穿透物质本领的大小，表示X线的质。X线硬度取决于每个光子具有能量的大小，与光子的数目无关。
- 不同的强度和硬度对成像有影响。
- 阴极端钨制灯丝通低电压，灯丝加热发射自由电子。
- X线管两端加上高压，自由电子群在电场作用下高速向阳极端钨靶面运动，并撞击靶面。
- 撞击将绝大部分能量转变为热能，仅小部分变成X线。

2.2 工频X线机

医用X线机是根据X线产生的必备条件，结合医学临床诊断和治疗的需要，设计制造的一种把电能转换为X线能的综合性医用设备。完成X线的产生并对其进行控制的设备称为医用X线机，由X线管、高压发生器、控制装置、高压电缆等组成，基本构成可以分为X线发生装置和辅助设施两大部分。X线摄影机结构及工作过程如图2-5所示。

2.2.1 X线管

X线管是将电能转换为X线能的关键部件，X线管和管套组成之间充满绝缘油。X线管内部是一个高真空器件，产生X线的实质是能量转换，根据产生X线的条件，高速电子所携带的能量在遇到阻挡后，99%的能量转变为热能，只有很小的一部分能量约1%转变为X线。X线管从结构上分为固定阳极和旋转阳极。

1. 固定阳极X线管

固定阳极X线管（图2-6）阳极固定不动，电子由阴极发射，具有X线的量和质可以任意调节的特点。因其功率小、焦点较大，因此成为是X线管发展的基础，但不能

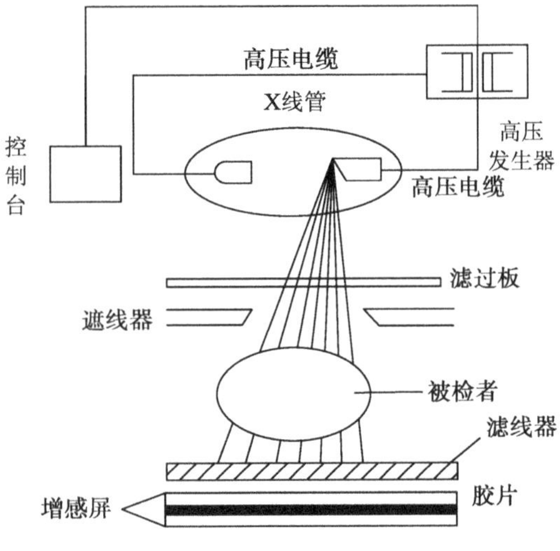

图2-5 X线摄影机结构及工作过程

满足现代X线影像技术的要求。

（1）构造与原理

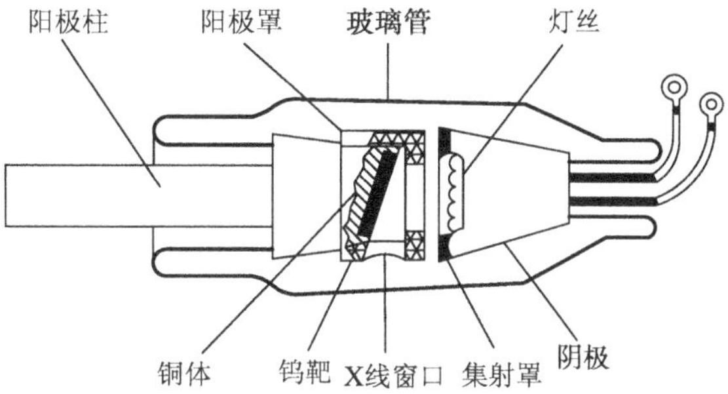

图2-6 固定阳极X线管结构

固定阳极X线管由阳极、阴极和玻璃管3部分组成，阳极由靶面、铜体、阳极罩、阳极柱4部分组成。阳极的作用是产生X线、散热、吸收二次电子和散射线。靶面受电子轰击，靶面材料多选用高熔点且X线发射率较高的金属钨制成，阳极罩在靶外面，由无氧铜制成，其作用是吸收二次电子和散射线。阳极柱由紫铜制成，铜体延伸出管外，通过与绝缘油之间的传导作用把热传递出去。阴极由灯丝和集射罩组成，其作用是发射热电子和聚焦，使打在靶面上的电子束具有一定的形状和大小，形成X线管的焦点。灯丝由钨制成，绕成螺管状，作用是发射电子。灯丝通电后，温度逐渐上升，至一定值后开始发射电子，发射电子的能力与灯丝温度密切相关。灯丝点燃时间越长，工作温度越高，蒸发越快，灯丝寿命越短。灯丝加热电流应严格限制在额定值以下，应缩短高温点燃时间，所有X线管灯丝都符合这种规律。集射罩的作用是对灯丝发射的电子进行聚集。灯丝发射大量电子后，接通高压时，在阳极正电场的作用下，电子将高速飞向阳极。电子之间的相互排斥作用致使电子呈散射状，在阳极电压较低的情况下，散射更为显著。为了能使电子集中成束状飞向阳极，将灯丝装入一个用镍或铁镍合金等制成的长方形罩中，该罩称集射罩。灯丝分大小焦点构成双焦点阴极结构(图2-7)。

（2）有效焦点与实际焦点

X线管焦点发射的电子撞击在靶面上的面积称为实际焦点。实际焦点在X线摄影方向上的投影称有效焦点。靶面与X线投照方向的夹角为θ(图2-8)。

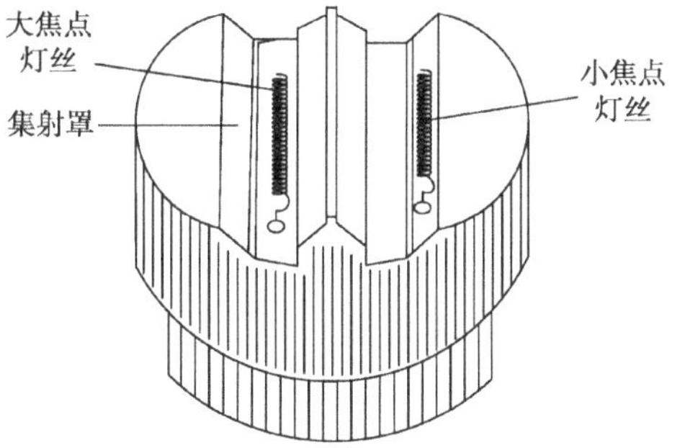

图2-7 双焦点阴极结构

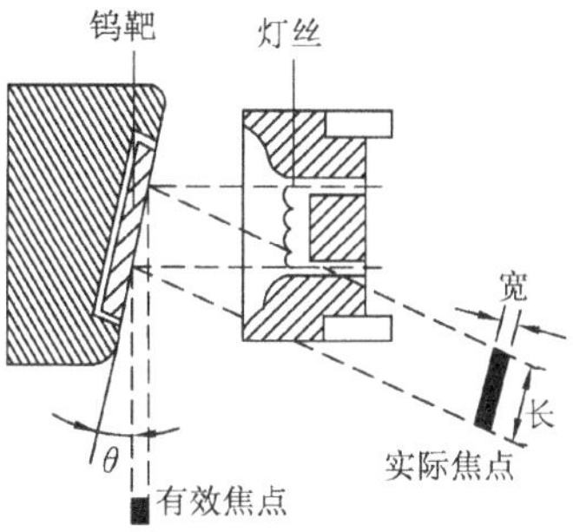

图2-8 实际焦点与有效焦点

（3）焦点尺寸与影像的关系

有效焦点与成像质量有密切联系。有效焦点尺寸越小，影像清晰度越高。当有效焦点为点光源时，胶片上的影像界限分明，清晰度高；当有效焦点具有一定尺寸时，胶片上的影像边界产生半影，边缘模糊，清晰度降低。有效焦点的大小与X线管的管电流和管电压有关。管电流一定的条件下，管电压越高，电子间排斥力相对电场力的作用变小，所以有效焦点尺寸略有减小；管电压一定的条件下，尤其在低压时，管电流增大，电子间的排斥力增大，有效焦点尺寸将明显增加，这种现象称为焦点增涨。

2. 旋转阳极 X 线管

旋转阳极 X 线管(图 2-9)将从偏离管中心轴线的阴极灯丝发射出来的电子,轰击在转动的阳极靶面上,热量被均匀地分布在转动着的圆环面上,使单位面积上的热量大幅度降低,能有效地提高 X 线管的功率,旋转阳极 X 线管的最大优点是功率大、焦点小。和固定阳极 X 线管相比,旋转阳极 X 线管主要是阳极部分构造不同,其阳极部分主要由靶面、转子、转轴、轴承和定子组成。低速管 f 为 50 Hz,实际转速约为 2 700 r/min,高速管 f 为 150 Hz,实际转速为 8 500 r/min 左右。转速越高,X 线管的功率越大。

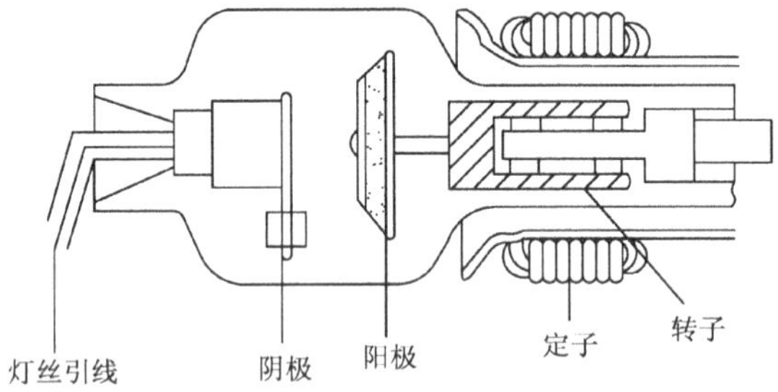

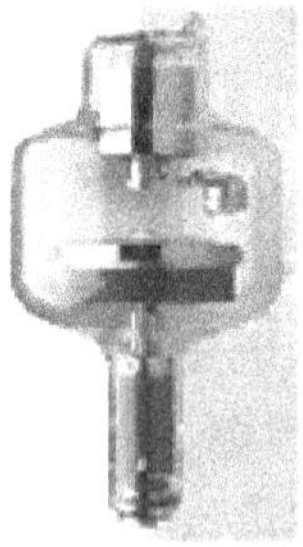

图 2-9 旋转阳极 X 线管

旋转阳极 X 线管灯丝在摄影方向与 X 线管轴相垂直时的 θ 角称为靶角或阳极倾角。实际焦点在与 X 线管轴相垂直方向上的投影称为标称有效焦点。在 X 线管规格中,通常以标称有效焦点来表示其有效焦点。旋转阳极 X 线管有效焦点与实际焦点如图 2-10 所示。

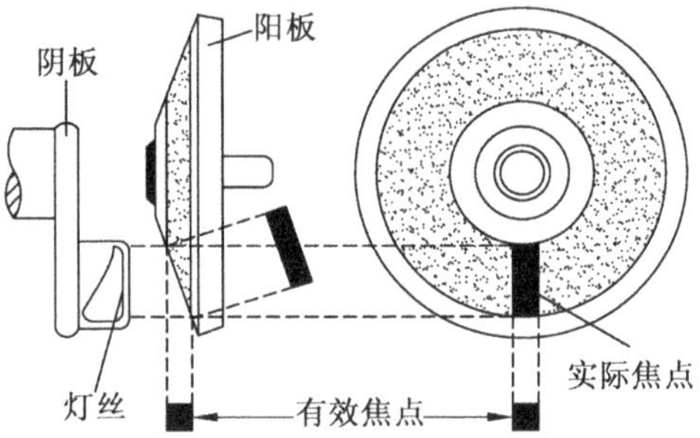

图 2-10 旋转阳极 X 线管焦点

X 线管的阳极之所以设计成倾斜一定的角度,是为了增大实际焦点面,减小有效焦点,这样既能提高 X 线管的热容量,又能改善影像质量,使影像较为清晰。

2.2.2 高压发生器

高压发生器是为 X 线管提供直流高压、灯丝电压的装置,由高压变压器、高压整流器、X 线管灯丝变压器、高压交换闸等组成,如图 2-11 所示。

高压发生器作用:将由自耦变压器输入的初级交流电压给高压变压器电压升高数百倍,经整流后输出,为 X 线管两极提供直流高压;将初级电路输入的交流给灯丝变压器电压降压后输出,为 X 线管灯丝提供加热电压。用高压交换闸完成管电压、灯丝加热电压在不同 X 线管间的切换。

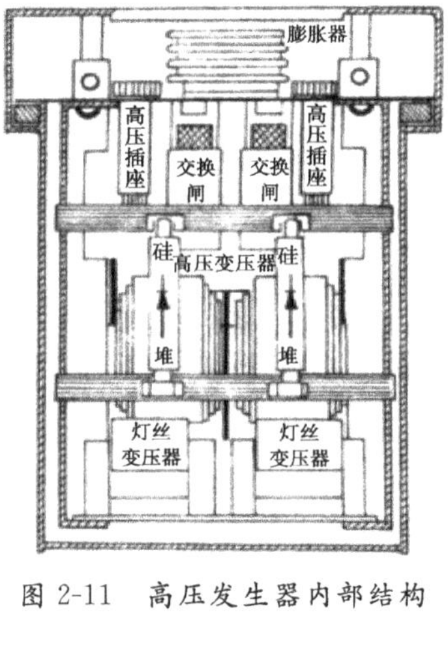

图 2-11 高压发生器内部结构

1. 高压变压器

高压变压器(图 2-12)的工作原理、运行状态较为特殊,在构造上也有其固有的特点。

高压变压器铁芯多采用闭合式的导磁体，其初级绕组通过的电流强度很大。电压不高，次级绕组高压变压器次级通过的电流强度较小，次级电压很高，其总匝数在数万到数十万之间，多绕成匝数相同的2个绕组，套在初级绕组上。初、次级之间有良好的绝缘。次级绕组的中心接地，医用X线机高压变压器都采用2个线圈、中心点接地方式(图2-13)，这样可使高压变压器的绝缘要求降低一半。高压次级中心点接地后就获得了与地相同的零电位，次级输出端的任何一端对中心点的电压等于输出端间电压的一半。同时由于中心点是零电位，把指示管电流的电流表接在中心点处，安装在控制台上使控制台免受高压袭击，可保证工作人员安全。为了防止毫安表断路而使中心点电位升高需设有保护装置，其方法是在两个中心点接线柱上并联一对放电针或一个纸质电容器、一只放电管。这样中心点电位升高时，保护装置导通，接通对地回路，起到保护作用。

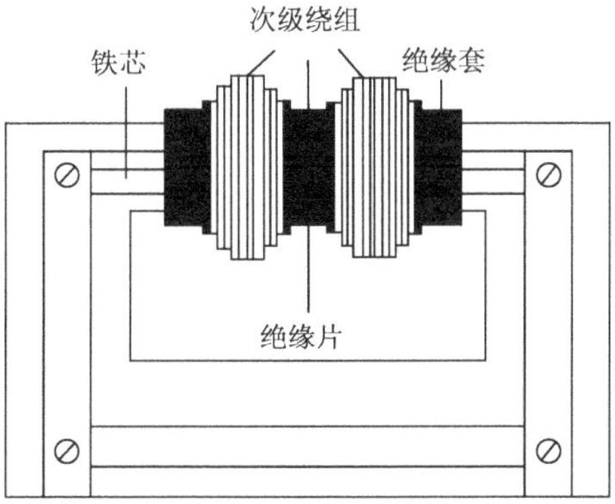

图2-12 高压变压器示意

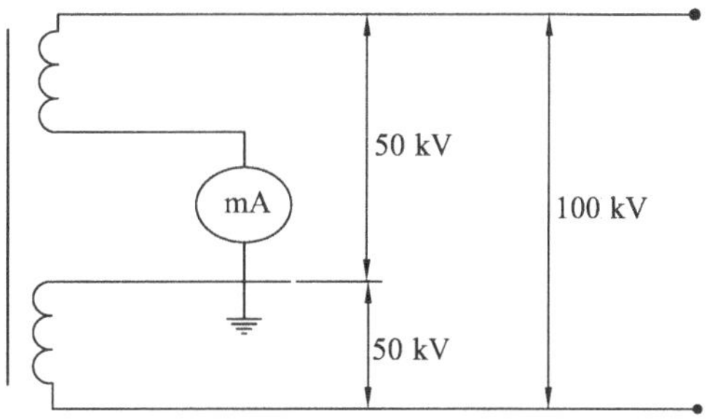

图2-13 高压变压器次级中心接地示意

2. 灯丝变压器

X线管灯丝变压器的初级电压多为220 V。灯丝电压为5～20 V，灯丝电流强度一般为4～8 A，故灯丝变压器为100～150 W的降压变压器。X线管灯丝变压器的初级输入电压可直接由自耦变压器或经过磁饱和稳压器稳压后提供。特点是其次级绕组与高压变压器次级的一端相连，工作时带有高电位，初、次级线圈间具有良好的绝缘。

3. 高压整流器

高压整流器是一种将高压变压器次级输出的交流电整流成脉动直流电的元件。它使X线管始终保持在阳极为正、阴极为负的脉动直流高压状态下工作，可充分发挥X线管的效率。高压硅整流器称高压硅堆，具有体积小、机械强度高、绝缘性高、寿命长、性能稳定、压降小等优点，它由许多单晶硅做成的二极管以银丝串联而成，外壳用环氧树脂密封。每个硅堆用硅胶加以密封，充填环氧树脂，提高耐压程度。

4. 高压交换闸

大功率的医用X线机可一机多用，有两个X线管共用一个高压发生器，这时X线管不能同时工作，高压变压器产生的高压必须经过切换装置送到不同用途的X线管上，这种切换装置称高压交换闸。高压交换闸把高压输出到各个X线管，还将灯丝变压器的加热电压同时输送到相对应的X线管。高压交换闸交换接通高压和灯丝电压，动作十分频繁。高压交换闸结构包括铁芯、吸合线圈、衔铁和带有触点的高压绝缘臂，工作原理与普通接触器相同。

2.2.3 高压电缆

1. 高压电缆的作用

高压电缆是连接高压发生器与X线管的多芯绝缘导线，传输X线管灯丝电压和X线管两端直流高压。高压发生器和X线管是分离部件，两者之间通过特制的导线连接在一起，这种输送高压、灯丝电压的导线称为高压电缆，按芯线分布位置可分成同轴和非同轴(图2-14)。

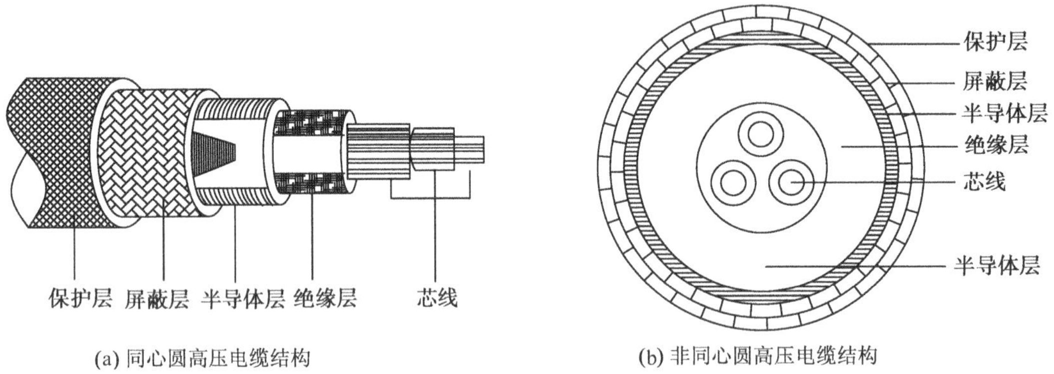

图2-14　高压电缆结构示意

2. 高压电缆的结构

① 芯线：位于高压电缆的最内层，每根芯线由多股细铜丝组成，通过导电芯线传输灯丝电压和直流高压。

② 绝缘层：位于芯线外，由天然橡胶和化学原料配制而成，使芯线的高电压与地之间绝缘。

③ 半导体层：用半导体橡皮紧包在绝缘层上，呈灰黑色。它的作用是消除绝缘层外表面与屏蔽层之间的静电场。

④ 屏蔽层：由镀锡铜丝编织而成，包在半导体层上，在电缆的两端与插头焊接，作用是防止高压电缆击穿时使操作者和被检者受到伤害。

⑤ 保护层：电缆的最外层，一般用黑色的棉纱和维尼纶线织成，其作用是加强电缆的机械强度。

2.2.4 控制装置

控制装置是对机器开、关，指示，切换，电源电压，管电压，管电流，曝光时间的调节，具有容量保护等进行控制的装置。

2.2.5 机械装置及辅助设备

机械装置及辅助设备是指医用X线设备的配套设施。主要有支持X线管的机械装置、天轨、地轨、立柱、吊架等，以及摄影床，诊断床，影像增强器，X线电视系统，遮线器，滤线器，影像转换、显示、记录、储存、复制和用于心血管检查的各种配套设施等。辅助装置主要作用是与主机配合协调工作。

2.3 程控X线机

由单片机控制的工频X线机称程控X线机(图2-15),该机由控制装置、高压变压器组件、X线管、高压发生装置等组成,有计算机控制自动化技术以及零相投闸、空间电荷补偿、自动降落负载技术,使管电压(kV)、管电流(mA)、曝光时间(s)控制更为精确。

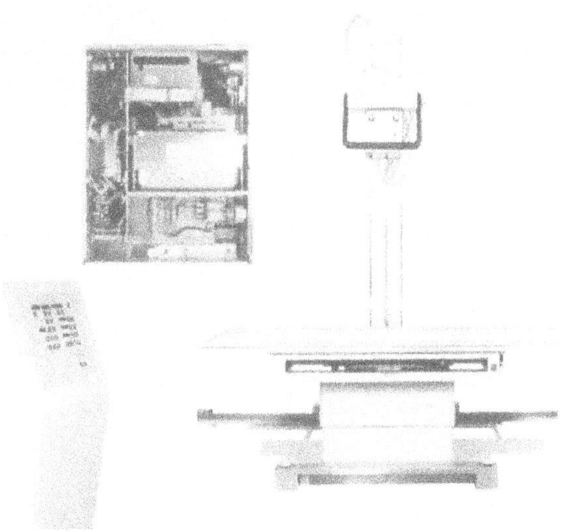

图2-15 程控X线机示意

程控X线机控制台面为触摸屏,重要电路受保护电路和单片机双重检测,防止X线机损坏,保证灯丝升温时间在2 s以上,使灯丝加热达到曝光所要求的温度,管电压、管电流、曝光时间参数自由选配,根据X线管容量保护条件编制一次性连锁保护程序,并设报警器,用软件进行摄影高压补偿,对不同管电压、管电流规定了不同灯丝触发频率,提高了输出稳定性,X线管组件设有过热保护接口带有温控开关,防止工作时过热造成X线管损坏。程控X线机带有故障自检功能,出现故障时会显示相应的故障代码,代表故障可能发生的部位,以便进行维修。

☆要点提示

X线管

• X线管通常是高真空玻璃管,管中有两个电极:阴极和阳极。阴极灯丝发射电子轰击阳极而产生X线。阳极由钨等重金属制成,分固定阳极和旋转阳极X线管。

高压发生装置

① 高压变压器;

② X线管灯丝变压器;

③ 高压整流器;

④ 高压交换闸。

• 以上高压元件,按要求组装后置于方形或圆形的钢板制箱体内构成高压发生装置。箱内充以变压器油(绝缘油)。

X线机电路组成

① 电源电路;

② 高压初级和管电压补偿电路;

③ 高压整流电路;

④ 管电流测量电路;

⑤ X线管灯丝加热电路;

⑥ 曝光限时电路;

⑦ X线管瞬时负载限制和保护电路；

⑧ 旋转阳极启动和保护电路；

⑨ 控制电路；

⑩ 附属设备电路。

医用X线机的构成

• 医用X线机的组成

① X线管；

② 高压发生器；

③ 控制台。

• 辅助

① 诊视、摄影床；

② 伸缩吊架装置；

③ 滤线器摄影装置；

④ 其他机械附属装置。

2.4 变频X线机

工频机体积与重量庞大，输出量不稳，波形脉动率高，准确性、重复性差。将变频技术引入工频X线机使高压发生器工作电源频率进行改变。电源工作频率提高到400 Hz～100 kHz频率的均为变频X线机(图2-16)。变频X线机中频率400 Hz～20 kHz的为中频X线机，频率20 kHz～100 kHz的为高频X线机。

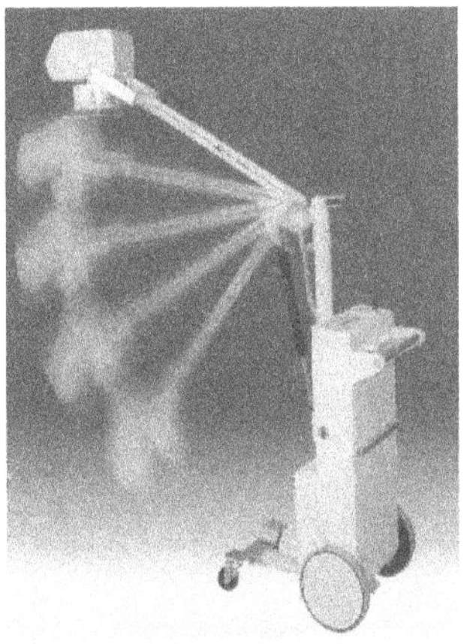

图2-16 变频X线机示意

2.4.1 变频变压器

变频高压发生器采用直流逆变控制电路，经过整流、滤波、逆变、变压，其输出近似于直流的脉动率低的稳定电源供X线管使用。变频变压器有如下特点：输出的高压波形平直，使X线高能性和单色化程度更高；X线束质量更好，可增加输出量减少散射量；可实时控制精度较高，电流电压时间误差小；电流电压采用闭环控制，输出稳定、重复性好；较工频高压发生器体积和重量明显减少；系统动态响应快，高压波形上升小于300 ms，最短脉冲曝光时间达1 ms，实现短时曝光；使用计算机控制管理，实现智能化。高频机高压变压器的初级加的是频率较高的交流电，往往采用逆变技术得到频率可调脉宽的初级电压，提供逆变的直流电压根据机组功率的大小而定。小型机5 kW以下，用220 V整流得到310 V直流电压。大型机10 kW以上，用三相380 V整流得到约530 V直流电压，灯丝变压也可采用变频逆变技术，其初级电压要小些。

2.4.2 逆变器工作原理

逆变器是用振荡的方法把直流电源变为交流电源，功能和整流器恰恰相反。在高频X线机中，由于可控硅的正向压降小、额定正向电流大，多选用可控硅作为逆变器的固体开关;也有用绝缘栅双极型功率管作为开关应用。改变可控硅触发脉冲频率,可以改变逆变器振荡频率,从而改变逆变器的输出电压。变频X线机显著减小高压变压器的体积和重量,减小管电流情况的影响,提高了精度,有效抑制高压波形中的脉冲量。管电压和管电流采用闭环控制,提高了精度,省去了空间电荷补偿电路,如图2-17所示。

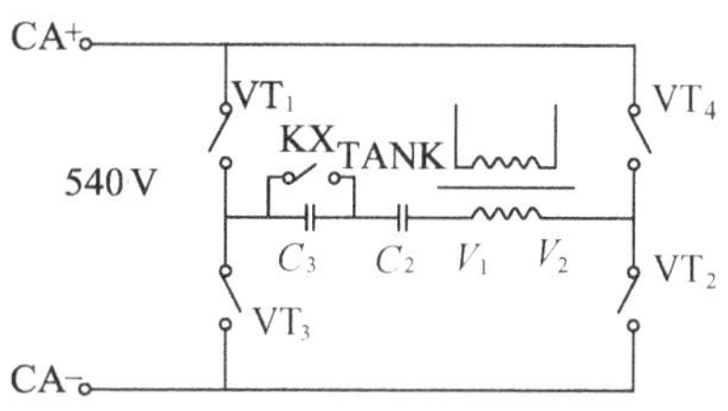

图2-17 桥式逆变电路示意

桥式逆变电路电源分析:桥式逆变电路电源为540 V,加到VT_1,VT_2和VT_3,VT_4构成的桥式逆变电路上,逆变电路的负载为高压变压器的初级线圈。曝光时,触发脉冲成对、交替使VT_1,VT_2和VT_3,VT_4轮流导通,产生触发脉冲频率相同的交流输出。VT_1和VT_2导通,VT_3和VT_4截止时,负载电流为i_1,VT_1和VT_2截止,VT_3和VT_4导通时,负载电流为i_2,触发脉冲频率升高或降低时,高压次级电压随着升高或降低,触发信号和负载电流波形示意如图2-18所示。

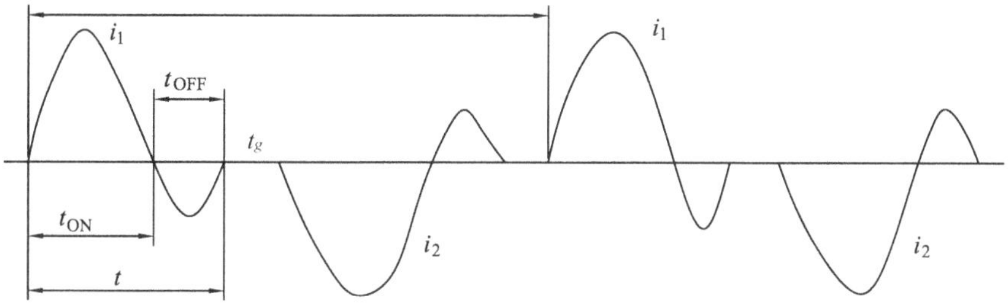

图2-18 触发信号和负载电流波形示意

t_{ON}为导通时间,VT_1和VT_2导通向负载输出一个正向波,t_{OFF}为反向截止,LC储存的能量将通过VT_1,VT_2或VT_3,VT_4继续流过回给电源。VT_1和VT_2截止,VT_3和VT_4导通有一段间隔时间,为t_g时间,接着VT_3和VT_4导通向负载输出一个负向波。如此,形成周期的变化波形。

1. 矩形波逆变电路特点

在频率一定的情况下,电压的输入输出特性由下式决定,$U_{IN}/U_{OUT}=N_1/N_2$,N_1为变压器的初级匝数,N_2为变压器的次级匝数。输出电压的改变依靠输入电压的改变来实现,因此改变交流电源的输入电压即可。变频式灯丝加热电路中用到此类变频电路,只是频率比较低,在125 Hz的情况下Q_1,Q_2,Q_3,Q_4用大功率三极管,而在频率较高为15 kHz时,应使用大功率场效应管。

2. 矩形波逆变电路的工作原理

交流电源经过整流、滤波变成直流电源再经过矩形波发生器、逆变电路产生电压给变压器提供初级电压(图2-19)。

矩形波逆变电路产生的波形如图2-20所示。

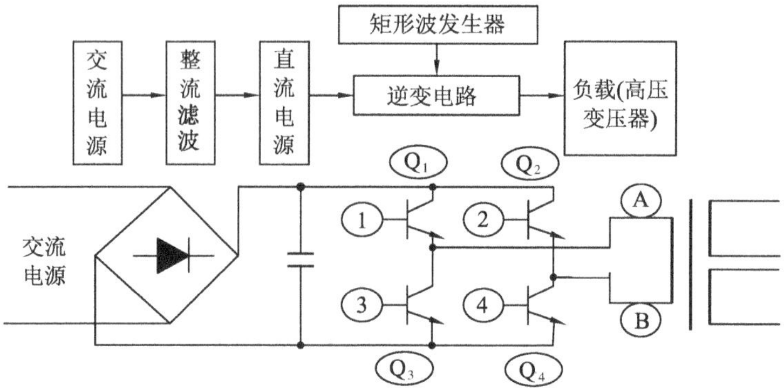

图 2-19 矩形波逆变电路

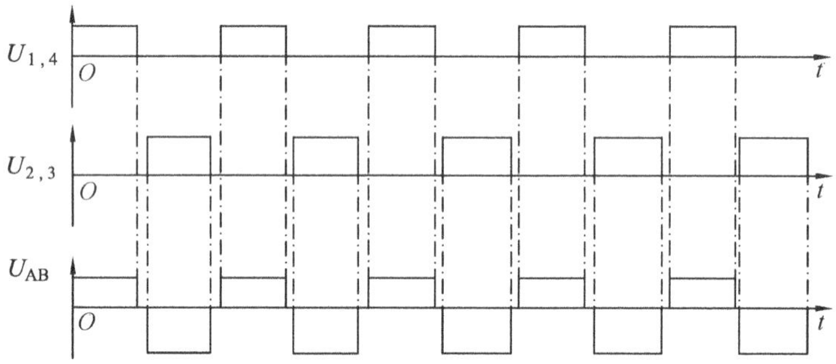

注：$U_{1,4}$为高电平时表示 Q_1 与 Q_4 同时导通，U_{AB}得到正向电压；$U_{2,3}$为高电平时表示 Q_2 与 Q_3 同时导通，U_{AB}得到反向电压。

图 2-20 矩形波逆变电路波形示意

3. 串联谐振逆变电路原理特点

如图 2-21 所示，串联谐振逆变电路转换开关由 Q_1，Q_2，Q_3，Q_4 共同组成，串联电路中主要参量分别以电容 C、电感 L 和变压器线圈阻值 R 表示，瞬间触发脉冲使 Q_1，Q_4 导通，电容器 C 被充电。其充电电路是直流电源正极→Q_1→C→R→L→Q_4→负极，由于电路中具有振荡元件(R,L,C)，电容器 C 被充电的电压将略高于 U_0 即 $U_C>U_0$，构成反向电流经 U_1 和 U_4 的回流。直流电经 U_0 由于 U_1 和 U_4 分别与 Q_1，Q_4 反向并联，流经 U_1 和 U_4 的反向电流使 Q_1 和 Q_4 截止，而形成 Q_2 和 Q_3 导通负半周，改变可控硅触发脉冲的频率，因此可以改变逆变器振荡频率，从而改变逆变器的输出电压值。

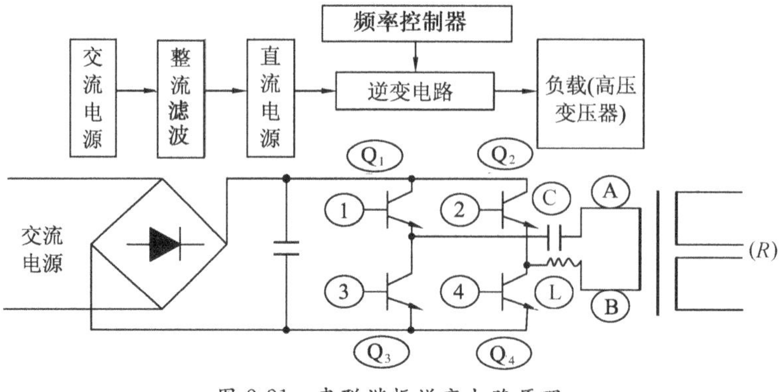

图 2-21 串联谐振逆变电路原理

4. 串联谐振逆变电路实例分析

如图 2-22 所示，从串联谐振逆变电路组成中可知 Q_1，Q_2，Q_3，Q_4 是 IGBT，即绝缘栅双极晶体管，本装置的谐振频率为 32 kHz，由于 IGBT 的关断有一定的延迟时间，故最高频率为30 kHz。第一步：预设管电压和管电流，同时在频率储存电路的存储器(ROM)中得到相应的频率数值 ω。第二步：开始曝光。频率以最高频率 30 kHz 提升管电压，当管电压上升到预设管电压的 95%时，切换到存储器中的相应频率数值。第三步：将实测的管电压与预设的管电压比较来控制频率的变化，以实现管电压的精确控制。主电路输入交流电压经过整流、滤波、推挽式逆变器，改变逆变器振荡频率就改变了逆变器的输出电压值(即变压器的初级输入)。

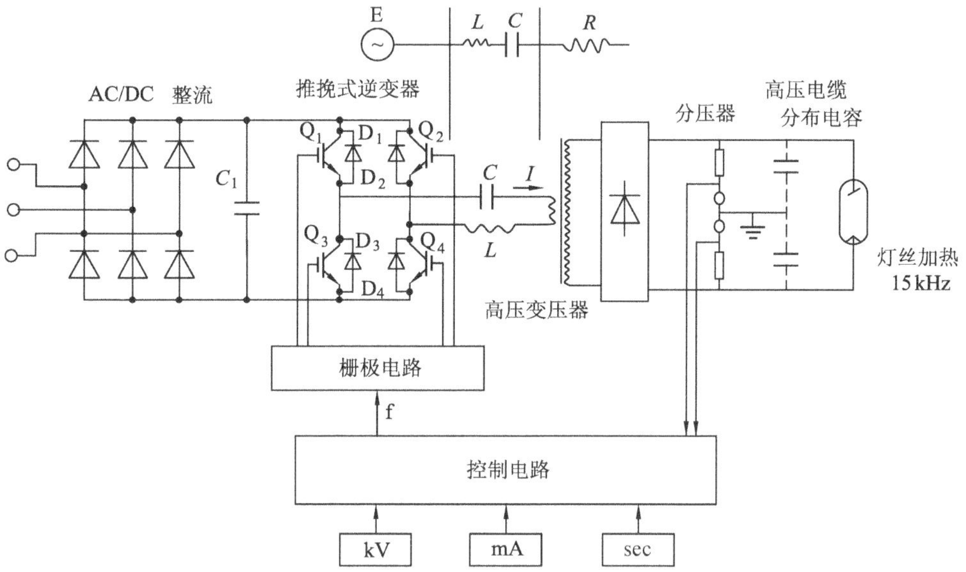

图 2-22 串联谐振逆变主电路

2.4.3 变频 X 线机工作原理

1. 变频 X 线机原理(图 2-23)

变频 X 线机的 U_1 电压经整流和滤波后，得到数百伏直流电压 U_4，经逆变电路变成电压 U_2，再经变压器使 U_2 提高至高压 U_3，然后经整流滤波供 X 线管使用。在 X 线管两端设有取样电阻，以便取得和实际管电压成比例的采样电压 kVist，与管电压设置值 kVsoll 比较后产生差值电压，经电压调节器去控制“变频”变压器的工作频率，使逆变器的工作频率发生变化，即 U_3 发生变化，直至 kVist＝ kVsoll，电路达到平衡使管电压稳定。管电压通过整流、滤波、逆变和灯丝变压器，从高压变压器中性点取与实际管电流成比例的采样电流 IRoist，与预置管电流 IRosoll 比较后，控制灯丝逆变器的工作频率，使逆变器工作频率发生变化即 3a 发生变化，直至 IRoist＝IRosoll，电路达到平衡从而使 X 线管电流达到稳定。

2. 变频 X 线机波形变化(图 2-24)

变频 X 线机经过整流、滤波、逆变送到高压变压器再经过高压整流、高压滤波送到 X 线管工作。从交流电波形依次变为脉动直流波形、低纹直流波形、高频电压波形、交流高压波形。

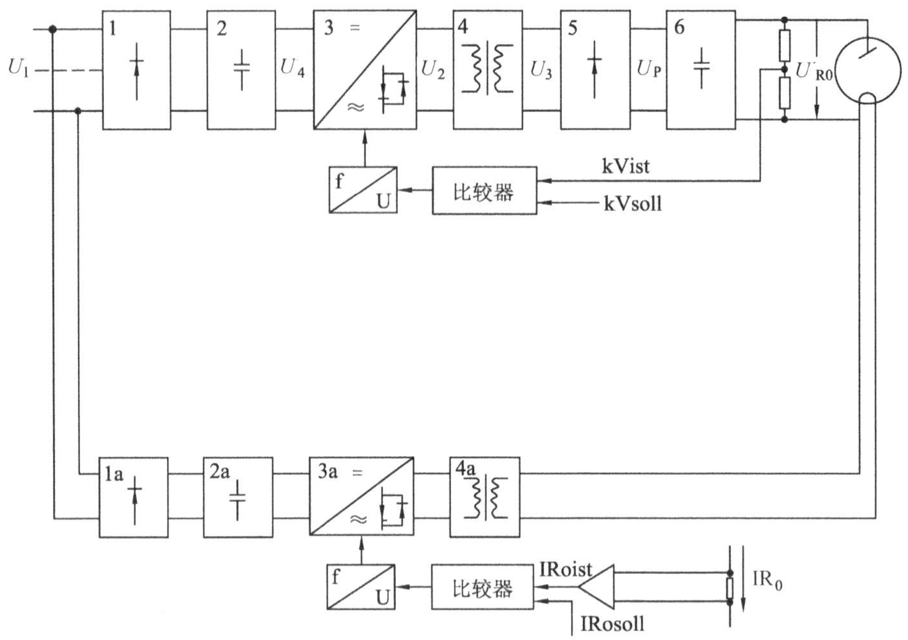

图 2-23　变频 X 线机原理示意

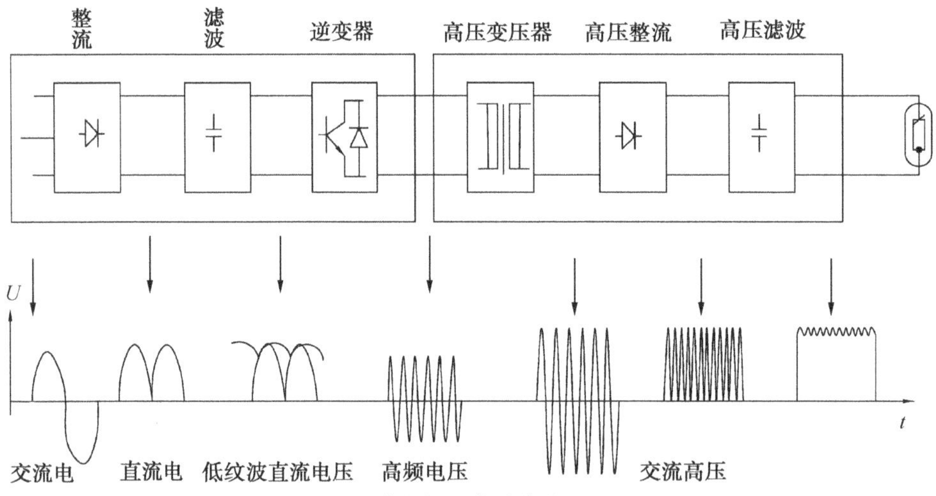

图 2-24　波形变化

2.4.4　中频 X 线机

中频 X 线机是将交流电源整流、滤波、逆变后变成脉动直流电压，作为高压逆变电源和灯丝逆变电源，经高压逆变和灯丝逆变后转换成 400 Hz～20 kHz 中频交流电，经整流滤波后供给 X 线管所需要的高压和灯丝加热电压，从工频到中频的转换是由整流器和逆变器实现的，经 X 线管管电压，管电流取样电路，对逆变器输出的电压频率和脉冲宽度进行调制，完成对管电压，管电流的闭环控制，从而使管电压和管电流达到稳定输出。

中频 X 线机特点：输出量稳定；采用高速可关断半导体变频技术和微机管理技术，高压输出脉冲性小，X 线高能化和单色化程度提高，输出量明显提高，曝光时间可很短，能快速连续摄影；结构紧凑，缩小了高压变压器体积和重量。频率提高高压变压器电感明显减小，中频 X 线机设管电压和管电流两套独立的逆变器，随机闭环控制提高了管电压管电流的精度。传统技术的充分利用使相位投闸、降落负载、自动曝光、自动管电压设置、存储技术优越性交互发挥。计算机技术在X线机控制系统中得到应用。变频技术使管电压在宽范围调整得到满足。

☆**要点提示**

中频X线机

• X线机工作频率均采用工频(50 Hz或60 Hz)。中频X线机工作频率一般为400 Hz～20 kHz或更高。

• 中频X线机工作频率高,因而高压直流脉动小,X射线频谱单色化,输出能量平稳;可实现高压变压器小型化;可直流供电;微机控制。

• X线机的高压变压器初级是通过自耦变压器直接使用工频电流,而中频X线机是先把工频电源整流、滤波变为平滑直流,再由逆变器把直流变成频率为几千Hz至几万Hz的交流电,然后供给升压变压器初级,从而获得X线管工作所需要的高压。

• 在逆变过程中,经过由工频到直流、又由直流到中频交流这两个阶段,所以中频逆变器是由直流电源、直流逆变和逆变控制3部分组成的。

2.4.5 高频X线机

高频X线机(high frequency X-ray equipment)是指变频机中工作频率在25 kHz以上的X线机。应用电子的逆变技术亦称变频技术,即把交流电源通过整流、滤波、逆变后变成脉动直流电压,再通过振荡器变成某一固定频率的交流电。X线机中逆变技术主要用于高压发生器中的高压变压器、X线管灯丝变压器和旋转阳极高速启动电路中。

高频X线机具有输出精度高、射线穿透力强、有效X线量大、可输出高质量X线、散射线少、影像质量高、工作效率高、安全性强、机芯小、寿命长、可实现实时控制、输出稳定、重复性好、体积缩小、重量减轻可实现智能化成本低等优点。

高频X线机的特点为:高压波形脉动量减少,输入管电压波形得到改善而近似直流。由于管电压波形的改善,使波长短而穿透力强的线束增加,增加了机器性能。高频机在X线发生器上采用的是电压预置、反馈调节的方法,提高了控制精度,也提高了输出效率和曝光重复性,从而提高图像质量。发生器采用了纯电子的控制与调节方式,计算机控制完全自动化、数字化,采用了脉宽调制及锁相、稳频技术的现代逆变原理,使X线质量和受控精度提高。X线发生器小型化或微型化体积缩小,在数字化设备中常见其应用。

2.5 X线自动曝光控制装置

X线自动曝光控制装置由光电倍增管自动曝光控制、电离室自动曝光控制两种方式组成。

2.5.1 自动曝光系统概述

自动曝光系统是X线通过被照物体后,到达感光物质和自动曝光控制装置,当感光量达到某部位要求时,自动终止曝光。自动曝光系统实际上是一种间接的限时装置,称为曝光量限时器。自动曝光控制配合自动连续降落负载系统,能更充分发挥X线管的效能,获得清晰度稳定、质量高的图像。X线机中的变频机、数字化设备都实现了自动曝光控制的闭环控制和全部自动化，常采用光电倍增管自动曝光控时系统或电离室自动曝光控时系统。即用某种对X线敏感的检测器件，把X线剂量转换成直流电流或电压，这个电流或电压正比于X线剂量率，将它对时间积分后的电压正比于所接受的X线剂量，把这个积分电压与一个正比于胶片感光密度的设定电压进行比较，由一个门限检测器给出剂量到达设定值的曝光终止信号以切断高压，这就形成了自动曝光控制。

2.5.2 光电倍增管自动曝光控制装置

光电倍增管是由一个具有不透明锑-铯光电阴极和多级二次发射的高真空玻璃管组成(图2-25)。

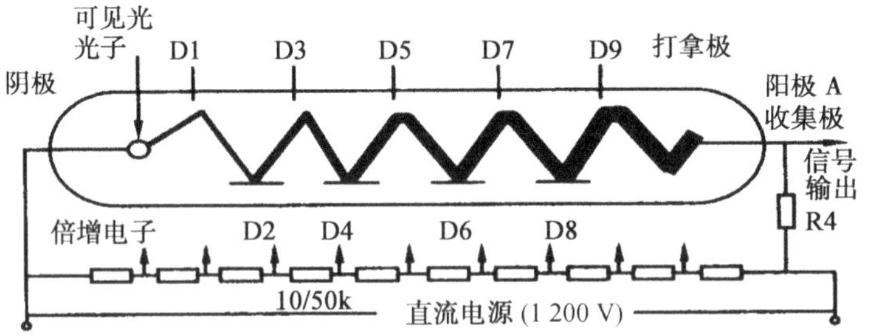

图2-25 光电倍增管示意

它有一个管壳，壳内保持高度真空，在阴极与阳极之间有若干个打拿极。在阴极附近有可见光的输入口，当有可见光射入并达到阴极时，由于光电效应使阴极发射光电子第一打拿极D_1电位比阴极高，光电子就飞向D_1并轰击出二次电子，由D_2～D_9逐级升高，电子数量逐级增加，一般光电倍增管的增益可达数万倍。最后电子都到达电位最高的收集极，即阳极，形成光电倍增管电流，在外电路负载电阻上形成信号电压，光电倍增管输出的信号电压的幅度正比于输入的可见光光子的能量与数量，它可以作为光强度的探测元件。

光电倍增管要求一个稳定的直流电源供电，电压约1 200 V，从阳极到阴极用一系列电阻构成一个多极分压器，保证各打拿极电位差符合工作需要。其光电倍增管的输出信号是负极性的，即当输入可见光增强时，电子数量增加、管电流变大、信号电压降低。

1. 光电信增管自动剂量控制原理

利用光电倍增管构成的自动剂量控制原理如图2-26所示。

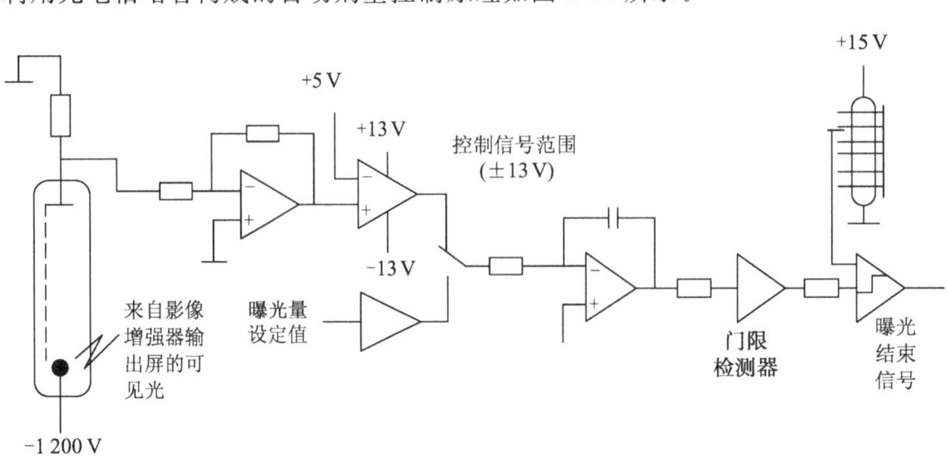

图2-26 光电倍增管自动剂量控制原理示意

由影像增强器输出屏发出的可见光经分光采样送至光电倍增管，它的输出信号经放大后变为控制信号。这个控制信号正比于光电倍增管所接收的光强度，因而信号正比于影像增强器所接收到的 X 线剂量率。控制信号经过一个积分器按曝光时间积分，积分后的电压则正比于剂量率对曝光时间的积分即 X 线剂量。当它达到某一定值时，便由门限检测器给出曝光结束信号，切断高压，这样就形成了自动剂量控制。

2. 光电倍增管自动曝光控制装置控制示意

利用锑-铯光电阴极和二次发射的多级光电倍增管，X 线通过人体到达感光物质，由光电管倍增放大转换成光电流，并给电容器充电，再经放大器、积分、比较放大器、逻辑电路等驱动控时执行元件，光电倍增管与感光物质同时接受 X 线的照射，光电流与电容器积累的电荷量取决于 X 线的曝光强度，当感光量达到某个部位的要求时 X 线曝光结束，完成自动曝光控制。用于肺部摄影的光电控时示意如图 2-27 所示。

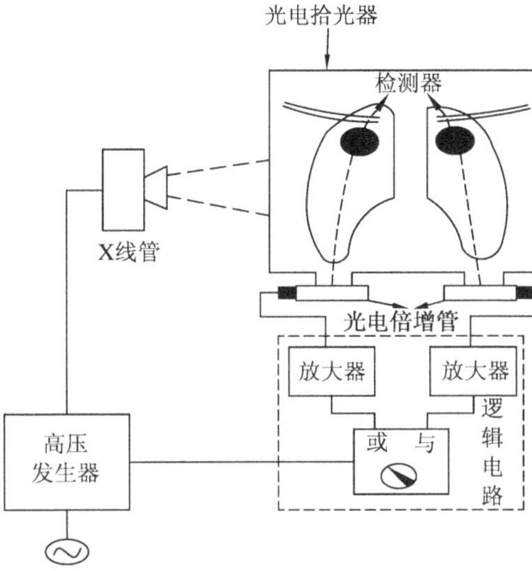

图 2-27 用于肺部摄影的光电控时示意

3. 光电倍增管自动曝光控制装置原理分析

曝光时 K 按钮压合，电源继电器 RE_1 得电所有常开触点闭合，使高压初级 HTP 得电，使高压次级 HTS 得电，X 线开始发生曝光，同时 RE_1 常闭触点 3，4 触点打开，光电倍增管 PH 接受 X 线辐射而产生光电流，电容器 C 被充电，C 充电电流方向是 V 管的栅极逐步获得截止栅压，屏流随之下降，N 管的阳极电压逐步升高，达到 N 管电离电压时，N 管导通，RE_2 得电工作，其触点 1，2 打开，切断了高压初级电路 X 线曝光停止，X 线剂量大时，S 和 F 感光速度快，PH 光电流也大，电容器 C 充电速率大，N 管电离时间短，曝光时间短，反之，曝光时间长。K 未压合时，三极管栅极电压 RE_1 的 3，4 常闭触点短路，通过 R_1 电阻与阴极相连，阳极与阴极之间电位产生阳流，冷阴极三极管 N 的启动阳极尚未达到使 N 管电离的程度，启动阳极与阴极之间电压等于低感光电压 LDC 减去 R_2 上电压降，N 管所控制的继电器 RE_2 不工作（图 2-28）。

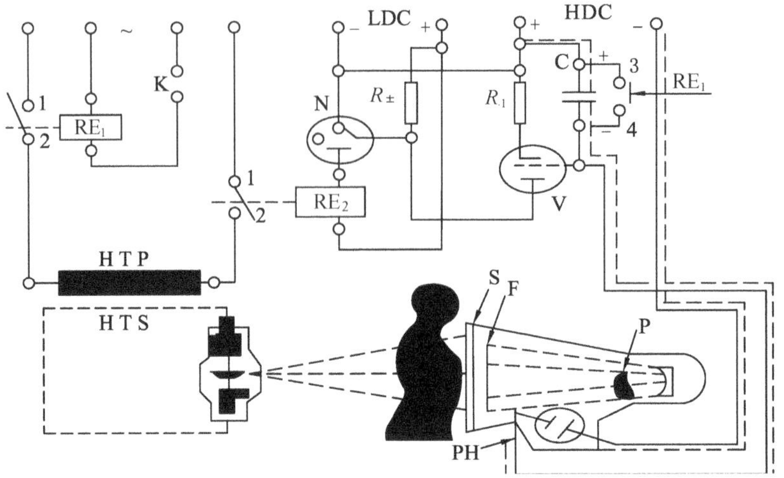

图 2-28 光电倍增管自动曝光控制装置

2.5.3 电离室自动曝光控制装置

1. 电离室自动曝光控制原理

电离室自动曝光装置是利用X线对气体电离的物理效应，使电离电流正比于X线强度，也正比于胶片密度。当X线胶片达到理想密度时，通过电离室电流的作用，自动切断曝光。它比光电倍增管自动曝光系统的应用范围广泛，各种X线机的摄影中均有应用。

(1) 电离室结构

电离室的结构包括两个金属板平行电极，中间为惰性气体。两极板间加上直流高压，气体作为绝缘介质并不导电，但当X线照射时，气体被X线电离的正负离子在强电场的作用下，形成电离电流。电离电流的大小和是否成为饱和状态，取决于X线辐射的量及X线量子的能量。利用这一物理特性，将电离室置于人体与胶片暗盒之间，在X线照射时，穿透人体的那部分X线将使电离室产生电离电流，此电流作为信号输入到控制系统，待X线胶片达到预定的浓度时，控制元件自动切断高压。

(2) 电离室自动剂量控制原理(图 2-29)

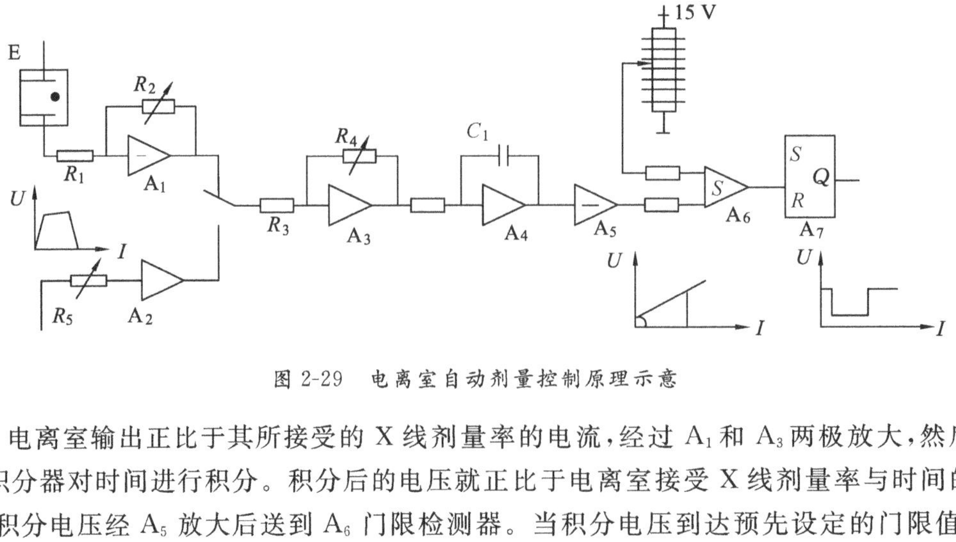

图 2-29 电离室自动剂量控制原理示意

电离室输出正比于其所接受的X线剂量率的电流，经过 A_1 和 A_3 两极放大，然后在 A_4 积分器对时间进行积分。积分后的电压就正比于电离室接受X线剂量率与时间的乘积，积分电压经 A_5 放大后送到 A_6 门限检测器。当积分电压到达预先设定的门限值时，意味着X线剂量已达设计值，A_6 输出信号触发 A_7（RS触发器），送出曝光结束信号，立即切断高压。A_1，A_3 中的 R_2，R_4 可调电阻控制其增益，以适应选择不同的电离室或不同数目的电离室。与电离室并排可供选择的 A_2 是设定曝光量值的工作方式。

2. 电离室自动曝光控制装置原理分析（图2-30）

V管在静态工作状态时高压直流电源使电容器 C 经 S_2 常闭触点充电，充电电流方向使栅极端为负，故V管不通，S_3 继电器线圈不得电。开始曝光时，K压合继电器 S_1，S_2 同时得电工作，S_1 控制常开触点闭合，高压发生X线曝光开始，S_2 控制的常闭触点打开，切断 C 充电电路，与此同时，X线穿过人体后，电离室气体呈电离状态，电离电流使 C 放电，V管栅压根据电离电流的强度而逐渐降低，等栅压降至一定值后，V管产生电流，继电器 S_3 得电打开其常闭触点，S_1 和 S_2 同时断电，高压初级HTP断路，X线曝光停止。电容器放电电流正比于X线辐射的量，调节电阻 R_1 改变 C 原始充电电压，电离室工作时，C 放电速率的改变，决定了胶片感光浓度。X线剂量大，电离室电流强度高，C 的放电速率大，V管导通时间短，曝光时间则短，反之则相反。

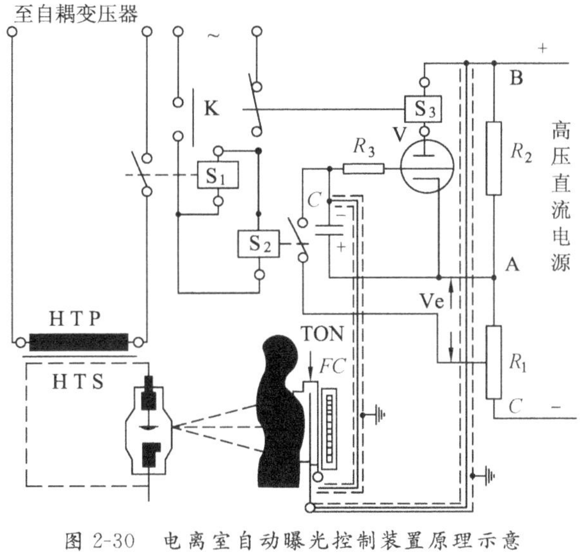

图2-30 电离室自动曝光控制装置原理示意

2.6 医用X线电视系统

医用X线电视系统由影像增强器、摄像机、显示器组成。

2.6.1 医用X线电视装置

医用X线电视装置利用影像增强器将不可见的X线转换为亮度很高的可见光影像，再通过摄像机转换成电信号，经过放大处理后用电缆输送到显示器，显示出人体各部位的组织结构影像图像。由X线影像增强器、摄像机、显示器以及完成视频信号处理和整机协调工作的控制器组成的系统称为医用X线电视系统（X-TVV），如图2-31所示。

医用X线电视具有透视剂量低的优点，因其采用了影像增强器，使透视剂量大为降低，同时也降低了X线管的工作负荷，有利于延长X线管寿命。自动控制配备透视亮度自动控制系统，简化了操作的复杂性，无论检查部位、厚度的随机变化，均可由透视亮度自动控制系统来自动保持显示屏影像亮度恒定(图 2-32)。

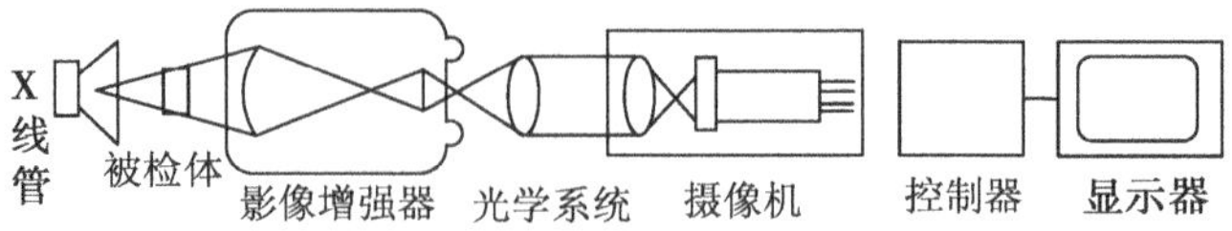

图 2-31 医用 X 线电视系统的结构

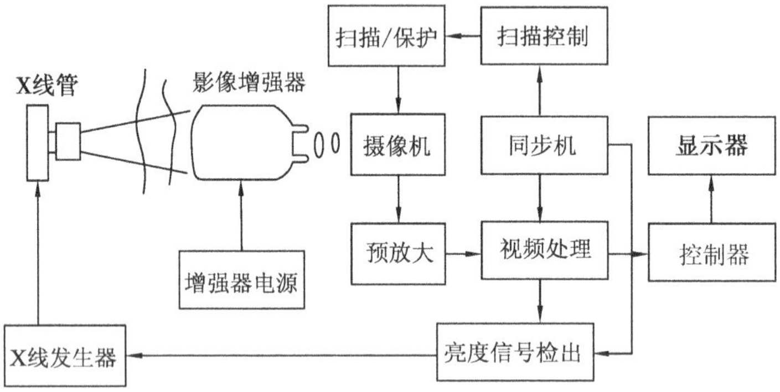

图 2-32 医用 X 线电视系统的构成框图

医用 X 线电视系统把通过人体的 X 线在影像增强器上显示影像，再经光学镜头变为平行光源投射到摄像管靶面上，把光信号变为电视信号，然后在同步信号作用下传送到显示器上显示(图 2-33)。

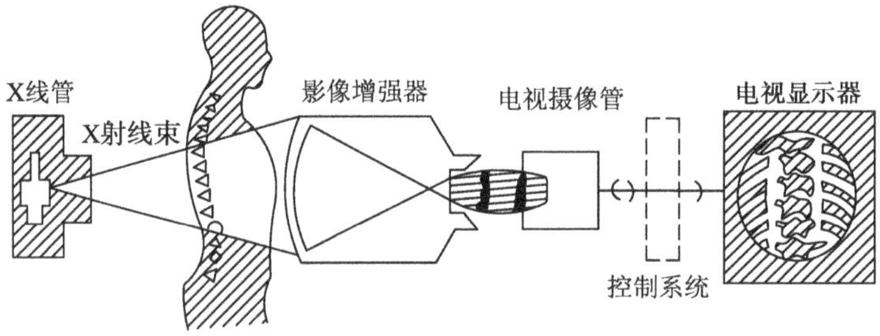

图 2-33 X 线电视影像显示过程示意

1. 影像增强器

影像增强器将不可见的 X 线信息转换成为可见光影像；将影像亮度提高近万倍，以便摄像机进行电视摄像，如图 2-34 所示。

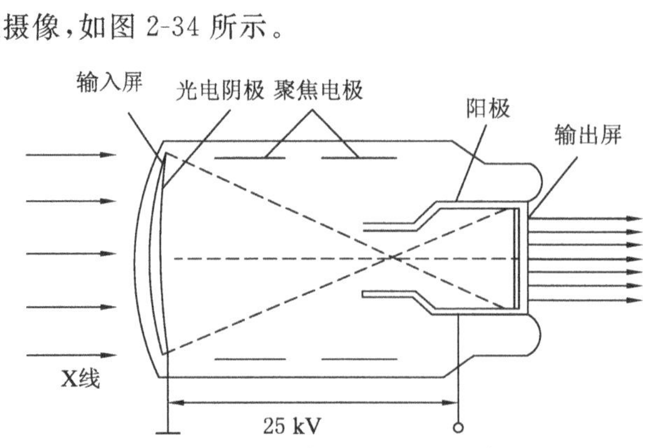

图 2-34 影像增强器结构示意

影像增强器在输入屏面上涂敷着一层荧光粉。荧光粉层愈厚则亮度愈强，紧贴着输入屏的是光电阴极两者之间有很薄的透明层的锑-铯型光电阴极，当输入屏荧光影像的光子照射到光电阴极面时，另一面就发出光电子从而形成电子影像，完成光-电变换过程。在管壁附近有聚焦电极组成的静电透镜，又称为电子透镜，起着聚焦作用。电子从光电阴极发射出来，在阳极电场作用下加速奔向输出屏。由于电子束本身有散焦作用，因此破坏了电子影像。在阴极和阳极之间加装聚焦电极，它起着对电子束的聚焦作用，使之不失真地射到输出屏上。尾端有面积较小的输出屏，输出屏的前方是锥筒形的加速电极即加 25 kV 电压阳极影像增强器输入、输出屏结构如图 2-35 所示。

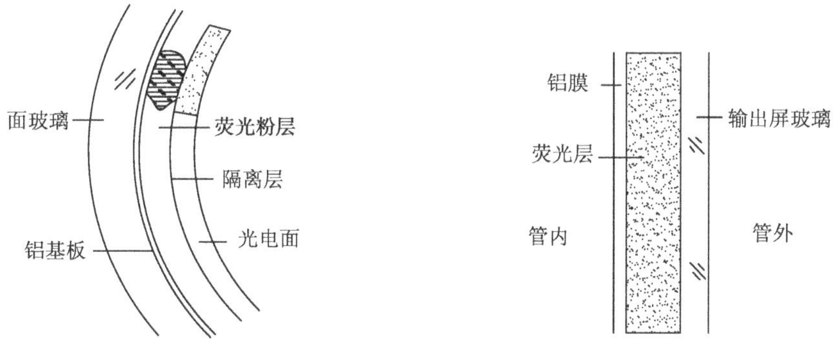

图 2-35　影像增强管输入屏(左)和输出屏(右)

影像增强器工作原理为：X 线通过人体带有信息在影像增强器的输入屏上形成荧光影像，紧贴输入屏内侧的光电阴极各点按荧光的强弱程度产生数量对应不同的光电子，形成电子影像。光电子束被阳极正电位吸引，高速飞向阳极，在聚焦电极作用下于输出屏前方形成缩小了的电子倒影像，其电子束射到输出荧光屏上，在电致发光作用下，形成了荧光影像，但其亮度却比输入屏荧光影像增加了约 1 000～10 000 倍。

2. 平板影像增强管

平板影像增强管(panel electron tube，PET)的特点是分辨力高、图像清晰、影像面积大、体积小重量轻、操作简单、可靠性高，可取代常规影像增强管。

(1) PET 结构

PET 由一个真空管构成，真空管内由输入屏、光电阴极、中间电极、输出屏组成，如图 2-36 所示。

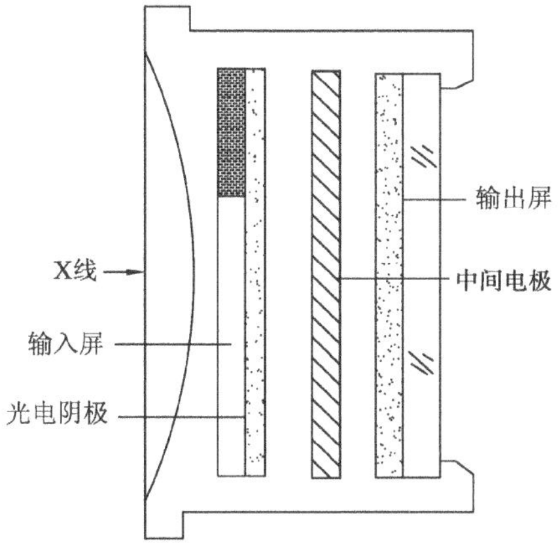

图 2-36　PET 结构示意

(2) PET 工作原理(图 2-37)

X 线通过输入屏导入真空管中,再通过铝箔支撑电极到 X 线荧光屏,把 X 线图像变成可见蓝光图像,再通过光电阴极变成电子束,在加速电场作用下,进入第二荧光屏又把电子束变成蓝光可见光,亮度增强 200 倍,经光导纤维板到第二光电阴极,再将可见光变成电子束,再经电场加速到达输出荧光屏,由输出荧光屏把电子束变成可见光图像,亮度增强3 000倍,可见光图像经玻璃输出窗输出,外面再加上一个铅玻璃输出窗吸收剩余 X 线。PET 的特点:分辨力高、图像清晰、影像面积大、体积小。

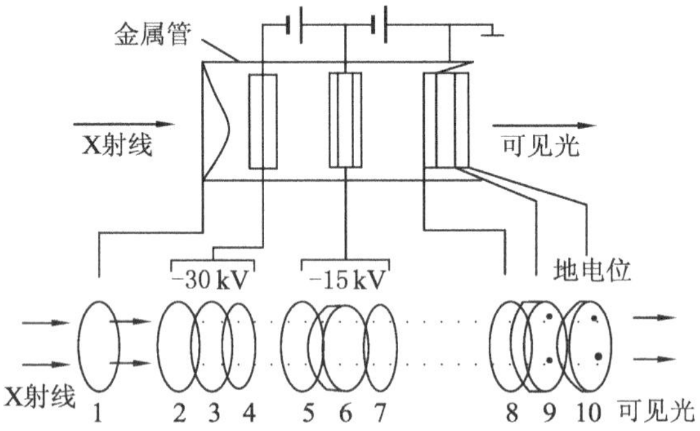

1. 薄金属屏输入窗　2. 铝箔支撑电极　3. 输入荧光屏　4. 光电阴极　5. 第二荧光屏
6. 光导纤维板　7. 第二光电阴极　8. 输出荧光屏　9. 玻璃输出窗　10. 铅玻璃输出窗

图 2-37　PET 工作原理示意

(3) X 线 PET 的高压电源(图 2-38)

X 线 PET 工作时需要加速电压,一般为固定值(25～30 kV),采用半导体振荡电路经变压器升压及倍压整流来取得,聚焦电压约为 550 V。PET 采用钛离子泵,离子泵电压为 2.5～5 V,电流 2～3 A。有的 X 线 PET 设有围拢泵,为直流 2 kV。加速电压和聚焦电压需要稳压电源,以保证增强管的工作质量,离子泵电压在增强管工作时不接通,只有到增强管漏气时才工作,对稳定度要求不高。增强器的工作电流非常小。

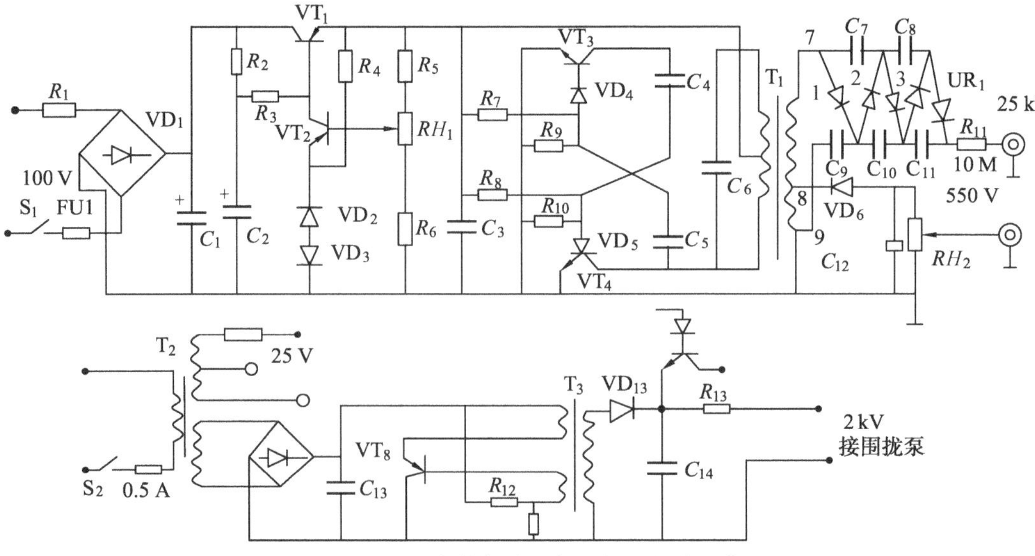

图 2-38　X 线影像增强高压电源电路示意

X线PET高压电源电路由直流稳压电路、加速电压电路、聚集电压电路、电压短路保护电路组成。短路保护电路由VT_1和VT_2组成。100 V为直流稳压电源，RH_2用来调节输出电压值。直流稳压电源设有短路保护电路，其作用是当增强管高压电路击穿或增强管内严重放电时用以自动切断高压，以防止故障扩大。VT_3，VT_4是功率振荡管，由C_4，VD_5和C_5，VD_4两组交连元件把它们的集电极和另一管的基极互相接在一起构成正反馈条件而产生振荡，工作频率大约为15 kHz，变压器T_1二次电压为5 kV，经倍压整流器UR_1产生25 kV直流电压。

倍压整流器UR_1电路原理为：变压器T_1、次极7端为正时二极管1导通，电容C_9充电接近到峰值电压E_{m2}，电容C_7无电流通过，因此无电压，9端为正时，二极管1截止，二极管2导通，变压器次极电压和两端电压相加向二极管2和C_7充电，电压达到$2E_{m2}$，C_7两端负载得到二倍于E_{m2}的直流电压，第二周期时，二极管3导通，C_{10}充电到$2E_{m2}$，C_{10}-C_{11}中间端可得到$3E_{m2}$的直流电压，以此类推，改变增强管不同输出点，可得到不同的直流电压输出，提供给PET所需电源。

变压器T_1的抽头8约为550 V，经VD_6半波整流后供给电子聚焦使用。增强器电源整个部分可以单独装在一个小盒内，并放在机架上与增强器固定在一起，用高压电缆将加速电压和聚焦电压接至增强管。该电源在一般情况下不容易出现故障，其一体化封装，将高压电路直接装入增强管套空间部位，钛泵电源和围拢泵电源一般采用另一电源变压器，围拢泵电压为直流2 kV，电流2 mA。

3. 摄像机

真空管摄像机由摄像管、光学镜头、偏转系统、扫描电路、补偿电路、校直电路、前置放大器等组成。它的主要任务是把增强器输出的可见光信号转换成为电视信号。CCD摄像机具有明显优势：光电灵敏度高，动态范围大，空间分辨力高，几何失真小，均匀性好，体积小，重量轻，电压及功耗低，抗冲振，可靠性高，寿命长。目前CCD摄像机已经取代真空管摄像机。

4. 控制器

控制器的作用主要是对视频信号加以处理，使其变为全电视信号，完成摄像机和显示器的同步工作，产生整机所需要的各种电源和各种控制信号。控制器由同步机、圆消隐电路、黑斑补偿电路、X线剂量控制电路等组成。

5. 显示器

显示器由同步分离、视频电路、扫描电路、电源电路等组成，作用是将摄取的电视信号还原为影像。现在已经用液晶显示器。

6. 电荷耦合器件摄像机阵列(CCD)

电荷耦合器件摄像阵列(charge coupled device，CCD)是半导体器件，利用它的光敏特性，将光信号变成电信号，再经A/D转换器转换形成数字化图像。其广泛应用于各类医学影像设备中，已经取代管式摄像机。CCD分为光敏二极管和MOS电容两种。CCD分辨力可超过1 000 TV线。空间分辨力高，几何失真小，CCD器件不采用电子扫描，集合失真度只取决于光敏单元的位置排列精度。CCD光敏单元制作在一个半导体硅片上，精度高，它的结构特点决定了它整个画面清晰度和各点灵敏度均匀一致。在光电灵敏度和动态范围上效果较佳。CCD阵列43×43 cm可获得空间分辨力达3.5 LP/mm高质量的影像。基本结构由若干行和若干列组成的矩阵光敏元件排列为面阵 CCD;光敏单件排成有序的一行或一列为线阵 CCD,常用于 DSA,DR 等。元件数量的多少决定了 CCD 空间分辨力。

CCD 在光照下能产生与光强度成正比的电子电荷量,可形成电信号,应用于医学影像设备。CCD 由光电转换、电荷存储、电荷转换、信号输出组成。

① 成像原理:X 线的光子投射到金属-氧化物-半导体动态随机存储器(MOS 电容)上,透过金属层及氧化层进入硅衬底,部分硅原子的价电子吸收光子能量而脱离原子核的束缚,变成自由电子,并产生电子跃迁,形成电子-空穴对。它们在外电场作用下向电极两端移动形成光生电荷,即信号电荷和存储在电极造成的"势阱"中形成电荷包,信号电荷的多少取决于入射 X 线光子的能量和数量,每个电荷包的电荷量与对应像素的亮度成正比。这样,一幅光图像就转成对应的电荷图像。光敏二极管或 MOS 电容产生的电荷通过 CCD 变换电极电位,使电荷发生从左到右移动,到 CCD 器件终端时,由输出场效应管电路将电流信号读出。其后通过 A/D 转换进入计算机系统进行图像重组,而利用 CCD 技术使 DR 成像的方式是,X 线通过人体后经过影像增强器或闪烁晶体变成可见光,经 CCD 摄像机将光信号转换为电信号,再经 A/D 转换进行计算机处理后形成间接转换数字图像。

② 光电转换和电荷存储器件:常用 MOS 电容和光敏二极管,这里介绍光敏二极管。光敏二极管在 P 型硅衬底上扩散一个 N 区,形成一个 PN 结相当于一个二极管,加上反向偏置电压,中间形成势能很低的区域称陷阱,当 X 线照到光敏二极管时,产生电子-空穴对,在反向偏置电压作用下,它们移动到陷阱区形成电荷包,称信号电荷,信号电荷量与照到光敏二极管的光线强度成正比。每个电荷包电荷量与对应像素的亮度成正比。

③ 电荷转换:在驱动时钟脉冲作用下,将信号电荷按一定方向从一个光敏二极管转移到邻近的一个光敏二极管或从一个 MOS 电容转移到邻近的另一个 MOS 电容。

④ 视频信号输出:信号获取工作原理,信号输出由输出门、浮置电容、复位门、源极跟随器场效应管、输出极组成(图 2-39)。

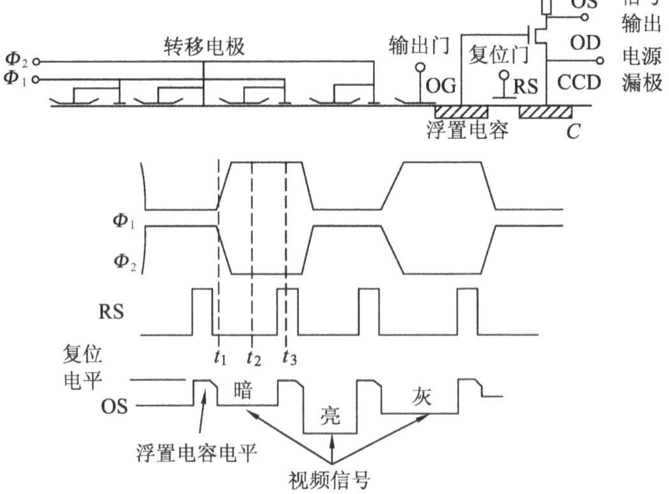

图 2-39 信号输出结构与波形示意

视频信号输出分析:在 t_1 时,储存电荷在电极下面陷阱中储存在电极 Φ_2 中,浮置电容处于上一次复位后的高电平，t_2 时 Φ_2 变为低电平，驱动信号电荷通过输出门给浮置电容充电，导致浮置电容两端电压降落，使场效应管栅极电位下降，输出电流变大，由源极负载电阻输出的电压信号 OS 变大，输出门 OG 必须加一个固定直流偏压，以便形成必要的电位梯度，为拾取下一个光敏单元的信号电荷，浮置电容必须复位到起始状态。故 t_3 时复位门 RS 上加一个复位脉冲，复位门导通，浮置电容上的电荷完全放掉，电位复位高电平。重复上述过程从而获得连续的电压信号，即为视频信号。

7. TV 自动亮度控制系统

透视过程中不同的人不同的部位的厚度和组织密度均不相等，为了达到透视的最佳效果，透视装置中设置使不同的人不同的部位的厚度和组织密度均能自动控制亮度，使组织达到最佳清晰程度的系统称 TV 自动亮度控制系统，也称 ABC 装置。其作用是在 X-TV 透视中使被检部位厚度和组织密度的影像亮度保持最佳清晰程度。

工作原理：ABC 装置是闭环控制，影像亮度正比于视频信号电平，对视频信号电平进行取样以获得实际影像亮度的取样值。

有 3 种方法：

① 取整个视窗的平均值（图 2-40）。

全视窗取样反映的是图像的平均亮度，电位器 W 用于调节取样亮度的基准电平，取样范围为整个视窗，视频信号经滤波后取出，把每场的视频信号电平与基准电平比较，然后输出送到控制调整装置，经闭环控制使图像亮度稳定在基准的亮度范围内。

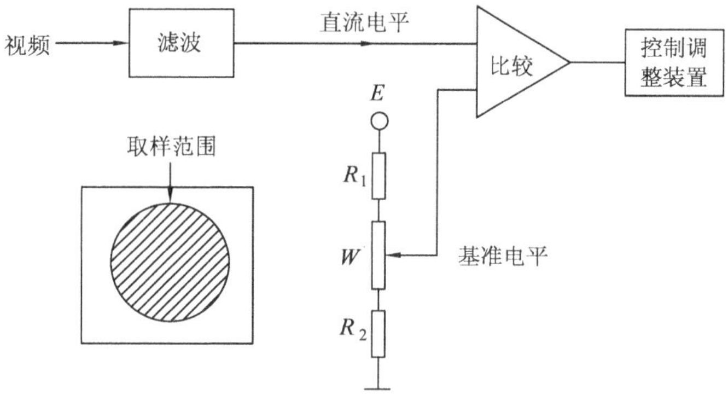

图 2-40 取样范围为整个视窗

② 取视窗中心一定范围的亮度平均值（图 2-41）。

取视窗中心取样只要把感兴趣的部分放在荧光屏中心，使中心部分图像平均亮度为感兴趣区的平均亮度，设置一个矩形作为取样范围。矩形范围可调，水平门调水平脉冲宽

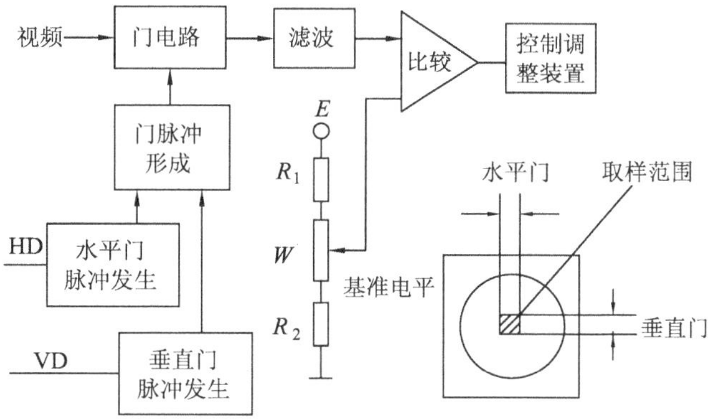

图 2-41 取样范围为设定范围

度，垂直门调垂直脉冲宽度。由门脉冲形成电路，控制取样门电路取样，取样信号经滤波后形成直流电平，与基准电平比较后送到控制调整装置，通过闭环控制使图像稳定在基准的亮度范围。

③ 自动管电压控制法：取整个视窗的平均值(图 2-42)。

自动管电压控制法：用 ABC 装置取样信号控制 X 线机的管电压值，X 线机的管电压值取决于高压变压器初级电压，有效控制高压变压器初级电压，就获得不同管电压值使黑白亮度变化。取样信号和基准信号的比较决定比较电路的输出，比较电路的输出控制伺服电机的驱动电路，以控制伺服电机自动调整自耦变压器的输出，从而调整高压变压器的初级，最终获得不同的管电压值。

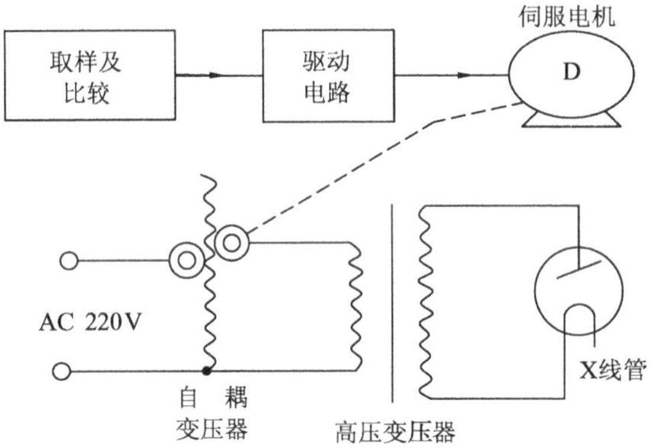

图 2-42 自动管电压控制法示意

2.6.2 医用显示器

医用显示器从使用上来分有医用彩色显示器与医用黑白显示器，从结构上来分有阴极射线管显示器和液晶显示器，液晶显示器多采用于现代医学的设备上，现已逐步取代阴极射线管显示器。

1. 阴极射线管显示器

阴极射线管显示器由显像管、偏转线圈、附属电路组成。显像管由电子枪、荧光屏、管壳组成。

① 电子枪位于细圆柱形管颈内的电极，整个显像管用玻璃壳密封，内部抽成高真空，各电极由金属管脚引出管外，电子枪由灯丝阴极、控制极、加速极、聚焦极、第三阳极组成，灯丝通电后使阴极加热，阴极加热后发射热电子，控制极改变电子束电流大小，加速极使电子加速，聚焦极可使电子束在荧光屏上聚焦成一小点令图像清晰，第三阳极使电子束加速以高速轰击荧光屏。

② 荧光屏涂有荧光层，当从阴极发出的电子束经聚焦和阳极加速后以高速轰击荧光层时，荧光粉激发出二次电子，由涂在管壁内的导电层吸收并由外电路释放，改变阳极电压和电子束电流大小都会影响幕发光亮度。壳外涂有石墨导电层与内导电层形成 500～1 000 PF 高压电容，起阳极高压滤波作用。

③ 偏转线圈，显像管外侧颈部分有行场偏转线圈加行、场锯齿波电流时，形成偏转磁场，使电子束扫描形成光栅，管颈外侧有两片永久磁铁环片，起中心位置调整作用。

④ 工作原理：显像管重现图像是将负极性的视频图像信号加在显像管的阴极上，视频图像信号大小变化时，电子枪射出的电子束流大小也变化，视频信号幅度小时，电子束

电流小，反之则大。电子束流经电子枪系统电子透镜聚焦加速，再经第三阳极高压进一步加速，强力轰击荧光屏得到随视频图像信号内容变化明暗不同的亮暗点，套在显像管颈外的偏转线圈在同步同相的扫描偏转电流作用下，受图像信号调制的电子束在水平和垂直偏转磁场作用下从左到右、从上到下做规律性扫描运动。在同步扫描控制电路严格控制下完成荧光屏上图像的重现。

2. 液晶显示器

液晶显示器分 LCD 和 LED 两种。目前 LED 多用于液晶显示器。液晶是介于固体与液体之间，具有规则分子排列的有机化合物，一般液晶显示器由丝状(nematic)液晶形成，分子形状为细长棒形，长宽约 1～10 nm，在不同电流电场作用下，液晶分子会规则旋转 90°产生透光度的差别，在电流断开或接通时产生明暗区别，液晶显示器按照这个原理控制每个像素而获得所需图像。

在前后两片玻璃基板上装配向膜，液晶会沿着沟槽配向，由于玻璃基板配向膜沟槽偏离 90°，液晶分子成扭曲型，因此玻璃基板没有电场时，光线透过后偏离器跟着液晶分子进行 90°扭转，通过前偏光器液晶面板显示白色。当加入电场时，液晶分子产生配列变化，光线通过液晶分子空隙维持原方向，由于被前偏光遮蔽光线吸收无法透出，液晶面板显示黑色，主动矩阵式 LCD 也称 TFT(thin film transistor)LCD。TET 液晶显示器由背景灯、导光板、偏光板、滤光板、玻璃基板、配向膜、液晶材料、薄膜式晶体管组成(图 2-43)。

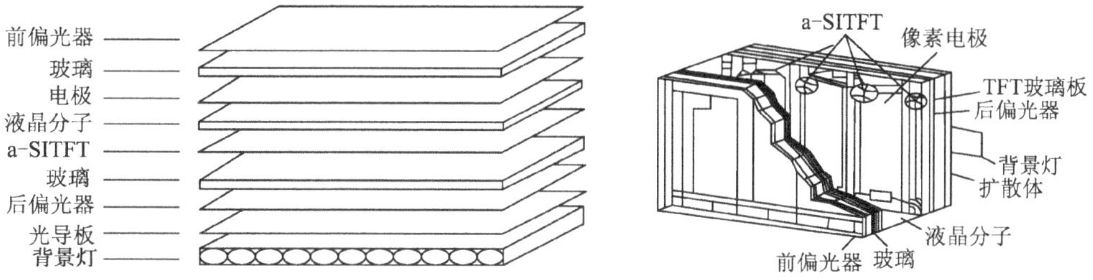

图 2-43 TFT 式 LCD 结构示意

背景源经偏光板后经过液晶，这时液晶分子的排列方式会改变穿透液晶的光线角度，光线经过前方的滤光膜与另一块偏光板，改变刺激液晶的电压值就可以控制最后出现的光线强度，进而能在液晶面板上变化出有不同深浅的黑白灰阶组合，这就是液晶显示器的工作原理(图 2-44)。

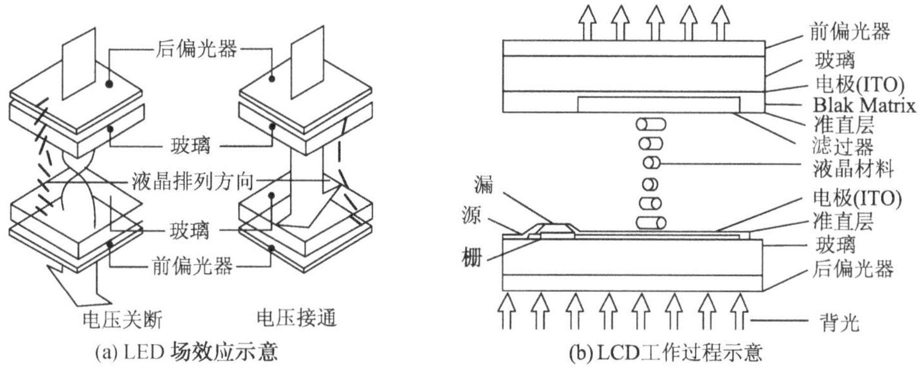

图 2-44 LCD 工作原理示意

而LED显示器也属于液晶显示器的一种，LED液晶技术是一种高级的液晶解决方案，它用LED代替传统的液晶背光模组。其特点是高亮度，而且可以在寿命范围内实现稳定的亮度和色彩表现；具有更宽广的色域，超过NTSC和EBU色域，实现更艳丽的色彩。实现LED功率控制很容易，不像CCFL的最低亮度存在一个门槛。无论在明亮的户外还是全黑的室内，使用LED很容易把显示设备的亮度调整到最悦目的状态。在以CCLF冷阴极荧光灯作为背光源的LCD中，不能缺少的一个主要元素就是汞，而这种元素对人体有害。采用不含汞的LED背光技术已经通过了ROHS认证，使MS系列产品比传统CCFL显示器节能40%以上，无汞工艺不但使它无毒健康而且比其他产品更加环保、节能。LED显示器采用了固态发光器件，LED背光源没有冷阴极荧光灯部件，对环境的适应能力非常强。LED的使用温度范围广、低电压、耐冲击、光源没有任何射线产生，低电磁辐射、无汞，是绿色环保光源。

3. 等离子显示器

等离子显示器(plasma display panel，PDP)是利用惰性气体在一定电压下产生气体放电，形成等离子体，直接发射可见光；或者发射真空紫外线，进而激发三基色光致发光荧光粉而发射可见光的一种主动发光型平板显示器件。电致发光显示器(electroluminescent dispay，ECD)是一种直接把电能转化为光能的显示器，分为低场型、高场型两种。低场型常用发光二极管，高场型分薄膜型和粉末型，交流薄膜型可作矩阵唯一全固体化平板显示器件，交流粉末型可作LED等平面光源。

4. 彩色显示器

彩色显示器结构和工作原理与黑白显示器相似，不同之处是彩色显示器CRT有3个阴极分别受红(R)绿(G)蓝(B)色彩信号调制。如3色均衡显示黑白像，若3色不均衡则显示彩色影像，医学上常用于彩超等。

5. 高清晰度电视

随着医学影像设备发展，更高分辨力、高清晰度电视被要求出现，其工作原理与普通电视大致相同，但扫描制式不同。高清晰度电视技术要达到以下要求：扫描制式是专用的1 249行，频率50 Hz，具有高清晰度摄像管与显像管，视频放大器传输视频带宽更宽，像素比普通更小，行扫描频率更高，对行偏转线圈有新要求。

2.6.3 显示器在设备上应用与评价

显示器在设备上的应用有2 MP(1 200×1 600)，3 MP(1 536×2 048)和5 MP(2 048×2 560)3种，用于CR、DR、心血管数字图阅读选1 MP，2 MP；CT、MR图像阅读选用1 MP。

评价医用显示器指标：

分辨力：目前显示器主要有5 MP，3 MP，2 MP，1 MP。MP相同时，尺寸小的分辨力高。

扫描频率：分为水平和垂直。

校正方式：分外、内置式，外置校正需外置检测器和相关软件，内置自动校正，价格贵。

接口：输入信号和端口，数字或模拟。

光学特性：光度 cd/m^2。

对比度、动态范围:能显示黑与白之间差别,一般显示黑色所有色调对比率≥600。

响应时间:像素由暗转亮或亮转暗的变化速度,响应时间小,影像不会拖尾,应为25 ms以下。

视角:在始于屏幕法线位置可清晰看见屏幕图像的角度,可视角≥160°。

第3章　计算机X线摄影设备

数字化X线设备分为两种，一种是利用非晶硒光电导性将X线直接转换成电信号实现数字化成像的设备；另外一种是把透过X线人体组织光信号通过光电转换和A/D转换，经过计算器图像处理形成医学影像的设备，为间接成像设备。

3.1　数字图像基础

医学影像的数字化主要是指医学影像以数字方式采集、传输信息，采集的数据直接利用计算机强大的高速运算处理能力，快速地传输、显示、存储。医学影像数字化采用计算机模拟实验的方法研究静止图像和数字图像的传输。随着数字集成电路器件的快速发展和其他硬件系统的逐步研制成功，它们为医学影像数字化技术的突破提供了软硬件的基础条件。

3.1.1　数字化基础

1. 模拟

模拟是以某种范畴的表达方式如实地反映另一种范畴，如电源频率、电压电流变化、普通X线摄影、荧光屏透视等，信息量的变化随着时间或距离的改变而连续地变化，这种连续变化的信号称为模拟信号或模拟量，由模拟量构成的图像称模拟影像。模拟影像由像素点的空间排列组合而构成照片上的影像，照片上点与点之间是连续的、没有间隔，影像的密度是空间位置的连续函数，具体到任何一个像素点的密度大小变化，就是一个连续变化的函数。模拟影像能够真实地反映出影像信息的二维空间分布状态。其抗干扰性低，重复精度差，处理功能受限制。

2. 数字

数字在一个正弦或非正弦信号周期内取值，用二进制数码表示，用数字量表示模拟量的方法。医学影像设备模拟信号转换为数字信号的介质为A/D转换器，A/D转换器将模拟量通过取样转成离散的数字量。转换后的数字信号送入计算机图像处理器，重组出图像，由于图像是由数字量组成的，因此称为数字影像。数字影像是以一种规则的数字量的集合来表示的物理图像，亦是将模拟影像分解成有限小区域，影像密度的平均值用整数表示，即数字影像是由许多不同密度的点组成。数字影像的优势在于密度分辨力高，可进行各种后处理，可进入PACS系统。

数字影像的获取，是通过不同成像方式检测信息，按照一定的数据结构经计算机重组影像，或者是将已经形成的模拟影像通过某种手段将其分解成一定数量的微小区域，每个区域成为一个像素，将小区域的平均密度取整数值。数字影像是由许多不同密度的点（实际为小区域）组成，点和点之间的密度是离散的，并且每一个点的密度值也不连续，为离散的变化量。其抗干扰性强，图像处理方便，适应性能强。

(1) 像素、矩阵与影像质量的关系

矩阵是一个数学概念，表示一个横成行、纵成列的数字阵列，一幅影像的像素阵列称影像矩阵。像素是构成影像矩阵的单元，代表影像中的一个小方格。CT 影像的矩阵为 512×512 或 1 024×1 024。常规 X 线影像胸、腹部经数字化后的矩阵应为 2 048×2 048 或 4 096×4 096 以上才能基本满足临床诊断要求。矩阵大小明显影响着数字影像质量。如影像矩阵小、像素数量少，数字影像的分辨力就低，观察影像细节就受到影响；反之，矩阵大、像素数量多、像素尺寸小，数字影像的分辨力就高，观察的细节就多。描述一幅影像需要像素的多少是由每个像素的尺寸和整个影像尺寸决定的，分辨力一定，影像大比影像小需要的像素多。每个单独像素的尺寸决定影像的分辨力，像素数量与像素乘积决定视野。若矩阵大小固定，视野增加时影像分辨力变低。像素尺寸减小可提高分辨力，但像素尺寸过小会增加计算机处理的时间，增加存储容量，影响传输速度。在数据量很大，又不能降低影像质量的前提下，可采用影像数据压缩技术。

(2) 影像数字化的步骤

影像数字化是将二维影像在空间域中作均匀“空间抽样”，再将经过空间抽样后的亮度值由连续值经过“数值量化过程”变为离散函数。数字化所转换的灰阶等级即量化值，能否近似于原始影像的密度等级取决于 2^N。N 是二进制数的位数，用以表示像素的密度，N 值越大灰阶等级就越多，相邻灰阶间的密度差就越少，影像分辨力就越高，故 N 值可称为量化精度，表示单位为 bit(位)。例如，边缘增强和对比度均匀化处理。使用对比度均匀化处理，可以便于辨认原始影像中的极暗或极亮区域内的均匀结构，获得使临床诊断满意的高质量数字影像。

3.1.2 X 线成像与数字化影像成像比较（表 3-1）

以计算机数据重组为技术基础的影像设备、影像信号已经数字化。医学影像的数字化目标便集中在模拟成像方式上，X 线摄影成像方式，是数字化目标的对象。开发数字化 X 线成像设备，推进了 X 线摄影记录、存储数字化的进程，用数字化摄影技术的特点弥补了模拟影像技术中的不足。

表 3-1 X 线成像与数字化影像成像的技术特点比较

	X线成像	数字化影像成像
辐射剂量	较高	降低 30%～70%
空间分辨力	摄片影像分辨力高于数字化技术	空间分辨力低于常规图像
密度分辨力	2^6 灰阶	可达 2^{10}～2^{14} 灰阶

续表

	X 线成像	数字化影像成像
影像状况	观察透视影像需持续曝光，影像状态不能改变，影像动态范围小，胸部检查不能显示纵隔和心后肺野的病变，曝光宽容度有限	脉冲透视可中止曝光，并有"末幅影像冻结"(LIH)功能，可选择性冻结影像，可在无 X 线曝光的情况下观察、分析图像，图像可进行窗宽窗位调整、边缘处理、正反灰度切换、对比度增强、灰阶变换、降噪及锐化等后处理。对图像原始数据可进一步研究。可修复图像，工作效率高，影像动态范围大。胸片能在同一影像中清晰显示肺野和纵隔，曝光度、宽容度大，无需自动曝光控制器。一定范围内曝光量错误，经影像处理时调整，仍可保证影像质量
图像保存	涉及大量的照片存储、保管，查找困难	实现无胶片化管理，用光盘、硬盘等保存资料，体积小，检索方便
联网	不能与外围设备联网	通过 DICOM 3.0 标准接口可与其他影像设备联网，进入 PACS 系统，实现影像资料共享、快速会诊等
影像交互性	多种影像不易交互	可将 CT，MR，ECT，PET 等图像实现交互
功能扩展	功能不能扩展，局限性大	可扩展数字减影(DSA)、峰值停留及对比剂追踪等功能。多方向投影、数据采集、能进行三维重组影像等
报告	影像注释需手写	可直接显示于屏幕及照片上或打印在病史记录上，可建 IC 卡方便使用

3.2 CR 设备

计算机 X 线摄影(computed radiography，CR)设备是使用可记录并由激光读出 X 线影像信息的成像板作为载体，经 X 线曝光及信息读出处理形成数字化影像，CR 设备使 X 线摄影的模拟信息转为数字信息，能提高图像分辨力，显示能力可实施各种图像后处理功能，增加显示信息的层次可对接 PACS 系统，其工作过程如图 3-1 所示。

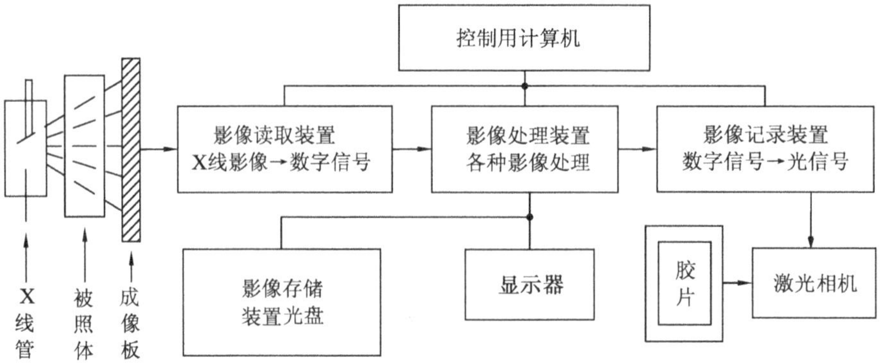

图 3-1 CR 设备工作过程

CR 设备以成像板为探测器，利用现有 X 线机进行 X 线信息采集获取图像，主要由 X 线机、成像板、影像阅读器、影像工作站、影像存储系统、打印机、影像阅读器组成，如图 3-2 所示。

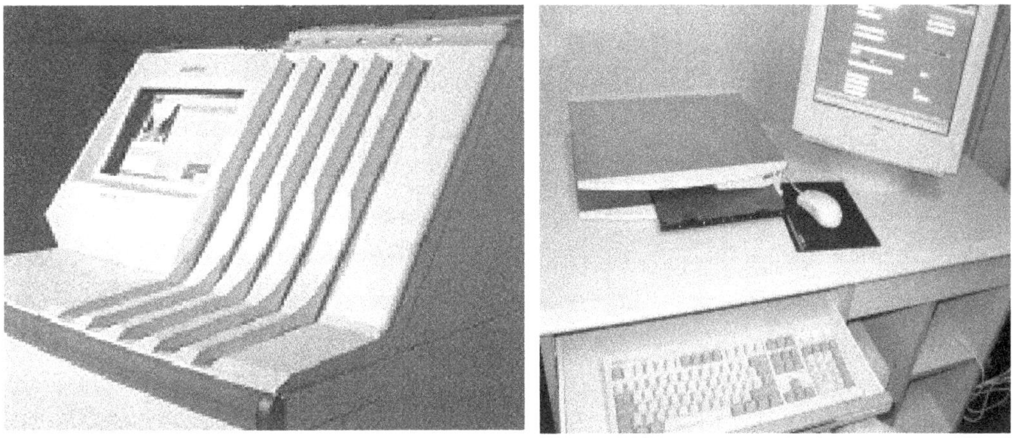

图 3-2 CR 设备组成

3.2.1 X线机

X 线机由 CR 设备的种类决定，一般分为有暗盒型和无暗盒型二种。有暗盒型与传统 X 线机兼容，不需单独配置；而无暗盒型成像板和影像阅读器组合为一体，连同影像自动完成向工作站传输，需单独配置 X 线机。

3.2.2 成像板

成像板也称 IP，是 CR 设备成像的技术关键，是采集记录影像信息的载体，可重复使用，无影像显示功能。IP 由表面保护层、PSL 物质层（photon stimulation light，PSL）、基板表面保护层、背面保护层组成（图 3-3）。表面保护层是防止 PSL 物质层受到损伤，起保护作用。PSL 物质层即荧光物质层能把第一次照射的光信号记录下来，再次受到光刺激时发出与第一次照射光能量呈正比的荧光信号。基板表面保护层是保护 PSL 物质防止受外力损伤。背面保护层防止 IP 的摩擦损伤。

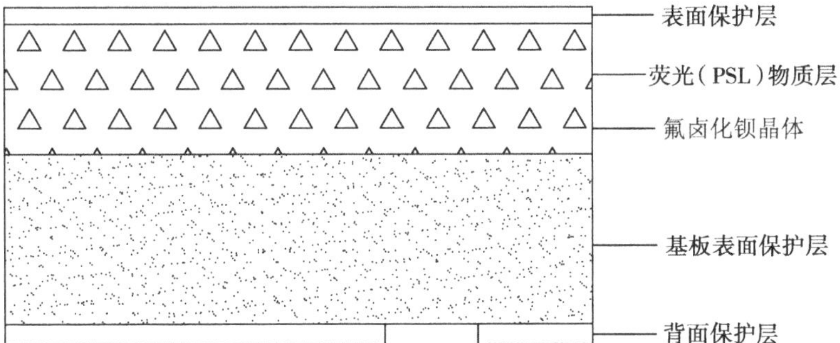

图 3-3 IP 结构

3.2.3 成像原理（图 3-4）

X 线射入到 IP 的 X 线量子被 PSL 物质层的荧光颗粒吸收，释放电子，其中一部分电子散布在成像层内呈半稳定状态，形成潜影。IP 完成 X 线信息的采集，当激光束逐行扫描潜影时，半稳定的电子转换成荧光，发生 PSL 现象。产生的荧光强度与第一次激发 X

线的能量精确地成正比，荧光的光量子随即由光电倍增管检测到，并被转化为电信号，再经过 A/D 转换为数字信号，经计算机图像处理后即形成 CR 数字影像，如图 3-5 所示。

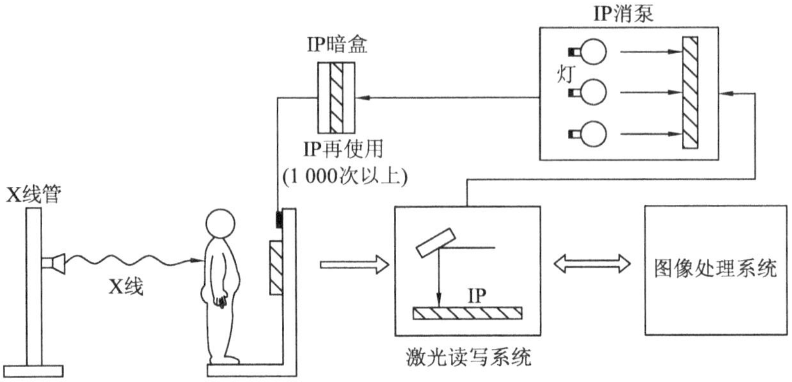

图 3-4 CR 成像原理

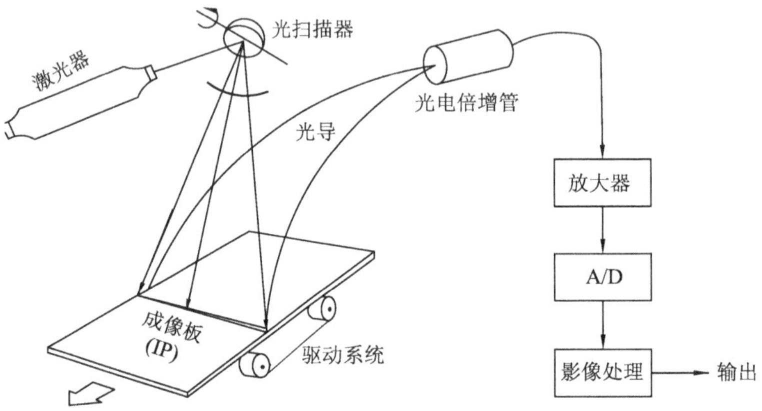

图 3-5 激光束逐行扫描 IP 潜影工作原理

3.2.4 CR 特性

1. 发光光谱与激光光谱

荧光的强度取决于作为一次激发光的 X 线的照射量。IP 读出中最有效地激发 PSL 激光的是光谱为 600 nm 左右波长的发光体。在读取激光激发下，IP 潜影中 PSL 荧光体发射出的强度与 X 线强度成正比。激光的波长在 390～400 nm 间取峰值。PSL 强度与其波长的关系曲线称为发射光谱。发射光谱与激发光谱波长的峰值间需有一定差别，保证光电倍增管在 400 nm 波长处的最高检测效率，从而达到影像最佳的信噪比。

2. 时间响应

停止激光照射荧光体时，其衰减逐渐终止。而 IP 的 PSL 强度衰减速度很快，不会发生采集和读出信息重叠。衰减速度快慢是 IP 的时间响应特征，以及好与差的鉴别。

3. 动态范围

可达到 $1:10^4$ 动态范围，可以精确地检测到摄影中组织间 X 线吸收差别。

4. 存储信息的消退

由于在存储期间有俘获的光电子逃逸，使二次激发时 PSL 强度减少，这种现象称消退。正常时间内光电倍增管增益有一定补偿，不受影响，超过 8 小时会使影像噪声增大。

长期IP不用，受天然辐射影响读取影像有时会出现微小黑点，从而对影像形成干扰，使用时可先用激光光线照射，消除IP上可能存在的任何潜影。

注意事项：

① IP重复使用时应用光照射；

② 避免出现IP擦、划伤；

③ 保存要有很好的屏蔽。

3.2.5 影像阅读器

影像阅读器工作原理是阅读成像板产生数字影像，它将曝光后成像板从暗盒中取出，等待激光扫描仪扫描，数字化影像被送到灰度和空间频率处理的内部影像处理器中，然后送到激光打印机或影像处理工作站。影像读取完成后，成像板的潜影被强光消除，重新装入暗盒。

1. 图像处理工作站

图像处理工作站有图像处理软件并进行图像数据的存储和传输，可进行图像的查询，具有处理放大、局部放大、窗宽窗位调节、黑白反转、旋转、边缘增强、加注、测量、统计等功能。CR设备的信息处理可分为谐调处理、空间频率处理和减影处理。

(1) 谐调处理

谐调处理涉及的是图像对比。CR系统中X线剂量曝光量宽容度的允许范围较大，在适当设置的范围内曝光都可以读出图像信息。CR系统可分别控制每一幅图像显示特征，可依据成像的目的来设置谐调处理技术。在肺部摄影中，图像信息覆盖的范围很宽，在肺野和纵隔部位的密度差别大，可分别应用不同类型的谐调处理技术，能很好地显示肺野内的结构，又可防止在输出影像中由于纵隔的密度与骨的密度过于接近而分辨不清，从而提高纵隔内不同软组织的分辨层次。

(2) 空间频率处理

空间频率处理是指对频率响应进行调节，影响影像的锐度。CR设备中可通过空间频率处理调节频率响应，提高图像中高频成分的频率响应，增加此部分的对比。边缘增强技术是空间频率处理中较常用的技术。通过增加对选择的空间频率的响应，使感兴趣区结构的边缘部分得到增强，突出该结构的轮廓。改变显示矩阵的大小也是空间频率处理的另一种技术，它可决定不同结构的对比，使用较大的矩阵可使处于低空间频率的软组织结构得到增强；使用较小的矩阵则可使细微的结构得到增强。谐调处理影响对比度和空间频率处理影响锐度是结合使用的。低对比处理和较强的空间频率处理结合使用，可提供较大的层次范围和实现边缘增强。

(3) 减影处理

CR设备也可完成数字减影血管造影与其他减影的功能。在时间减影血管造影方式中，可以摄取蒙片和血管造影片，并经计算机软件功能实施减影。

2. CR设备的类型与操作

(1) 暗盒型

CR暗盒型设备是将成像板置入与X线摄影暗盒类似的专用暗盒内，可替代常规暗盒在任何X线机上使用，调整曝光条件，实现CR技术记录X线影像。经X线曝光后的暗盒从CR设备读出装置的插入孔送入该装置后，IP即被自动取出，由激光束扫描读出潜影信息，然后被自动传输到潜影消除区，经强光照射来消除 IP 上的潜影，再将 IP 收回暗盒内，自动将暗盒送出读出装置，以供反复使用。不同尺寸的 IP 被扫描读出的时间是相同的，速度可达到 100 幅/h 左右。暗盒型 CR 设备与 X 线摄影设备相兼容。

(2) 无暗盒型

无暗盒型 CR 设备将成像板与读出装置合并设计，并配装一些附加结构，可以进行全身的立式或卧式摄影，其特点是需匹配专用影像设备，不与常规 X 线摄影设备匹配兼容。专用 CR 一体化的结构特点，使 IP 在曝光和被读取信息的过程中无需手工传递，能直接扫描读取信息并消除潜影，使用效率高，重复速度快，更为便利。

3.2.6 存储装置

存储装置即用于存储经图像阅读处理器处理过的数据，常用的有光盘、移动硬盘、U 盘、PACS 系统等。

3.2.7 工作流程

1. 信息采集(acquisition of information)

CR 设备用 IP 接收 X 线照射后，由模拟信息转为数字信息，再由计算机重组后可见影像，实现了影像的数字化。

2. 信息转换(transformation of information)

信息转换指存储在 IP 上的 X 线模拟信息转化为数字信息的过程。由该系统的激光阅读仪、光电倍增管、A/D 转换器组成，IP 在 X 线下受到第一次激发时储存连续的模拟信息，在激光阅读仪中进行激光扫描时受到第二次激发，产生荧光，由光电倍增管转换为相应电信号经 A/D 转换成数字信号。

3. 信息处理(processing of information)

信息处理即用不同的相关信息技术根据诊断的需要对影像实施信息处理，达到影像质量的最优化，如谐调处理、空间频率处理、减影处理。

4. 信息存储与输出(archiving and output of information)

IP 被扫描后获得的信息可以同时存储和打印，存储容量 2G 的光盘约存 5 000 幅图像，一方面可以向其他网络输送影像资料，另一方面可以传输影像信息到相机上进行打印输出，进行打印的图像可来自激光阅读器、影像处理工作站或光盘存储系统。

3.3 CR 乳腺摄影设备

3.3.1 构造与原理 (图 3-6)

CR 乳腺摄影设备由采集系统、采集处理系统、软拷贝查看和存储系统、硬拷贝打印查看系统等组成。它的工作原理：CR 乳腺摄影设备的 X 线装置配合 CR 系统使用，与 X 线钼靶机操作方法相同，CR 乳腺摄影设备片盒使用方法有对准、过滤、管电压设置、正确定位、压缩等，将 CR 乳腺摄影设备片盒插入 X 线装置的片盒滤线器中曝光然后将其放入 CR 系统中，在此进行扫描和图像处理，产生高分辨力的图像，在 CR 乳腺摄影设备中创建了被检者记录和相应的图像，CR 乳腺摄影设备可和 DICOM 兼容网络连接，可从站点的 HIS/RIS 系统中搜索被检者信息和图像。

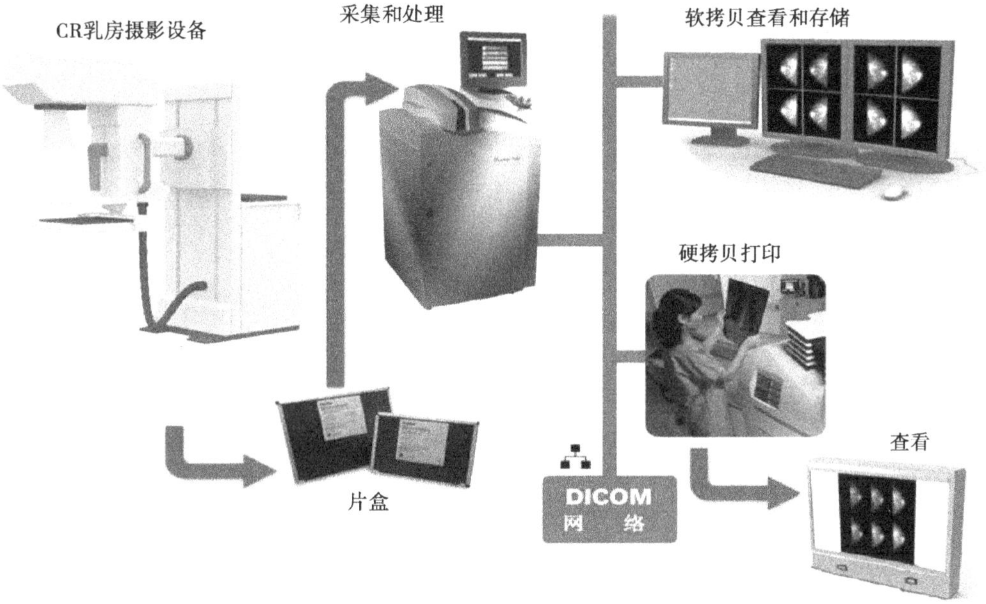

图 3-6　CR 乳腺摄影设备

3.3.2　CR 乳腺摄影设备片盒

CR 乳腺摄影设备片盒仅适合于乳房摄影应用，它包含增强的高分辨力(EHR)存储荧光屏，带有 HER 屏幕的 CR 乳腺摄影片盒并贴有标签。

第 4 章　数字 X 线摄影设备

数字 X 线摄影(digital radiography,DR)设备按成像方法可分为间接数字化 X 线摄影设备(非晶硅)、CCD X 线成像、多丝正比电离室(multi-wire proportional chamber,MWPC)直接数字化 X 线摄影设备(非晶硒)成像等。DR 设备是由 X 线管发出 X 线经过被检者由探测器接收,经过 A/D 转换形成数字图像,间接数字化 X 线摄影设备工作过程如图 4-1 所示。

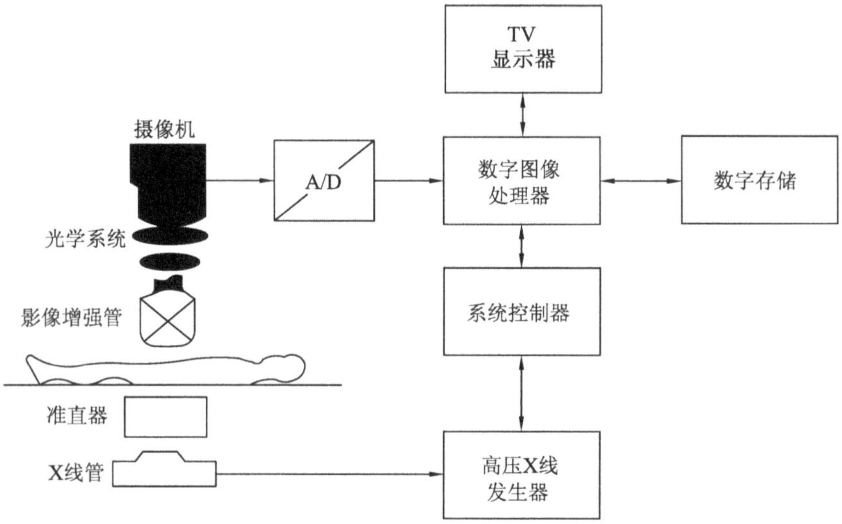

图 4-1　间接数字化 DR 工作过程

4.1　间接数字化 X 线摄影设备

间接数字化 X 线摄影设备的平板探测器,是利用非晶硅光电二极管阵列为核心的 X 线影像探测器,在 X 线照射下探测器的闪烁体层将 X 线光子转换为可见光,然后由具有光电二极管作用的非晶硅阵列变为电信号,经 A/D 转换成数字化图像。因为图像形成经过 X 线→可见光→电信号→数字图像的成像过程,所以称作间接转换数字化 X 线摄影设备。

4.1.1　间接数字化 X 线摄影设备的组成

间接数字化 X 线摄影设备由 CsI 闪烁体层、a-Si 光电二极管阵列、行驱动电路、图像信号读取电路组成。荧光材料层(CsI 闪烁体层)是一种吸收 X 线并把能量转换为可见光的化合物。每个 X 线光子可产生许多个可见光子,CsI 晶体呈细针状或柱状排列作为光导管,光子产生在输入层附近,而输入层较厚可保持高分辨力,用 CsI 闪烁体吸收 X 线转换成可见光。非晶硅光电二极管阵列由上层非晶硅和下层 a-Si 光电二极管组成。每个阵列在非晶硅下层,包括一个 a-Si 光电二极管和起开关作用的 TFT。工作时,TFT 关闭给光电二极管一个外部反向偏置电压,产生电荷聚集在二极管上,读取时,经 TFT 电压打开,电荷由二极管沿数据线流出,以电信号形式送到信号处理单元,称 TFT 阵列(图 4-2)。探测器外围电路由时序控制器、行驱动电路、读出电路、A/D 转换电路、通信及控制电路组成。

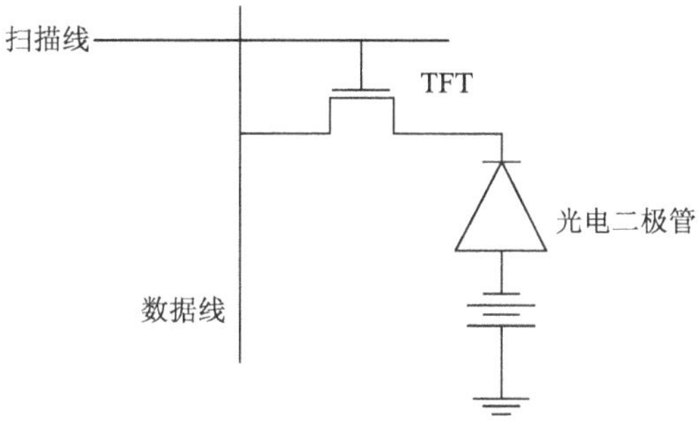

图 4-2 间接数字化 TFT 阵列

4.1.2 间接数字化 X 线摄影设备的工作原理

位于探测器上层的 CsI 闪烁体,将照射 X 线转换成可见光图像,位于 CsI 下层的a-Si 光电二极管阵列将可见光图像转换为电荷图像,每一个像素的电荷量变化与入射 X 线的强度成正比。该阵列将空间上连续的 X 线光图像转换为一定数量的行和列构成的点阵式图像,点阵密度决定图像空间分辨力。在时序控制器控制下行方向的行驱动电路与列方向的读取电路将电荷整行取出转换为串行脉冲序列并转换为数字信号,获得的数字信号经通信接口电路传至图像处理器,形成数字图像。上述过程经历了 X 线到可见光再到电信号的转换称之为间接转换数字化 X 线摄影设备。

4.2 直接数字化 X 线摄影设备

DR 设备的重要部件是探测器,直接数字化 X 线摄影设备利用了非晶硒的光电导性,将 X 线直接转换成电信号实现数字化成像。在专用计算机控制下,DR 设备直接读取感应介质记录到的 X 线影像信息,并以数字化影像方式再现或记录影像。DR 设备是由通过电缆连接的探测器、扫描控制器、系统控制及影像显示器等构成。其使用方法简单,将探测器置于与 X 线管相对应的被检者身后,接收到的 X 线信息被直接转化为数字信号,经由电缆传输至系统控制部分处理成影像。

4.2.1 直接数字化 X 线摄影设备基本原理

DR 设备直接将 X 线通过探测器转换为数字影像的基本原理是:透过人体后的 X 线有不同程度的衰减,作用于探测器内的硒层上,硒层光导体按吸收 X 线能量的大小产生与 X 线的强弱成正比例的正负电荷对,顶层电极与集电矩阵间高电压在硒层内产生电场,使 X 线产生的正负电荷分离,正电荷移向集电矩阵直至存储于薄膜晶体管内的电容器中,矩阵电容器中所存的电荷因此与 X 线影像成正比。随后扫描控制器控制扫描电路读取每一个矩阵电容单元的电荷,将电信号转换为影像信号,进而形成数字化影像。数字化影像数据经过处理、运算后,在显示器上显示或进入存储装置存档。探测器的结构如图 4-3 所示。

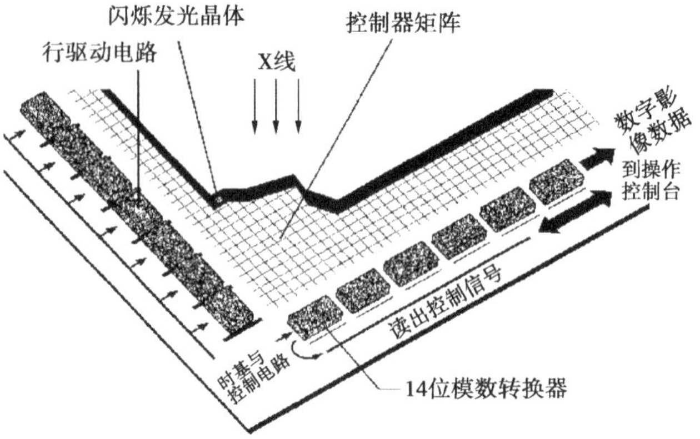

图 4-3 探测器的结构

探测器设计为平板状，主要由探测器矩阵、硒层、电介层、顶层电极和保护层等组成。硒有很高的光电导率，并对 X 线有较高的敏感性。硒的下方是 X 线的探测器矩阵，矩阵中的最小单元为一个像素。探测器矩阵在行和列方向上都与外电路相连并被编址，在专门的控制电路作用下按一定规律把各个像素的存储电荷读出，并形成 14 bit 数字信号输出。

直接转换 FPD(flat panel detector，FPD)技术包括以下几个方面。

1. 薄膜晶体管技术

薄膜晶体管(thin film transistor，TFT)技术是在玻璃基层上形成几百万个检测单元阵列，TFT 阵列设计包括像素排列设计、电晶体规格、线电阻、线电容，TFT 玻璃层压薄片技术等。每个 TFT 都有一个栅极、一个漏极和一个源极。栅极连在扫描控制器上，漏极连在像素电极上，源极连在数据线上。按行设置门控线，按列设置数据线，如图 4-4 所示。

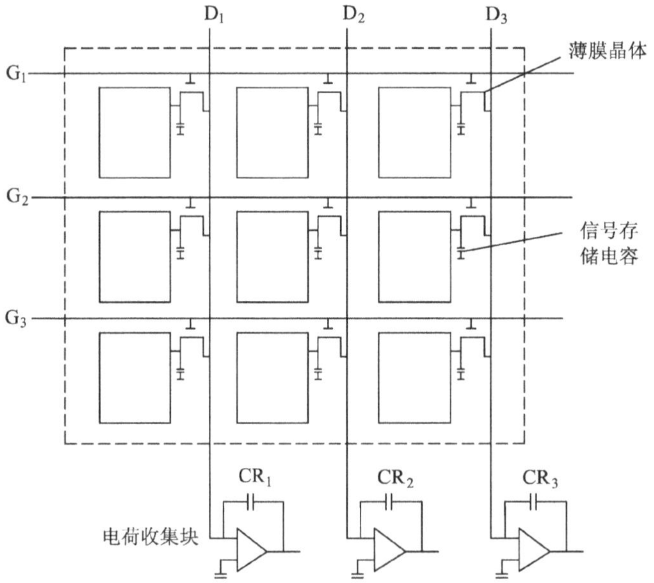

图 4-4 TFT 阵列结构

2. X 线转换单元

a-Se 是核心组件，其上层是电解层和顶层电极，下面是像素电极，每个像素电极都通过 TFT 与门控线和数据线相连并带一个电容。

a-Se 受到 X 线照射时，产生电荷-空穴对，电荷的多少与照射 X 线量成正比，在顶层电极上加高压电场，产生的电荷在电场的作用下沿电力线定向移动到像素电极并存储到电容上。这时电荷就不会扩散到相邻的像素上，实现了 X 线直接到电信号的转变，它的输入输出特性非常好(图 4-5)。

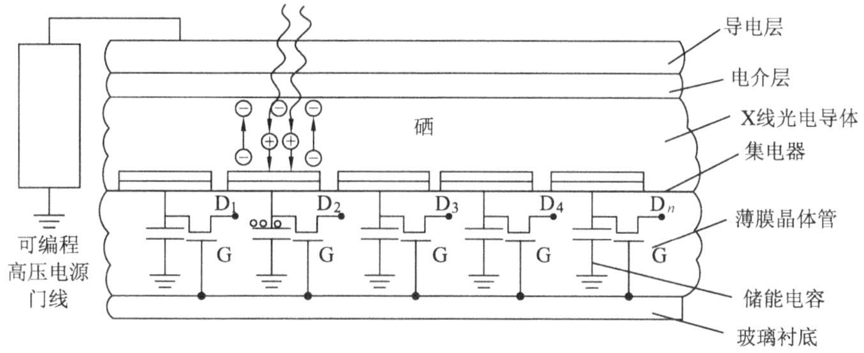

图 4-5 直接 FPD 结构

3. 数据读出

读出时，由行方向加门控电压，由列方向的多路复用器进行像素编码。被选中的像素行，TFT 栅极为高电压，TFT 导通，在多路复用控制器控制下，电容上的电荷沿数据线逐个读出，经放大器放大，送往外电路(图 4-6)。

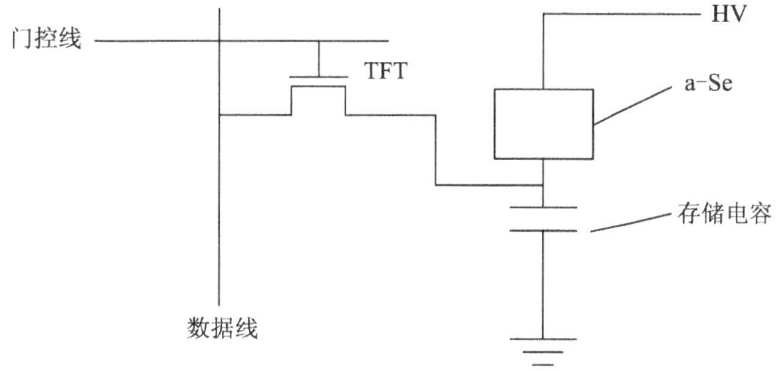

图 4-6 TFT 读出原理

4. 过压保护

直接转换的关键是 TFT 变压保护，当 X 线进入 a-Se 层时就会产生电荷并储存在电容中，电容中的电压随电荷数量增加。X 线如果不断进入 a-Se 层，电容上的电压将不断上升，与之相连的 TFT 就会过压。为防止 TFT 过压，特殊电路设计可降低过多的电荷，过压保护原理如图 4-7 所示。

5. 高速信号处理单元

由高速信号处理产生的地址信号顺序激活多个 TFT，每个存储电容内的电荷接地址信号被读出形成电信号，经放大处理后送到 A/D 转换器。

6. 数字影像传输单元

将电信号转换成数字信号，并将图像数据传输到主计算机进行数字图像的重组，并显示打印。

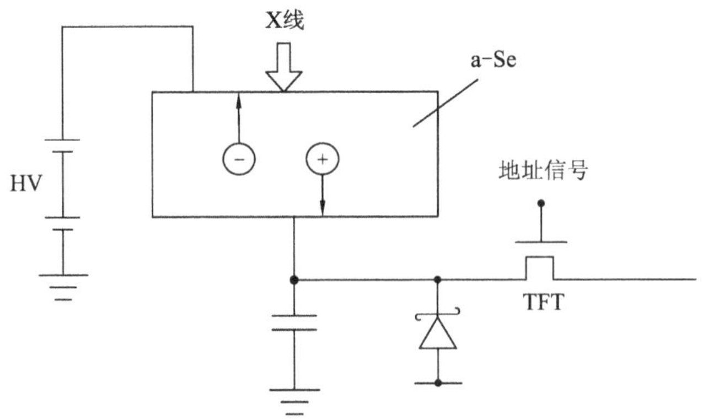

图 4-7 过压保护原理

4.2.2 悬吊 DR 设备组成

悬吊 DR 设备由悬吊支架、X 线管、遮光器装置、胸片支架、检查床、显示器键盘、工作站、高压发生器、天轨滑轮、位置标记、立柱、控制装置、数据显示器、释放/阻止管臂、旋转探测器背面开关把手、探测器、带立柱移动开关把手、遥控器、充电器、地轨等组成(图 4-8)。

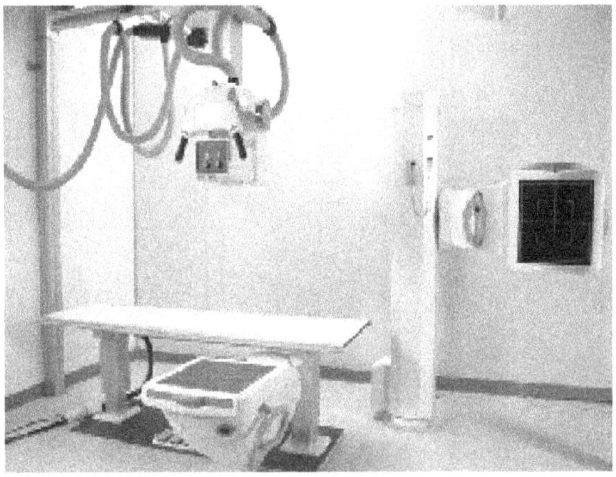

图 4-8 DR 设备组成

4.2.3 DR 设备与 CR 设备的比较

在成像原理方面，DR 设备利用的是一种可间接或直接转换技术，它利用硒和硅作为 X 线检测器；CR 设备利用的是一种间接转换技术，它利用成像板作为 X 线检测器。CR 设备由于自身的结构，在受到 X 线照射时，成像板中的发光磷粒子的荧光使 X 线存在着散射，引起潜像模糊：在读出潜像过程中，激光扫描仪的激光在穿过成像板的深层时发生散射，沿着路径形成受激荧光，使影像模糊，降低了影像分辨力。DR 设备不存在光学散射而引起的影像模糊，其清晰度主要由像素尺寸大小决定，影像的分辨力高于 CR 设备。相对于普通的增感屏/胶片系统，CR 和 DR 设备由于采用数字技术，动态范围广，都有很宽的曝光宽容度，允许摄影过程中存在的技术误差，使一些曝光条件难以掌握的部位也能获得很好的影像。DR 和 CR 设备可以根据临床需要进行各种影像后处理，具有各种影像滤波、窗宽窗位调节、放大漫游、影像拼接以及距离、面积、密度测量等功能，并对细节观察、前后对比、定量分析提供技术支持。

4.3　平板DR评价

自第一台平板探测器(flat panel detector,FPD)问世以来,数字成像技术正在飞速发展,随着计算机和新技术、新材料的不断进步,DR设备在探测器材料制作技术、加工工艺、图像处理软件等多方面进步很大,具有全新技术概念,轻便、高效、环保、移动无线的平板X线探测器出品了(图4-9)。

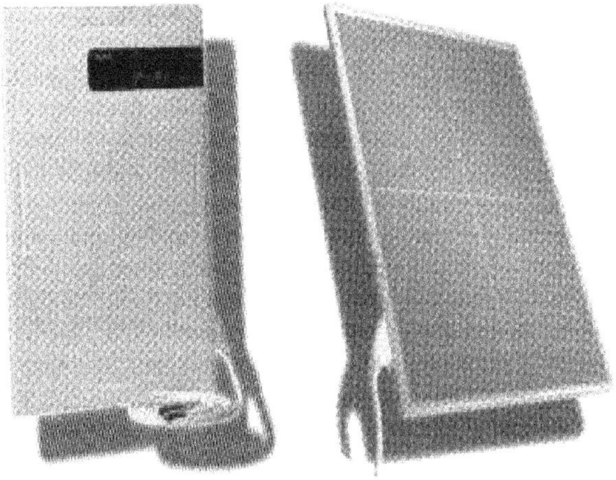

图4-9　平板X线探测器

间接成像FPD结构是由闪烁体层与光电二极管非晶硅层及薄膜晶体管TFT阵列构成,其成像原理:闪烁体层经X线曝光后,将X线光子转为可见光,经光电二极管作用的非晶硅层变为图像电信号,最后经TFT传输至计算机获取数字图像。闪烁体主要有碘化铯(CsI)、硫氧化钆(GaSO),在间接FPD图像采集中,闪烁体转换为可见光过程中含有光的散射,会使图像的空间分辨力与对比度降低(图4-10)。

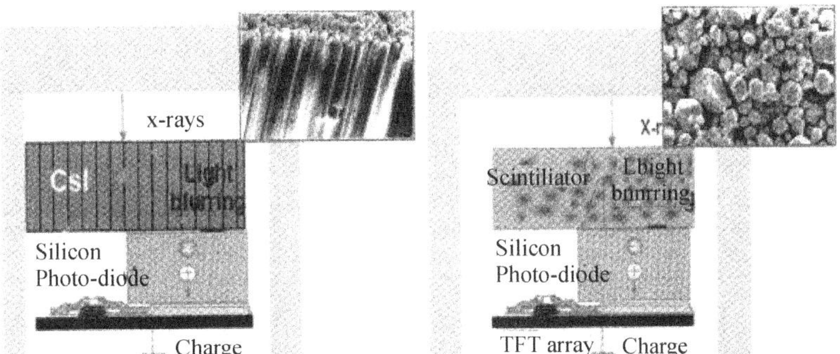

(a) Csl + a-Si+TFT 结构　(b) GaSO + a-Si+TFT 结构

图4-10　碘化铯(Csl)、硫氧化钆(GaSO)FPD结构

CsI ＋ a-Si ＋ TFT 结构是柱状晶体，图像质量较高，受温度影响大，工艺复杂，价格昂贵。GaSO＋ a-Si ＋ TFT 结构是不规则晶体，图像质量略次，稳定性强，工艺成熟，价格低廉，应用广泛。无论是碘化铯或硫氧化钆，X 线射入总量都是通过闪烁体层，将能量先转换为可见光后再由光电二极管作用非晶硅变为图像电信号，经 A/D 转换后成为数字图像。

从间接成像 FPD 结构来看造成的结果：多数能量在转化的过程中有散射和衰减使图像变模糊、效果减低，使到达底层的能量信息量太小，以上方式称为透过侧采集方式(penetration side sampling，PSS)(图 4-11)。

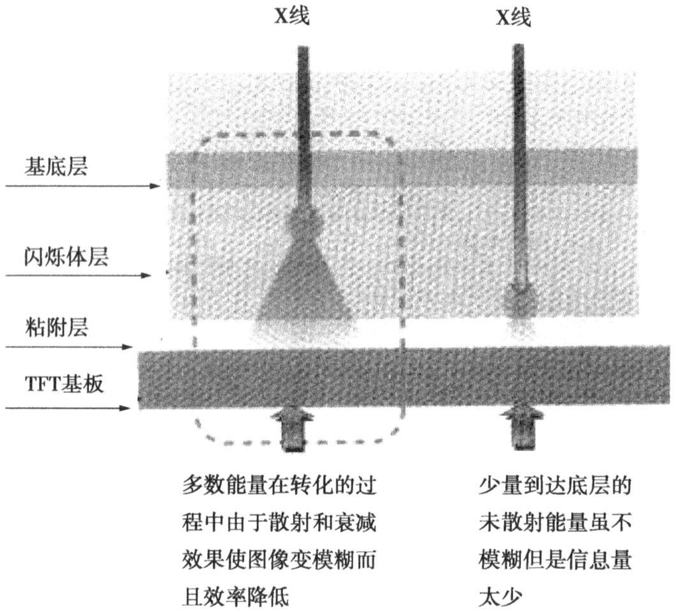

图 4-11 PSS 间接成像 FPD 结构效果

照射侧采集方式(irradiation side sampling，LSS)，即将光信号的采面由透过侧变成入射侧(图 4-12)。当采集面置于入射侧时，多数能量转化在散射衰减前就接收到了信号。

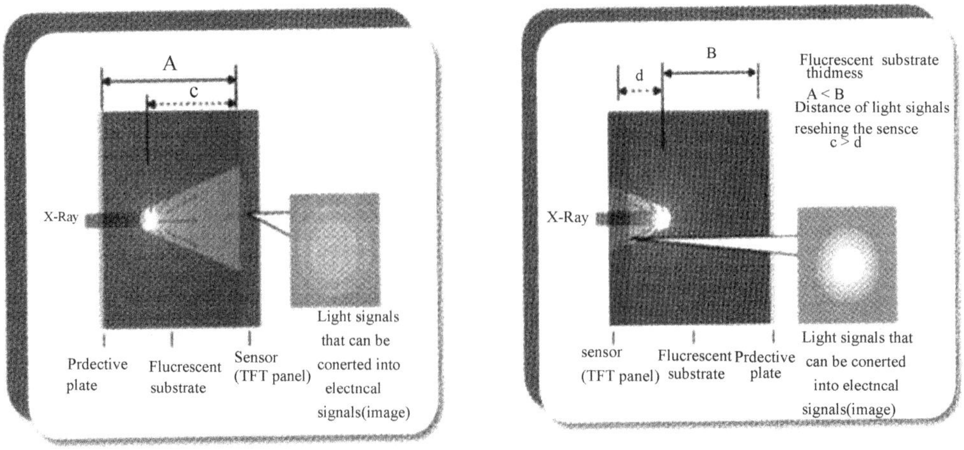

图 4-12 LSS 间接成像 FPD 结构

少量的能量到达底层，到达底层的能量也在照射侧就可得到最大利用，此技术减少了光传输距离，又减少了散射和衰减，提高了量子转换效率（*DQE*），增加了图像锐利度。空间分辨力、行驱动电路和读取电路将电荷信号转为数字信号，经通信接口电路到通信处理器形成数字图像（图 4-13）。

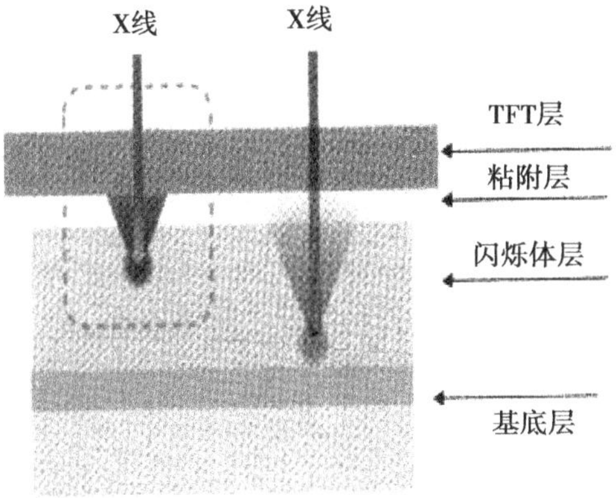

图 4-13 LSS 间接成像 FPD 结构效果

4.4 DR 曲线编辑与探测器校准

4.4.1 参数调节

在 DR 显示器上的被检者列表中，选择被检者点击 view 将图像打开后，可以进行各种处理调节，如处理曲线、处理模式、参数调节、保存曲线等。主要调节密度（density）、对比（gama）、结构增强（structure boost）或细节对比增强（detail contrast enhancement）这 3 个参数，方法为逐步小幅度移动滑块改变数值大小，然后点击下方 croat，待生产一幅新图像后，观察是否符合要求，如此反复调节直至打印出的胶片图像满意为止。从曲线列表选择预设曲线调节：点 select 从曲线列表中选择某一曲线，可为机器自带 factory 或用户自编 user 曲线，每一曲线名后有所应用解剖部位的注释，可以改或不改参数，点 creat 创建一幅新图像，可调整至图像质量满意为止。处理模式的解释：unique 模式的图像处理、classic 经典模式图像处理、normalized 建立未经处理的图像。搜索模式（ranging mode）：所选择的图像处理的类型有 3 种模式。通常不需要“手动”模式，如果骨骼和肺部组织被放置在正确位置上的话，则“半自动（semi）”模式可以检查骨骼和肺部组织。“自动（auto）”模式用于识别肺部和腹部，此模式仅适用于肺部曝光。可以通过选择 ROI（感兴趣的区域）的密度值（D）和照片斜率（gama）来获得和传统模式照片完全相仿的效果。所有的参数改变和调节都需要通过点击 creat 待创建新图像后才可显示效果。

（1）保存新曲线（save as）

将图像满意时的处理参数重新编辑为一条新曲线（曲线列表的曲线名后标记为 user）以备再次处理相同部位的图像。点 save as，在出现的对话框中输入新的曲线名，点

save 保存。

(2) 设置为默认曲线

以上只是新编一种曲线,每次都要临时调用。如何设为默认曲线使与检查部位相对应,或使选择了检查部位时系统就自动调用最佳的处理参数?

步骤如下:system→service→anatomical database,点 root 在右侧列表中找到需修改的部位,点击 mode pattern model 项下相应的 name 栏,在出现的曲线框中选择相应的曲线,点击并释放鼠标即可,则原始曲线被修改,最后点击下方的 apply 完成设置,重启(restart)后生效。

4.4.2 探测器校准

Philips 公司推荐每月校准一次探测器(Table 或/和 Wall),在校准时需要一块21 mm的 Al(铝)滤过板(每套机器均包括一块),校准的顺序是:获取(gain calibration)、像素(pixel calibration)。

校准前准备工作:取出滤线栅,将检查床移至中间位置,使导轨位于 X 线光野外,设定像源距:Table 为 110 cm,Wall 为 150 cm,移去光野中所有物品,保持台面清洁,将铝滤过板插入准直器的导轨中。步骤:system→service→image→quality,进入质量保证检查列表,为每个探测器依次选择 gain calibration(曝光 10 次)、pixel calibration(曝光 12 次);点击 start exam 进入曝光界面,根据检查列表释放曝光,直至出现提示信息。

4.5 DR 乳腺摄影设备

4.5.1 设备功能与特点

数字化三维立体定位穿刺活检、三维体层扫描为一体的全视野 DR 数字化乳腺机,使乳腺摄影技术迈入了 DR 数字化乳腺摄影设备的三维时代。钼靶乳腺通过 X 线透过人体后经过胶片成为模拟图像;数字化乳腺摄影设备通过 X 线透过人体后经探测器接收,经计算机处理成为数字图像(图 4-14)。

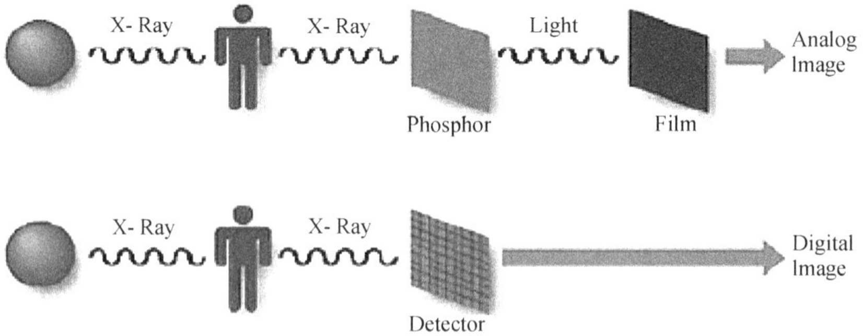

图 4-14 成像过程

DR 乳腺摄影设备的特点有:

① 新的平台和技术。非晶硒平板探测器采用直接光学转换技术,转换效率高、噪声低、分辨力指标好,在低剂量摄影条件下保证了优异的图像质量。乳腺体层专用的动态非晶硒双层平板探测器,与传统的非晶硒平板探测器不同,解决了探测器的电子存储问

题，极大地提高了影像采集的速度，缩短了曝光的间隔时间，满足了体层扫描对时间的要求。采用新理念和工艺的动态双层平板技术克服了平板探测器存在的稳定性问题。

② 新设计的大容量钼/钨双靶面球管。新的大容量钼/钨双靶面 X 线管，使其热容量提高了 60%，达到 2.4 MHu，保证了系统稳定、高效的连续曝光能力，适应乳腺体层摄影的要求，有效延长了 X 线管的使用寿命。钼/钨双靶面和高转速乳腺专用 X 线管，可以使乳腺机的最大输出管电流达到 188 mA，加上不同的滤过片组合（铍、钼、铑），以及剂量降低优化技术，更加有效地降低了照射剂量。在传统乳腺机的基础上增加钨靶，对一些硬质乳腺，有非常好的穿透力。钨靶 X 线能量比钼靶高，穿透力更强，在保证图像质量下，可减少 40%～60%的照射剂量，可进行乳腺普查、三维立体定位穿刺活检、三维体层扫描。

③ 高效、快捷的操作流程。利用一体化采集工作站、集成式高压发生器、发生器控制台包括采集工作站的软件，操作者可直观地在显示屏上利用鼠标设置和调整成像参数，有效减少了占用空间，操作流程更直观。配合技师的操作需要可以一键成像，一键摆位，一键旋转，系统具有程序记忆功能并可自动按照程序指令控制旋转臂角度。

④ 舒适、安全的检查环境。利用照射量大幅度减少、有智能压迫系统，针对被检者的乳腺厚度及致密程度，在保证图像质量下，可自动选择最佳压力值，从而达到图像质量与舒适度的平衡。人性压迫板是采用特殊材质设计的压迫板，可有平滑的感受。用动态非晶硒双层平板探测器及优化的影像处理软件，有效提高了影像的采集速度，缩短了检查时间，比传统非晶硒平板成像速度提高一倍，减少了因乳腺压迫造成的不适感。

4.5.2 设备组成

DR 乳腺摄影设备由机架、机架臂、压迫器、钼/钨双靶 X 线管、高压发生器、动态非晶硒双层平板探测器、数字化图像采集工作站、采集工作站显示器（图 4-15）。

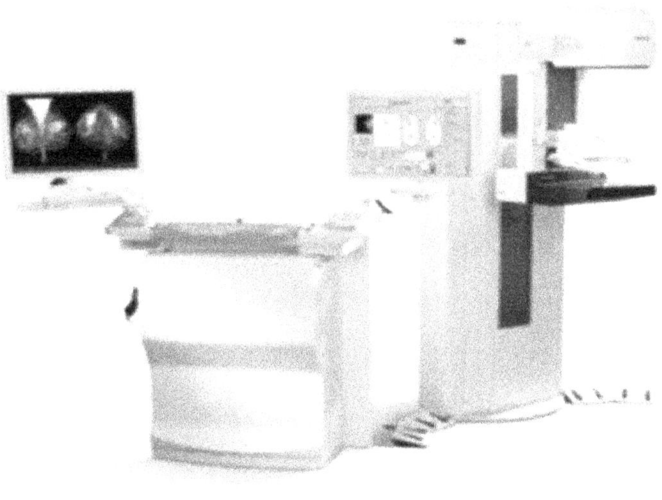

图 4-15　DR 乳腺摄影设备

4.5.3 DR乳腺机设备内部结构（图4-16）

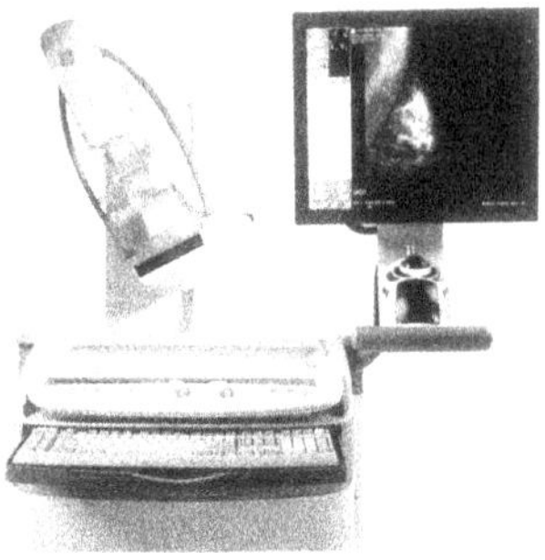

（a）一体化多功能采集工作站

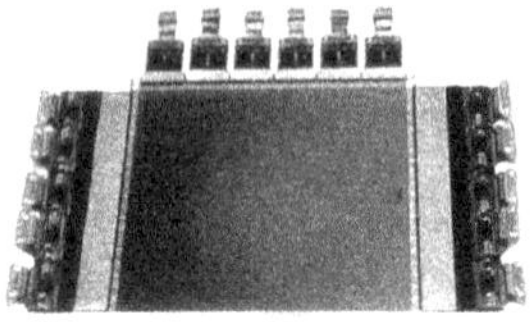

（b）第三代PT碘化铯功能型平板

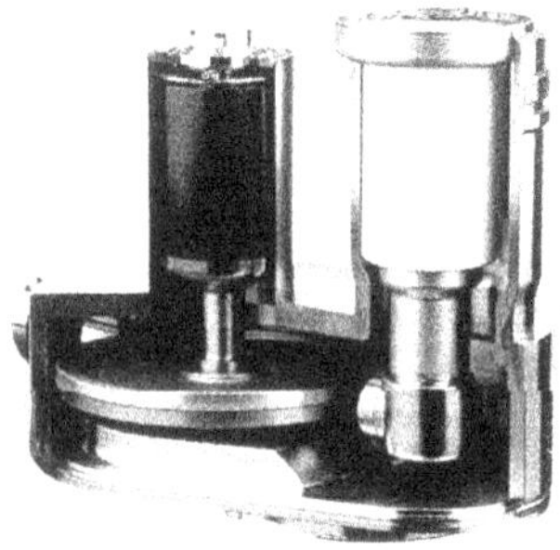

（c）PT纳米钼铑双能球管

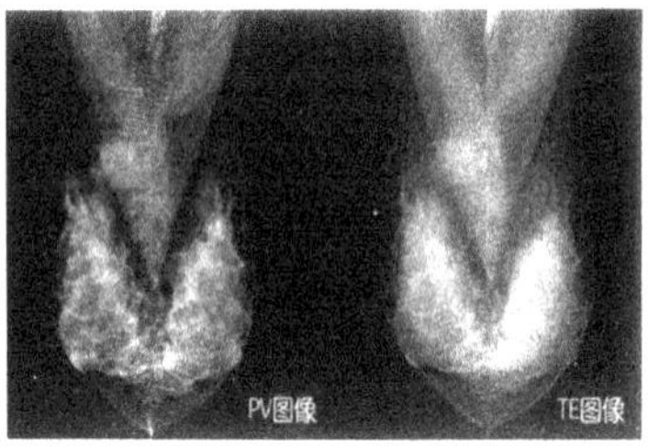

（d）PT双功能成像

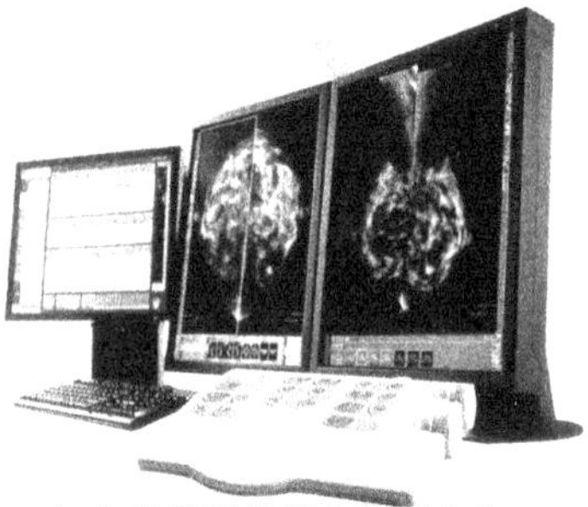

（e）乳腺影像综合诊断中心

图4-16 DR乳腺机设备内部结构

第5章　数字减影血管造影设备

数字减影血管造影(digital subtraction angiography,DSA)设备可用于血管减影的影像观察,诊断血管病变效果。其从原始造影影像到血管减影影像过程,是一个降低影像信噪比、放大影像噪声的过程。DSA设备成像不仅同减影原影像时刻的X线条件有关,还同减影基像获取时刻的X线条件有关。DSA在数字影像信号获取整个成像链的过程中,各个环节对质量要求很高,对稳定性、速度、实时性、精度、对比度作出了整体要求。

数字减影血管成像通常是血管造影的过程。基本内容是把两帧人体同一部位的影像相减,从而得出他们的差异部分。为了研究血管系统的状态,常在血管内注入对比剂,影像中血管会与其他各种组织结构的影像重叠在一起,不利于判断。使用减影方法,即造影前与造影后对同一部位各进行一次摄影,然后将两张图片相应部位的灰度相减,如果两帧影像的摄影条件完全相同,处理后的影像将只剩下造影血管,其余组织结构的影像将全部消除。

5.1　X线影像模-数变换

数字荧光成像(digital fluorography,DF)是在X线电视系统的基础上,利用计算机数字化处理,使模拟视频信号经过采样模-数转换(A/D)后直接进入计算机中进行处理和存储。这种DF系统实际上是X线电视系统与计算机数字影像系统的结合,称为数字X线系统。在数字X线系统的基础上,利用数字减影技术进行血管造影的研究,使血管造影临床诊断能够快速、方便地进行,促进了血管造影和介入治疗技术的应用。DSA成了数字X线系统的标志,专门用于临床的数字减影血管造影设备称DSA设备。

数字影像处理是用计算机对影像进行加工处理以达到某些预期的效果,或从影像中提取出各种有用信息的。

计算机中的影像是一个实数矩阵,其中每一个元素称为像素。一幅灰度连续变化的模拟影像通过计算机采样电路被转换成数字影像。对二维视频影像来说,这种采样是根据时间进程将空间连续的影像转变成空间离散的影像。一幅空间离散的数字影像,为了尽可能真实并充分地表现出原先模拟影像的各个部分,要求离散的空间像素点越多越好。组成一幅影像的空间像素点越多,反映的影像细节就越清晰。

影像采样的空间像素点阵并不是随意确定的,必须保证满足采样定理,即使得采样后的数字影像能不失真地反映原始影像信息,这是确定数字影像空间像素点阵数目下限的依据。为了追求影像更多的细节和更高的分辨力,可使用更密的空间像素点阵。然而，每提高一步都将受到数据量成倍增加以及数字影像系统成本提高的限制。这种空间采样点阵的增加还受制于影像数字化前模拟影像视频制式的限制。

在影像的数字化处理过程中，对采样所得的像素灰度值必须进行量化，即分成有限个灰度级，才能进行编码并送入计算机。影像灰度的量化是数字影像的基本概念。计算机是一种二进制的运算器件，每一个电子逻辑单元具有"0"和"1"两种状态，对影像的量化和存储是以这种逻辑单元为基础的，称为位(bit)。系统的实际量化等级数则由量化过程中实际选用的量化位数所决定。如果采样量化位数为 n，则影像量化级别数 m 表示为 $m=2^n$。例如，当 n 等于 8 时，m 等于 256 个灰阶。

5.1.1 影像转换

由 X 线机电视系统产生的视频信号，经过 A/D 转换，进入输入查找表、数字变换功能模块做输入图像的对数变换等，然后进入帧存储器用于存放掩模像、系列造影像和减影像，它和计算机之间数据交换的速度决定图像后处理速度，同时运行实时算术逻辑运算器。计算机系统可以互访，使处理速度与视频信号刷新速度同步，数字信号从帧存储器进入输出查找表用于实时图像增强变换、图像显示变换，再经 D/A 转换由显示器显示图像。在 X 线电视系统的基础上，利用计算机数字化处理功能，使视频信号经 A/D 转换成为数字化 X 线系统。在数字化 X 线系统的基础上，利用数字减影技术进行血管造影，使血管造影临床诊断更加快速、方便。

5.1.2 工作原理

DSA 设备的成像基本原理：将受检部位没有注入对比剂和注入对比剂后的血管造影 X 线荧光图像，分别经影像增强器增益后，用高分辨力的电视摄像管扫描，将图像分割成许多的小方格，做成矩阵化，形成由小方格中的像素所组成的视频图像；经对数增幅和 A/D 转换成为不同数值的数字，形成数字图像并分别存储起来；然后输入电子计算机处理，并将两幅图像的数字信息相减，获得不同数值的差值信号；再经对比度增强和 D/A 转换成普通的模拟信号，获得去除骨骼、肌肉和其他软组织，只留下单纯血管影像的减影图像，通过显示器显示出来。

5.2 数字减影技术

减影技术是把两帧人体同一部位的影像相减，得出它们的差异部分。这种技术开始于血管系统的研究。在血管内注入对比剂，影像中的血管影像会与其他各种组织结构的影像重叠在一起，不利于判别。减影的方法是在造影前和造影后对同一部位各进行一次摄影，然后将两张图片相应部分的灰度相减。如果两帧影像的摄影条件完全相同，则处理后的影像将只剩下造影血管，其余组织结构的影像将被全部消除。减影技术也可以用模拟方法来实现。减影处理要得到满意的结果，还需要对影像做许多其他处理。

5.2.1 数字减影原理

数字 X 线成像系统结构中，从摄像机输出视频信号，经过 A/D 转换后，变成数字信号放置在帧存储器中。系统的基本功能是将对比剂注射前后的两帧影像进行相减。造影前的影像即不含对比剂的影像称之为掩模像，造影过程中任一幅影像都可以作为掩模像。注入对比剂后得到的影像称之为造影原像，原像是指要从中减去掩模像的影像。一幅理想的减影影像的获得，需要经过一系列的处理，常见的有对数变换、时间滤波、对比度增强等处理方法。

1. 对数变换处理

X线人体造影影像在实施减影处理以前需要做对数变换，X线的强度在人体内是以指数关系衰减的。直接减影的同一血管在与骨组织有重叠与无重叠时所得的对比度是不一样的，在减影之前做对数变换，可以在减影后得到一致的血管影像。

2. 时间滤波处理

时间滤波处理是对不同时刻影像上同一空间像素之间的处理。时间滤波与空间滤波不同，空间滤波是对同一时刻得到的影像的各像素与其近邻空间位置的像素点之间的处理。为了提高信噪比，得到满意的减影影像，采用一系列影像先叠加再取平均的方法，即帧叠加方法。帧叠加方法属于时间低通滤波，目的在于降低噪声，叠加影像的噪声与叠加帧数的平方根成反比。采取对影像先进行帧叠加后取平均，再减影的方法，总体效果比较好。

3. 对比度增强处理

对比度增强处理与前两种处理一样，是一个必不可少的环节。在减影中，由于对比度大的人体组织，如骨、肌肉、软组织等已被消除，只剩下相对对比度小的血管像，一般其经过相减处理后数值都比较小，为了便于观察，必须做对比度增强处理。数字减影技术的根本目的是为了能够更清楚地分辨人体内的血管，并不只是追求消除人体的背景组织，把背景减去只不过是人们在追求血管像清晰度的过程中的一种方法。数字减影处理的注意力应该集中在如何更清晰地表现和反映血管上。

5.2.2 数字减影方法

在DSA设备中，根据不同的使用目的，数字减影可以有很多种不同的具体方法，主要分为时间减影方法、能量减影方法以及一些派生的方法。

1. 时间减影(temporal subtraction)

时间减影方法是大部分DSA设备采用的减影方法，其特点是对沿时间轴采集到的序列X线血管造影像进行减影处理，得到可用于临床诊断的血管减影像。DSA设备的常用方式为，在注入的对比剂团块进入兴趣区之前，将一帧或多帧图像作为蒙片(mask像)储存起来，并与按时间顺序出现的含有对比剂的充盈像逐步地进行相减。两帧间相同的影像部分被消除了，而对比剂通过血管引起高密度的部分被突出地显示出来。由于造影像和mask像两者获得的时间先后不同，因此称时间减影。

(1) 脉冲影像方式

X线机用脉冲影像方式，以每秒数帧的间隙，用X线脉冲曝光，DSA设备在对比剂未流入造影部位血管前和对比剂逐渐扩散的过程中对X线影像进行采样和减影，得到一系列的连续间隔的减影像。脉冲影像方式相对其他方式，对X线机的要求较低，只要具有连续脉冲曝光的功能就可以采用。这种方式适用于所有具有点片功能的X线机。

脉冲影像方式在X线曝光时，脉宽较大、X线剂量较大，获得的X线影像信噪比较高，在时间减影方法的各种方式中是减影效果较为理想的一种方式，也是采用较多的一种方式。采用脉冲影像方式进行数字减影，必须保证每次X线影像采集时，前后各帧影像所接受到的X线剂量是稳定的。X线机高压发生的稳定性、脉冲时序的稳定性以及采样时间的确定性及合理性，对于视频信号是隔行扫描制式的X线电视系统，尤其值得重视。

（2）超级脉冲影像方式

超级脉冲影像方式：X线机曝光脉冲类似电影摄影脉冲，具有频率高、脉宽窄的特点，同X线电视匹配上，X线曝光脉冲必须与视频场同步频率保持一致，其曝光信号有效期应该保持在场消隐期内。此方式对X线机的要求较高，它使X线管的热负荷增大，需用大电流的大容量X线管以及极少延时的快速X线控制电路。超级脉冲影像方式只能在心血管诊断专用的X线机上应用。

（3）连续影像方式

连续影像方式：指整个减影实施过程中，X线机保持连续发出X线的状态。连续影像方式真正的应用条件，要求调整X线机在减影采像期间使用小焦点球管，管电流保持在15 mA左右。连续影像方式下，能以电视视频速度观察到连续的血管造影过程或血管减影过程，也同样应根据数字影像帧存储器容量选择数字X线影像帧保存速度。

（4）后处理方式

数字减影的后处理方式：主要运用于离线减影和影像增强。由于对血管造影时采集到的序列原始影像信噪比、影像质量还希望进一步提高，可进行影像图像完善后处理。

① 影像配准。由于有时被检者在对比剂流入血管过程中产生了不自觉的移动，造成伪影，在离线后处理中可采用重选掩模像的方法，将掩模像做上下左右平移及微量旋转，使掩模像和原像能达到较好地重合。这种方法在数字影像处理中称为影像配准，在采完X线像后，在离线减影状态下进行。

② 减影像处理。为了达到理想的减影显示效果，DSA设备通常配置一些影像处理常用工具及方法，如影像边缘增强、影像放大、影像光滑、影像取舍等。

③ 时间减影法的补充。这种方法针对的是等时间间隔的序列影像，将相隔固定帧数的两帧影像进行减影处理，从而获得一个序列的差值影像。

这种方式相对于固定掩模像的减影方法，由于相减的两帧影像在时间上相隔较小，能增强高频部分的变化，降低由于检查者活动造成的低频影响，同时对于类似心脏等具有周期性活动的部位，适当地选择影像间隔帧数进行减影，能够消除由于相位偏差造成的影像伪影的影响。

2. 能量减影方法

能量减影（energy subtraction）也称双能减影、K缘减影。有3条吸收系数随X线能量而改变的曲线，分别为碘、骨组织和软组织的吸收系数曲线。K缘减影是指碘在33 kV能量水平时其射线吸收系数显示锐利的锯齿形不连续性。碘的这种衰减特征与碘原子在K层轨迹上的电子有关，若将含骨、软组织、空气和微量碘的组织用高于33 kV的X线能量，分别为70 kV和120～130 kV曝光，则后一帧影像比前一帧影像碘信号大约减少80%，骨信号大约减少40%，软组织信号大约减少25%，气体则在两个能级上均衰减很少。若将这两帧影像减影，将有效地消除气体影像，保留少量的软组织影像及明显的骨影像与碘信号。若减影前首先将130 kV状态时采集的影像经大约1.33的因数加权，则减影处理后可以很好地消除软组织及气体影像，仅遗留较少的骨信号及明显的碘信号。

能量减影法可以用来把不同吸收系数的组织分开，把骨组织或软组织从X线影像中除去，从而得到仅有软组织或仅有骨组织的影像。能量减影方法是一种较好的数字减影方法，能量减影技术对X线机的要求高。它在X线管与变压器的两种能量之间进行高速切换，能量减影技术目前只能在一些专门设计的X线机上实施。能量减影法是利用碘与周围软组织对X线衰减系数在不同能量下有明显差异的特点进行的，即血管造影时，几乎同时用两个不同的管电压，如70 kV和130 kV取得两帧图像，作为减影对进行减影，由于两帧图像是利用两种不同的能量控制的，所以称为能量减影。

3. 混合减影

混合减影(hybrid subtraction)技术基于时间与能量两种物理变量，是能量减影与时间减影相结合的技术。将能量减影技术和时间减影技术相结合时，便产生了一种混合减影技术。前述能量的K缘减影，当对注入对比剂以后的血管造影影像时，使用双能量K缘减影，获得的减影像中仍含有一部分骨组织信号，为了消除这部分骨组织，得到纯粹含碘血管影像，可以在对比剂注入前先做一次双能量K缘减影，获得的是少部分的骨组织信号影像，将此影像同血管被注入对比剂后的双能量Km缘减影影像再做减影处理，即得到了完全的血管影像。这种技术就是混合减影技术。

4. 其他减影方式

其他减影方式还有电视减影、数字体层减影、光学减影等。

5.3 DSA设备

5.3.1 DSA设备结构

DSA设备由X线发生系统、显像系统、图像数据采集和存储系统、机械系统、计算机系统组成(图5-1)。

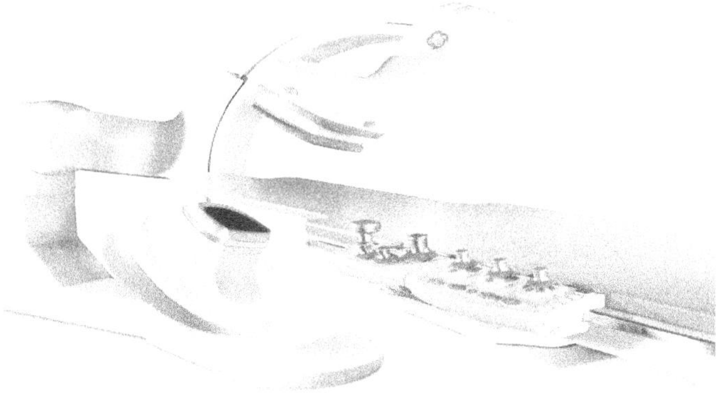

图5-1 DSA设备

X线发生系统由X线管、高压发生器、影像增强器等组成。显像系统由电视摄像机、光学系统、显示器组成。图像数据采集和存储系统由A/D转换器、输入查找表、帧存储器、高速运算器、输出查找表、D/A转换器、实时帧存储器、硬盘组成。机械系统由机架和导管床组成，包括体位记忆技术、自动跟踪回放技术。计算机系统由硬件、软件、控制机器参数和图像后处理器，以及模块(采样模块、回放模块、管理模块、处理模块、其他模块)等组成。

5.3.2 DSA设备整体条件

由于DSA设备影像的获得与X线条件有关，在数字化成像链中每个环节都有质量要求。因此对DSA设备整体水平有要求，X线管能承受的连续脉冲曝光负荷量功率要大，高压发生器要有变频、快速切换、稳定直流的高压输出，采用微处理器及可控硅和数字化的控制方式。

1. 影像空间分辨力

影像空间分辨力就是影像的灰阶数量。对同一制式的视频影像，采样所得的点阵数目越大，影像细节的分辨力就越高，用一个指标来表示，就是影像的采样频率。

2. 一次采样帧数

一次采样帧数主要取决于影像帧存储器容量，影像帧存储器越大，一次采样能存储下来的帧数就越多。

3. 运算处理速度

运算处理速度决定了能否进行实时减影，以及影像做后处理等待时间的长短、影像的存储和调出时间的长短。

4. 影像显示能力

影像显示能力包括增强、放大、翻转等。

5. 计算机及外设的控制接口

以信号互联的方式，把系统的各个部分有机地结合在一起，使系统在实施血管减影的时候，能确保各个部分都处于正确的状态，并能准确地按规定要求实现时序控制下的各项动作。

6. 影像显示、存储、拷贝

由于影像信息量大，存储设备逐步发展到大容量的外部存储设备，如光盘、硬盘等，或者通过直接联机的激光成像机直接成像。

7. 软件

软件设计必须能够实现DSA设备功能的各种减影操作方式，处理和显示好血管减影影像，做好所采集的X线造影影像的管理，控制好计算机数字影像处理硬件同所连接的各种设备的关系。主要包括的功能模块有：

(1) 采样模块。各种实时采样方式和减影方式，透视监视和引导监视等。

(2) 回放模块。不同显示方式下的自动回放和手动回放、原像回放和减影像回放等。

(3) 管理模块。被检者信息记录登记、修改、影像存取等。

(4) 处理模块。各种处理方法，主要作用是把减影结果影像和原始影像处理得视觉效果更好。

(5) 其他模块。机器系统状态调整、数据开放接口、工具软件等。

5.3.3 DSA处理功能与临床应用

1. DSA处理功能

(1) 移动蒙片(mask select)

被检者在造影中一些自主或不自主的运动，在减影图像中将产生移动伪影而导致图像模糊。重新选择确定蒙片并进行再次减影处理，是常用的校正图像配准不良和消除移动伪影的有效方法。具体方法是从获得的一系列原始减影图像中任选一帧，选用对比剂到达之前或充盈早期的原始图像作为新的蒙片，用试凑法与其他原始图像进行再减影，获得新的减影图像。对于胸部或心脏大血管行DSA检查时，应多采集些蒙片，以便于选择。

(2) 时间间隔差成像方式(TID mode)

时间间隔差成像方式是时间减影的一种方式，可作为图像后处理的一种方式，实际上，这也是一种再优选蒙片进行再减影处理方式，主要用于消除移动伪影。其方法为：先从所获得的一系列原始减影图像观察中寻找出现移动伪影的帧数或时间，然后确定其间隔时间与其发生时间，进行时间间隔差成像方式再次减影，以获得更清晰的新减影图像。

(3) 像素移位(pixel shift)

像素移位又称再配准补偿处理，主要用于消除被检者的自主或不自主运动所引起的减影图像中的较小的移动伪影，如在脑血管造影中，检查者头颅的轻微移动而造成的减影图像中的骨骼残留阴影。可以从原始减影图像序列中选一幅，对其相应的造影图像进行垂直和水平方向的像素移位和重新配准，从而消除伪影，实际操作中，按下校准键一次，就可移动一个像素。

(4) 图像合成(image integrated)

图像合成又称合成蒙片或合成影像，是一种空间滤过处理技术，即将一系列图像的所有像素值累加成一新的像素值，其方法是将全部或部分不含对比剂的图像蒙片及含对比剂的图像各自以积分形式进行累加，形成两组新的合成图像，再将前一组合成图像作为后一组的蒙片进行减影。合成帧数越多，图像噪音越低。这种在脉冲成像方法中的合成，需获得全部帧幅后再回顾性施行。相累加的蒙片与造影数目不必相等，但所有权数的总和必须是零，以保证消除静止的背景结构。通过这种后处理技术，可降低图像噪声，提高碘对比信号，同时消除移动伪影，改善图像质量。

(5) 图像的感兴趣区后处理

对病变部位或感兴趣区的后处理技术有很多种，主要是为更仔细地显示病变部位，或作出定性甚至定量诊断。常用的后处理技术有：① 图像放大(image zoom)：对获得的减影像中感兴趣区进行放大，以便观察细微结构。② 消隐技术处理(hidden technology)：可分为矩形消隐处理和圆形消隐处理，用于消除或改善由于使用小光栅成像而引起的图像有效面积边界的杂乱阴影。③ 密度测定和时间密度曲线的建立：对获得的减影图像中某一部位或不同部位的碘密度进行测量或建立时间密度曲线，供定量、定性分析。④ 点距测量：对获得的减影图像中某两点距离(如血管腔径)或肿块之各径值进行测量。⑤ 血管狭窄分析：(stenotic analysis)此功能通常用于心脏冠状动脉或外周血管管径狭窄的定量分析，通过给出已知校准物(导管或标尺)的具体尺寸，计算出单位面积所拥有的像素值，通过计算机分析处理，显示血管狭窄程度和断面面积。⑥ 心室分析：(ventricular analysis)可以在右前斜30°的投射上，利用该功能，通过自动或手工描绘心脏舒张期及收缩期心室的轮廓，进行射血分析，并由计算机计算出心室体积及心输出量等方面的数值。

(6) 图像对比度增强处理

窗口技术(window technique)：该技术是最常用的技术，通过窗宽(window width)和窗位(window level)的调节来完成，窗宽是指显示图像是所选用的灰阶度范围，其数值的大小直接影响图像的对比度和清晰度。窗宽小的时候，显示的灰阶度范围小，图像对比度强，适用于显示密度较接近的组织结构，如细小动脉和毛细血管。窗宽较大时，显示的灰阶度范围大，图像对比度差，但图像轮廓光滑，适用于显示密度差别大的组织结构和病灶，如大血管疾病等。窗位是指窗宽的上限和下限的平值，是显示组织器官灰度范围的中心，窗宽则以窗位为中心，选恰当的范围调节图像的灰度。被检者经 DSA 检查后，操作者必须恰当地运用窗口技术才能得到图像的清晰显示和病变的诊断分析，而且往往同一窗口技术不可能两种病变同时显示满意，必须随时调整。

空间滤过(filter)：是指利用滤过波或限制视频信号的高低，达到平滑图像的效果或使得图像边缘亮度增加，变锐利，适于观察细小血管。

2. DSA 临床应用

(1) 静脉法 DSA(IVDSA)

通过静脉注入对比剂的方法实行 DSA 检查来显示动脉。分为外周法和中心法两种。

(2) 外周法 IVDSA

通过浅静脉途径注入对比剂后，进行全身各部位血管 DSA 检查的方法。

(3) 中心法 IVDSA

将导管前端置于腔静脉或右心房注入对比剂，进行全身各部位血管 DSA 检查的方法。

3. 动脉法 DSA(IADSA)

采用 Seldinger 法经股动脉或肱动脉穿刺后，逆行性置入造影导管至主动脉，将导管前端置放于靶动脉的开口端近 2 cm 处，并注射对比剂做顺行性造影，称为 IADSA。IVDSA 与 IADSA 相比较而言：IVDSA 操作技术简单，损伤小，术后无需压迫，适用于经动脉穿刺有困难或有危险的被检者；而 IADSA 在临床应用中，能明显减少对比剂的浓度和用量，提高图像对比分辨力和空间分辨力。

5.3.4 DSA 新技术与设备进展

1. 数字电影减影(digital cine mode)

数字电影减影是以数字式的快速短脉冲进行的一种图像采集方式，注射对比剂前先采集数帧蒙片然后与注入对比剂时采集的图像相减，得到仅含有血管或心脏的减影像，因为这种方式采集速度较快，每秒钟可采集 25～50 帧图像，而且实时成像，常常用于心脏冠状动脉等运动的部位，也用于不易配合被检者的腹部、肺部、头颅的血管成像。心脏冠状动脉采用该方式时，常辅以心电图触发方式，以保证脉冲曝光采集与心脏搏动同步，使减影完全而不出现运动伪影。

2. 对比剂步进跟踪摄影(bolus chase)

在血管造影中需要观察人体较长一段血管的形态，例如从主动脉弓到腹主动脉或下肢血管，以往的血管造影系统观察这样长的一段血管是很困难的，只能借助于快速换片器和步进装置摄影，操作较复杂，而对比剂步进跟踪摄影提供了一个观察较长血管的崭新方法。被检者仰卧造影床中心，检查部位保持静止不动，分别设定起始位置和结束位置，高压注射器一次性注射少量的对比剂，造影床自动从起始位置运行到结束位置，在造影床移动的同时开始曝光，得到一系列图像，再减除先前单纯移动摄片的蒙片，如此只需一次性注射少量对比剂便可获得整个血管的造影减影图像，再通过计算机拼接处理，可将系列图像拼接成一幅完整的血管减影图像。这种方法能实时观察到肢体整个血管的形态和血流的情况，大大降低了被检者的辐射剂量。

3. 旋转血管造影(rotational angiography)

旋转血管造影是新型C形臂DSA设备所具有的一种崭新的三维图像采集方法，它以一种动态的方式呈现出立体的、直观的血管减影图像，可以从不同的解剖方位清楚地显示复杂的、相互重叠的血管解剖结构，常用于脑血管、心脏和冠状动脉造影术中，通过旋转和重组，可迅速鉴别血管回路和动脉瘤，提高动脉瘤颈的成像清晰度，增加对血管变异和血管畸形的敏感性，对血管介入治疗起到很有价值的指导作用。完成旋转DSA血管造影需要两个采像序列，在第一个序列得到蒙片之后，C形臂自动回到它的开始位置，再做第二个序列及造影序列的采像，高压注射器自动在此序列注射，通过两个旋转序列的相减得到完整的旋转血管减影图像，通过三维工作站将所采集的旋转图像序列进行重组，得到血管的三维立体像、血管透明化和模拟内镜像。

4. 自动最佳角度定位系统(the best automatic angle positioning system)

人体内血管分布错综复杂，尤其是心脏冠状动脉和脑血管基本成球形分布，在血管造影图像中，某段血管可能与图像平面垂直或成一定的角度，这就使该段血管在该段长度上造成一定程度的失真，使其与实际血管尺寸、形态不一致，容易造成误、漏诊，尤其在做介入治疗时，给确定血管位置和选择血管支架的类型和型号增加了困难。而自动最佳角度定位系统可以帮助操作者很容易地获得兴趣血管结构最佳的血管造影视图或显示角度。操作者只要简单的任意投照角度间隔30°该血管显示的两个视图，然后标出想要仔细观察血管的最佳视图，C形臂机架就可以自动运行到该角度，使得兴趣血管与X线束垂直，而血管弯曲部分与影像增强器平面平行，保证血管图像无任何失真，利于准确的定量分析，节约时间的同时，又降低了被检者和手术者的辐射剂量。

5. 路标方式(roadmap mode)

路标技术的使用为介入放射学安全迅速的插管创造了有利条件。具体方法是采用透视影像作为“辅助蒙片”，在透视下用注射对比剂的充盈像取代辅助蒙片而作实际蒙片，与后来的不含对比剂的透视图像相减，仅得到显示血管的减影图像，并作为一条轨迹，重叠在透视影像上，再透视就可以清楚地显示血管的走向和尖端的具体位置，使操作者可顺利地将导管插入目的区域。利用路标技术可以最大限度地减少透视次数，减少辐射剂量，同时有了插管的导向，利于操作。

6. 半减影技术(half-subtraction technology)

介入手术中常遇到这样一种情况，当完成一次造影曝光后，会产生一幅纯血管的减影图像，没有软组织影像和骨性标志。如果需要骨性标志用来定位，就必须将减影图像转换为非减影图像，往往需要重复几次这样的操作，即浪费了手术时间，又不能准确定位病灶部位。DSA半减影技术是一种较为先进的后处理功能，它能将非减影图像和减影图像之间划分为10个层次，通过层次的递进可以将一幅非减影图像转换为完全减影图像，甚至可将整个造影序列以半减影的形式回放，操作简单，且图像清晰。

7. 心电触发脉冲方式采集(EGK mode)

心电触发脉冲方法与固定频率工作方式不同，它与心脏大血管的波动节律相匹配，在心脏搏动的同一时期采集蒙片或注射对比剂，避免了因搏动产生的图像运动模糊，此方式主要用于心脏大血管的DSA检查。

8. 平板(flat panel，FP)DSA

新型的FP型DSA采用新型材料作为影像的检测器。例如：在直接方式中，采用非晶硒加薄膜晶体管(TFT)作为检测元件；间接方式则采用碘化铯(CsI)或硫氧化钆(GaSO)(非晶硅＋TFT)。检测器晶体厚度较薄，转换速度快，空间分辨力高。

9. 消除腹部伪影技术(RSM-DSA)

对于容易活动产生减影影像伪影的部分，特别是腹部，可用RSM-DSA成像方式来处理，在曝光中有意使蒙片模糊，再与血管显影片做减影，实际上是采用了一种不完全的减影方式克服了影像中的移动伪影。

10. 增扩透视系统

将三维重组的影像与普通的二维影像融合，在透视时就显示为三维的影像结构，可以给观察者实时的立体影像。数字减影血管造影技术是以数字化的形式采集信息、存储信息、传输和处理信息，具有便捷、安全、准确等特点，且所产生的图像清晰，诊断明确，尤其对于人体血管疾病的诊断有着“金标准”的美誉。随着计算机技术的不断强大，图像后处理功能不断完善，DSA技术在未来全面数字化的医学领域中有着举足轻重的地位。

11. DSA设备进展

(1) 平板全数字化血管造影兼容机

臻于完美的机架结构：落地式三轴机架，不仅可以单独转动，更可以联动，且三轴是围绕一个空间的等中心点进行运动的，可以对人体任意部位进行摄影。所有的机械运动包括床的运动都可以通过智能盒来完成。无论灵活性、稳定性、安全性还是操作的方便性都最大限度地满足了临床的要求。

(2) 超大面积数字化平板探测器

41 cm×41 cm的超大面积的Revolution TM数字化平板探测器，矩阵高达2 048×2 048像素，取代了传统影像链的所有组成部分，减少了每个部分所产生的噪音和畸变，使X线信号得到最大限度的应用，结果是在最大幅度降低X线剂量的同时得到优质的图像质量。

(3) 超大阳极热容量栅控管

PerformixTM 160A X线管阳极热容量高达3.7 MHU，将血管机的X线管阳极热容量提高到一个新水平，从而使真正的不间断介入检查治疗成为可能，而且保证了整机的可靠性和稳定性。

(4) 全功能性兼容设计

41 cm×41 cm的超大面积的数字化平板探测器，可以提供40/32/20/16 cm 4个视野，并且在20 cm的视野下仍能提供1 k×1 k的采集矩阵。采集速度更能达到30帧/秒，完全可以满足包括心脏介入的所有诊治需求。而大动态范围和高分辨力的图像，对超大体重的被检者仍能提供良好的诊治图像；更低的X线剂量，适应于儿童的介入诊断和治疗，是满足适用于检查的各类被检者的要求，从头到脚全面大兼容的血管造影机。

(5) 优质图像质量

X线管的3焦点设计(0.3/0.6/1.0 mm)，保证了全身不同大小血管的图像分辨力，其中 0.3 mm 的微焦点大大提高了微小血管的造影图像分辨力，满足了外周血管造影的要求。由于数字化平板探测器取代了传统影像增强血管造影机的影像链系统，由传统的模拟/数字转换到直接数字化，*DQE* 提高 20%，且 X 线信号无需经过转化，减少了信号的损失，避免了 X 线穿过每一个介质时产生的噪音，从而使在 X 线剂量明显降低的同时，图像质量得到极大提高。直接数字化给图像质量带来的最大改变在于其完全线性的动态曲线，使动态范围可以根据临床的需求进行调解，使图像的密度分辨力得到极大提高，在任何背景下都可以获得高清晰的图像质量，无过黑过亮现象发生，进一步提高了临床需求的细节。

(6) 低剂量 X 线剂量

数字化平板探测器的采用、整体全方位的剂量控制设计理念、智能透视和一系列的剂量控制技术，使操作者和被检者处于最佳的保护中，X 线剂量前所未有的降低，比传统的血管造影机 X 线剂量降低约 60%。

(7) 影像融合工作站

AW4.1 高级图像处理工作站、影像融合工作站，提高了诊治的准确率，将彻底改变现有神经介入、外周介入以及心血管介入的诊治方式。

(8) 丰富软件支持

除了支持实时 DSA、路图、QCA、QVA 等常规介入软件外，更将支持 Fastspin 高速旋转 DSA，Bolus chashing 下肢血管连续跟踪造影等高级功能软件的三维血管重组。

第6章 计算机X线体层摄影设备

6.1 CT设备概述

计算机X线体层摄影(computed tomography,CT)是计算机系统、X线成像系统与电子机械学科有关理论相结合的设备。奥地利数学家提出并证明了三维物体能够从它投影的无限集合单一地重组影像。美国学者研究出重组图像的数字方法,在实验中使用塑料带钉模型,将同位素^{131}I的放射源和带有闪烁晶体的光电倍增管作为探测器,并采用直接反投影法重组影像,结果能分辨模型中的物质。而Hounsfield的理论计算证明,在扫描一个物体和重组其影像时,能分辨出衰减系数为0.5%的人体组织,实现了CT扫描和图像重组。1972年4月,英国放射学年会上宣告EMI CT扫描机诞生。同年11月,在芝加哥北美放射学会(RSNA)年会上向全世界宣布这一成果。

6.1.1 X线衰减系数

CT扫描利用的是组织对X线的局部衰减特性,这种X线摄影衰减信息将重叠在X线底片上。不同的组织对X线的衰减特性,是X线与被检测物体之间若干相互作用过程的产物,可得出各个均匀质体的体密度(m值)。CT图像就是体积元密度的图像显现。在X线光谱中,低能射线将比高能射线更快地被滤掉。不同组织的有效线衰减系数在X线束穿越组织的过程中逐渐减小,这种现象称之为“射线束的硬化效应”,会引起CT影像的不均匀性。衰减系数标度,单位为“HU”,就是CT术语中所说的CT值。CT值表示吸收系数,水的CT值定为0,而空气和骨的CT值分别被定为-1 000和+1 000。重组得到的CT影像可以认为是一个CT值的矩阵,其中每个值代表一个像素。CT图像的体积元如图6-1所示。

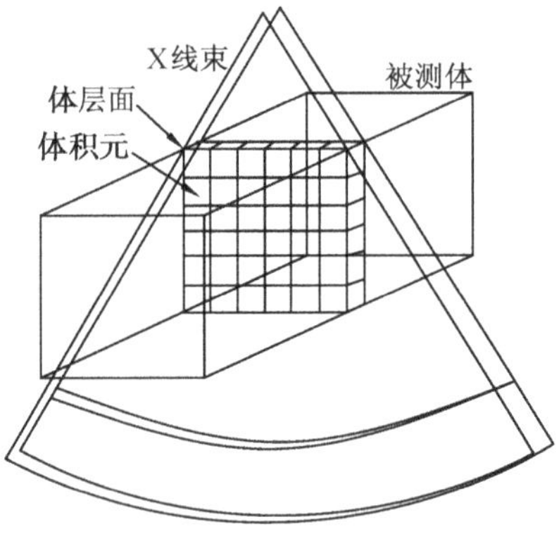

图6-1 CT图像的体积元

6.1.2 影像重组

影像重组是产生一幅X线衰减值二维分布影像必须进行的数学处理过程,这些衰减值是从有限个方向对各个剖面进行衰减测量后得到的。CT影像重组实际上就是从投影数据中解出成像平面上各像素点的衰减系数的过程。CT影像重组的方法有迭代法、反投影法、傅里叶变换法3种。

1. 迭代法

一次迭代过程中，将重组得到的影像投影同实际测得的剖面进行比较，再将比较得到的差值再反向投影到影像上，每一次反射之后得到一幅新的近似影像。对所有投影方向进行比较后，一次迭代便告完成，接着用前一次迭代的重组结果作为初始值，进行下一轮迭代。在进行一定次数的迭代后，若结果已足够精确，则重组过程结束。

2. 反投影法

反投影法又称总和法，它利用投影数值近似地复制出吸收系数的二维分布。其基本原理是将所测到的投影数值按其原来路径平均地分配到每一点上，各个方向上投影值反投影后在影像处进行叠加，从而推断出原图像。

滤波反投影法是使用滤波方法先修正投影函数再作反投影重组图像的方法。

卷积反投影法是用卷积方法先修正投影函数再作反投影重组图像的方法。

傅里叶变换法是指将频域函数和时域函数的全部数值进行傅里叶反变换，变换为易于分析的频域信号。

☆要点提示

CT图像的重组方法

(1) 迭代法

- 迭代法以逐渐逼近的方式获得图像。
- 在图像重组开始以前，假定图像密度均匀，迭代法重组图像的每一步都是将上一步重组图像的计算投影与实际测量所得的投影进行比较，用实际投影与计算投影之差来修正图像。经若干次修正后便可以获得满意的图像。其缺点是运算工作量极大。

(2) 反投影法

- 假设在一个低密度的区域中，有一个高密度的物体，如钉子，此物体被X线经各个方向扫描后产生投影波形，再反投影形成图像。
- 将这些投影波形反投影到各个X线方向上的矩阵中，产生反投影图，再将这些反投影图相互叠加，便会出现一个带有云晕状伪影的重组图像。
- 云晕状伪影的出现是因为把有拖影的衰减波形直接反投影的结果，由于这种失真的存在使得被扫描的物体边缘不清晰。
- 滤波反投影法在每一个投影波形上加一个修正函数波形，以去除图像边缘的云晕状伪影。

滤波反投影方法有两种：① 褶积处理，在时域中滤波(卷积反投影)；② 傅里叶转换，在频域中滤波(滤波反投影)。

- 经滤波处理后，每个投影波形不仅包含了代表X线强度的正向脉冲，同时其相邻两边又加上了反向的修正脉冲。将这些滤波函数与投影波形相加，云晕状阴影就被抵消掉了。抵消得越彻底，反投影后的重组的图像就越接近原来物体。

6.1.3　定义与参数

1. 影像质量参数

① 对比度分辨力。对比度分辨力是指当细节与背景之间具有低对比度时，将一定大小的细节从背景中鉴别出来的能力。该指标具体是指通过扫描水模的低密度部分重组影像，在一定的对比度差异条件下，能看到的最小圆的直径。一般水模低密度部分有3个区域，每一个区域表示一定的对比度差异，而且包含不同直径的柱体，其直径分别是

15,12,9,6,3 mm。

② 空间分辨力。空间分辨力是指在高对比度条件下,对比度差异大于10%时鉴别出细微差别的能力,其由X线束的几何尺寸决定。空间分辨力可通过选择不同的滤波函数进行改变,但影像空间分辨力的提高受探测器大小、采样间隔、CT球管焦点大小等的限制。空间分辨力以“线对数/厘米”表示。通过增加探测器的数目或减小采样间隔,能够达到较高的空间分辨力。通过扫描水模的高对比度部分可实现空间分辨力评估。

③ 层厚。层厚是指一次扫描中X线穿过组织的纵向长度,由X线准直器开口的宽度决定。层厚受准直器与X线焦点之间的距离以及焦点大小的影响。

④ 线性。线性指CT值与线衰减系数之间成正比变化的特性,表示实测CT值与扫描物体实际具有CT值之间的差异。

⑤ 均匀性。均匀性是指同一物质在不同的位置所测得CT值的差异。扫描物体为水时,影像中心区的CT值应为0±1.5 HU,而在中心外围距中心40 mm的圆上,上、下、左、右4点处的CT值应为中心处CT值±4 HU,超过此限度即认为影像均匀度不佳。

⑥ 伪影。伪影是扫描物体中不存在却出现在影像图像中的不同类型和非随机干扰阴影的总称。产生伪影的原因:a. 被检者在扫描期间运动引起条纹伪影;b. X线束能量变化引起环状伪影;c. 探测器灵敏度变化引起环状伪影;d. 重组中心与旋转中心不重合引起模糊伪影;e. 对比剂沾染在扫描区域或机器故障引起伪影。

2. 剂量、噪声和X线束几何尺寸之间的关系

影像质量主要受到光子噪声的限制,并与扫描的厚度、像素大小和局部剂量存在一定的关系。如果将物体大小和平均X线衰减系数考虑在内,影像质量可被转换成对X线吸收剂量的一种评估。若要使噪声减半,则剂量需要增加到原来的4倍;噪声大小维持不变时,若要使像素宽度减半以提高空间分辨力,则剂量要增加到原来的8倍;保持原来的噪声不变,若要使厚度减半,则剂量要增加到原来的两倍。在被检者能接受的剂量水平条件下,选择时应特别强调影像质量参数。

窗口技术就是从5000个CT值中选出一部分用整个灰阶来显示。其中,一部分CT值称为窗宽,中心CT值称为窗位。用窗位决定观察图像的中心,用窗宽决定观察CT值的范围。窗宽下限以下的部分图像呈现全黑,窗宽上限以上的部分图像呈现全白,窗宽选定范围内的CT值用64级灰阶来显示。利用窗口技术,观察者可以随意调整图像的对比度,使得观察部位的图像清晰。窗口技术包括窗宽和窗位的调整,在双窗技术中,操作者可以把64个灰度等级平分为两个部分:一部分是0~32级,另一部分是33~64级,其窗位分别是-400 HU和+400 HU,窗宽均设定为+400 HU。这样,在一幅图像上,既能看清低密度区,又能看到高密度区。

6.2 CT球管

应用新设计结构制造的专门应用于CT设备的X线管称为CT球管。CT球管本质上与X线机的X线管相同,但CT球管在结构和设计上与X线管有很大的差异。CT球

管的构造从X线管基本组成发展而来，结构形式越来越多，功率越来越大，冷却效果越来越好。

6.2.1 瓦里安CT球管

瓦里安CT球管（VAR1AN GS－1089球管），管套B160H内充满绝缘油，外接一个热交换器，其导管插入绝缘油CT球管套内的管套中，油泵导管外围是水冷导管，经油泵内循环和水冷机的外循环将管套内油冷却，达到冷却球管的目的（图6-2）。

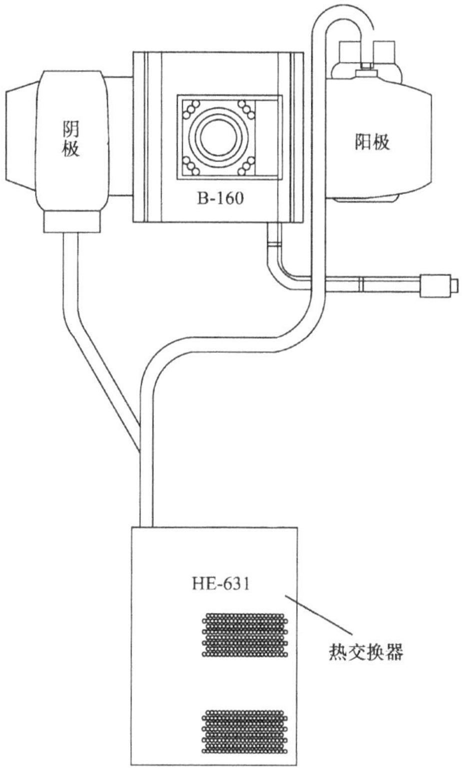

图6-2 VAR1AN GS－1089CT球管

瓦里安CT球管内部设有流速传感器、水流开关和温控开关，以实现保护球管的目的。瓦里安CT球管管芯内有两个可交换焦点，且其尺寸相同，如果一个焦点断开，在灯丝电源板上改变跳线即可启动另一个焦点。灯丝电压（约4 V）可在灯丝电流板测试点上测到。管电流是CT机的重要参数之一，要求其值准确、稳定，而准确与稳定又取决于灯丝加热电压的正确性。CT球管长期使用，灯丝会发生衰减。

灯丝电压大小、不正常的管电流波形将引起CT设备故障，影响CT球管寿命，若出现此状况可用正常的管电流波形对CT球管灯丝电压进行精度调控。ELSCINT 2000 CT调控方法如下：用惠普HP54601 100M数字存储双通道示波器在模拟检测电路中的TP11和TP10测试点调整管电流波形。改变灯丝加热A701板上R_{35}可调电阻的阻值，可调整灯丝电压，用万用表在A10板测试TP23灯丝加热电压对其进行精度调整。Elscint CT发生器是恒电位，通过监视和反馈电路时有自动调节管电压和管电流的功能，在曝光过程中，灯丝电源板上有测试点可以监测电压，该电压反映预热曝光过程中的实际灯丝电流。如果预热灯丝测试电压调节正确，则在实际曝光过程中，管电流稳定器很少需要校正，管电流波形平整光滑如图6-3(a)所示。

如果预热电压设置偏低或偏高，但在可接受范围内，稳定器自动调节灯丝电流直至产生正确管电流，校正后的管电流波形如图6-3(b)，(c)所示。预曝光条件超出范围太多，发生器不能在规定时间内将管电流调整到适当值，则曝光会终止并显示管电流错误提示（通常为“超时等待…”），此时测试管电流波形如图6-3(d)所示。灯丝测试电压过高，管电流在限定过高范围的边缘，比如管电压轻微提高，或多次曝光后CT球管发热及外围因素影响均会导致电流过限，显示错误提示（通常为“高压电流过流”），测试波形如图6-3(e)所示。CT设备使用一段时间后，灯丝逐渐变细，原有灯丝电压不准，必须对管电流再行校正，通过监测管电流波形，对灯丝电压进行精度调整，保证CT设备显示的管电流波形在曝光过程中光滑而平整，这对CT设备性能稳定及延长CT球管寿命至关重要。

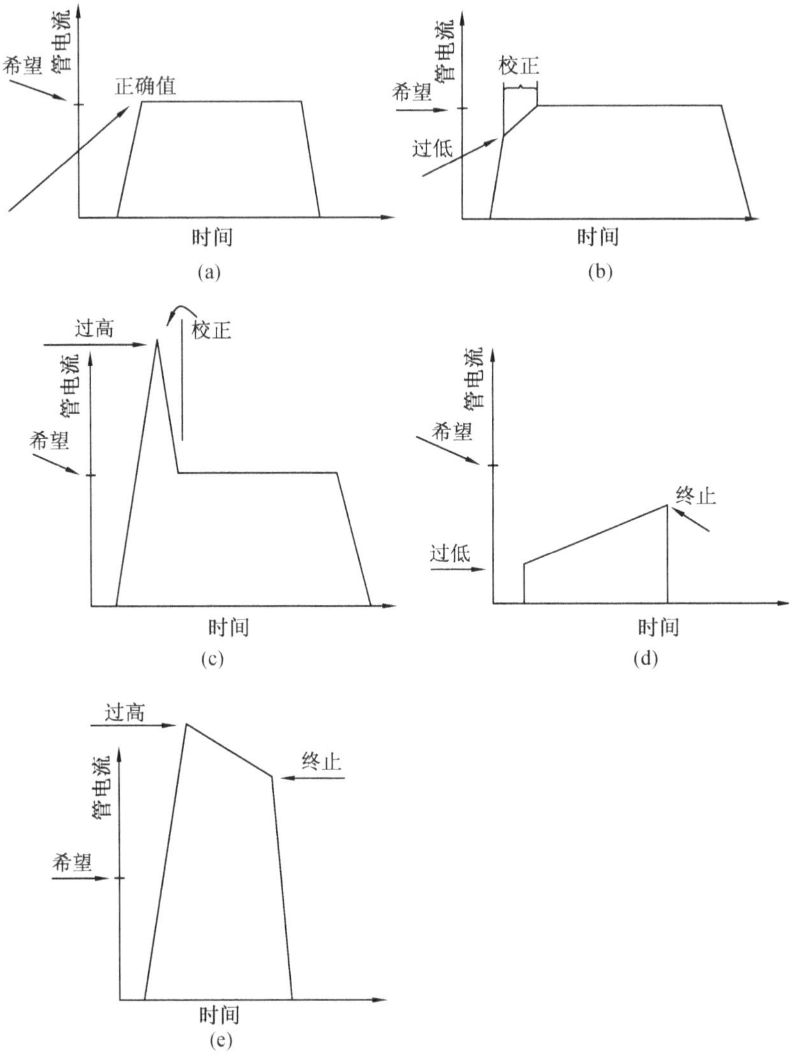

图 6-3　管电流波形

6.2.2　大容量阳极靶面 CT 球管

提高阳极热容量的主要技术是加大阳极的质量，直接承受电子撞击的靶面采用高温钨铼合金。为了增加阳极的热容量，在靶面的背侧焊接增加靶盘质量的高压石墨，石墨能吸收更多的热量，且导热性强，能有效传导焦点上的热量。石墨的热膨胀系数很小，温度突变时，其体积变化不大，不会产生裂纹，且石墨高温特性很好。CT 球管阳极在高负荷工作条件下温度可达千度以上，而石墨熔点为(3850±50)℃，其强度随着温度的升高而增加，在 2000℃时石墨强度提高一倍，因而能够承受高温作业。

阳极靶在真空中工作，本身带有高压，不能与外界接触，主要靠热辐射作用将热量向外传递。石墨能有效缩短冷却时间，提高球管负荷能力。球管阳极热容量越大，靶盘的直径越大，靶厚度也就越大，阳极重量也随之变大。阳极靶面 CT 球管管套外接一个热交换器，其导管插入充满绝缘油的 CT 球管的管套内，通过油泵导管和热交换器将管套内的油冷却。大容量阳极靶面 CT 球管如图 6-4所示。

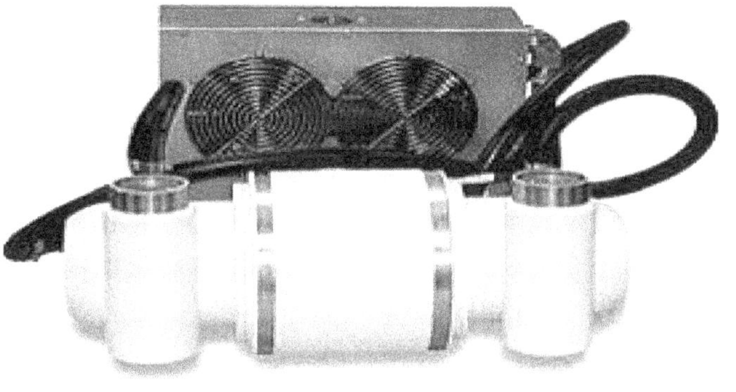

图 6-4　大容量阳极靶面CT球管

6.2.3　金属陶瓷大功率CT球管

CT球管长期使用，随着灯丝衰减和阳极面龟裂边缘处的钨蒸发，玻璃内壁将附着一层金属钨的沉积物，沉积层与阳极相通可能形成第二阳极，小部分高速电子轰击玻璃壳使其击穿。金属陶瓷大功率CT球管的灯丝和阳极靶盘与普通旋转阳极X线管相似，玻璃壳为金属和陶瓷的组合，玻璃与陶瓷起绝缘作用，金属部分位于CT球管中间部位并接地吸收二次电子，X线焦点的下方对应的铍窗使X线通过，金属靠阴极一端嵌入陶瓷内，用铌(Nb)过渡、铜焊接，金属靠阳极一端嵌入玻璃壳中。大功率金属陶瓷绝缘CT球管，直径120 mm、铼钨合金复合靶盘、小靶角9°～13°，阳极端在有轴承支撑的轴上旋转，陶瓷装在接地的金属管壳内起绝缘作用，管壳装在钢制管套中。金属陶瓷大功率CT球管如图6-5所示。

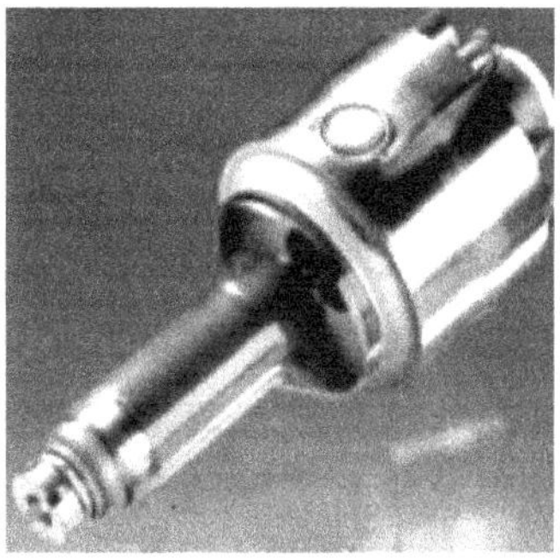

图 6-5　金属陶瓷大功率CT球管

6.2.4　CT球管新设计的结构与原理

CT设备的发展主要围绕着提高图像质量、增加覆盖范围和提高扫描速度等，以达到小焦点、大功率、冷却快、高速旋转、工作稳定、寿命延长等目的。目前CT球管普遍采用两类新设计。

1. 阳极接地的旋转阳极技术

阳极接地的旋转阳极技术是指阳极盘在扫描中高速旋转，扫描过程中在焦点处产生的热量快速传导到整个阳极盘，通过辐射散发到冷却油中。阳极盘与外壳的距离决定着热量向外辐射的效率。阳极和真空管之间有着巨大的电位差，当阳极盘接近管壳时会增加放电现象发生的频率，从而影响球管阳极的寿命。阳极接地CT球管阳极和真空管同时接地，所有电压都加到阴极上，阳极与管壳相当接近，不仅提高了散热效率，也避免了放电现象的发生。

阳极接地还降低了对旋转阳极传动部分的要求，阳极盘和传动及支撑部件间不需绝缘，一部分热量可通过传动和支撑部分传导到CT球管外，从而提高散热效率。此类球管具有8 MHU超大热容量，1782 kHLr/min高散热率。焦点位置在阳极靶上的投影形态随着焦点在阳极靶上的投影位置而变化。焦点的聚焦控制和温度变化后的焦点移动控制对提高图像分辨力至关重要。

2. 阳极接地的旋转封套球管

阳极接地的旋转封套球管是指在阳极接地的基础上把旋转阳极作为真空管的一部分，让真空管套和旋转阳极一起旋转。这样，可以直接通过包围在真空管套外的冷却油的对流进行散热。阴极不正对阳极靶，而是正对旋转真空管和阳极旋转中心。旋转时阴极和阳极的相对位置不变，阴极发生的电子束经偏转线圈的作用偏转一定的角度后打到阳极靶上，其散热效率可达 4.8 MHLr/min。此类 CT 球管散热率高，毫安输出低，球型小巧，采用三组线圈对电子束进行聚焦和偏转，从而突出了飞焦点技术。在任何采样频率条件下都可以实现采样，并且在不同的临床应用上都能达到最好效果的采样技术称为动态变焦技术。阳极接地的旋转封套球管如图 6-6 所示。

CT 球管新技术使阳极热容量上升，输出功率大大提高，高散热率可维持长时间工作，其设计理念的科学性增加了 CT 球管运行的可靠性及使用寿命；焦点控制技术提高了图像质量。

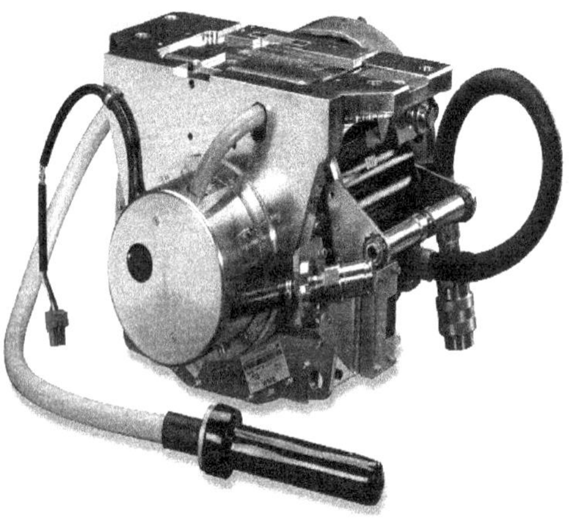

图 6-6 阳极接地的旋转封套球管

6.2.5 液态金属 CT 球管

液态金属 CT 球管采用的是钛、锆、钼和石墨组成的复合材料，并用液体轴承替代过去的滚轴轴承。液体轴承的主要成分是液体的镓基金属合金，采用液体轴承能增加 CT 球管的散热率，减少噪音和振动，有利于球管稳定并延长寿命。高速旋转阳极靶面会使旋转阳极轴承磨损，影响旋转阳极 X 线管使用寿命，而采用液态金属润滑轴承的旋转阳极 CT 球管，阳极使用的双螺旋凹槽轴承即螺旋凹槽轴承(spiral groove bearings)，属于利用流体的动态压力(dynamic pressure)进行润滑的轴承。在此类轴承的运动和静止接触面上刻有螺旋状的凹槽，其中充满液体，当轴承转动时凹槽中的液体被迫运动产生压力使其挤入轴承相互运动的缝隙间，并在相互运动的端面间形成一个连续的流体膜，从而起到润滑和密封的作用。螺旋凹槽轴承是一种密封轴承技术，其润滑流体可以是液体也可以是气体。在 CT 球管中轴承在真空环境下工作，采用液态金属做润滑介质时，液态金属的熔点必须很低才能使阳极在低位时转动起来。常用的液态金属有镓(Ga)或镓铟锡(Ga-In-Sn)，有时采用铋为主料的铋铟铅锡合金(Bi-In-Pb-Sn)或者以铟为主料的铟铋锡合金(In-Bi-Sn)。镓熔点为 30 ℃，铟熔点为 157 ℃，镓铟锡合金熔点为 106 ℃，它们在日常工作温度下就能保持液态，但价格昂贵。

液态金属 CT 球管如图 6-7 所示，采用了液态金属润滑轴承后，轴承从过去的点接触变为面接触，不但大幅度提高了轴承的承载能力，解决了轴承磨损问题，也大幅度提高了轴承的热传导能力，阳极的一部分热量可以通过轴承传导出来。因轴承的静态部分与外界直接相通，轴中有孔可以使高压绝缘油接触到阳极靶面的中心部位进行循环散热(即透心凉技术)，使阳极散热功率大幅度提高。螺旋凹槽轴承中的液态金属必须在轴承旋转过程中才能起到润滑作用，只要 CT 球管一通电阳极就开始旋转，无需像其他球管那样经过 0.8 秒旋转等阳极启动后才能曝光。在 DSA 应用中，X 线球管从透视到摄影采集间的零等待具有重大的临床意义。

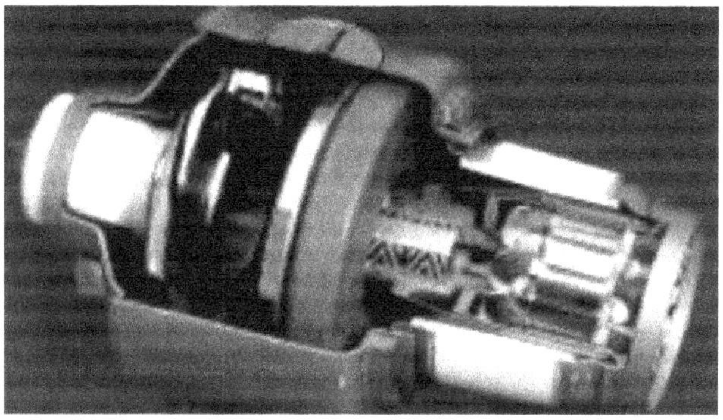

图 6-7　液态金属 CT 球管图

液态金属 CT 球管内部结构如图 6-8 所示。

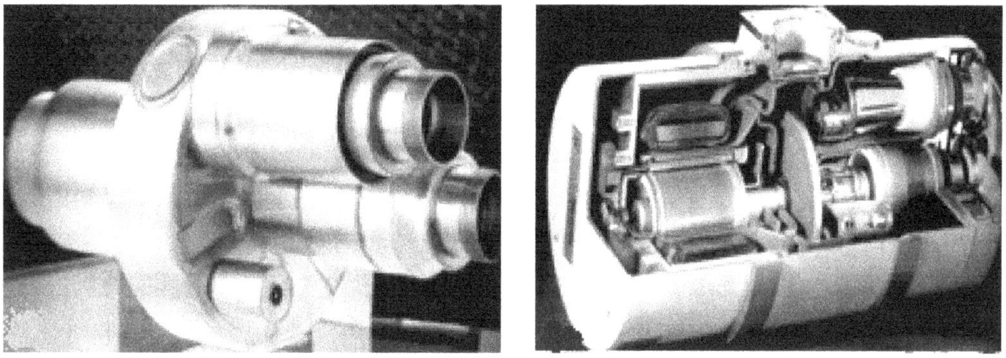

图 6-8　液态金属 CT 球管内部结构

6.2.6　主轴两头支撑 CT 球管

CT 球管阳极通常采用伞状悬排结构，主支承轴只在根部与管壳连接，巨大的离心力会使主轴偏离中心，进而使之弯曲变形，影响 CT 球管运行寿命。为抵抗巨大的离心力，将 CT 球管主支承轴顶部穿过阳极中心固定到管壳的另一端，变为双端固定梁式结构，主轴两头支撑后，结构强度大幅度提高，可承受 30 g 离心力。全金属罩壳的 CT 球管采用阳极接地，只在灯丝阳极加载负高压，轴承的主支撑固定轴可以与 CT 球管罩壳直接接触固定，机械强度增加，阳极靶面与管壳更接近，有利于热量辐射。这样，整个 CT 球管只有一个高压接头，简化了绝缘设计，节省了一条高压电缆。

主轴两头支撑 CT 球管内部结构如图 6-9 所示。

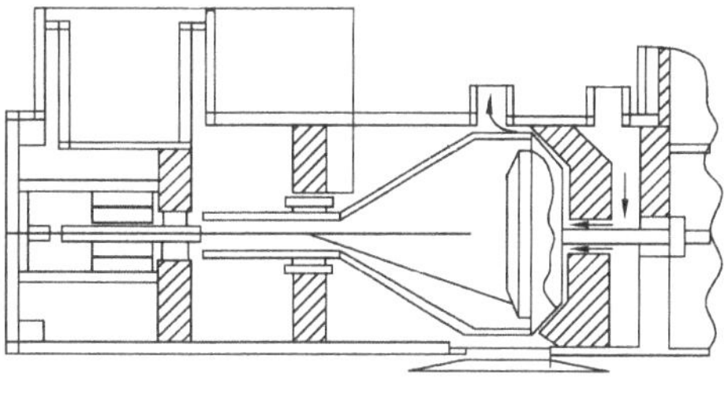

图 6-9　主轴两头支撑 CT 球管内部结构

6.2.7　零兆金属 CT 球管

零兆球管就像小型电子束 CT(EBCT)，体积和重量是玻璃 CT 球管的 1/4，它通过电磁偏转线圈控制电子束实现管电流实时控制。零兆球管利用了电磁直接驱动、静音扫描、特殊散射线校正重组、特殊射线剂量调控、ECG 适应性门控剂量调控等技术。由于采用电子束控制金属球管，散热速度极快，不存在热量留存，故热容量为 0 MHU。

零兆 CT 球管阳极靶面与金属球管壳连为一体，成为真空罩壳的一部分，工作时，整个 CT 球管与阳极一同旋转。旋转轴承位于 CT 球管外并直接浸在油中，这样可以使用结构简单的滚珠轴承，同时阳极靶的背面直接接触冷却油，通过循环油直接把热量带到 CT 球管外。零兆 CT 球管散热效率极高，工作中产生的热量被及时带走，无需储存在阳极上，阳极热容量不大，阳极体积随之减少。CT 球管整体旋转，阴极灯丝设计在中轴上，灯丝电流通过滑环连接、类似 CRT 显像管中的磁偏转技术，使管电流聚焦在阳极边缘。零兆 CT 球管如图 6-10 所示。

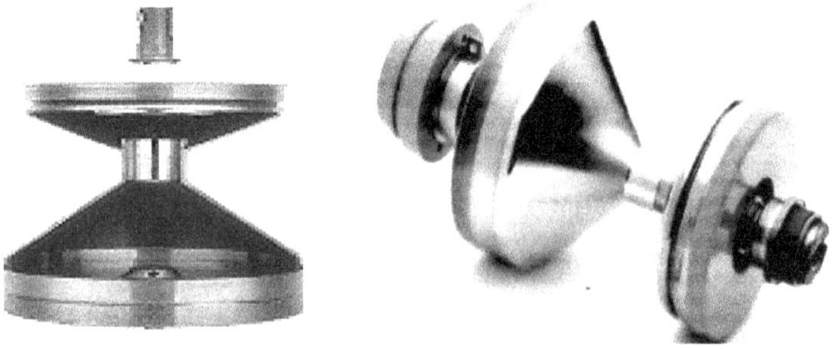

图 6-10 零兆 CT 球管

6.2.8 多排螺旋 CT 的 CT 球管

多排螺旋 CT 的 CT 球管一般采用“可变焦点”和剂量调节技术，提高 X 线利用率、降低 X 线剂量，因而称为高散热、低毫安输出 CT 球管。多排螺旋 CT 的 CT 球管高压发生功率为 80 kW，阳极靶面为 120 mm^2。可变焦点 CT 球管在螺旋扫描中可变换焦点，进而缩小锥形线束的半影区，减少无效辐射。由于可选择两个焦点交替工作，因此可变焦点也称为飞焦点(flying focus)。

而剂量调节 CT 球管在螺旋扫描中，自动跟踪并调节 CT 球管在扫描过程中发生的 X 线剂量，在不影响影像诊断质量的前提下，将剂量降至最低，减少无效辐射，也称剂量调节器。剂量调节器测得被检组织，不同方位的 CT 球管进行“实时”调节，使 CT 球管在扫描中按需输出 X 线剂量，即对 X 线低衰减的组织使用低剂量扫描，高衰减的组织使用高剂量扫描。剂量调节可以选项，胸部可降低 30%～40%，腹部可降低 20%，满足低剂量检查需要。X 线束为宽锥形束、可调节宽度，根据拟采集的层厚选择锥形束宽度激发不同数目的探测器，一次采集可同时获得多层图像。

6.2.9 V8 大力神 CT 球管

V8 大力神 CT 球管是旋转阳极接地类 CT 球管，最高峰值输出为 800 mA，匹配 100 kW 高压发生器，无需等待球管冷却。V8 大力神 CT 球管始终保持阳极靶位置和角度的一致，易于对焦点位置和形状进行控制，从而实现对图像分辨力的控制。V8 大力神 CT 球管采用了轴承油封和散电子收集器技术，使轴承在冷却油中得到有效润滑，可延长轴承使用寿命，还可减少阳极靶面的热负荷和飞焦点区的散射线，使射线更准确地对焦，从而增加信噪比，提高图像质量。

V8 大力神 CT 球管特性为最高输出 800 mA，0.4 s 快速扫描、热容量 8 MHU、散热率 1 782 kHLr/min、0.6 mm×0.7 mm 和 0.9 mm×0.9 mm 双焦点，无需等待球管

冷却。

V8大力神CT球管如图6-11所示。

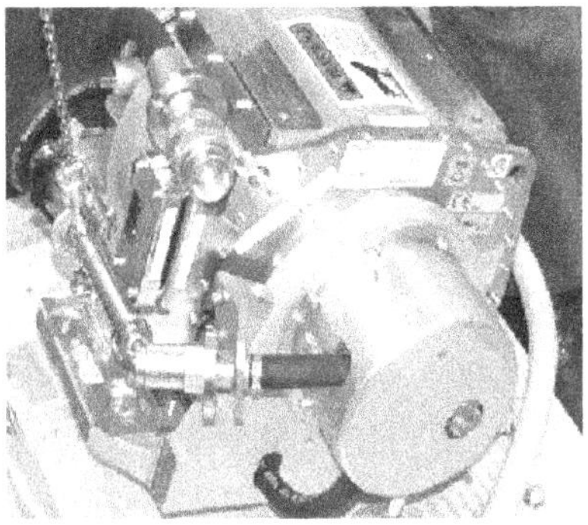

图6-11 V8大力神CT球管

6.3 CT设备

CT设备由X线发生系统、数据采集系统、图像重组系统、图像显示与存储系统组成。

6.3.1 CT设备四大系统

CT设备四大系统各自的组成如下：

① X线发生系统由高压发生器、CT球管、控制装置等组成。

② 数据采集系统由扫描架、扫描床、准直器、滤过器、探测器和数据处理装置组成。

③ 图像重组系统由计算机、A/D转换器、D/A转换器、图像重组单元等组成。

④ 图像显示与存储系统由显示器、光驱、硬盘、PACS系统等组成。

6.3.2 各部件的功能

1. 扫描床

扫描床由垂直运动控制系统和床面水平纵向运动控制系统两个部分组成，能按程序的要求实现自动进出扫描架孔径，完成定位、自动检测对象的扫描位置等任务。扫描床由床面和底座构成，床身可升降，床面可水平、前后移动。上述工作由单相交流电伺服电机同步齿型皮带、光电编码器、控制电路等协同完成。

2. 扫描架

扫描架是CT设备的重要组成部分，装有CT球管、过滤板、准直器、探测器、多种电路控制板等。扫描架内能做旋转、前后倾斜运动，运动角度可达±20°～±30°。马达驱动柜控制机架内CT球管驱动。旋转部分包括CT球管、冷却系统、滤过器、准直器、探测器、数据处理装置等。内部固定部分由旋转支架、控制电机、伺服系统、主控电路板组成，机架外装有激光定位指示灯。

3. 高压发生器

高压系统包括高压发生器和稳压装置。高压发生器产生X线，为CT球管提供正常工作电压和球管灯丝工作电压。高压发生器主要有连续X线发生器和脉冲X线发生器两种，对其稳定性的要求很高，因为电压波动会影响X线能量，而X线能量强度又会影响图像的质量。高压发生器、扫描架在旋转过程中所产生的位置脉冲经光电耦合电路传输到高压发生器单元，以脉冲的上升沿为起点，高压发生器向整流送出一个定时信号，该信号处于高电平时，整流产生高压脉冲。定时信号同时被送到探测器电路。

高压控制柜控制高压发生器管电压、管电流及信号反馈。高压控制柜如图 6-12 所示。

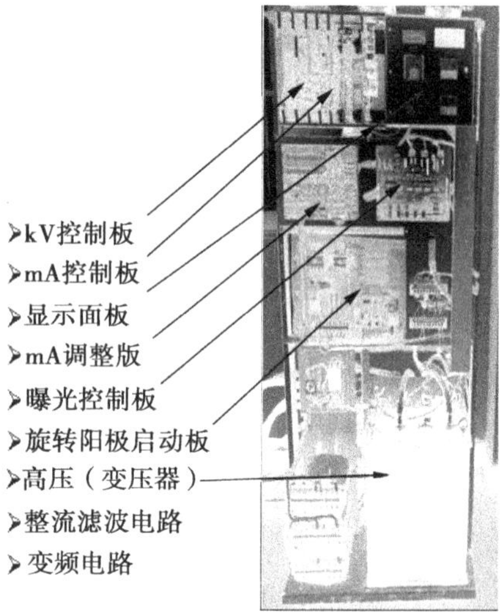

图 6-12　高压控制柜

4. 控制装置

操作台(operator console,OC)控制整机电源通断，是人机对话平台，可输入操作指令，设立扫描参数，控制扫描过程，输入被检者资料，进行图像显示、图像处理与光盘驱动，接收扫描数据，存储数据及图像，并可对图像进行各种技术后处理，记录系统的各种状态。

5. CT 球管

点亮 CT 球管灯丝，高压加到 CT 球管正、负极时，X 线发射。管电流强度取决于 CT 球管的形式、管电压和 CT 球管内灯丝温度。扫描架内有 CT 球管的两个冷却系统，即水冷系统和风冷系统。

6. 滤过器

CT 扫描的 X 线束必须是能量均匀的硬射线，因此从 CT 球管发出的 X 线通过滤过板进行过滤。X 线首先通过滤过板产生更多规则 X 线束，接着通过楔形滤过器，楔形滤过器中间薄、边缘厚，用以补偿一般扫描物体中间厚、边缘薄的现象。楔形滤过器的功能是吸收软 X 线，使 X 射线束变为能量均匀的硬射线，减少信号强度差(图 6-13)。

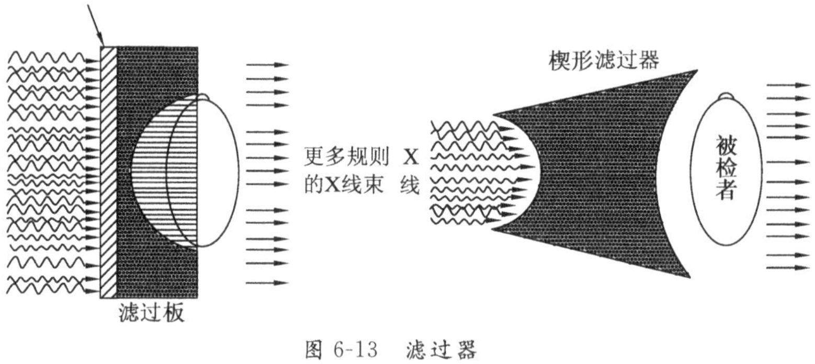

图 6-13　滤过器

7. X 线束路径

每一束 X 线以一定的角度和位置穿过被检者进入阵列探测器，被检者的每一点都受到 X 线的影响(影像重组的反投影就是利用这一过程得到影像)，CT 球管和探测器必须准确地对准并与扫描平面平行，否则无法产生准确真实的影像(图 6-14)。

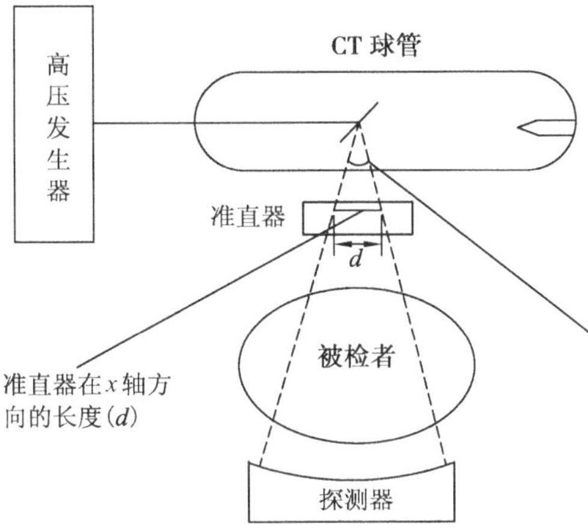

图 6-14　X 线束路径

8. 准直器

为了让 X 线穿过被检者后照到与之相对应的探测器上，而其他部分则被屏蔽掉，以抑制散射线，减少被检者辐射，提高图像质量，准直器一般由铅或合金制成，X 线由光栅进行准直。光栅在计算机的控制下，调节开口宽度，给出所要求的扫描厚度。准直器分前准直器和后准直器。前者靠近 X 线管，后者靠近探测器。前准直器控制 X 线束在人体长轴方向上的厚度，从而控制扫描厚度；后准直器狭缝分别对应各个探测器单元，使探测器只接收垂直入射的 X 线，减少散射线，探测器孔径略大于后准直器宽度。若 CT 球管焦点较小，则可省略后准直器。准直器位置如 6-15 所示。

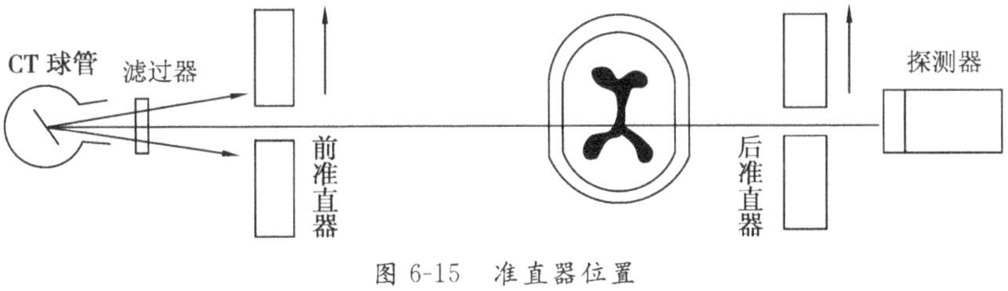

图 6-15　准直器位置

9. 探测器

X 线探测器(detector)是一种将 X 线能量转换为可供记录的电信号的装置。X 线被探测器接收，产生与辐射强度成正比的电信号。探测器所接受到的 X 线信号的强弱，取决于该部位人体截面内组织的密度。密度高的组织，如骨骼，吸收 X 线较多，探测器接收到的信号较弱，形成影像在胶片上呈白色；密度较低的组织，如脂肪等，吸收 X 线较少，探测器获得的信号较强，形成影像在胶片上呈黑色。不同组织对 X 线吸收值不同的性质可以用吸收系数 m 来表示，即探测器所接收到的信号强弱反应的是人体组织不同的 m 值，从而可对组织性质做出判断。X 线穿透人体后的衰减遵守指数衰减规律：

$$I = I_0 e^{-md}$$

式中，I 为通过人体吸收后衰减的 X 线强度；I_0 为入射 X 线强度；m 为接受 X 线照射组织的线性吸收系数；d 为受检部位人体组织的厚度。

X 线衰减系数如图 6-16 所示，CT 的基本工作原理如图 6-17 所示。

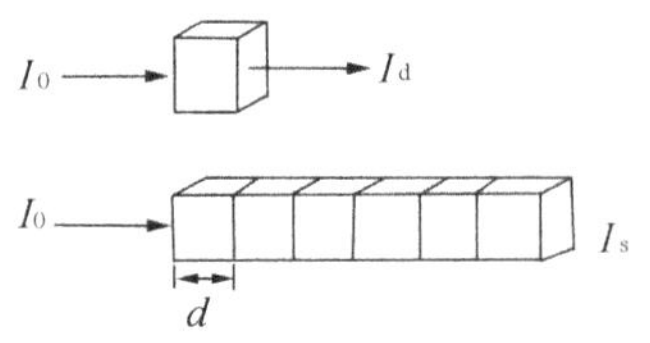

图 6-16　X 线衰减系数

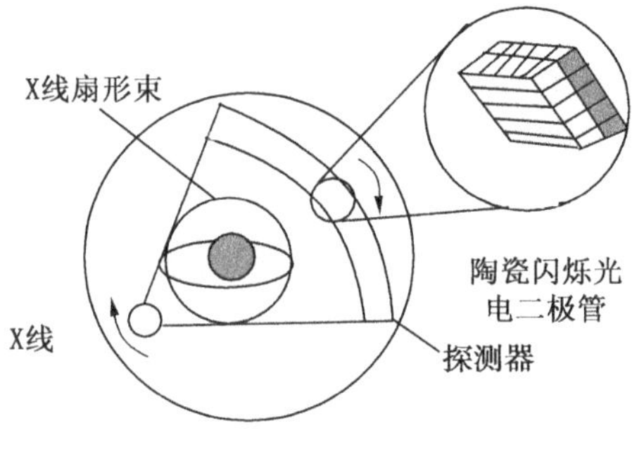

图 6-17　CT 的基本工作原理

从图 6-17 中可以看出，X 线与探测器围绕着同一个公共轴心旋转。X 线束对整个感兴趣的断面完成一次扫描后，探测器就收到与组织衰减系数直接相关的投影数据。将所获得的全部投影数据输入计算机，通过图像重组算法重组出探测平面的二维图像，图像的灰度值与组织的衰减系数相对应，这就是 CT 的基本工作原理。CT 图像的重组实际上就是从投影数据中解出成像平面上各像素点衰减系数的过程。像素越小、探测器数目越多，计算机所测出的衰减系数就越多、分辨力越高，重组出的图像也就越清晰。CT 设备的矩阵多为 512×512，其乘积即为每个矩阵所包含的像素数。探测器组件由性质完全相同的探测器单元排列而成，每个探测器对应一束窄的 X 线。如果有 n 个探测器单元，那么一次就可同时获得 n 个投影数据，所得到的数据被称为原生数据。

探测器是很复杂的器件，一个典型的探测器包括闪烁体、光电转换阵列、电子电路、软件、电源等附件。CT 设备中常用的探测器有两种，一种是收集荧光的探测器，称为闪烁探测器，也称固体探测器。闪烁探测器又分为光电倍增管（图 6-18 所示）和光电二极管（图 6-19 所示）两种。另一种是气体电离电荷的探测器，也称气体探测器，它通过电离作用产生电子和离子，并记录由它们的电荷所产生的电压信号。

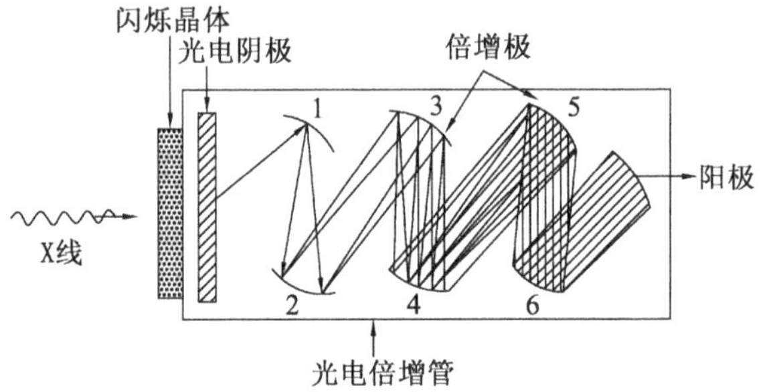

图 6-18　光电倍增管固体探测器

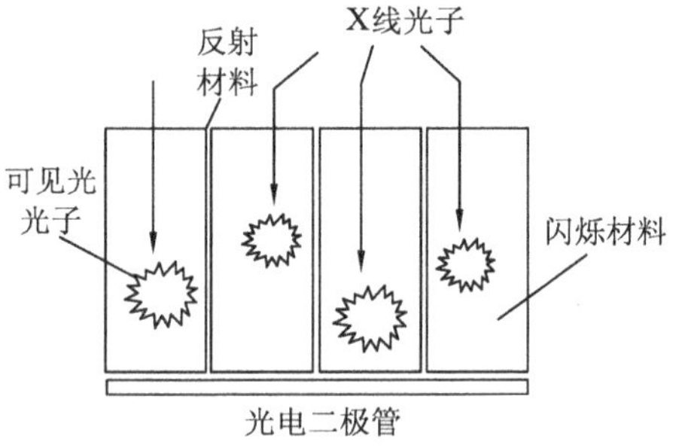

图 6-19　光电二极管固体探测器

（1）固体探测器

固体探测器是利用 X 线能使某些物质闪烁发光的特性来探测 X 线的装置。由于固体探测器的探测效率高，分辨时间短，既能探测带点粒子，又能探测中性粒子的强度与能量，并鉴别它们的性质，所以固体探测器在 CT 设备中得到了广泛的应用。

由图 6-20 可知，光电倍增管固体探测器前加有反射层，反射层是涂有白色氧化镁粉末的铝盒，能使闪烁晶体产生的荧光光子的大部分反射到光电阴极上。在晶体与光电倍增管间放置有机玻璃制成的光导，并涂有硅油以保证良好的光耦合。使用最普遍的闪烁晶体是激活碘化钠(NaI)晶体，这种晶体的密度大，对 δ 射线和 X 射线有较大的阻止特性，透明度和发光度都很高。

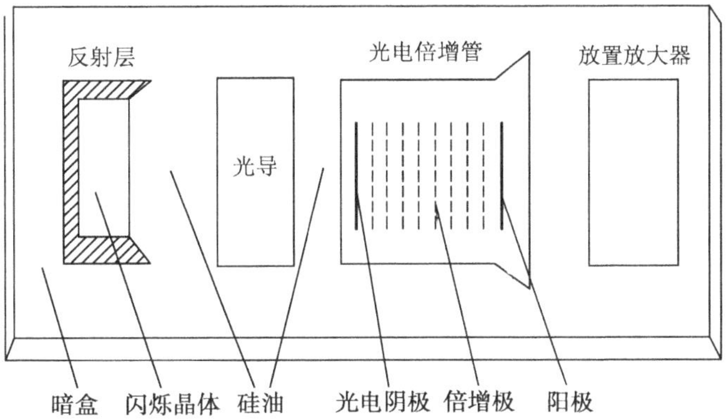

图 6-20 固体探测器

光电倍增管由闪烁晶体、光电阴极、倍增极、阳极 4 部分组成，是一种光电转换器件，其工作建立在光电效应、次级电子发射和电子光学的基础上，通过它可将光子转换成电子。光电倍增管可把微弱的光按比例转换为较大的电信号。外界环境对光电倍增管的影响很大，为避免外界磁场和电场的干扰，必须采取严密的屏蔽措施，通常是在光电倍增管的外面罩一个与阴极同电位的合金罩。光电倍增管在强辐射场工作时还会产生各种辐射效应，因此应对整个环境加以辐射屏蔽。

CT 设备探测器所用 $CdWO_4$，CsI，CaF_2 等闪烁晶体，可与光电倍增管组合起来，闪烁晶体的发光光谱和光电倍增管的感光度分布选择一致。常在上述荧光晶体内加入少量的铊，铊受 X 线照射时发出可见光，可提高转换效率。目前 CT 设备多采用高效的固体稀土陶瓷探测器，这类探测器所采用的陶瓷闪烁体是向基体内有选择地固溶一定量的稀土和碱土离子制成的，其转换效率极高而且余辉极短，使 X 线的利用率从原来的 50%提高到 99%以上。

CT 常用的各种闪烁晶体的性能如表 6-1 所示。

表 6-1 闪烁晶体的主要性能参数

材料名称	光强/光子 $(MeV)^{-1}$	最大波长 (mm)	衰减系数 (ns)	密度 ($g \cdot cm^3$)	余辉 (ms)	折射系数	湿度敏感性
NaI(T_1)	38 000	415	230	3.67	0.35～5/6 ms	1.85	高
BGO	9 000	480	300	7.13	0.005/3 ms	2.15	无
CaF_2(Eu)	19 000	435	940	3.19	<0.3/6 ms	1.44	无
$CdWO_4$	15 000	480	1 100/14 500	8.00	0.1/3s	2.30	无
CsI(T_1)	59 000	560	1 000	4.51	0.5～5/6 ms	1.84	轻微
GOS		510	3 000	7.34	<0.1/3 ms	2.20	无

(2) 气体探测器

气体探测器利用的是化学性能稳定的惰性气体电离的原理，入射的 X 线使气体产生电离，通过测量电流的大小可测得入射 X 线的强度。气体探测器结构如图 6-21 所示。

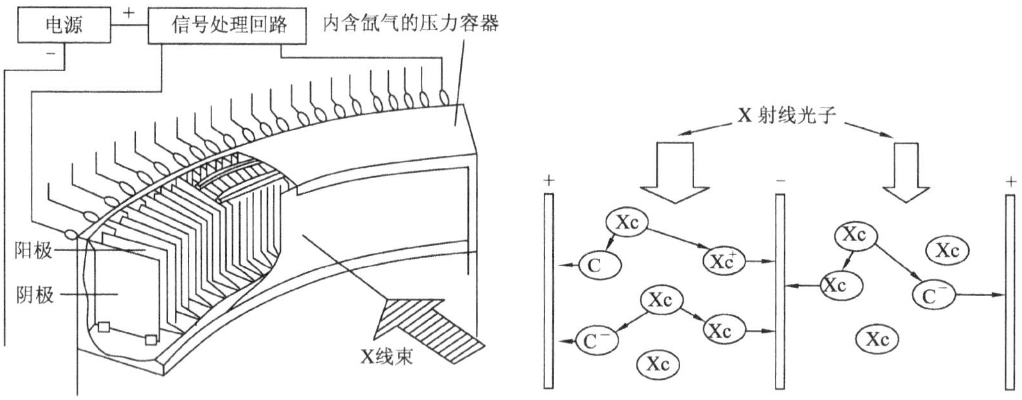

图 6-21　气体探测器结构

气体探测器由一系列单独的气体电离室组成，每个气体电离室的 X 线入射面由薄铝板构成，两侧用薄钨片作为隔板分割开，隔板相互连通，外加 500 V 直流电压起收集电子的作用。气体电离室内充满氙气，各个中心收集电极引线接至相应的前置放大器。当入射 X 线进入各个气体电离室后，气体被电离，正离子被中心收集电极接收，负离子(电子)被隔板接收。正、负离子的定向运动形成电离电流，其与入射的 X 线强度(即光子数)成正比。电离电流很微弱，经前置放大器放大后，送入数据采集系统。由于电离电流会产生高温，因而隔板和收集电极均采用钨片。钨片机械强度有限，因此不能采用太高的压力，从而限制了转换效率的提高。隔板与 X 线入射方向一致，起到与后准直器同样的作用，可防止被检者产生的散射线进入电离室。气体探测器的光电转换效率比固体探测器低，采用高压氙气可以增大气体的密度，提高转换效率。气体探测器的几何效率高于固体探测器，但这两种探测器的总检测效率大致相近。气体探测器中各个气体电离室是相互连通的整体，处在相同的气压、密度和温度条件下，有较好的一致性。

由于管电压存在波动，CT 球管辐射的 X 线强度不稳定，而 X 线强度变化对成像有很大的影响。在气体探测器的两端装有参考探测器通道，参考探测器测量入射人体前原始 X 线强度以修正探测器的测量结果。在扫描和采集数据过程中保证系统的稳定性是非常重要的，为了防止探测器输出信号出现零位飘移，在扫描过程中需对探测器的变化进行校正，使得 X 线脉冲到来之前所有探测器的输出皆为零。此外，应每天对系统飘移进行校正，保证动态范围内的线性和稳定性。固体、气体探测器原理如图 6-22 所示。

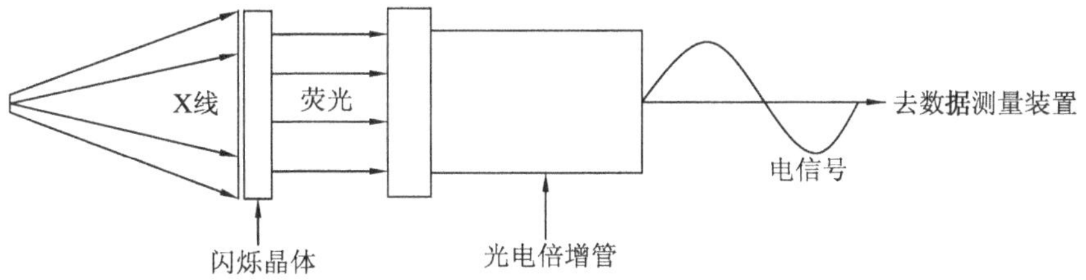

(a) 固体探测器的原理

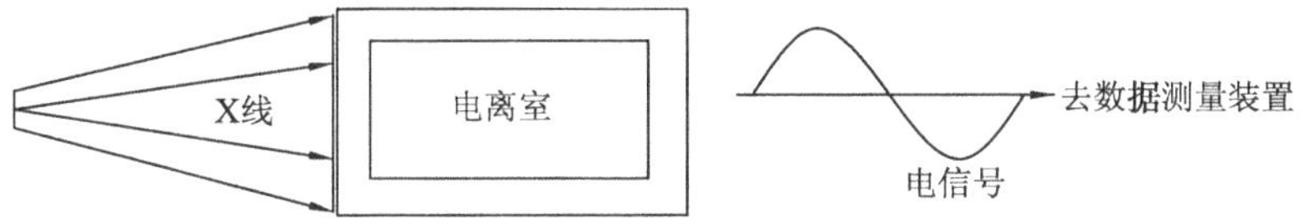

(b) 气体探测器的原理

图 6-22 两类探测器的原理

(3) 固体、气体探测器特性比较

① 温度特性。气体探测器输出信号的强度与温度的关系极大,因此采用此类探测器的系统必须用调节加热和冷却的方法来稳定探测器的温度。光电二极管式的固体探测器信号强度也受温度的影响,但是没有气体探测器受温度的影响大;光电倍增管式的固体探测器被密封在一个铝制外壳内,因而不受温度的影响。

② 噪声。气体探测器容易产生噪声和干扰源,而固体探测器则不会。原因是气体探测器的各个气体电离室所加电压存在波动以及气体探测器内绝缘体上易产生漏电流;气体探测器的隔板极薄,容易出现极小的颤动从而产生噪声。

③ 饱和现象。在固体探测器的线性范围内,其输出电信号与入射固体探测器输入面的X线强度成正比。气体探测器在大的信号范围内,有可能出现饱和现象,这与探测器系统的间隔距离、气体压力、气体电离室工作电压等有关。

④ 散射线准直。固体探测器需与一个散射线准直器组合在一起,气体探测器则不用附散射线准直器,而是将电离室隔板同时作为散射线准直器,效果自然不如专用的准直器好。但气体探测器本身产生的散射线比固体探测器要多,散射线源主要来自很厚的X线输入窗铝板以及窗口到电极板的气体层。

⑤ 剂量利用率。CT 中应用的闪烁晶体厚度为 5 mm,可 100%吸收射入的 X 线,并将其转变为光信号。固体探测器结构上没有必须吸收 X 线较多的盲层,气体探测器从输入窗口到电极板之间的气体层吸收 X 线而不产生信号,因射入的一部分光子没有被利用而直接穿过了气体探测器,从而引起气体探测器的 X 线损失,但通过增加压强和加深电离室,可以将这种效应控制在允许的范围内。气体电离室内很少的惰性气体泄露都会导致室内压强的降低,进而减弱 X 线的吸收能力。

(4) 性能分析

探测器最重要的特性是效率性、稳定性、响应性和准确性等。

① 效率性是指探测器从 X 线束吸收能量的百分数。理想情况下,探测器效率应为 100%,即可截获全部 X 线束能量,这将使曝光量减小,从而降低被检者的照射剂量。影响探测器效率的因素有几何效率和吸收效率。

几何效率(GDE)＝探测器有效面积/探测器总面积。几何效率由每个探测器之间的间隔大小决定，若射入间隔的辐射不能被探测器吸收，则无助于图像的形成。理想的情况是探测器所占范围比间隔大。

吸收效率(DQE)又称量子探测效率，是指入射X线被探测器吸收的百分率。DQE与探测器的厚度及衰减系数m有关，并在某种程度上与X线光子的能量有关。

探测器的总检测效率是几何效率(GDE)和吸收效率(DQE)的乘积。探测器实际总检测效率为50%～80%。探测器的效率越高，在保证图像质量水平的前提下被检者接受的剂量越小。

② 稳定性是指从某一瞬间到另一瞬间探测器的一致性和还原性。探测器需经常进行校准以保证其稳定性。

③ 响应性是指探测器接收、记录和抛弃一个信号所需的时间。探测器应瞬时地响应一个信号，然后迅速地抛弃该信号并为响应下一个信号做好准备，如果余辉现象严重则影响下一个信号的值。为了避免余辉造成的畸变和假象，需要仔细选择闪烁物质并进行一些软件的校正。

④ 准确性是指探测器对衰减系数的测量准确可靠。由于人体软组织及病理变化所致衰减系数的变化很小，即穿过人体的线束强度只发生很小的变化。如果探测器对衰减系数的测量不够准确，测量中出现的小误差可能被误认为信号的变化。探测器的准确性要求探测器系统必须具备较好的低电子噪声、线性、均匀一致及瞬时稳定性。

(5) 多排螺旋CT探测器

与单排螺旋相比，多排螺旋增加了z轴方向的探测器排数，以达到多层采样的目的。目前使用的产品为4～320排探测器。多排螺旋CT使用的探测器大致可分为3类：对称性探测器、非对称性探测器和混合性探测器。

采用对称性探测器，在4×1.25 mm模式下中心4个探测器单元有效，四路信号被分别采集，如图6-23(a)第一行所示，前准直器使X线正对这4个探测器单元的中心，避免不必要的剂量；在4×2.5 mm模式下，两个相邻的探测器单元合并提供一路信号，如图6-23(a)第二行所示，4×3.75 mm模式下，四个相邻单元组成一组如图6-23(a)第三行所示，在4×5 mm模式下，如图6-23(a)第四行所示。

在非对称性探测器中，独立探测器单元分成不同的尺寸，如图6-23(b)所示。在4×1 mm模式下，中间两层切片厚度由探测器单元确定(每排1 mm)；外侧两层切片的内边界由探测器单元的边界决定，外边界由前准直器决定。混合性探测器如图6-23(c)所示，在该配置下，中心4排探测器单元宽度为0.5 mm，两边各排列15排1 mm的探测器单元，共34排探测器单元。与其他探测器配置类似，混合性探测器仅有4个通道信号可以同时读出，并通过几排探测器单元组成一组选择切片厚度，这与对称性探测器中使用的方法一致。在多排探测器与四通道数据采集系统(DAS)之间安装有开关，此开关可以选择将要送入DAS数据的扫描采集层厚，896×34的二维对称排列探测器共有30 464个通道，扫描采集层厚可以在大范围内自由选择，由临床实际应用决定。

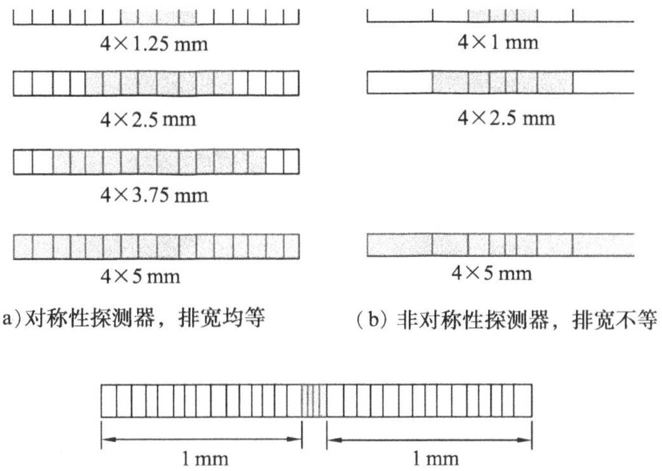

(c)混合性探测器（中心4排0.5 mm，外侧30排1 mm）

图 6-23　多排螺旋 CT 探测器的类型

对称性探测器间隔会造成有效信息的丢失，效率不如非对称性探测器高。非对称性探测器的优势是在宽层厚时，探测器的间隔较少，量子吸收效率较高；不足之处是层厚组合不如混合性探测器灵活。以上 3 类不同排列方式的探测器可组合成一个宽探测器使用。

(6) 混叠伪影的避免

CT 设备数据采集的第一步是采样。X 线密度分布穿过被检者后是连续的，由探测器阵列对这一连续波形进行离散采样，产生一组信号，采样在时域中被进一步离散化，将投影分到各层次中，以避免产生伪影。根据采样定理，原始数据的采样频率至少是信号最高空间频率的两倍。在 CT 信号中最高频率受焦点尺寸、机器几何尺寸和探测器单元尺寸的限制。从图 6-24 双倍采样图中可以看出，混叠伪影几乎完全被消除，方法是 1/4 探测器偏移，即探测器中心相对于旋转中心偏移 1/4 个探测器单元宽度。

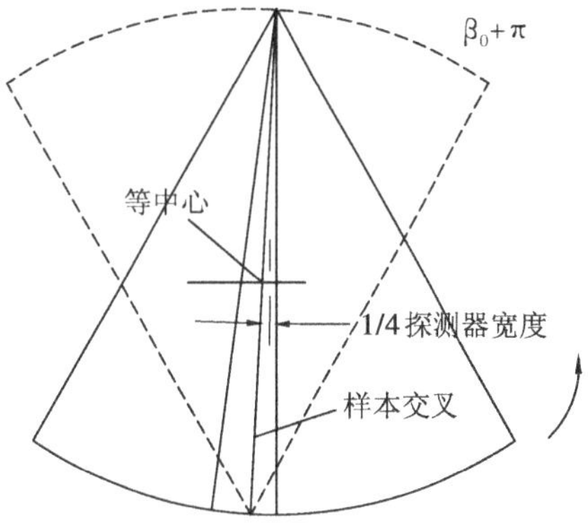

图 6-24　双倍采样图

以扇形束扫描为例，位于旋转中心两侧有两个采样，待机架旋转 180°后在之前获得的采样中交替插入一个采样，即提供所需的双倍采样，以避免混叠。结果显示，此方法在没有增加设备成本的情况下减少了伪影，显著提高了图像质量。但采用这种方法存在 3 个缺陷：① 双倍采样依赖于间隔 180°进行的两组采样，采样间隔中被检者的任何运动都会抵消混叠伪影减小的效果。② 除中心 X 线外，其他位置双倍采样只能近似得到。③ 混叠伪影的减小效果依赖相对于中心通道的位置。为了克服这些缺陷，可通过抖动或偏转 X 线焦点的方式实现采样的加倍。首先获得一个标准投影，当机架旋转到一定角度使得探测器单元位置跨在前一次观测的位置之间时，通过静电或电磁方式偏转 X 线焦点，如图 6-25 所示。

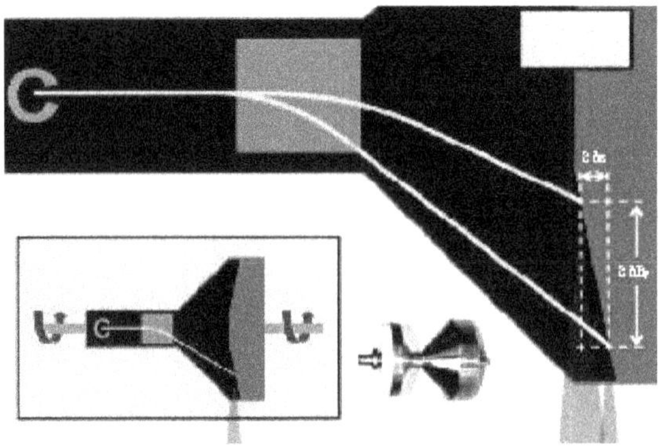

图 6-25 抖动或偏转焦点技术

实现一个双倍采样，两组采样通常在几分之一毫秒的时间内完成，被检者的任何运动都可以被忽略，混叠伪影几乎完全被消除。双倍采样只是近似满足 Shannon 采样定理，为进一步消除频率的混叠，1/4 偏移和焦点抖动技术常被用于双倍采样。图 6-26 所示为双倍采样简图。

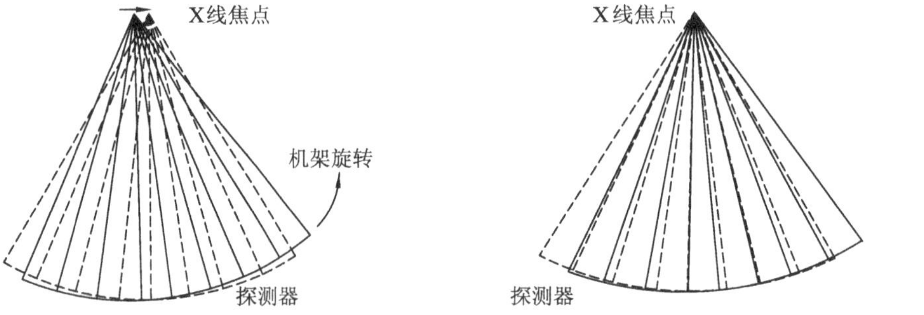

(a) 偏转X射线焦点，以实现双倍采样　　(b) 第一个投影位置(灰虚线)和旋转后的探测器位置

图 6-26 抖动或偏转焦点双倍采样

(7) 探测器新技术的发展

① 延长 z 轴的覆盖宽度。CT 球管旋转一周能获得更多的层面信息，即可完成一个脏器的扫描，实现容积扫描(volume scan)。延长 z 轴的覆盖宽度，不仅取决于探测器排数的增加，建立更多的数据采集通道也非常重要，只有这样才能既保证 z 轴的覆盖宽度又不降低空间分辨力。数据处理芯片具备处理海量数据的能力，提高了采集速度，它将探测器和 DAS 模块集成为一体，体积更小，突破了传统探测器的限制。

② 平板探测器(flat panel detector)。平板探测器 z 轴的覆盖宽度可达 300 mm，远超过任何一种多排探测器。与传统的影像增强器相比，平板探测器具有相当多的优势，其采用非晶硒半导体技术将 X 线直接转化为电信号，中间没有任何其他转换环节，使 X 线的转换效率大大提高。CT 球管旋转一周，可获得整个 z 轴宽度的区域图像。

探测器灵敏度的提高，使 CT 图像质量得到改善，分辨力得以提高。采用高效的固态稀土陶瓷探测器，可在减少辐射剂量的前提下，提高图像质量。陶瓷闪烁体是向基体内有选择的加注一定量的稀土和碱土离子制成的，其转换效率很高而且余辉极短。与晶体探测器和气体探测器相比，固态稀土陶瓷探测器具有更高的转换效率，小剂量的 X 线即可获得较好的CT图像，因此在低剂量肺部CT普查方面具有很大的优势。此外，固态稀土陶瓷探测器具有很好的稳定性，图像很少产生环型伪影；其余辉时间短，可以做快速连续的螺旋扫描。

③ 探测器系统。双源CT设备同时使用两个X线源和两套探测器，比现有的任何一种CT技术更快速，可进行能量扫描。

(8) 数据处理装置

探测器输出的电信号经前置放大器、对数放大器、积分器、多路转换器、A/D转换器等后，通过接口电路将数字信号输入计算机。

① 前置放大器进行放大和阻抗变换。前置放大器共有576个通道，接收来自探测器的微小电流。前置放大器的输出幅度可从几毫伏到10V，经A/D模数转换后，变成二进制16位数字量即原始数据，经光电耦合传输到计算机，并存储于硬盘中。

② 对数放大器使输出信号正比于穿透X线强度的对数。

③ 积分器将多次采集信号积分，计算光子总和。

④ 多路转换器使各路积分器输出经多路转换器后变成一路。

⑤ A/D转换器将模拟信号转为数字信号，常分为双积分A/D和逐次逼近式A/D。双积分A/D由积分器、比较器、计数器和控制门组成。

A/D转换器的工作原理：采样时开关接通模拟输入信号Vin，在固定时间内对积分电容充电(积分器由集成运放和RC积环组成，是转换器的核心)，此时积分开始，由于比较器在积分器之后，积分器输出即是比较器的输入，比较器的输出信号接至控制门输入端，控制门转至基准电压，开始令电容器放电。放电时间长短由计数脉冲决定，输入电压大则放电时间长，反之，放电时间短。计数器把输入电压平均值或时间间隔转变成脉冲的个数记录下来。由控制门接收比较器输出信号，打开和关闭输入输出，输入端接标准周期的时钟脉冲源，作为时间间隔标准时间，另一端接计数器。当比较器判定放电结束时，输出信号令计算停止，积分休整，等待下一次测量。

双积分A/D工作原理如图6-27所示。

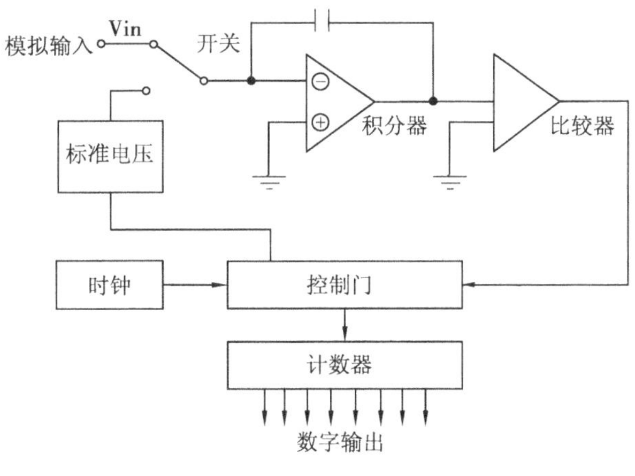

图6-27 双积分A/D工作原理

(9) 计算机

计算机的主要功能是控制CT设备扫描运动、处理数据、重组影像、存储、故障提示等。

计算机控制整个CT设备运行，主要对CT设备扫描进行控制，控制扫描架、扫描床、数据处理装置等。

图像重组是指通过数学运算完成图像影像重组，可分成3个阶段：第一阶段把原始数据进行偏置校正；第二阶段进行褶积滤波，确定校正函数；第三阶段进行反投影。每条X线通过一定的扫描物体产生像素，反投影系统能准确地确定每个像素受到哪些X线的影响。反投影的输出称为影像数据，以单位“H”来表示。高H值表示高密度，低H值表示低密度。

图像处理是指操纵、分析、修改图像像素值,以提供更有用的图像信息。

计算机控制电路如图 6-28 所示。

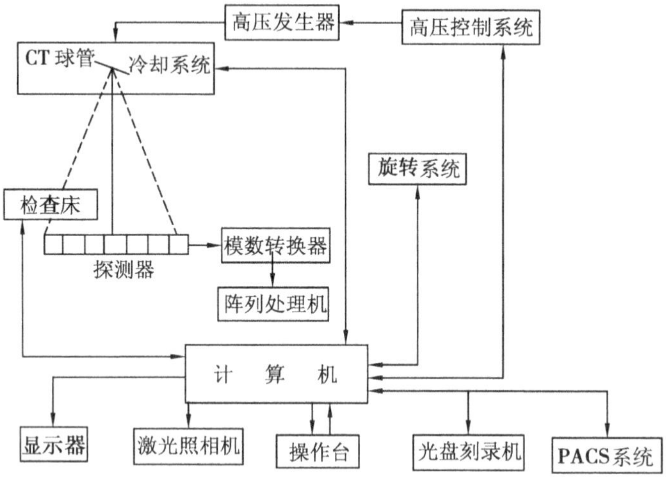

图 6-28 计算机控制电路

(10) 图像重组单元

专业的计算机阵列处理器(array processor,AP)可执行图像重组和处理工作,CT 图像即是计算机求解吸收值后重组出来的。每一个处理器都有自己的运算器、指令存储器和数据存储器,并按照同样的工作原则完成图像重组的一部分工作,再经重组控制器将各部分总和在一起形成完整的重组结果,并将结果统一存入图像存储器,输出端由D/A转换器将数字信号变为显示器工作的模拟信号。

(11) 软件

软件分为功能软件、专用软件两种。功能软件完成扫描过程,包括扫描、诊断、显示、记录、图像处理等。专用软件完成特种扫描和特需用途。

(12) 图像显示和存储部件

图像显示和存储部件有液晶图像显示器、激光相机、硬盘、光驱、干式激光机、光盘刻录和 PACS 系统存储。

6.3.3 CT 设备工作过程

X 线经滤过器后再经准直器形成很细的直线射束,穿透人体被检测层面的 X 线束穿过后准直器到达探测器,探测器将含有一定图像信息的 X 线转变为相应的电信号,通过测量电路将电信号放大,再由 A/D 转换器变为数字信号,送到计算机进行处理与数据重组,重组后再由 D/A 转换器换成转模拟信号,以不同的灰度等级显示在显示器上或通过相机打印在胶片上,这就是 CT 设备的工作过程。CT 设备扫描工作过程如图 6-29 所示。

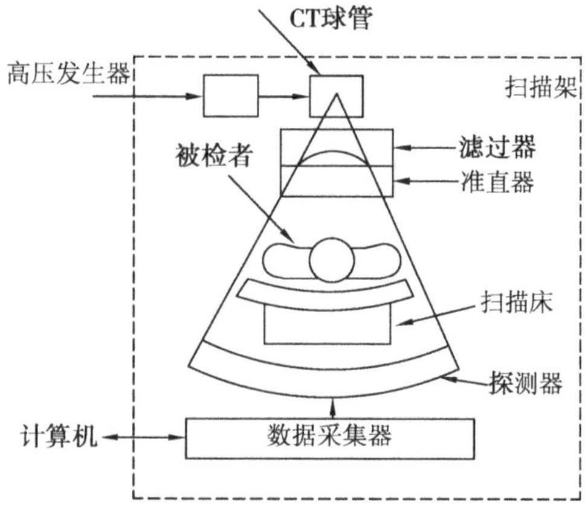

图 6-29 CT 设备扫描过程

6.4　外部设备

外部设备主要包括高压注射器、激光相机、图像存储与传输系统和工作站等。

6.4.1　高压注射器

能够确保在短时间内控制对比剂总量和流速，并在曝光时间匹配选择之后按设置要求注入血管内，高浓度显示目标血管并形成高对比度影像，从而提高检查成功率的装置称为高压注射器。

1. 高压注射器的结构

高压注射器主要由注射头、控制台、多向移动臂、机架等组成，如图 6-30 所示。

注射头包括针筒、活塞、显示容量刻度装置、指示灯和加热器等。控制台由主板和显示系统构成，主要进行信息显示、技术参数选择及注射控制等。多向移动臂及机架具有三轴方向，可落地安放或安置在天轨上。

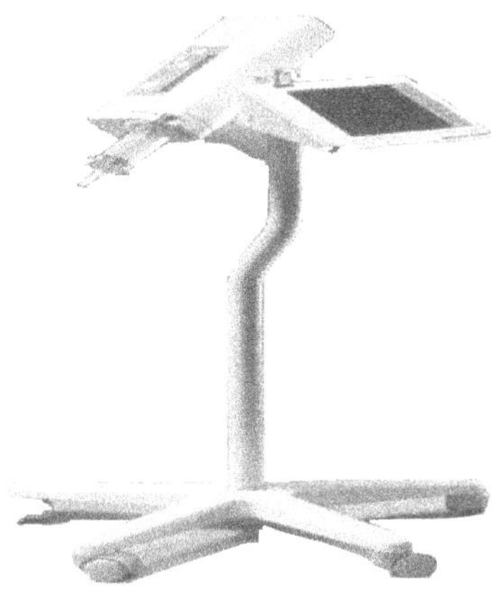

图 6-30　高压注射器

2. 高压注射器的工作原理

微处理器设定速度后由控制电路控制注射电机速度，当设定速度和实际速度不等时，电机开始转动，对处理器传来的设定速度和实际速度之间的差进行积分，产生一个校准因数；当设定速度和实际速度相等时，校准因数为零。注射器的压力由采样电机电流控制，如果实际压力试图超过预置压力，注射时速度就会受到限制。对比剂量和注射剂量分别由两套电路控制，如果实际注射量超出设定量便出现故障，活塞位置监测控制切断注射，注射结束时制动变换器切断电机电源，电机停转。

3. 高压注射器的分类

前置式高压注射器由计算机控制，自动化程度高、精确可靠、使用安全，各参数如速率、剂量、延迟时间、时间相位等可自行编程，随机存储，按需所用。前置式高压注射器设有注射器剩余量、已注射量、持续时间、超流量、超流速、超压力检测装置，如果这些参数超出范围，注射器将自动停止注射；设有故障信息提示，提示分两类：操作失误显示 op1xx，可参照说明书逐步解决，若显示为 sc2xx 或 dc3xx，则需工程师排除。此类机器常用于 CT 增强扫描。

双头高压注射器在其独特的动力头触摸式液晶屏上可直接改变预定注射计划，完成对比剂注射后再注射生理盐水，或者进行其他更多操作，从而提高对比剂利用率，如图 6-31 所示。双头注射器具有较好的安全性和便利性，常用于 MR 增强扫描。

双筒对比剂注射系统采用 UPS 集成不间断电池充电器，交直流双供电方式，交流电故障时仍能工作，具有电动吸药全自动功能，如图 6-32 所示。

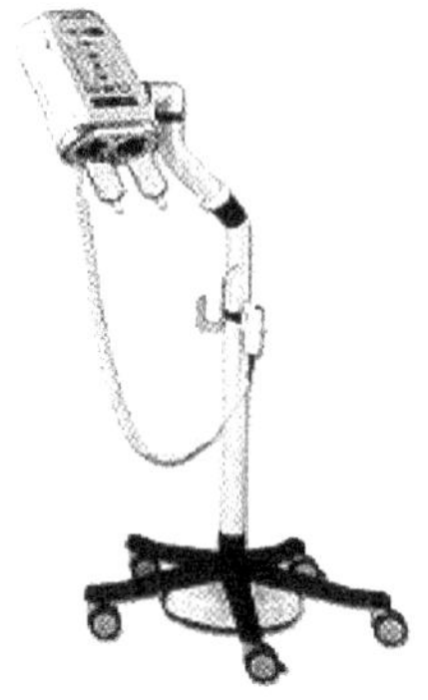

图 6-31　双头高压注射器

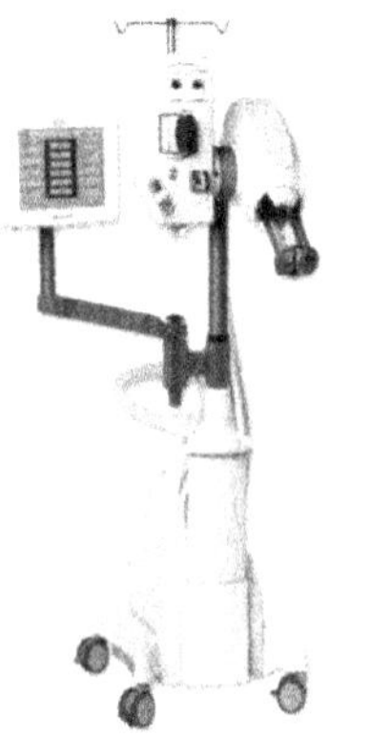

图 6-32　双筒对比剂注射系统

6.4.2　激光相机

激光相机(laser camera) 在医学影像设备中应用广泛,输出的数字化图像信号或模拟图像信号由激光打印机接口送入激光打印机的存储器中,打印机根据不同数据产生不同强度的激光束,对专用的激光胶片进行扫描并产生图像。激光相机分为湿式和干式两种:湿式激光相机与洗片机相连,经过显影、定影、水洗、干燥等处理后得到照片;干式激光相机成像只需化学处理,是一种环保、先进的硬拷贝设备。

1. 湿式激光相机

(1) 湿式激光相机的结构

湿式激光相机由激光打印系统、胶片传输系统和控制系统 3 大组成部分。

激光打印系统包括激光发生器、调节器、发散透镜、多角光镜、聚焦透镜、高精度电机和滚轴。激光发生器是激光成像系统的光源。激光束将输入的信号以点阵扫描方式记录在激光胶片上,激光发生器完成激光扫描使胶片曝光。

胶片传输系统包括送片盒、收片盒、吸盘、滚轴和电机动力传动部件,其功能是将未曝光的胶片从送片盒内取出,经过传动装置送到激光扫描位置,当胶片曝光后再将胶片传送到收片盒或直接输送到自动洗片机的输出口,完成胶片的传输任务。信息传输与存储系统包括硬盘、光盘、记忆板、光纤模数转换器和计算机,其功能是将主机成像装置所显示的图像信息,通过光纤模数转换器输入存储器,需要时可进行激光打印。电子接口分视频接口和数字接口,硬盘存储量 200～2000 MB。

控制系统包括键盘、控制板、显示板,用于控制激光打印程序、幅式、质量等,湿式激光相机如图 6-33 所示。

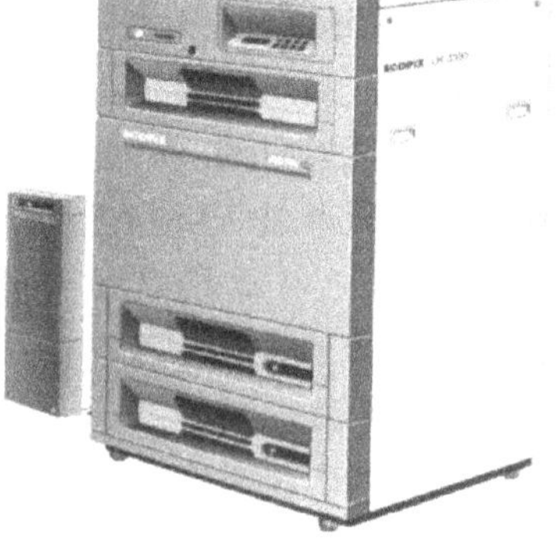

图 6-33　湿式激光相机

(2) 湿式激光相机的工作原理

激光管发出激光,经视听调制器(acoustic optical modulater ,AOM)调制,使图像数据变强或变弱,成为适合扫描的光束,经多面转镜旋转,激光束形成水平扫描,圆柱透镜校正多面转镜反射面的倾斜误差。θ 透镜使不同角度的扫描变成水平强度均匀的扫描,再经反射镜反射扫描到打印滚筒上的胶片使图像生成。激光源有半导体和气体两种激光器,常用气体氦-氖(He-Ne)激光,激光波长为 633 nm。湿式激光相机的工作原理示意如图 6-34 所示。

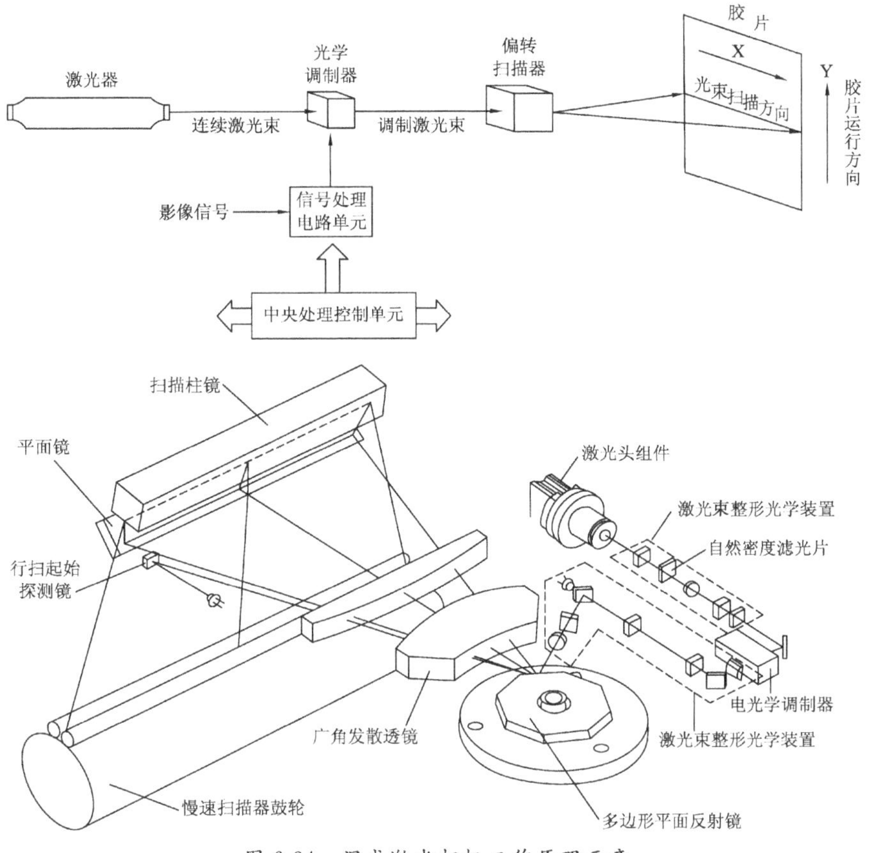

图 6-34 湿式激光相机工作原理示意

2. 干式激光相机

干式激光相机按成像原理不同可分为 3 大类,分别是干式卤化银激光成像、干式热敏成像和干式喷墨成像。干式热敏成像按感热记录方式不同又分为 3 大类,分别是干式助熔热敏、干式升华热敏和干式直升热敏。干式助熔热敏相机通过加热使油墨带内熔点较低的油墨熔化达到记录影像的目的;干式升华热敏相机通过油墨带内的染料加热升华记录影像;干式直升热敏相机较常用,它不产生油墨带的废料,更利于环保。

(1) 干式卤化银激光相机

干式卤化银激光相机主要由激光发生器、光调制器、光学扫描器、胶片传输系统、供片库等组成。

① 激光发生器常用氦氖激光对胶片扫描。

② 光调制器将来自计算机的数字影像信号调制成激光强度信号。

③ 光学扫描器由摆动式反光镜或多面体旋转式反光镜组成,使激光束逐行扫描胶片。

④ 胶片传输系统使胶片按扫描激光束垂直方向高精度地匀速移动。

⑤ 供片库可容纳 100～200 张胶片。

干式卤化银激光相机的工作原理：胶片在传送系统控制下朝一个方向高精度地匀速移动，同时激光束相对于胶片移动方向反复做垂直扫描，激光束以二维方式序逐行扫描整张胶片，激光束的光强度受计算机输出的数字影像信号调制，激光束经旋转多面镜的反射作线扫描。装载胶片的打印滚筒和激光束同步滚动，胶片在激光束的照射下曝光形成平片影像。干式卤化银激光相机如图 6-35 所示。

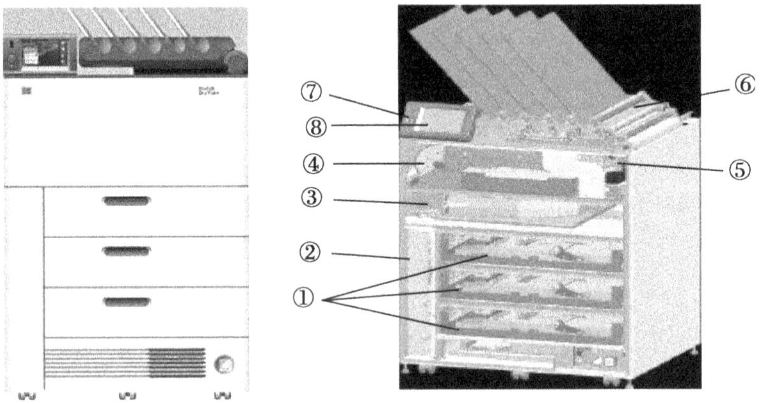

图 6-35　干式卤化银激光相机

干式卤化银激光相机的组成如下：

① 胶片抽屉。胶片抽屉可装上 5 种不同尺寸的激光成像胶片；可以选择任何抽屉中的胶片暗盒进行打印。

② 胶片配准区。将胶片从胶片抽屉移动到相机的成像部分时，胶片配准可定位胶片并使其居中。

③ 胶片成像区。当胶片穿过曝光传送区域时，影像曝光在胶片上。

④ 胶片处理区。胶片处理区在光学模块中，影像被激光打印到胶片上形成图像。

⑤ 显像密度计。显像密度计接收通过处理后的胶片，并在运行校准时执行密度检查以确定图像胶片的质量。

⑥ 胶片排序器。胶片排序器对接收胶片进行排序，并将胶片传送至激光相机顶部的一个胶片排序器柜。

⑦ 面板。面板包括在正常操作期间开启/关闭成像仪电源的电源按钮和触摸屏。

⑧ 触摸屏。触摸屏是激光成像仪的操作界面，它接受操作者的命令，提供有关成像仪功能的状态信息。

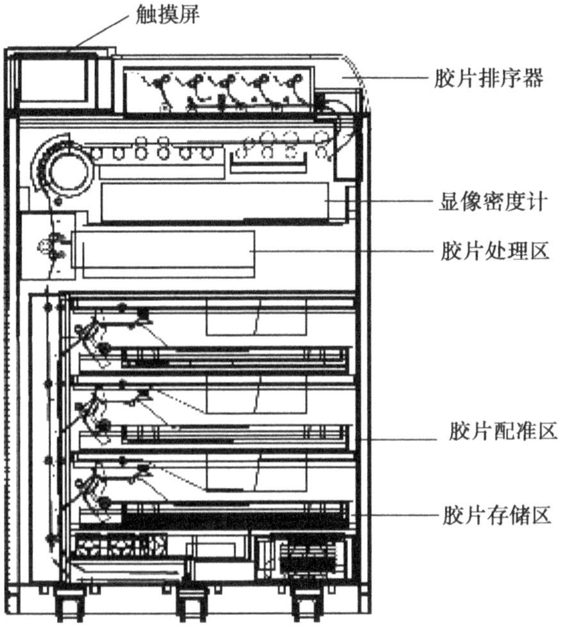

图 6-36　干式卤化银激光相机工作过程

干式卤化银激光相机的工作过程（图 6-36）如下：

① 捡取区中的吸力杯从胶片供应暗盒中吸起一张胶片，并将其送至传输滚筒。

② 传输滚筒将胶片下移至配准传输区域(即进行胶片配准的位置)。

③ 胶片配准传输装置将胶片移动到曝光传输区域。

④ 当胶片通过曝光传输区域时，光学模块便将影像曝光在胶片上，然后把胶片移动至胶片处理器中。

⑤ 当胶片通过处理器鼓时，所产生的热能将影像打印在胶片上。

⑥ 胶片传输滚筒移动曝光胶片穿过显像密度计，到达胶片排序器，然后输出至其中一个排序器柜。

(2) 干式热敏激光相机

干式热敏激光相机主要由控制板、片盒、供片滚动轴、成像鼓、激光头、分离器、终止调节器、废膜滚动轴及机套等组成。热敏激光头由铝基板、瓷质底层、光滑球体、保护层、抵抗层、加热丝和电极组成，其功能是通过发热元件将数字图像转换成灰阶图像。其中，铝基板增加机械力量，瓷质底层支持球体，光滑球体减少摩擦、消除伪影，保护层减小摩擦、隔热、降温，抵抗层增加机械强度；加热丝电阻元件单独发热，用于加热胶片、记录影像；电极给加热丝通电。

干式热敏激光相机的工作原理如下：

① 干式直升热敏式激光相机由发热部分、电路控制和发热散热片组成。其中，发热部分的发热电阻发热并记录图像；电路控制部分控制数字图像数据转换成发热图像灰阶的脉冲值。热敏头加热丝由 4 352个热敏电阻构成，每个热敏电阻均可被独立激活而形成不同的灰阶。热敏头与胶片以300 g/cm^{2}的压力紧密接触。干式激光胶片热敏层的显像剂在温度的作用下发生变化，在热敏胶片上产生灰阶影像，热敏头温度越高，影像密度就越大，照片越黑，反之则越白。直升热敏式成像原理示意如图 6-37 所示。

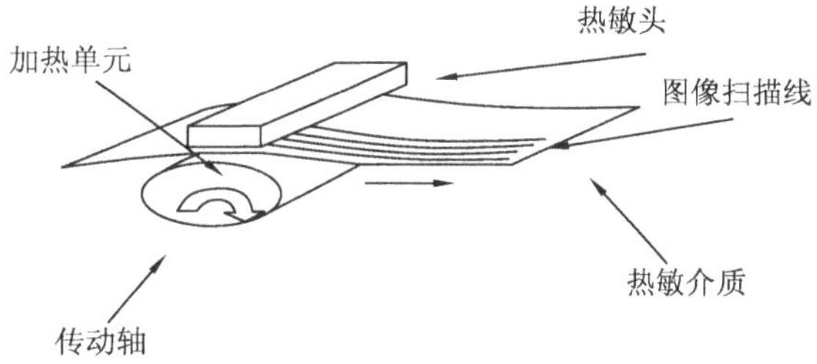

图 6-37 直升热能式成像原理示意

② 干式热敏式激光升华相机激光扫描成像后的胶片通过一套高温装置，使胶片中的银盐在高温下完成还原反应析出银颗粒，温度越高析出的银颗粒越多，胶片上影像密度也就越大。热升华式成像原理示意如图 6-38 所示。

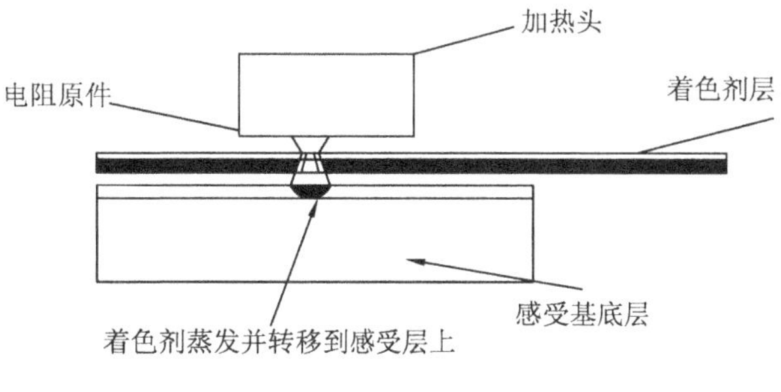

图 6-38 热升华式成像原理示意

(3) 激光相机的网络系统

使用激光相机时要针对使用设备如 CT，MR 等的参数曲线进行调整，以保证成像质量。另外，需要按国际 DICOM3.0 接口标准，加装连接各类医学影像设备的网络接口。该网络接口通过以太网与其他激光相机或者与采用 ACR－NEMA 格式图像的网络设备连接。激光相机网络系统如图 6-39 所示。

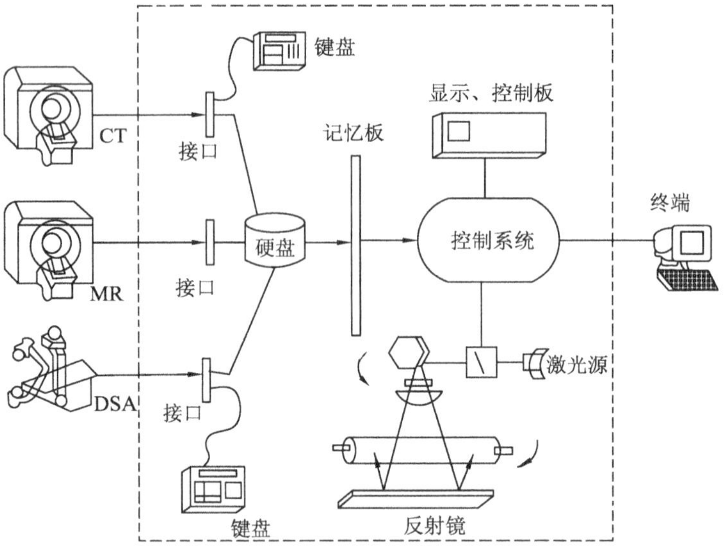

图 6-39 激光相机网络系统

6.5 单排螺旋 CT 设备

6.5.1 单排螺旋 CT 概况

螺旋 CT 是以 CT 球管围绕被检者匀速旋转，扫描床匀速前进为特征的扫描设备。螺旋 CT 扫描的轨迹是螺旋曲线，螺旋扫描采集到的数据通常称为螺旋数据。螺旋扫描中，扫描床匀速通过 X 线扫描时，CT 球管连续曝光旋转，CT 球管旋转一周，扫描床面移动的距离称为螺距(pitch)。与轴向扫描产生分离独立的数据组不同，螺旋扫描产生的是一组连续的数据。单排螺旋 CT 球管通过滑动的碳刷和静止的钢制滑环平行接触导电，使 CT 球管朝一个方向围绕被检者连续旋转扫描，同时被检者与扫描床也朝一个方向连续匀速移动通过扫描野，CT 球管相对于被检者的运动形成螺旋形轨迹。单排螺旋 CT 扫描方式如图 6-40 所示。

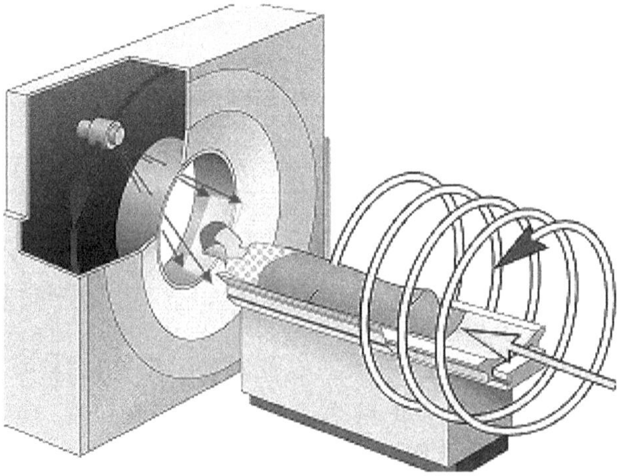

图 6-40 单排螺旋 CT 扫描方式

6.5.2　滑环

非螺旋CT旋转和固定部分的电源、数据靠电缆传输，而螺旋CT旋转和固定部分电源、数据靠滑环传输。滑环结构由碳刷和滑环组成。碳刷是一束细金属丝，具有良好的导电性和弹性；滑环是薄片带状结构，嵌在机架旋转支架圆内，具有良好的导电性和耐磨性。碳刷固定在支架的固定部分，选择电压和数据通过碳刷传输给滑环。这种滑环结构使旋转机架在旋转的任何时间都能可靠地完成电压和数据的传输。滑环结构和位置如图6-41所示。

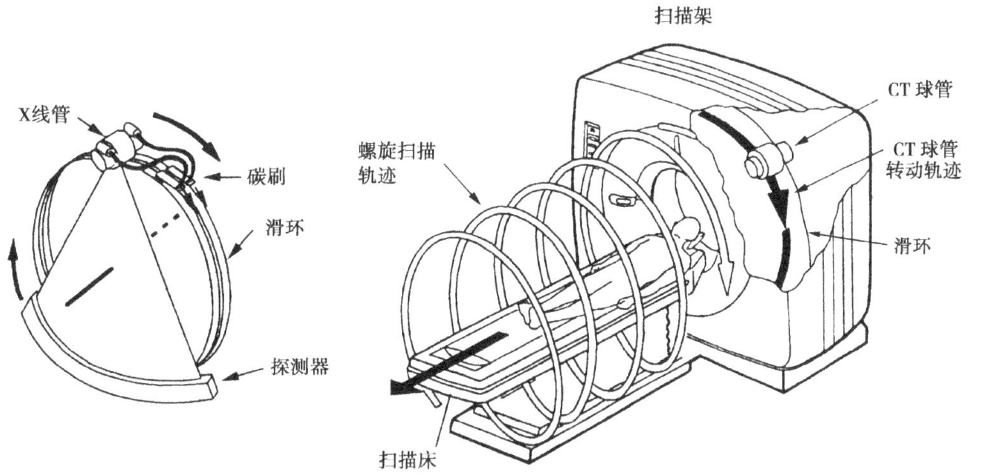

图6-41　滑环结构和位置

滑环分高压滑环和低压滑环两种。

1. 高压滑环

高压滑环指CT球管高压通过滑环传输的一种方式，高压发生器置于扫描的外部，易产生高压打火，出于对安全性及寿命的考虑，目前此类装置已不再使用。高压滑环如图6-42所示。

2. 低压滑环

低压滑环指CT球管高压是在螺旋CT机架内直接产生的，机架外部仅送入低压大电流的交流电供给机架上的高压发生器(高压发生器必须采用高频，其体积小、重量轻)，由高频高压发生器产生高压再提供给CT球管。滑环提供低压大电流，碳刷粗大、滑环宽大。低压滑环如图6-43所示。

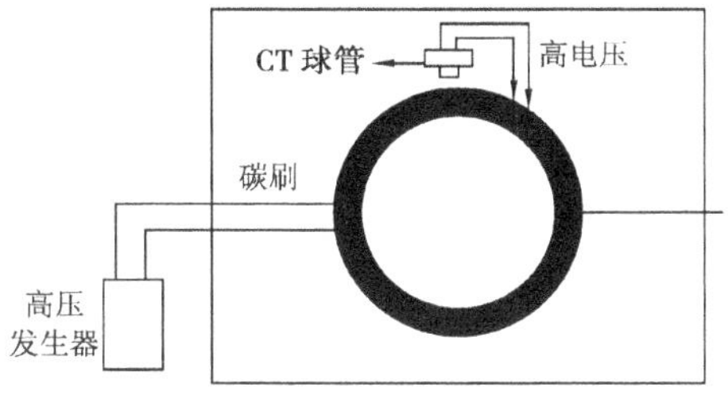

图6-42　高压滑环

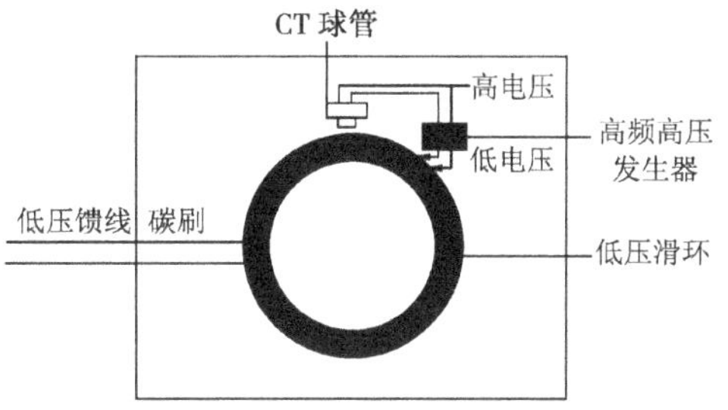

图6-43　低压滑环

6.5.3 螺旋CT机的结构

螺旋CT机的主要组成部分是扫描架、扫描床和控制台。扫描架内有X线发生系统和数据采集系统。扫描床的功能包括定位、控制扫描床上下运动和进出扫描孔。控制台由计算机、系统控制、操作和通信系统以及存储系统等组成。

1. 扫描机架

扫描机架由固定机架和旋转系统两大部分组成。固定机架的主要功能是控制机架倾斜角度、扫描架旋转、数据收集和扫描器接口。旋转系统的主要功能是X线的产生和控制，例如高压产生控制、热交换器控制、X线光束成形控制等。旋转系统是一台无刷直流伺服电动机，其主要优点是调速和启动性能好，旋转转矩大，因而被广泛应用于各种驱动装置和伺服系统中。

2. 高压发生器

高压滑环的高压发生器安放在扫描架的外部，不受体积、重量的限制。高压发生器直接把三相交流电输入变压器的初级，升压后进行三相桥式整流，分别产生±80 kV的高压供给CT球管。低压滑环结构的螺旋CT中，高压发生器被安放在螺旋CT机架内，多采用交流—直流—交流变换器再经倍压整流的方法，获得CT球管灯丝电压和CT球管高压。

① 高压变压器。进入机架的三相380 V交流电经三相桥式整流后得到670 V直流，供电电流可达85 A，产生的正高压和负高压分别加到CT球管的正、负极，CT球管上可获得165 kV的高压。

② 高压闭路控制。X线系统控制处理器给出期望值高压，1 V表示20 kV高压。高压产生后，通过电阻分压，分压比为20 000∶1，并把这个分压信号反馈到X线系统控制处理器，与期望值进行比较，误差信号用于控制触发器的开关频率或相位，达到稳定输出直流电压的目的。

③ CT球管电流闭路控制。CT球管阳极电流的大小取决于CT球管的灯丝温度和施加的高压值。CT球管高压已有高压闭路控制，因此要控制CT球管阳极电流只需控制CT球管灯丝温度，而灯丝温度控制是通过灯丝电流控制实现的。

3. CT球管组件

CT球管组件由CT球管、热交换器和高速启动器组成，安装在机架的旋转系统部分。

① CT球管。螺旋CT设备扫描过程是长时间的持续曝光，对CT球管热容量和散热效率的要求很高。螺旋CT设备的CT球管热容量要求在5 MHU以上，散热效率要求到达700 kHLr/min以上。

② 热交换器。热交换器是CT球管的冷却系统，CT球管借助冷却油降温。通过向CT球管注入冷油的同时吸出热油的循环方法，可将CT球管温度控制在一定范围内。

③ 高速启动器。高速启动器监测CT球管旋转阳极及热交换器的工作状态，进行故障诊断，并提供旋转阳极加速、运行和制动3种控制方式。阳极高速旋转速度可达10 000转/分，CT球管阳极需要停转时，利用快速制动方式可使其快速停转。

④ 准直器、滤过器、补偿器是控制X线厚度、宽度和质量的组件。

4. 探测器

螺旋CT设备中采用的是固体探测器。X线轰击晶体后，晶体将X线能量转换成光能，光能又被光敏二极管转换成电流。光电二极管输出的电流加到前置放大器的输入端，在其输出端产生 0～－10 V 的电压，电压的绝对值与入射的 X 线强度成正比。

5. 数据采集

① 前置放大器。每个探测器模块上有一组前置放大器开关，开关的通断状态由可编程只读存储器选择，受到 X 线照射的探测器才有可能打开。

② 模/数转换。模/数转换功能共分两级，第一级是信号转换，即将探测器输出的电压信号(0～－10 V)转换成频率信号(0～－2 MHz)。第二级是信号调整，它接收已转换的频率信号和 4 MHz 的时钟信号进行对比调整。转换电路板共有 12 块，每块包含有 100 个通道，共形成 1 200 个模/数转换通道。

③ 数据预处理电路。电路中有 4 级数据处理流水线完成处理功能，不同的数据块分处在 4 级流水线的不同位置，多块数据在同一时间进行运算，使运算工作能够并联进行。这 4 级流水线的作用是进行 δ 数据校正、偏置校正、对数运算、对数减法和探测器数据平均。

数据经过流水线处理后，存储到平均存储器中。平均过的源扇区数据被送到扫描接口板，将源扇区 16 位数据字装订成 32 位数据字，32 位数据字的配对方法可根据扫描方式进行选择。被重新装订的数据字就是影像重组的原始数据。

6.5.4 螺旋 CT (SSCT) 的扫描参数

在螺旋 CT 中，管电压、管电流、层厚等扫描参数与非螺旋 CT 相似，只是另外增加了进床速度及重组图像间隔的选择等。进床速度和层厚的比值称为螺旋因子(pitch factor)，一般选为 1，即进床速度等于层厚。在扫描层厚一定的情况下，螺距越小，进床速度越慢，层厚越薄，图像质量越好。当扫描范围确定时，若进床速度慢，则扫描时间变长；螺距越大，床面移动越快；层厚越厚，扫描时间越短，图像质量下降。螺旋扫描采集的是容积数据，数据重组的方法关系到图像质量的好坏。螺旋扫描时，扫描床的连续匀速移动导致每一周扫描的起点和终点不在同一平面上，在图像重组之前为了消除运动伪影、防止层面的错位，需要在所采集原始数据的相邻点用线性内插法进行校正。非螺旋 CT 是步进扫描，即起点出发到信号结束扫描轨迹是一个完整的圈，在 z 轴方向上无层面的错位。

1. 螺旋 CT 的参数

① 数据采集是指每次螺旋扫描中采集的整个体积的数据。

② 周数是指一次数据采集中 CT 球管的旋转次数。

③ 螺旋因子是指螺距与层厚的比值，常为 1，1.25，1.5，2。选择螺旋因子为 1 时，螺距等于层厚。螺旋因子和螺距在螺旋 CT 中概念相似，习惯上用螺距代替螺旋因子，螺距具有双重含义。

④ 螺旋内插法是指为了得到合成平面数据，对螺旋数据 z 轴进行加权处理的方法。

⑤ 螺旋内插器是具有加权功能的部件，分为校准型、清晰型和超清晰型 3 种。

⑥ 螺距是指扫描过程中 CT 球管旋转一圈扫描床移动的距离与层厚的比值。

⑦ 层厚(slice thickness)即扫描厚度，主要由准直器通道限定的 X 线束宽度决定。当扫描层厚为 10 mm 时，若床进为 10 mm/周，则螺距为 1；若床进为 5 mm/周，则螺距为 0.5；若床进为 20 mm/周，则螺距为 2。CT 球管旋转一周扫描床移动的距离和层厚一致时，

螺距为1,扫描床移动的距离大于层厚则螺距大于1,反之则小于1。若螺距大于1,则采集的数据减少,图像的质量变差。用螺距为1.5扫描时其覆盖面将会比螺距为1时长50%。螺距越小,扫描时被检者覆盖越完全,层厚越薄,纵向分辨力越高,这对检出病灶有利。

⑧ 扫描后重组图像之间的距离为间隔,第一张图像与最后一张图像对应的两个扫描中心点的距离为成像范围。当成像间隔等于层厚时为相邻图像,当成像间隔小于层厚时为重叠图像,当成像间隔大于层厚时为相邻图像有间隔。同样的成像范围内,间隔越小,重组图像越多,层厚越薄,这对检出小病灶有利。

⑨ 扫描时间是指CT球管旋转一圈所用的时间。

步进式CT扫描数据采集点的空间位置起点与终点在同一体层平面内,而螺旋CT扫描数据采集点的空间位置起点与终点不在同一体层平面内,螺旋CT重组时必须要用的合成平面数据在螺旋数据上形成投影数据,这是一种卷积运算。步进式CT与螺旋CT扫描数据采集点的空间位置如图6-44所示。

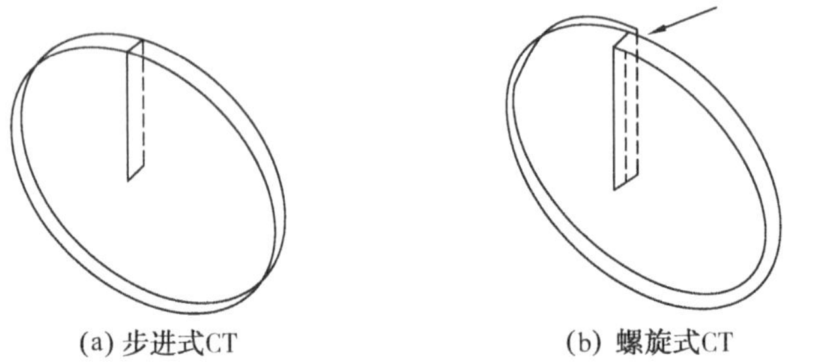

图6-44 步进式CT与螺旋CT扫描数据采集点的空间位置

⑩ 螺旋插值。螺旋CT重组同一体层平面上扫描图像所需要的采样数据,并非是通过真实的扫描过程所采集到的,而是通过计算机内插值算法求出来的。在重组图像所对应的同一体层内进行内插数据的方法称为螺旋插值。此方法在靠近体层的邻近螺旋圈内进行,采得的数据是实测采样值测量到的投影数值,与层面邻近螺旋圈上采样点与扫描层上相应点的分布,并用一定的函数对实测采样值做分段加权运算,其结果补充重组扫描层上的采样值,是一种建立投影数据的方法。螺旋内插分线性、非线性两种,线性分为180°和360°两种,其中180°为常用校准型线性内插。非线性又分为清晰、超清晰内插两种。不同的螺旋内插方法如图6-45所示。

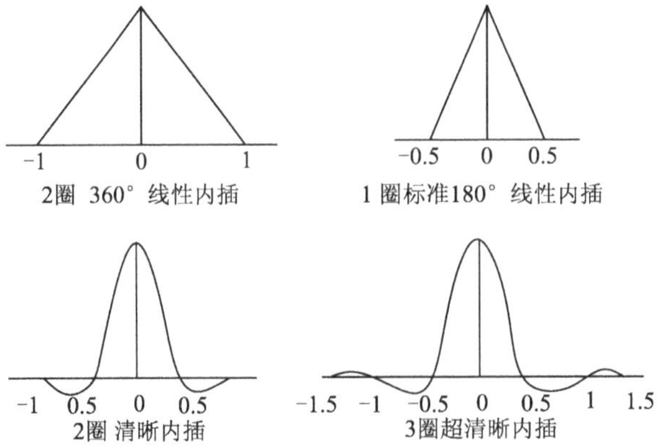

图6-45 不同的内插方法

2. 内插类型

① 360°线性内插，即 CT 球管扫描两圈的螺旋数据，对重组体层作线性内插获取重组所需要的数据。

② 180°线性内插，即利用 CT 球管扫描一圈的获得的螺旋数据进行线性内插。

③ 清晰内插，即利用单边凸函数对重组层面外的数据进行负向加权，并将两圈的螺旋数据内加权后变成一圈的数据。清晰内插可利用更多的螺旋数据，改变数据的权重作用，提高权重分辨力。

④ 超清晰内插，即利用一双边凸函数对三圈的螺旋数据进行内加权。超清晰内插利用最多的螺旋数据形成重组数据，不降低分辨力，但计算量大、时间长。

3. 层厚灵敏度曲线与图像噪声

层厚灵敏度曲线(slice sensitivity profile，SSP)是指在扫描层中人体长轴方向对扫描 X 线束敏感度分布曲线，不同的内插算法对应不同的层厚灵敏度曲线。SSP 是一个二维的解剖方块，步进式轴位图近似长方形，单排螺旋底部较宽，受内插算法影响长轴分辨力下降。螺旋 CT 扫描受到层厚、螺距、重组方式等的影响。其中，层厚对 SSP 影响最大，缩小层厚则可缩小 SSP，提高空间分辨力，穿过物体到达探测器的光子减少，图像噪声增加。螺距是决定 SSP 大小的另一因素，螺距增加，SSP 也增宽，但不影响图像噪声。内插算法也影响 SSP 大小，180°内插法使 SSP 缩小，空间分辨力提高，噪声相应增加。180°线性内插有效层厚稍薄，长轴分辨力改善，噪声较大；360°线性内插，有效厚度宽，长轴分辨力下降，噪声较小。不同因素对 SSP 的影响如图6-46所示。

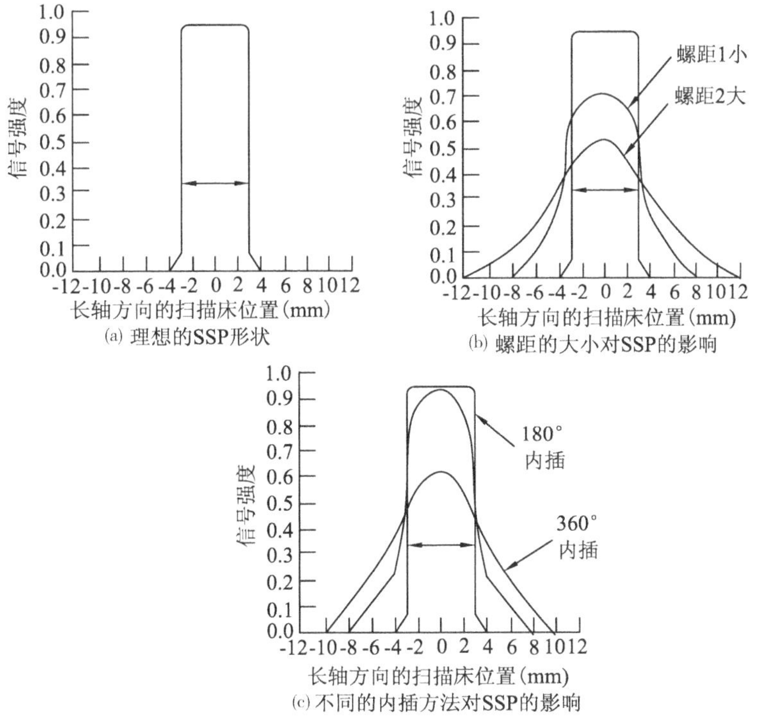

图 6-46　不同因素对 SSP 的影响

6.5.5 螺旋CT设备的软件功能

螺旋CT设备的软件可进行血管造影，三维、四维成像，仿真内窥镜，超级影像，多层螺旋插值及全中心扫描等。

1. 三维成像

三维成像(图6-47)通常采用两种方法：最大密度投影(MIP)和表面阴影投影(SSD)。SSD是扫描物体表面相对像素的数学模拟成像，首先规定成像的上下阈值，超过规定阈值以外的像素作为等密度处理，成像立体感强，但并不表示实际X线衰减值，其分辨力受阈值选择的影响。

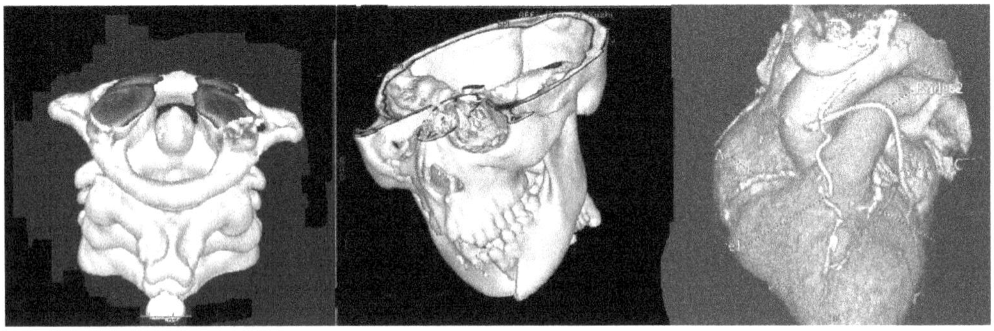

图6-47 三维成像

四维成像又称光线合成(ray compositing)或立体描绘技术(volum etric rendering)，它在光线投影通过的路程上对每一个点附加一个可以任意调整的权值。四维方式利用了立体影像的全部数据，通过调整可得到各种效果。例如，通过调整可以使全骨骼系统中的骨骼全部消失，而软组织和血管系统凸现，或者使钙化斑系统中的钙化斑消失，而血管狭窄部分凸现。

2. 仿真内窥镜(CTE)

仿真(virtual reality)技术利用计算机的高速计算功能和各种多媒体技术仿真出现实环境，给人身临其境的感觉。仿真内镜是仿真技术在医学影像领域中的应用。CTE利用各种计算机技术，观察管腔内部结构并进行彩色编码，对计算机要求高。其具体做法是先螺旋扫描，重组出轴位、冠状位、矢状位及内窥镜图，然后采用光线算法设置管壁阈值，再经管腔导航技术间隔一定距离产生内镜影像并连接而成。在气管和增强血管方面，CTE技术将螺旋扫描数据重组后使临床以“飞越”方式洞察支气管、血管的内部结构。若将CTE和四维成像技术相结合，可以使管腔结构变成透明状态，从而看到管腔壁后面的解剖结构。仿真内窥镜图像如图6-48所示。

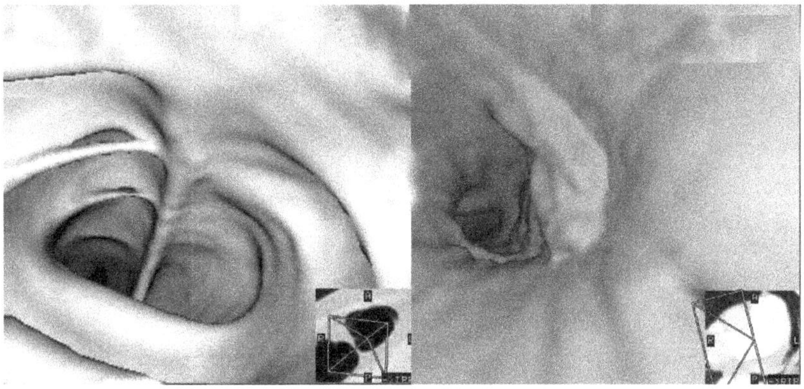

图6-48 仿真内窥镜图像

3. 超级影像

CT图像的质量受X线束硬化效应的影响，其物理机制是X线频谱不纯，使衰减系数呈非线性，因此在骨骼和软组织的边界常出现带状伪影，尤其是尖锐的骨骼。超级影像技术采用硬件和软件相结合的办法，在采集影像数据的同时对每一条X线进行实时修正，显著地减少了X线波束硬化导致的伪影，使骨骼和软组织边界更为清晰，提高了骨骼和软组织边界小病灶的检出率。

(1) 多层螺旋插值

后颅凹部位成像时，由于尖锐骨骼造成的部分容积效应使图像出现放射状的伪影，往往掩盖了较小的病变。薄层扫描的部分容积效应较小，但X线剂量高，软组织分辨力很差，一般适用于骨骼系统。采用平滑技术也可消除后颅凹伪影，但不能增加信息量。采用多层螺旋插值技术可在消除后颅凹伪影的同时，既不降低软组织的分辨力，也不丢失影像细节，从而提供高质量的颅脑影像。

(2) 造影计划系统(SVIP)

造影计划系统是一个计算机控制的自动循环时间测定和对比剂计划系统，它可以自动测量每一个被检者动静脉期的峰值增强时间，自动设定扫描延迟时间，使增强效果达到最佳。例如，在肝脏增强扫描时，SVIP可以一次测定动脉期和门静脉期的延迟时间，得到动脉像扫描窗和门静脉像扫描窗，再利用螺旋扫描的双像扫描方式，一次得到肝脏的动脉像增强影像和门静脉像增强影像。

(3) 全中心扫描方式

在扫描腰椎等部位时需重组放大，而放大影像的同时并没有增加数据量，只是几何尺寸等比放大，因此影像颗粒变粗。全中心扫描方式在两条入射光线之间插入另一条光线，数据量达到107个，大大提高了影像质量。

(4) 螺旋CT血管成像术

螺旋CT连续扫描和计算机容积采样使CT血管成像术成为可能，重组血管影像接近常规血管造影影像，速度快、价格低、无创伤。螺旋CT血管成像术可以多次在不同平面不同角度任意重组影像，且通过影像后处理可以消除不必要的重叠组织，具有良好的软组织分辨力。利用血管腔内显示技术，螺旋CT血管成像术能描绘血管壁上的病变，显示管腔大小、相关的钙化和周围软组织病变。螺旋CT血管成像术如图6-49所示。

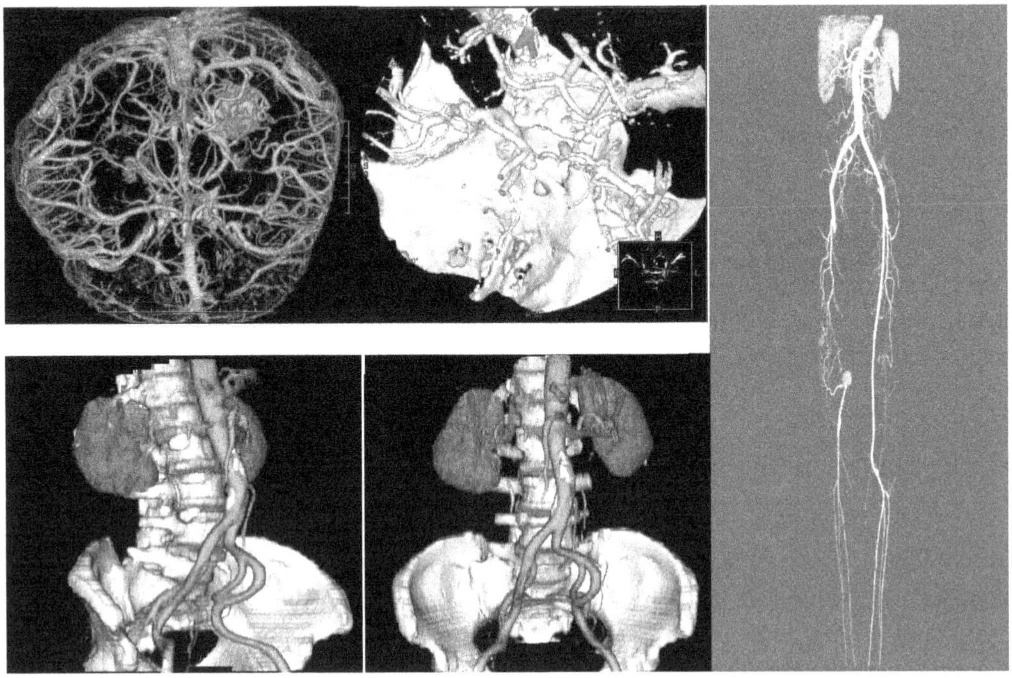

图 6-49　螺旋 CT 血管成像术

第 7 章　多排螺旋 CT 设备

7.1　多排螺旋 CT 设备概述

7.1.1　基本概念

多排螺旋 CT(multi slice computed tomography,MSCT)是指旋转一周可获得 4 层以上连续层面图像的 CT 设备。多排螺旋 CT 的 X 线束宽度在 z 轴方向可从 1 cm 左右增加到几厘米,甚至十几厘米,属于锥形束 CT。目前 MSCT 已有 4,8,16,32,64,320 排等多种。多排螺旋 CT 如图 7-1 所示。

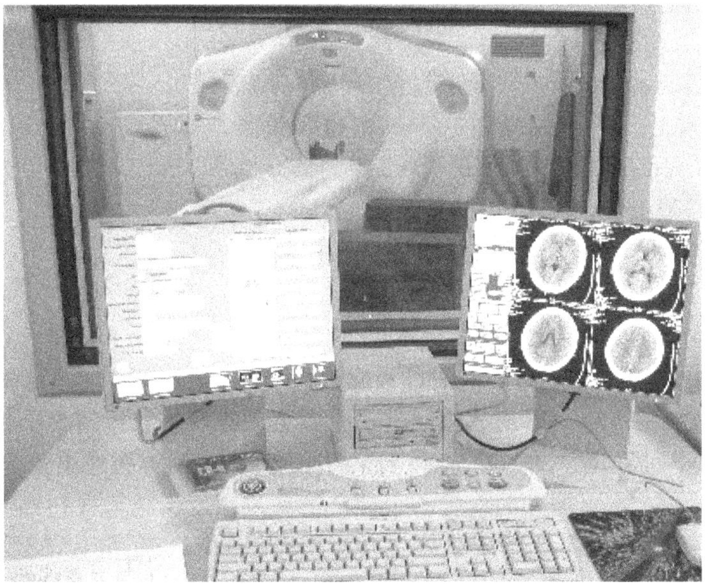

图 7-1　多排螺旋 CT

多排螺旋 CT 扫描轨迹呈螺旋状态,扫描床可步进或直线运动,最小扫描厚度可达 5 mm。多排螺旋 CT 扫描轨迹如图 7-2 所示。

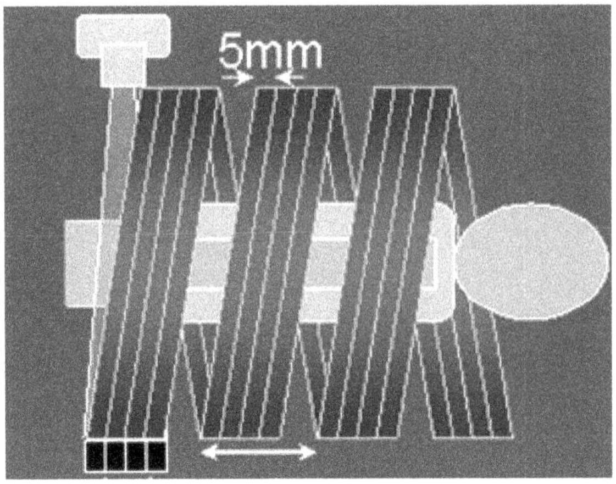

图 7-2 多排螺旋 CT 扫描轨迹

1. 内部配置

① MSCT z 轴方向上采用 4 通道以上的多排探测器。

② MSCT 采用可调节宽度的锥形束，X 线束宽度等于多个层厚之和，提高了 X 线的利用率。

③ MSCT 探测器由多组组成，形成数据采集的多组输出通道。

④ MSCT 同一扫描周期内获得的层数不同，可以是一层或多层。

MSCT 的层厚不仅取决于 X 线束宽度，还与探测器阵列的不同组合有关。例如，同样是 10 mm 宽的 X 线束，可由复 4 排 1.25 mm 探测器组成一个 5 mm 探测器通道，获取 2 层 5 mm 层厚的图像，也可以由复 2 排 1.25 mm 探测器组成一个 2.5 mm 探测器通道，获取 4 层 2.5 mm 层厚的图像。多排探测器示意如图 7-3 所示。

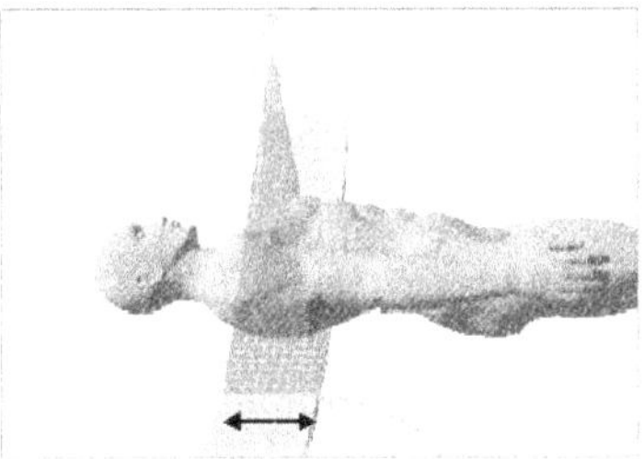

图 7-3 多排探测器示意

2. 图像重组

MSCT 采用新算法，以优化采样扫描和滤过内插法、扇形束重组进行图像重组。

① 优化采样扫描。单一层面成像通过调整数据采集轨迹获得信息补偿，并通过调整螺旋因子缩短采样间隔，在 z 轴方向上增加采样密度，达到改善图像质量的目的。

② 滤过内插法。在 z 轴方向设置一个确定的滤过宽度优化采样扫描的数据，通过改变滤过波形和宽度调整层面敏感度曲线、有效层厚及图像噪声，取代 SSCT 的线性内插法实现 z 轴方向的多层图像重组。

③ 扇形束重组。用锥形束平行分割模拟扇形束，使用扇形束算法进行图像重组。

7.1.2 基本概况

1. 多排螺旋 CT

① X 射线束。单层螺旋 CT 为薄扇形束，X 线束宽接近于层厚，而 MSCT 为锥形 X 束。

② 螺距与层厚。与 SSCT 不同，MSCT 有两种螺距解释：

束螺距(X 线束螺距)＝扫描一圈床移动距离/扫描线束宽度

层螺距(层厚螺距)=扫描一圈床移动距离/层厚宽度

层螺距=层次×束螺距

国际电工委员会将螺距定义为“进床速度与接收探测器有效宽度的比值。”

③ 重组方式。重组方式由滤过内插法和最佳数据采集模式组成，在轴向上多采用滤过内插法的处理方式，通常螺距在轴向上要所有增加，多层扫描轨迹同时进行。传统单层扫描螺距为 1∶1，而 MSCT 相应为 1∶4。螺距为 4 扫描时，第一排探测器的对应数据将与第三排探测器的采集轨道重叠，这种重叠可以通过设置最佳螺距来消除。若实行在轴向上的最佳数据采集，螺距为 4.5 时产生图像的质量会高于螺距为 4 时产生图像的质量。螺旋扫描与重组关系如图 7-4 所示。

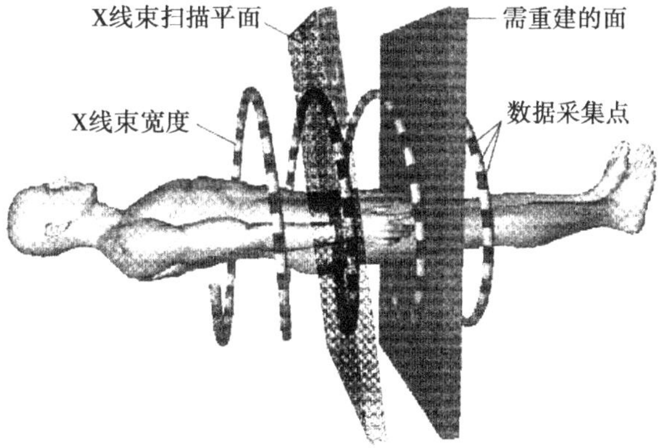

图 7-4 螺旋扫描与重组关系

2. 基本结构

多排螺旋 CT 由控制台、扫描床、扫描机架和电源分配柜等组成。

① 从探测器工作原理可知，初始速度越快，可见光转换速度也越快，相应的曝光速度越快，余辉效应越小。固体探测器采用新型的闪烁晶体材料耦合光二极管制成，即钨酸钙的转换效率和光子俘获能力达到 99%的动态范围是 1 000 000∶1，而氧化稀土陶瓷的吸收效率也是 99%，闪烁晶体的发生率常是钨酸钙的 3 倍。

② 多排螺旋 CT 探测器多采用超高速稀土陶瓷材料制成，在探测器发展过程中，采集的最薄物理单元已达到亚毫米级。

③ 多排螺旋 CT 使用宝石改变了探测器材料的结构，加上无缝切割技术，使图像质量明显提高。四维螺旋 128 层配置通过数字精控摇篮床技术使扫描床往返连续运动，覆盖范围可达 270 mm。320 排探测器 320 层扫描覆盖范围可达 160 mm，而螺旋扫描只能用 64 层，故称 320 排 64 层螺旋 CT。128 排探测器通过飞焦点技术实现 256 层、128 排×0.625 mm，覆盖范围可达 80 mm。

④ 多排螺旋 CT 将纳米材料与高速稀土陶瓷结合，组成更小的分子材料，便于探测器的固化和精确切割，从而减小间隙，提高几何效率和 X 线利用率，为更宽探测器阵列设计和应用创造条件。

⑤ 大容量 CT 球管有两种，一种是以“OM”代表高散热率的 CT 球管，可长时间扫描，无需球管冷却；另一种是大功率高毫安输出 CT 球管，采用航天散热涂料和阳极接地加大散热率，采用微孔循环、双轴支撑方式延长连续曝光时间，并采用动态变化 CT 球管及瞬时变能高压发生器并应用电子束滤过技术，滤过无效低能量电子束，减少无效电子对阳极靶面冲击，从而减少靶面的产热量，延长 CT 球管寿命。

⑥ 高功率高压发生器。多层螺旋 CT 扫描速度快，旋转离心力大，油浸工频高压发生器很容易发生漏油而损坏。多排螺旋 CT 采用的固态变频高压发生器，质量好、体积小、重量轻、耗材少、易安装，可安装在机架内随同 CT 球管一起旋转，能瞬时变能。

⑦ 驱动系统。机架驱动系统利用皮带机械传动，旋转速度增加摩擦产热，物质的热胀冷缩物理特性，对图像质量产生一定影响。电磁驱动、磁悬浮技术提高了旋转速度，降低了机械噪声，高科技气垫轴承技术，降低了机架旋转的摩擦阻力，最快旋转速度达 0.27 s/圈。

⑧ 双能量技术。双能量技术分为两种，一种利用 CT 球管进行能量分离，容易控制能量管电压，但会增加辐射量；另一种利用探测器进行能量分离，不会增加辐射剂量，但需要重新对探测器进行设计和研发。利用 CT 球管进行能量分离，又可分为单源探测器和双源双探测器系统，为瞬时变能高压发生器双能采集和能谱成像分析提供了空间。利用探测器进行能量分离，也可分为双层探测器系统和多能量探测器系统，现仍处于研发阶段。

⑨ 可变焦点 CT 球管。这种 CT 球管有两个焦点可交替工作，在螺旋 CT 机架扫描过程中变换焦点的位置，减少锥形线束的半影区，去除大部分无效辐射，因而又称为飞焦点。

⑩ 剂量自动跟踪调节系统。扫描过程中，在 X 线剂量不影响诊断的前提下，该系统可有效降低 X 线剂量，原理如下：扫描时，剂量调节装置依据测得的被检者不同方位的 X 线衰减程度对 CT 球管进行实时调节，使 CT 球管在扫描中按需输出 X 线剂量，即低衰减的组织使用低剂量扫描，高衰减的组织使用高剂量扫描。目前剂量自动跟踪调节有 ECG 自动毫安控制技术、心脏滤线器技术、三维自动毫安技术、短几何设计和电子收集器技术、四维实时剂量调节技术等。

⑪ 模拟电子开关和数据采集通道。探测器的不同组合方式通过电子开关得以实现，电子开关位于探测器之后，根据输入指令调节探测器的组合，并将信息传递给数据采集系统。根据层厚选择的需要，通过电子开关切换将纵向不同的探测器输出信息进行组合，然后连接到相应积分放大电路上。多排探测器可通过不同的组合获得不同层厚的多层扫描图像。

⑫ 大容量计算机。多排螺旋 CT 采用大容量、多台计算机并列处理，速度快、时间短。

模拟电子开关和数据采集通道如图 7-5 所示。

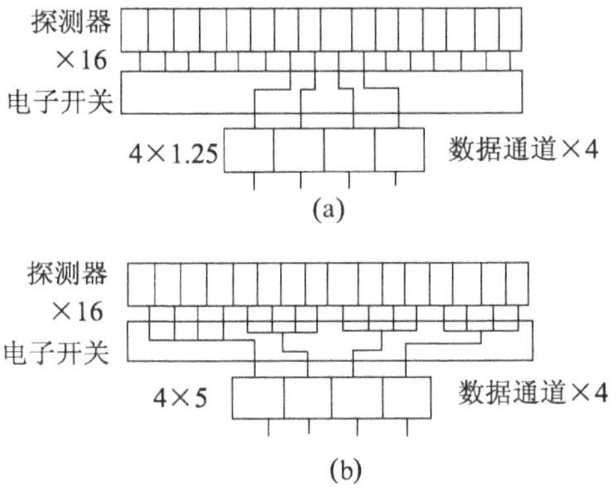

图 7-5 模拟电子开关和数据采集通道

7.2 64 排 VCT 设备

64 排 VCT 设备具有智能平台、自适应智能调控技术，在扫描过程中能前瞻性地根据被检者的生理状态和器官结构特性实时调节参数和扫描方案，具有功能性的突破。

1. 64 排 VCT 硬件设置

① 人工智能系统为前置门控方式(central control system of artificial intelligence，CCS)，中枢控制系统是人工智能核心，可控制 CT 的诸多部件，根据心电图波形、识别记忆波形改变或自动选择正确的波形，快速判断和处理反馈信息，改变了传统的电子束扫描模式。

② 64 排 VCT 拥有背光显示光电二极管技术，飞焦点电子开关组合的数据采集系统同步 58 368 个通道，143 000 000 次/秒的探测器读出速率，2 205 视野/周超高速采集速

度能力。

③ 自适应高压发生器和大容量CT球管的实时调控。大力神CT球管大功率高毫安输出，高散热率高压发生器自适应地调控CT球管，在0.12 s内快速切换CT球管的曝光和关闭，在快速扫描中与心率完全匹配，同步100 kV和800 mA输出。

④ 数控扫描床由高精度步控马达控制，双套控制系统能精确到千分位。

⑤ 电子束低剂量心脏成像扫描模式，在精确控制扫描床运动的前提下，利用3～4个位置的扫描与心动周期的特定期相结合，完成一个心脏图像的采集过程。

2. 64排VCT设置特点

VCT设备的特点如下：

① 64排0.625 mm单元探测器构成40 mm宽体探测器。

② 拥有X线发生器的高级控制系统。

③ 拥有扫描床运动精度控制系统。

④ 拥有实时心电信号调节系统。

⑤ 采用高级重组算法。

3. 主要技术

(1) 电子束技术

电子束技术是上述技术的自然扩展，它应用了前触发的点射扫描，X线曝光的扫描只发生于必要的心脏期像，其他心脏期像X线完全关闭。电子束心脏扫描模式的原理如下：将电子束CT的前瞻性门控和轴位扫描技术与容积CT的40 mm宽体探测器相融合，3～4周完成整个心脏采集，精准的"点射"技术缩短了扫描时间，前瞻性门控加之于扫描和进床分离，避免了螺旋扫描中重叠扫描而产生的对被检者的过多辐射剂量。

(2) 心脏综合低剂量管理系统

① 电子束CT心脏扫描(cardiac snapshot pulse)。电子束CT的前瞻性门控技术和扫描模式，利用40 mm容积宽体探测器精准的"点射"技术，缩短了扫描时间，可降低70%曝光剂量，自控系统实时调节CT球管曝光和扫描床的运动，心电图编辑消除了异常心电波对检查成功率和图像质量的影响。

② 心脏滤线器 (cardiac bowtie)。前置滤线器根据不同的扫描部位提供不同的扫描野，从而使X线剂量得到最优化利用，提高图像质量。心脏滤线器采用了与体部滤线器完全不同的设计，扫描中心正对心脏扫描部位，滤线器的厚度变薄，而周边扫描野范围缩小，能针对心脏提高X线的穿透力，降低50%的X线剂量。

③ ECG心脏自动毫安调控技术。在ECG调控CT球管电流扫描模式中，其管电流的设置需根据ECG波形信号进行调整，高电流用于心脏舒张期采集，低电流用于心脏收缩期采集，同时改进了过滤算法，提前处理过滤运算法则，在对数运算前对扫描数据进行操作。为了给使用不同X线剂量的心脏期像提供适宜的过滤，该算法根据不同心脏像采集时CT球管电流的动态改变滤波域值。

④ 容积芯片DAS(数据采集)系统。容积芯片采用"零噪声设计"，体积较传统DAS的$\frac{1}{8}$还小，它简化了复杂的电子线路，微型化的设计改变了探测器组合排列方式，扩大了覆盖范围。容积芯片利用原来剂量的1/3即可获得同样影像质量。

⑤ 神经系统专用成像过滤器(neuro-filter)。针对功能灌注扫描中的低管电压、低管电流,神经系统专用成像过滤器可使扫描参数抑制背景噪音,提高图像质量信噪比。

⑥ 三维自动毫安技术(3D modulation)。三维自动毫安功能可自动、精确地识别被检者形体曲线的变化,在扫描的同时实时调节扫描剂量,保证图像质量的一致性。

(3) 儿童彩色编码系统(color coding for kids)

VCT 设立儿童专用扫描菜单,将儿童彩色编码技术与扫描序列相配合,专门用于儿童扫描。

4. 64 排 VCT 的主要革新

① 多排探测器采集系统的发展来源于探测器技术的革新,VCT 将扫描速度、图像质量、覆盖范围三者统一,形成高分辨力覆盖速度(high-resolution coverage speed),计算公式如下:

$$\text{高分辨力覆盖速度}=\text{高分辨力探测器覆盖范围}\times\frac{\text{螺距}}{\text{旋转速度}}$$

式中,探测器长 40 mm,64 排×0.625 mm 大小,高分辨扫描速度为 175 mm/s。

② 容积探测器可 40 mm 全高分辨力采集,有高度集成化的探测器和 DAS 模块,其关键在于 1.64 mm×0.625 mm 稀土陶瓷探测器的排列。DAS 模块如图 7-6 所示。

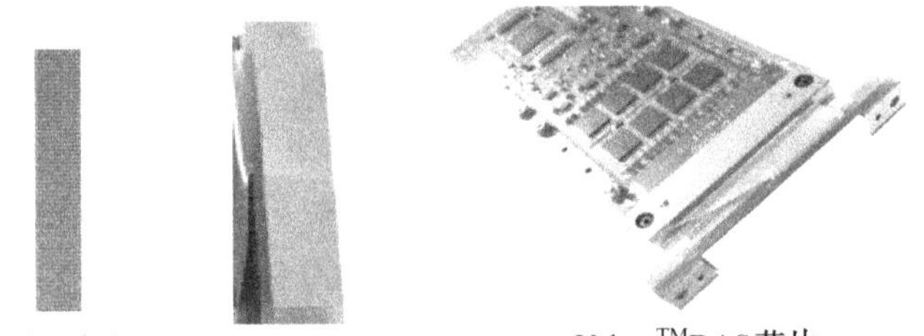

图 7-6 DAS 模块

③ 光电二极管技术。传统光电二极管的引线发自二极管与闪烁体之间并从探测器两边引出,当探测器排数和数目增多时,引线也需要相应增多、增密,二极管的有效受光面积相应下降。而 64 排螺旋 CT 将电信号引线从二极管背面直接引出,二极管正面不再受引线遮挡,有效受光面积达 100%。光电二极管如图 7-7 所示。

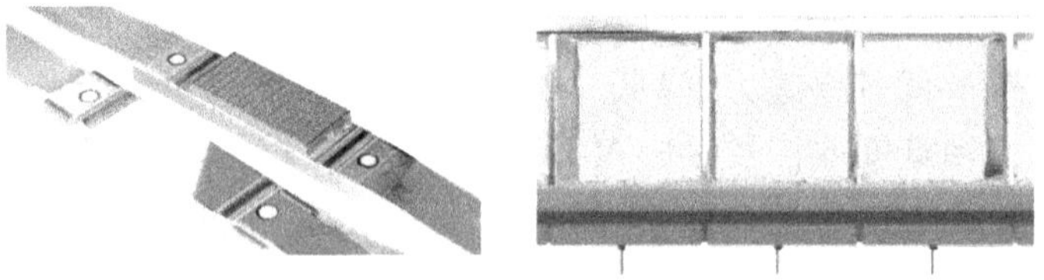

图 7-7 光电二极管

④ 数字芯片具备处理海量数据的能力,极大地提高了检查效率,高集成化数字芯片的体积是原来的$\frac{1}{8}$,能同时进行 58 368 个通道采集,采样率大幅度提高。

⑤ 最小 z 轴分辨力可达 0.30 mm。

⑥ 影响图像分辨力的主要因素是探测器单元宽度、焦点大小和重组算法。64 排

VCT螺旋CT的角度小，0.6 mm×0.7 mm，0.9 mm×0.9 mm双焦点，匹配0.625 mm薄探测器单元，是高分辨力图像的保障。

⑦ 传统重组算法采用相邻探测器180°插值样本重组法，两样本距离太大，z轴分辨力降低，而智能零域内插法（conjugate ray interpolation，CRI）采用距重组层面最近的180°共轭样本采样，数据最真实，并且基于样本可动态调整插值算法，提高了z轴分辨力。智能零域内插法如图7-8所示。

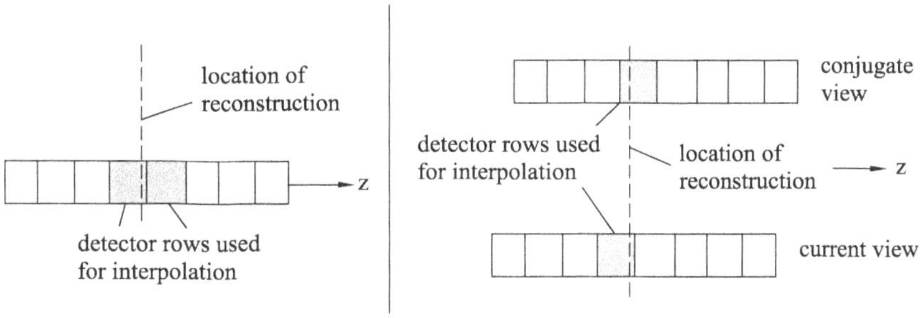

图7-8 智能零域内插法

⑧ 大力神球管可提供800 mA峰值管电流输出，8 MHU热容量，1 782 kHLr/min散热率。大力神球管如图7-9所示。

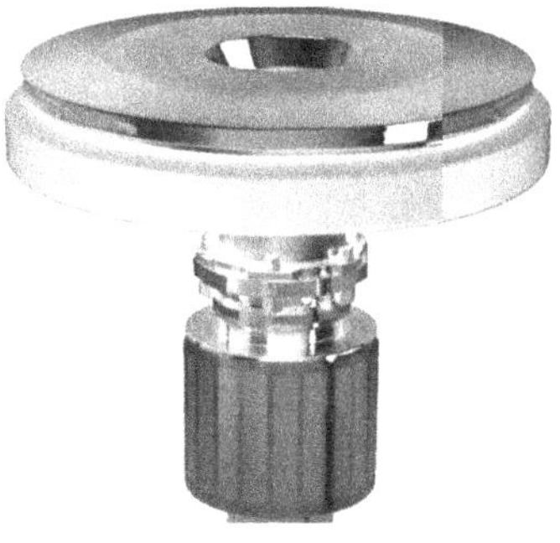

图7-9 大力神球管

⑨ 心脏变速扫描技术，随着心率变化可提供0.35，0.375，0.4，0.425，0.45，0.475 s心脏变速扫描。

⑩ 自动相位补偿技术可整合多期像的数据采用，优化相期图像，消除相位位移伪影。

⑪ 三维自动毫安技术可进行三维剂量调节，x，y，z轴实时剂量调节时只需一个定位像，降低了40%的剂量。三维自动毫安技术如图7-10所示。

⑫ 心脏剂量综合管理系统中的智能射线滤过器、ECG自动毫安技术可降低30%～50%的剂量。智能射线滤过器如图7-11所示。

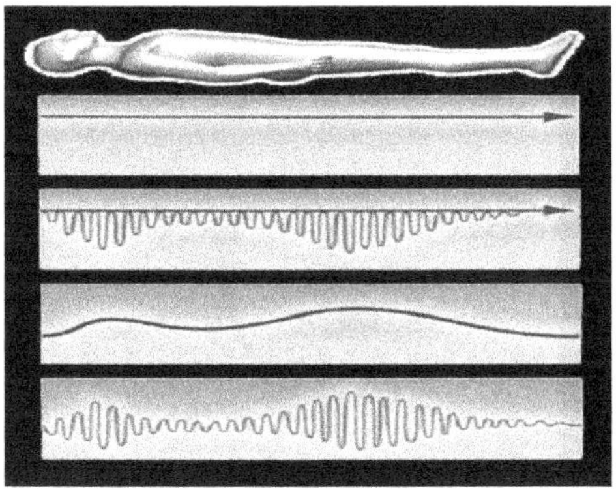

图7-10 三维自动毫安技术

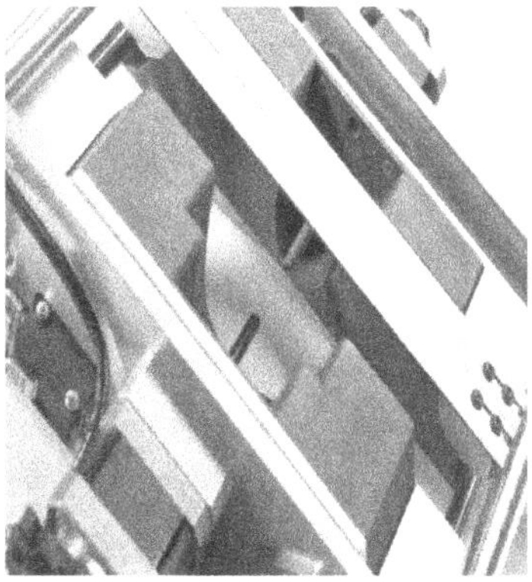

图7-11 智能射线滤过器

⑬ 二维、三维直接浏览器使专业数据分流，从形态诊断转至功能诊断，一次采集同时

得到神经系统动态 CTA 和脑灌注图像以及 DSA 选择性血管造影，可实现快速三维心脏功能分析，定性定量诊断心脏彩色透视，第二代结肠普查，“一键式切除小肠”，360°结肠平铺，仰卧俯卧整合分析，自动去骨、自动识别、骨血分离、骨肉分离、定量分析、自动血管拉直。后处理影像如图 7-12 所示。

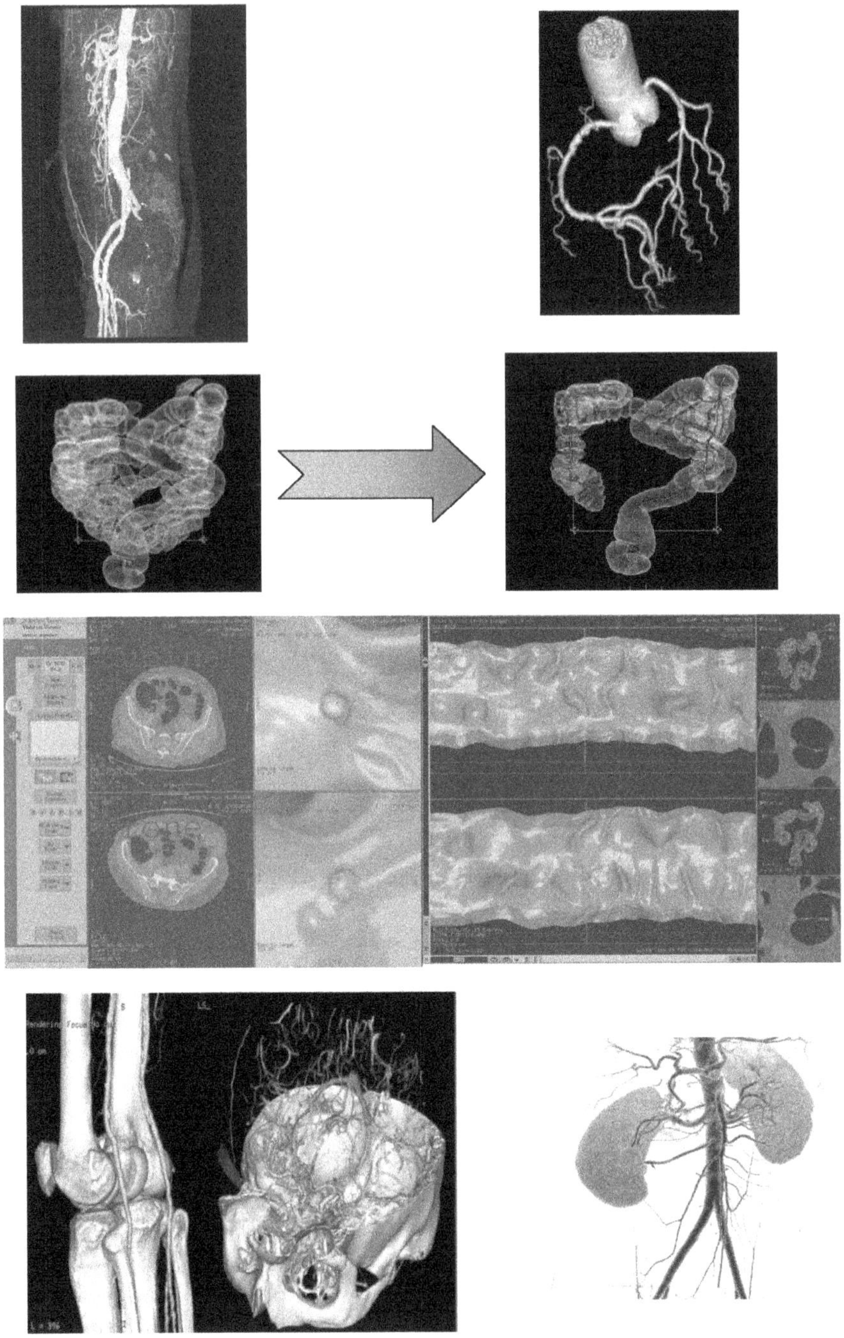

图 7-12　后处理影像

7.3 宝石CT设备

7.3.1 宝石CT概况

宝石CT(HDCT)的推出是CT发展史上一个质的飞跃，它突破了CT不断地增加探测器宽度的发展模式，更全面地满足了临床需求，使获得的影像图像更清、更广、更多。宝石CT通过引入能谱栅成像技术，把CT成像推向了五维空间(x,y,z,t,n)成像。它不仅能分析人体组织的化学组成，而且能通过能谱栅成像技术观察和分析解剖病理信息。宝石CT探测器突破了探测器材料的所有物理特性，反应速度快、余辉效应短，能实现能谱栅功能。宝石CT探测器以99%红宝石加入少于1%的稀土元素制造而成，如图7-13所示。

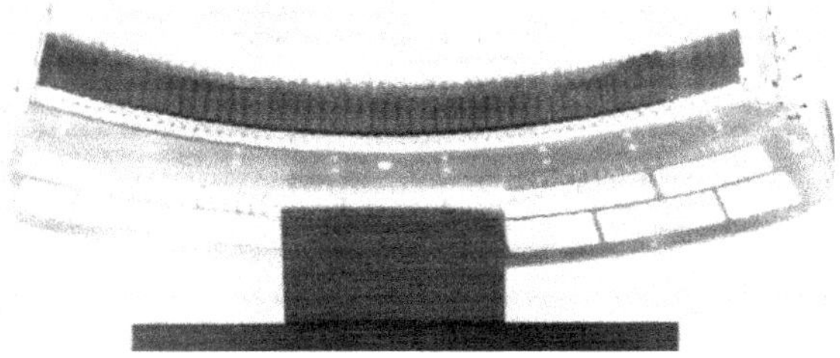

图7-13 宝石CT探测器

红宝石具有良好的光学特性，提高了X线的穿透速度，使X线穿透速度达普通探测器材料的100倍。这种穿透速度既可以超快速采集，也可以进行超快速能量切换，高能和低能的切换只需0.5 ms，从而实现能谱栅CT功能。为了与宝石探测器相匹配，CT核心技术发生巨大变革，产生了动态变焦球管，瞬时变能高压发生器和高频低噪数据采集系统。动态变焦CT球管如图7-14所示。

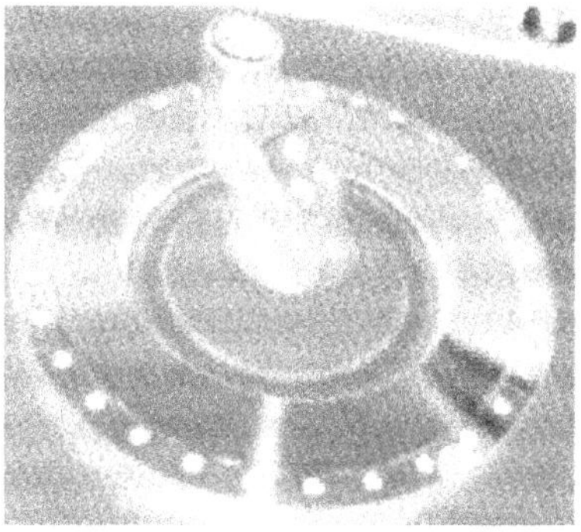

图7-14 动态变焦CT球管

宝石CT的4大技术突破：

① 作为CT探测器材料学的突破——宝石探测器。

② 作为CT诊断学的突破——能谱成像和冠脉减影。

③ 作为CT覆盖范围的突破——无锥形伪影的动态500排。

④ 作为CT成像学的突破——高清晰、低剂量图像。

7.3.2 能谱技术

把3种不同的物质放在一个水模里，一种是碘，一种是碘和水，另一种是骨，用水模扫二次，一次用低能量80 kV，一次用高能量140 kV，每次扫完后测量一下不同物质的平均CT值。设x轴的扫描能量为80 kV，y轴的扫描能量为140 kV，水的坐标为0，碘的坐标为(1 000,800)，碘水混合物根据不同浓度落在碘和水的连线上，可反映出碘与水不同的百分比。对骨而言，在140 kV能量下的CT值可能凑巧与碘水混合物一样，因此用一种能量采集数据不能分辨出二者的区别，但在80 kV能量下骨的CT值与碘水混合物的CT值不同。也就是说，如果某种物质的坐标不在碘水连线上，那它就是一种性质不同于水和碘的物质，偏离多少与该物质的化学成分有关，因此可以通过两种能量的扫描来描述不同成分的物质。实验坐标如图7-15所示。

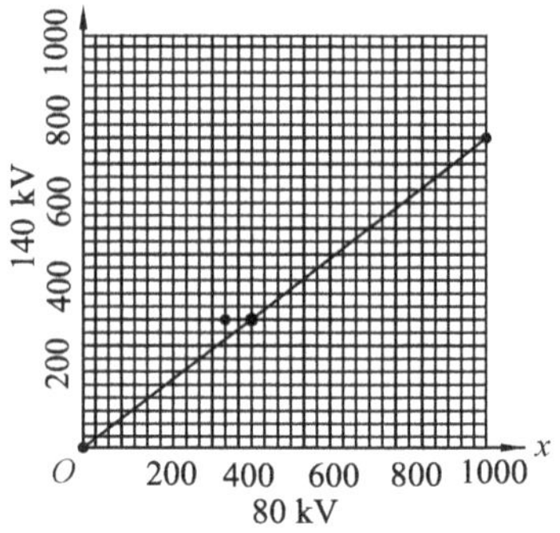

图7-15 实验坐标

但是运用这种方法描述物质有两个前提：

① 两种能量之间的差异要足够大。

② CT值测量精度足够高。例如，将物质的硬度与水或钢相比，水非常软，钢非常硬，某个物体的硬度就可以用相对法表示为20%接近于水，80%接近于钢。能谱栅CT以同样的方法，利用水和碘组合，或软组织和骨的组合，根据其他物质与这两组物质之间关系判断其性质。

X线吸收能谱如图7-16所示。横轴是吸收能量，纵轴是吸收效应系数，1代表碘吸收曲线，2代表骨吸收曲线，3代表软组织吸收曲线。3条曲线非常不一样，怎样用其中的两条曲线来表示第三条呢？如果把左边极低能量的X线盖住，然后做一个数字分析，便可以看出这3条曲线间的关系并将其拟合在一起。从物理角度看，可以用水和碘或软组织和骨表示其他物质，水模实验中80 kV，140 kV能量下得到的水和碘的图像并不是CT值的图像，而是一个完全不同的概念，其代表物质的相对密度。从临床角度上看，能量图像还需研究。能量影像图像如图7-17所示。

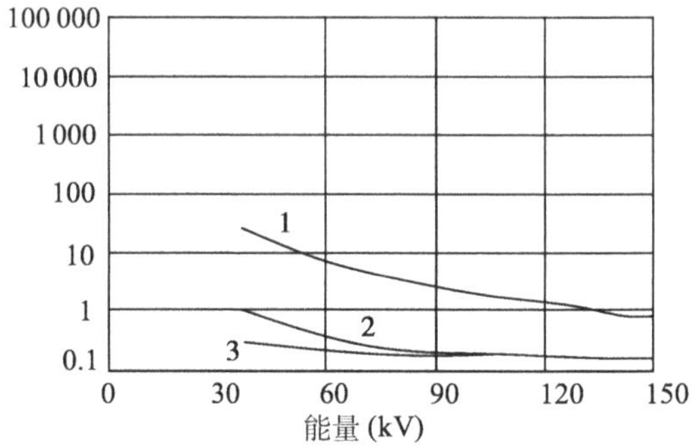

图7-16 X线吸收能谱

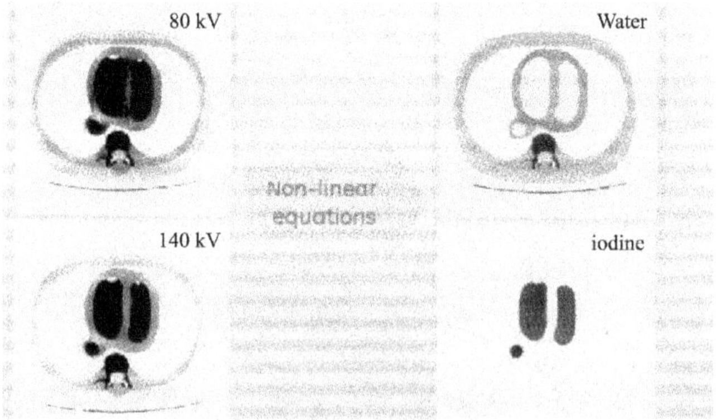

图7-17 能量影像图像

能谱CT可通过以下4种方法产生：

① 单源、动态变化高压变压器，高速能谱切换。

② 静态高压变压器，双源双能谱双探测器。

③ 单源、静态高压变压器，双排探测器。

④ 单源、静态高压变压器有能量分辨功能的光子计数探测器。

7.3.3 双能 CT 与能谱 CT 的原理

双能 CT 采集原理如图 7-18 所示。

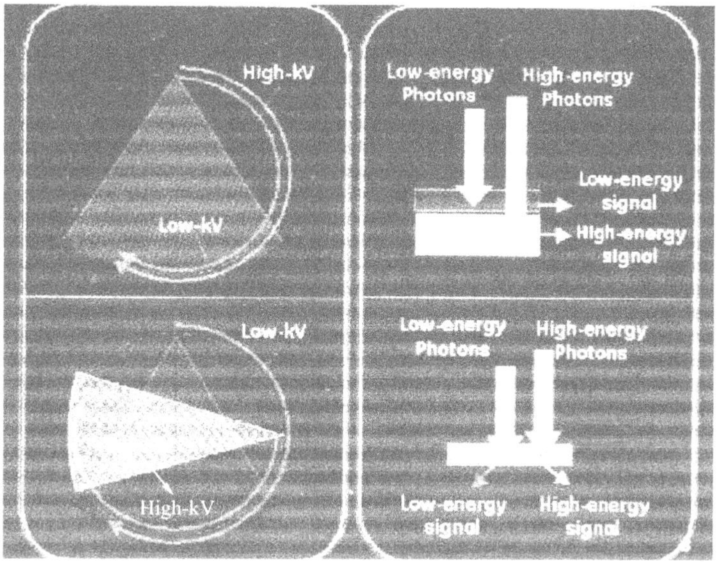

图 7-18 双能 CT 采集原理

采集过程中，双能 CT 在同样的时间、不同的位置进行采集，也可以通过两圈完成采集，一圈低能量，一圈高能量。虽然不同能量的采集角度是一致的，但是时间不一致，能谱在第一个采集点位置用高能扫描 0.5 ms 后，角度变化了零点几度，再用低能量扫描，几乎在同时、同角度得到两个能量采样，在做能谱分析和物质鉴定时可以用原始数据进行分析。这要求 CT 球管短时间内在 80 kV 和 140 kV 之间反复切换，高压发生器也要相应做快速切换，探测器余辉效应要小，初始速度和转换速度要快。

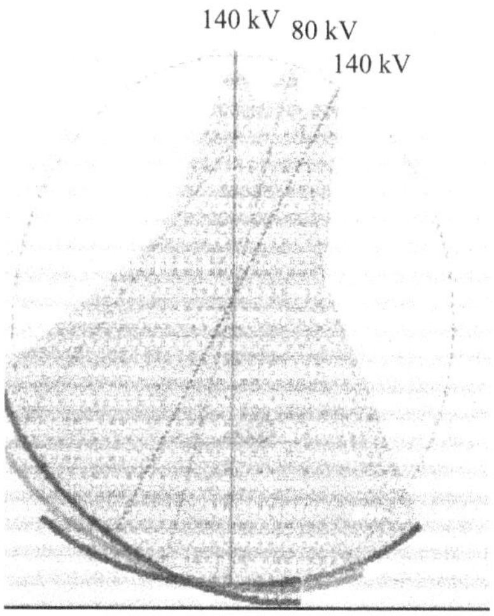

图 7-19 能谱 CT 扫描

能谱 CT 扫描如图 7-19 所示。能谱 CT 能克服传统 CT 存在的一些物理缺陷，根除硬化伪影，提高物质成分鉴辨能力。若以不同的能谱测量同一投影，物质对 X 线的吸收特性便能更有效地反映在测量值中，这是因为人体组织对 X 线的吸收系数随光子能量的变化曲线上的任何两点都能决定整条曲线。吸收曲线只有两个自由度，这是双能谱的物理基础。

7.3.4 飞焦点与动态变焦技术

1. 飞焦点技术

飞焦点技术是指探测器在第一个位置采集一组数据，然后旋转很小的一段距离（不超过探测器单元宽度），焦距也会随之移动，此时再把焦距恢复到原来的位置，进行第二次数据采集，即在每个探测器的范围内可以采集到两个样本数据。飞焦点技术如图 7-20 所示。

2. 动态变焦技术

动态变焦技术是指在任何采集频率条件下，对任何位置焦点实行动态的变焦技术。宝石 CT 利用探测器提高了 X 线的使用效率，用动态变焦技术和新的算法降低噪音、提高空间分辨力，从而提高能谱 CT 的物质分辨力。

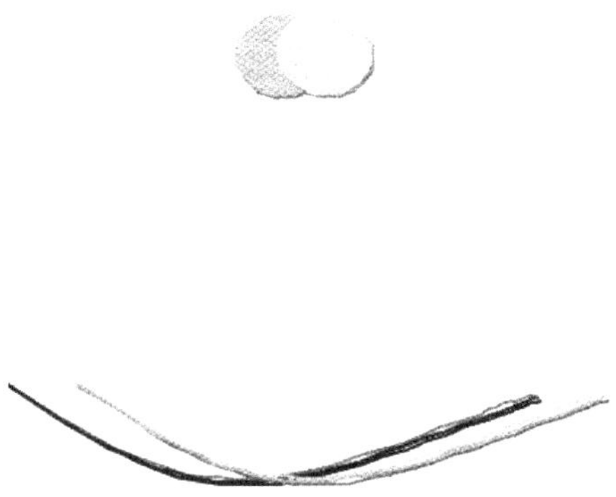

图 7-20 飞焦点技术

7.4 双源 CT 设备

7.4.1 双源 CT (dual source CT, DSCT) 概况

1. 单源 CT 存在的不足

① 单源 CT 在高心率不规则情况下无法实现有效心脏成像，原因是扫描速度难以达到要求。

② 单源 CT 一圈难以完成整个器官的扫描，原因是单圈扫描最大覆盖范围仅为 20～40 mm。

③ 单源 CT 很难以最大容积覆盖速度和足够的功率完成高清晰的成像，原因是扫描功率有限。

④ 单源 CT 对组织结构区分能力不够，原因是密度分辨力是其分辨组织的唯一依据。

2. 双源 CT 的特点

双源 CT 具有两个 X 线源即两个 CT 球管，同时具有相对应的两个探测器。两个 X 线源在不同的能量设置下工作，以最低曝光剂量达到最佳图像质量，并拥有 ECG 适应性剂量调控技术。

3. 双源 CT 的优势

① 扫描与采集速度比心跳快。两个 CT 球管和探测器组合，只需转动 90°就可以采集理想舒张期心脏图像，而单源 CT 则需转动 180°，且其转速受心脏跳动的影响。单源 CT 与双源 CT 心脏扫描对比如图7-21所示。

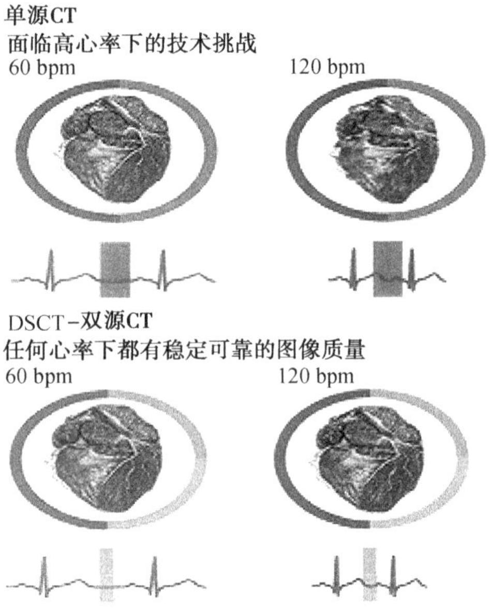

图 7-21 单源 CT 与双源 CT 心脏扫描对比

② 辐射剂量减半，可显示完整的心脏细节。双源 CT 采用 ECG 实时心电图适应性剂量调控技术，对心率的任何变化都会作出相应的调节，最大程度的降低了心脏快速运动阶段的放射剂量（剂量下降 50%），图像采集速度提高了一倍。双源 CT 作一般扫描时只用一个

CT球管，特殊扫描时用两个CT球管。其78 cm大孔径成像视野、200 cm扫描范围以及160 kW的总功率，不受被检者体型的影响。辐射剂量减半时单源CT与双源CT对心脏扫描的剂量对比如图7-22所示。

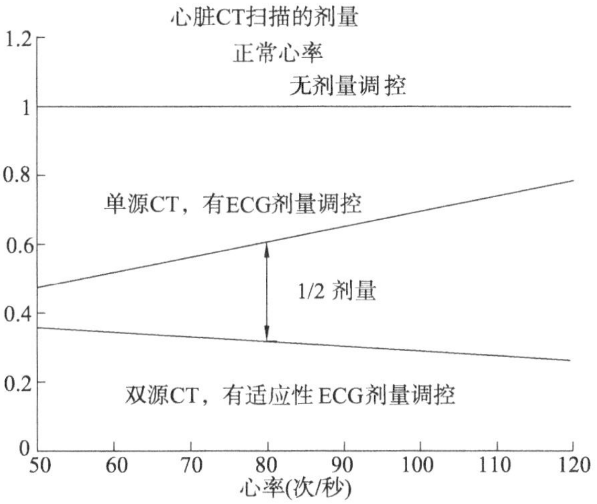

双源CT的心脏成像速度是单源CT的2倍，结合优化的ECG脉冲剂量调控技术，仅用50%的剂量就可得到了100%的图像细节

图7-22 辐射剂量减半对比

③ 双能成像时收集密度以外的信息，即双能成像采用两个不同电压值的CT球管，在一次扫描中能同时采集两个数据集，包括同一解剖结构不同能量数据信息，可分离解剖结构、描述病变特征标识，区分并鉴别成像组织或物体，从而获得更多的信息，起到除对比剂之外的另一个对比剂能量作用。根据能量成像原理也可直接进行CT血管减影。双能量成像如图7-23所示。

由于单源CT存在种种不足，双源CT便应运而生，双源CT如图7-24所示。

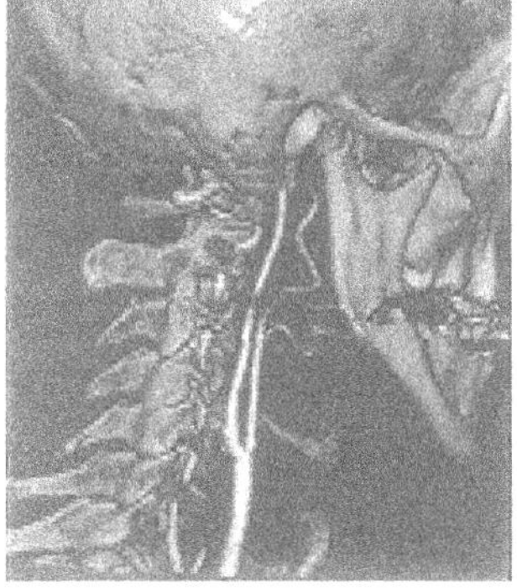

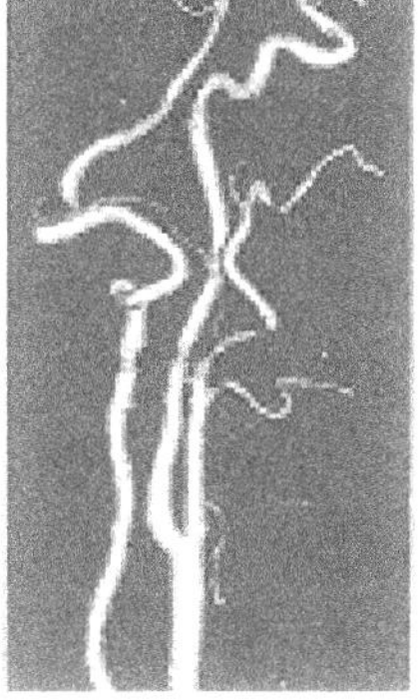

图7-23 双能量成像

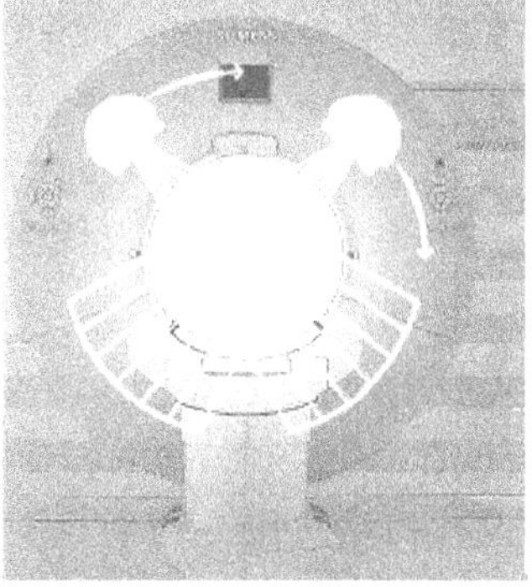

图7-24 双源CT

7.4.2 双源CT的组成

双源CT由控制台、电源分配柜、扫描机架、扫描床、成像控制系统、图像重组系统、图像后处理系统等组成。双源CT有两个X线源，即两个直接冷却的零兆金属CT球管，具有相对应的两套64排陶瓷探测器系统、两套DAS采集系统。两个CT球管在x-y平面

上间距 90°，即机架旋转 90°可获得 180°区域的数据，单扇区采集时间分辨力达到83 ms。双源 CT 采用双能量扫描，两个管电压分别为 80 kV 和 140 kV，两个 CT 球管能同时同管进行扫描，获得低能和高能数据。双源 CT 利用电磁直接驱动，并应用了静音技术、ECG 适应性剂量调控技术及特殊散射线校正重组技术。

双源 CT 核心技术：STRATON 零兆金属 CT 球管恰似紧缩的 EBCT(电子束 CT)，体积和重量是 CT 玻璃球管的 1/4，通过电磁偏转线圈控制电子束管电流，从而达到实时控制的目的。机架内空间紧凑，一套探测器系统用于覆盖整个扫描野 50 cm FOV，另一套探测器系统主要用于扫描中心野 26cm FOV，两套探测器均为 40 排，中间部分为 32 mm×0.6 mm，周边为 8 mm×1.2 mm，得到 2 mm×64 mm×0.3 mm 图像信息。两套 X 线系统由 STRATON 零兆金属 CT 球管与一体化高压变压器组成，可分别调节相应的管电流和管电流。例如，一套系统可用 80 kV，另一套系统可用 140 kV。内置两套 64 排 CT 的 X 线系统和两套探测器系统的双源 CT，在常规 CT 检查时可以只运行一套 X 线系统。双源 CT 采用 z 轴超高分辨力采样技术(Z-VHR)，探测器单元前方安装有可移动的钼金属梳状准直器(网络状准直器)，能遮盖外侧探测器，开放沿 z 轴方向中间的 6 个探测单元，其宽度从 0.6 mm 减至等中心 0.35 mm。因为每 0.6 mm 的采集单元就会有 0.25 mm 的“死区”，导致 z 轴方向采集层面不连续，容积内数据不完整。Z-VHR 技术能确保对“死区”数据的采集，该技术对 z 轴方向进行连续等中心 0.3 mm 移动数据采集，相邻的 6 层采集数据相互交叉重叠，可得到 12 次 z 轴方向采样，采样宽度为 0.3 mm。探测器 z 轴方向采集宽度为 0.35 mm，若 z 轴方向数据采集完整，效果可同等于 0.3 mm 探测器，梳状准直器遮挡位于中心的 6 个相邻的探测单元。利用 Z-VHR 技术，若准直器宽度为 0.3 mm，螺旋扫描模式可清晰重组 0.4 mm 层厚的图像，x 轴和 z 轴方向均可达各方向同性的 0.24 mm 像素。

7.4.3 双源 CT 的原理

双源 CT 在 x-y 平面上间隔 90°对称的装有两只 CT 球管，均为 40 排，两个探测器在 60°弧度上有 50 cm 扫描直径主探测器，在 32°弧度上有 26 cm 扫描直径的辅助探测器，两边各有 4 排宽度为 1.2 mm 的准直探测器，中间为 32 排宽度为 0.6 mm 准直探测器，这样可避免探测器在 z 轴方向上非平行化加重使 X 线被准直器阻挡而产生误差。超薄层扫描时只用中间的 32 排探测器，其纵向覆盖的等中心宽度为 19.2 mm，即每周期扫描可以获得 32 幅 0.6 mm 层厚的 CT 图像，扫描层厚不小于 1.2 mm 时组合为 1.2 mm×24，两边准直宽度为 1.2 mm的两组 4 排探测器也被使用，纵向覆盖等中心宽度为 28.8 mm。双源 CT 扫描采用飞焦点技术，两个连续以 0.6 mm 准直器获取 32 层采集数据可组成等中心取样厚度为 0.3 mm的 64 层投影，每周扫描每个探测器组可获得层厚为 0.6 mm 的重叠 64 层图像。

定位扫描只用一套主 DAS 系统，轴位像扫描有两种模式，一种是扫描过程中只使用一套主 DAS，与单源 64 层基本一致，CT 球管旋转采用附加静音处理的磁悬浮技术，极限转速为3 周/s，即 0.33s/周；另一种是两组 DAS 系统同时使用，每个 CT 球管产生的 X 线分别由对侧探测器接收，一次产生 64 层图像，两个探测器在 z 轴方向同处一个平面，图像空间分辨力与单源相同。扫描时两个 CT 球管同时曝光，CT 球管只需旋转 90°，两个 CT 球管共转 180°。双源 CT 曝光时间短，与单源 64 层 CT 相比，被检者 X 线总吸收量至少降低 50%。双源 CT 功能不等同于两套 DAS 系统的简单叠加，两个 CT 球管的管电压、管电流可根据不同要求设成相同或不同,相同时可提高时间分辨力与图像信噪比;不同时,主要用于双能量减影技术。用不同能量的 CT 球管同时曝光,可获得两种反映同一组织在不同能量 X 线照射下所具有的不同的衰减特性,从而鉴定机体组织结构成分,进行病变分类、鉴别以及组织功能探索与研究。

7.5 电子束 CT 设备

7.5.1 电子束 CT 基本组成

电子束 CT(electron bean computed tomography,EBCT)扫描速度更快,可达到毫秒级,时间分辨力提高,故又称为超高速 CT(ultrafast computed tomography,UFCT)。电子束 CT 能使心脏结构清晰成像并获得足够的时间分辨力,更适合心血管以及胸腹部血管的多期检查,对自主和不自主器官运动,可在短时间内获得多层清晰图像。电子束 CT 由电子枪、聚焦线圈、偏转线圈、扫描架、扫描床、冷却系统等组成,如图 7-25 所示。

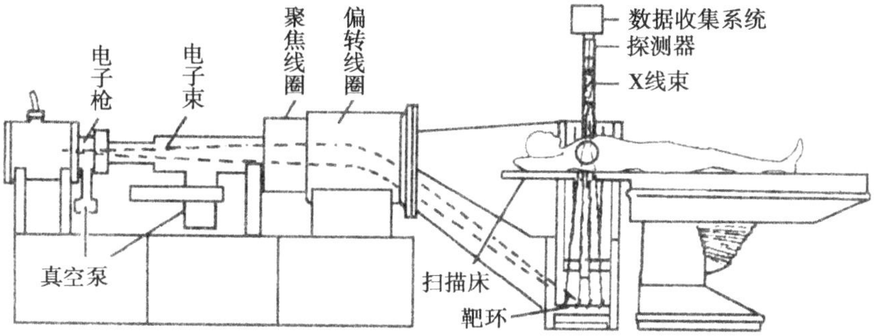

图 7-25 电子束 CT 的组成

① 电子枪位于系统后面,高真空由阴极灯丝加热产生电子束。

② 聚焦线圈使电子束聚焦成毫安级的小焦点。

③ 偏转线圈使电子束偏移旋转,将电子束打到扫描架靶面上。

④ 扫描架的机架固定不动,不做前后倾斜运动,机架下方有 4 个并排的钨靶,靶环范围为 216°,半径为 90 cm,上方有两组钨酸镉晶体探测器,配有光纤信号传输系统,每秒采集数据可达 14.4 MB。探测器装置由两个探测器环阵列组成,一排 432 个为一组,另一排 864 个为一组,两个探测器环与 4 个靶环配合使用,每次扫描可同时获得 8 个不同层面图像,而不需要移动扫描床,扫描时间为 224 ms。另外,在第四靶环前方,还有一个附加靶环,用于调整电子束形状和扫描轨道,但不产生图像数据。

⑤ 扫描床在机架前方可倾斜 25°,左右旋转 25°.

⑥ 冷却系统装在靶环装置上,靠 4 个靶环上的水冷却系统直接快速散热。

7.5.2 电子束 CT 成像原理

电子束 CT 扫描时,电子枪发射电子束并使之加速产生高能电子脉冲,在聚焦线圈和偏转线圈控制下通过真空偏移管,聚焦线圈使电子束聚焦,而偏转线圈的磁场变化使聚焦电子束旋转,轰击扫描机架下方 4 个靶环中的一个产生旋转的 X 线,从而实现 CT 扫描。准直器控制 X 线束的形状呈扇形,在直径 47.4 cm 的扫描区域内穿过被检者。扫描机架上方平行排列两组固定探测器以接收扫描衰减后的X线信号，经光电转换后由数据采集系统进行预处理，并经光纤送至扫描存储器，再传送到快速重组系统(FRS)进行图像重组，扫描速度为50 ms或17～34幅/s。

7.6 超宽探测器320排CT设备

7.6.1 超宽探测器的原理

CT设备的参数中图像分辨力是决定影像质量的关键因素，超宽探测器320排CT主要在空间分辨力和密度分辨力方面有所提高。在空间分辨力上超宽探测器可不同程度达到各向同性采集，平衡CT球管曝光剂量、探测器转换效率、图像质量、被检者的检查空间等，其中提高成像速度最为关键。提高成像速度的方式主要有两种，一种是提高单圈扫描速度，另一种是增加探测器的覆盖范围，其中又有4排、8排、16排、32排、64排、128排直至320排，扫描速度由几十秒、十几秒、几秒缩短到175 ms，成像速度的提高直接带来了扫描方式和临床应用范围的突破。

从成像原理来分析，实时再现一个脏器的影像结构，需要时间分辨力和空间分辨力的配合，脏器时间分辨力是反应再现全脏器组织形态结构的时间指标，即完成一个部位扫描所需时间。脏器时间分辨力决定于x,y轴时间分辨力和z轴时间分辨力两个因素。x,y轴时间分辨力又决定于CT单圈扫描速度，扫描速度越快，x,y轴时间分辨力越高。z轴时间分辨力决定于探测器宽度，探测器越宽，z轴时间分辨力越高。目前，探测器最宽覆盖范围为0.5 mm×320排，时间分辨力达175 ms。

步进式扫描器官时间分辨力＝单圈成像时间×成像圈数

螺旋式扫描器官时间分辨力＝单圈成像时间×成像圈数

容积扫描全脏器时间分辨力＝单圈成像时间

人体脏器运动分自主运动和非自主运动，自主运动属于可控运动，对于自主运动的精细过程以及非自主运动，螺旋式和步进式扫描均难以实现。对脏器运动的检查决定CT的动态脏器扫描分辨力，它能反应脏器检查的能力，主要受单次脏器检查时间和设备扫描、再启动时间的影响。

对于自主和非自主运动的功能评价要有足够的探测器覆盖范围。

动态脏器时间分辨力＝脏器时间分辨力＋设备再启动时间

＝单圈成像时间×圈数＋床移动时间＋再启动扫描时间

提高z轴方向上的分辨力是CT设备力求做到的。在断层时代，z轴方向分辨力是体层图像的叠加；在螺旋CT扫描时代，数据连续采集，z轴分辨力提高。影响z轴分辨力的因素包括PITH、插值、层厚、毫安秒、飞焦点技术、动态变焦技术、通道偏转技术等。通道偏转技术如图7-26所示。

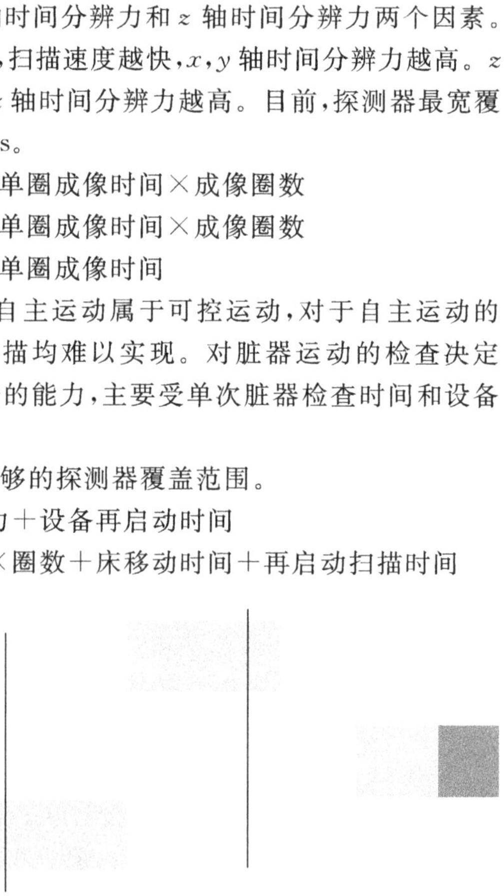

图7-26 通道偏转技术

通过调整螺距等方法也可实现z轴分辨力的提高，但X线剂量会增加。随着探测器的增宽，一圈扫描覆盖整个脏器已成为可能，从而使不动床的 CT 扫描优势更明显。由于不动床 CT 扫描是非螺旋扫描，通常 z 轴的分辨力等于最薄层厚度。宽探测器带来的锥形束伪影制约了 z 轴观察能力，可采用全景式 z 轴修正模式，减少锥形束带来的影响。基于这种数字模式和通道偏转技术，DST 系统（倍增采样系统）使采集后数据经 DST 技术重组算法，即可通过单圈采集实现双倍成像的效果。全景式 z 轴修正模式如图 7-27 所示。

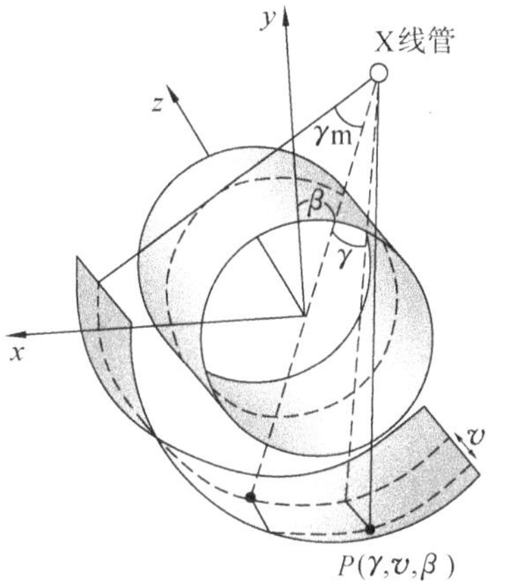

图 7-27　全景式 z 轴修正模式

提高各向同性的体素比单纯提高 z 轴分辨力更为有效，但这需要综合考虑图像在 x，y，z 轴 3 个方向上的分辨力。目前，实现最小体素的各向同性单元是 0.5 mm 体素，经 DST 技术后每单层图像重组由该层的所有通道数据加权合成。

7.6.2　宽体探测器与动态 500 排的差别

宽体探测器并非越宽越好，覆盖面积越大不一定就能越快得到大范围图像。覆盖面积提高了扫描速度，但锥形束探测器越宽，X 线束与探测器成的角度越大，边缘采集的数据就越少。用一个实验来说明：将很多光盘压放在一起，每个光盘中间都有很小的空隙，CT 扫描该模型，并将得到的图像做冠状切面。实验后发现，用 160 mm 宽体探测器中心的 40 mm 进行螺旋扫描可以得到清晰图像，而用 160 mm 宽体探测器轴扫只有中间几排光盘能看清晰，离中心越远图像越不清晰。这是由于边缘部分数据丢失形成"屋顶效应"，使其空间分辨力与密度分辨力受到很大影响，进而导致 CT 图像失真。使用容积螺旋穿梭技术能扩大动态覆盖范围，即在螺旋扫描状态下扫描床来回穿梭，可获得动态 500 排 CT 的采集，其以312.5 mm大范围容积覆盖，同时避免了宽体探测器带来的锥形伪影。

7.6.3　四维螺旋 CT

往复式螺旋扫描结合摇篮式的无极变速扫描床，磁悬浮机架驱动技术实现了 0.30 ms 快速扫描；直接电磁驱动零兆 CT 球管，为临床提供了全脏器的动态容积灌注信息，使 CT 进入动态四维全脏器灌注成像时代。四维螺旋 CT 可进行动态实时三维介入、实时动态血管成像以及超越扫描范围的全剂量调控。四维螺旋 CT 结构与探测器如图 7-28 所示。

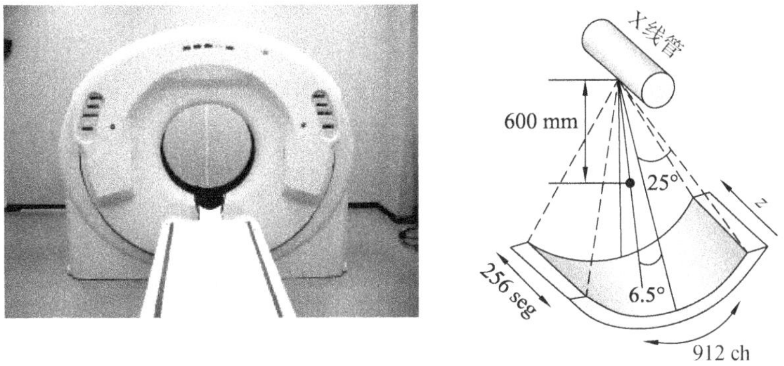

图 7-28　四维螺旋 CT 结构与探测器

第 8 章 磁共振设备

8.1 磁共振概述

8.1.1 发展史

1924 年，泡利(Wolfgang Pauli)提出了原子核具有自旋角动量和磁矩，1946 年美国物理学家、斯坦福大学布洛赫(F. Bloch)和哈佛大学珀塞尔(E. Purcell)(图 8-1)分别应用共振吸收法和核感应法实现了核磁共振，提高了核磁矩测量精度，获 1952 年诺贝尔物理学奖，至今核磁共振已在众多领域有十分广泛的应用。

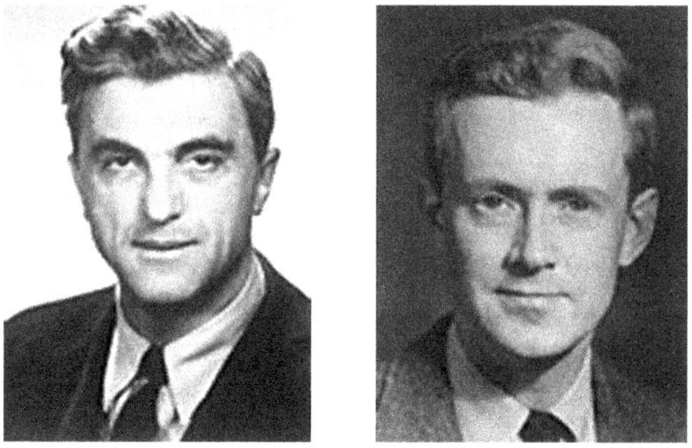

布洛赫 (Felix Bloch) 1905-1983年　　珀塞尔 (Edward Mills Purcell) 1912-1997年

图 8-1　布洛赫与珀塞尔

早期，科学家着重于对测量和磁矩、核自旋等结构和性质的研究，后来对分子组成和结构分析、生物组织与活体组织的分析、病理分析、医学影像分析等方面进行研究，现在可以观察到动态过程、化学反应、生化过程。磁共振(magnetic resonance，MR)主磁体高场强度性能从低场永磁开放型 0.4 T，单柱、双柱非对称型，已经改进到超导型 1.5～3 T，研究型可达 7 T。

核磁共振现象(NMR)的基本原理是：当处于静磁场中的物质受到电磁波的激励时，射频电磁波的频率与静磁场强度的关系满足拉莫尔方程，组成物质的一些原子核会发生共振，即核磁共振。原子核吸收射频电磁波的能量，当射频电磁波撤掉后，吸收了能量的原子核又会把这部分能量释放出来，即发射所谓核磁共振信号。通过测量和分析这种共振信号，可以得到物质结构中的许多化学和物理信息。

1972年美国医生 R. Damadian 提出了利用 NMR 原理测定活体组织的纵向弛豫时间（T_1）和横向弛豫时间（T_2）值的差别来鉴别正常组织和异常组织，并以此取得了专利。1973年美国纽约州立大学石溪分校的教授 P. C. Lauterbur 提出了磁共振成像（magnetic resonance imaging，MRI）的方法，即把核磁共振原理同空间编码技术结合起来，用一定方法使空间各点磁场强度有规律地变化，核磁共振信号中的不同频率分量即可同一定的空间位置对应，通过一定的数学变换即可实现磁共振成像。其随后研制成功磁共振成像的实验样机。P. C. Lauterbur 和 Mansfied（图 8-2）获得2003年诺贝尔医学生理奖，20世纪80年代 MR 样机试制成功，1984年美国仪器与药物管理局（FDA）批准 MR 在临床试用。

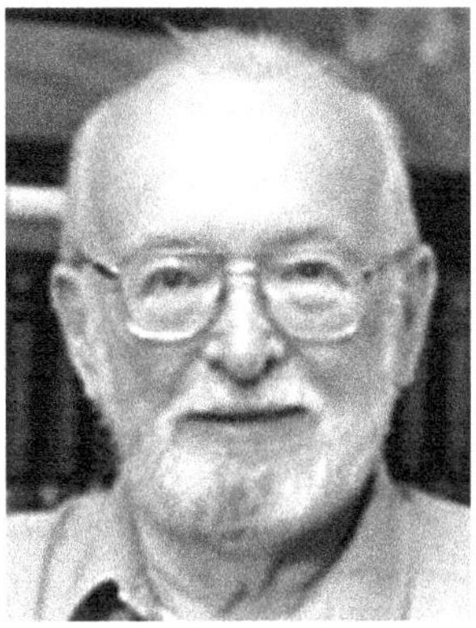

Lauterbur

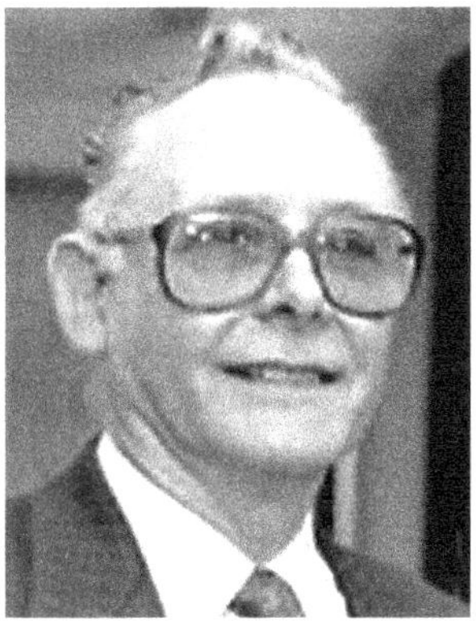

Mansfied

图 8-2 Lauterbur 和 Mansfied

8.1.2 磁共振成像基础

1. 原子与原子核

物质都是由分子组成，分子是由原子组成，原子由原子核与核外电子组成，原子核由质子和中子组成。一种化学元素，原子核中的质子数是一定的，但中子数有所不同。同一化学元素中子数不同的原子属于不同的核素，不同的核素其物理性质是不同的。氢元素有3种核素：^1H，^2H，^3H，它们原子核的组成分别是1质子、1质子和1中子、1质子和2中子，共同点是原子核内都有一个质子，核外有一个电子，都属于氢元素。^1H 与 ^2H 分别为 99.895% 与 0.015%，^3H 是一种不稳定的核素，只有在特定的条件下才能生成，并且很快便会衰变。原子核除了它的构成不同，其中质子带有电荷以外，还有一部分原子核具有磁性，核磁共振就是研究这部分具有磁性的原子核。

氢原子核中只有一个质子，质子有沿自身轴旋转的固有本性，质子距原子核中心有一定距离。质子自旋，在其周围会形成一个小磁场，此即核磁。不仅质子自旋可产生磁场，中子的自旋也可产生磁场，这种现象是由于中子内有几个正、负电荷可以相互补偿，且原子核含有的质子和中子数均为偶数，因此其自旋所产生的磁场相互抵消，为非磁性。原子核含有奇数的质子或中子，自旋可产生磁场，凡是质子数或中子数，或者二者都为奇数的原子核都有磁性。MR 中研究和使用得最多的为 ^1H，^1H 为磁化最高的原子核，它占活体组织原子数量的 2/3，形成 MRI 的 ^1H 原子大部分位于生物组织的水和脂肪中。¹H 只有一个质子，¹H 的 MRI 影像也称为质子像，质子数或中子数为奇数的原子核带有磁性。

☆**要点提示**

静磁场中的质子

• 当质子置于静磁场中，双极磁体受磁场力的作用，形成与磁场作同一取向的低能状态和反向的高能状态。

• 进动：自旋与磁场间有一个倾斜角度 θ。这样，双极磁体开始环绕磁场进动。

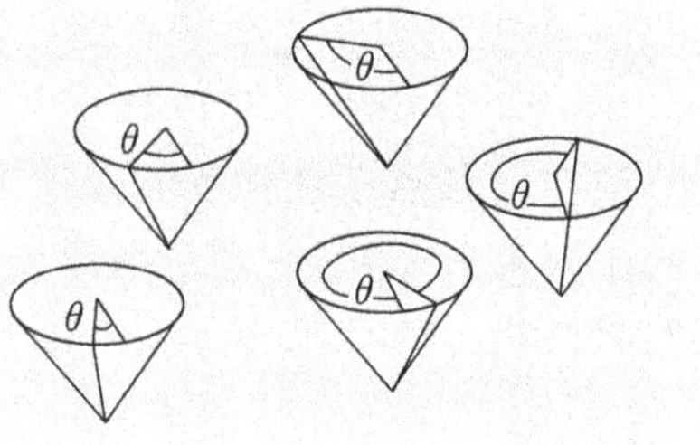

以随机相位作进动的自旋集合

2. 拉莫尔进动

奇数质子或中子的原子核以 ¹H 为代表自旋在其周围产生磁场，如同一个小磁体有南北极。磁场用磁矩（$\boldsymbol{M}$）来表示，磁矩有其大小、方位和方向。无外加磁场时，质子群中的各个质子任意方向自旋，其磁矩相互抵消，单位体积内生物组织的宏观磁矩 $\boldsymbol{M}=0$。将生物组织置于一个大的外加磁场中称主磁场，用矢量 $\boldsymbol{B}_0$ 表示，则质子磁矩方向发生变化，结果是较多的质子磁矩指向与主磁场 $\boldsymbol{B}_0$ 相同的方向，而较少的质子磁矩与 $\boldsymbol{B}_0$ 方向相反，而与 $\boldsymbol{B}_0$ 方向相反的质子具有较高的位能。进动方式如图 8-3 所示。

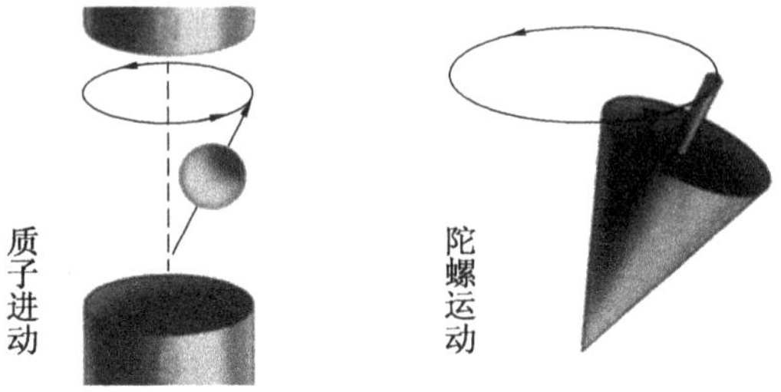

图 8-3　进动图

☆**要点提示**

拉莫尔关系和磁共振

• 拉莫尔关系：$\omega_0=\gamma\boldsymbol{B}_0$，即进动角频率 ω_0 是磁场强度 B_0 与磁旋比 γ 的积（γ 是每种核素的一个基本物理常数）。

• 如果向磁矩施加符合拉莫尔频率 ω_0 的射频能量，而这个能量等于较高和较低两种基本能量状态间磁场能量的差值，就能使磁矩从能量较低的“平行”状态跳到能量较高“反向平行”状态，发生共振。

常温下，顺主磁场排列的质子数目较逆主磁场排列的质子稍多，出现与主磁场 $\boldsymbol{B}_0$ 方向一致的宏观磁矩（或称为宏观磁化矢量）$\boldsymbol{M}$。氢原子核在绕着自身轴旋转的同时，又沿主磁场方向 $\boldsymbol{B}_0$ 做圆周运动，将质子磁矩的这种运动称之为进动。

☆**要点提示**

宏观磁矩

- 作进动的磁矩集合中，相位是随机的。它们的合成取向形成宏观磁化，以磁矩 $\boldsymbol{M}$ 表示。
- 在大量氢核中，约有一半略多一点处于低等状态。可以证明，处于两种基本能量状态核子之间存在动态平衡。

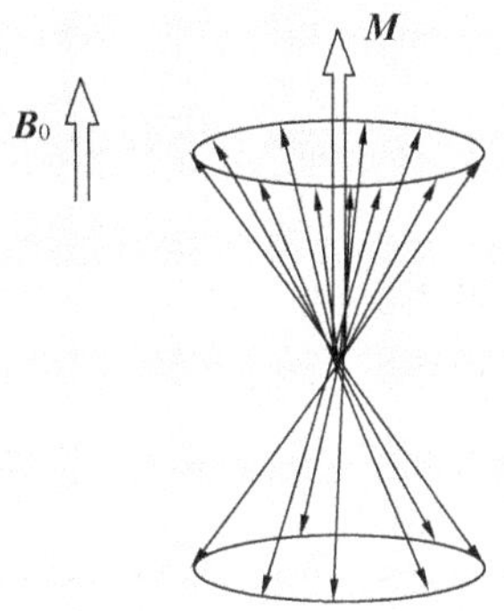

在主磁场中，宏观磁矩像单个质子磁矩那样作旋进运动，磁矩进动的频率符合拉莫尔(Larmor)方程

$$F = r\boldsymbol{B}_0/2\pi$$

式中，F 为进动的频率；$\boldsymbol{B}_0$ 为主磁场强度；r 为旋磁比(常数)。

在主磁场 $\boldsymbol{B}_0$ 一定的情况下，其原子核的旋进频率是一定的，氢原子核在不同磁场中的共振频率是不同的，如主磁场为 1.0 T 时，氢原子核的旋进频率为 42.6 MHz。沿主磁场旋进着的质子就好像在重力作用下旋进着的陀螺。

(1) 施加射频脉冲后氢质子状态

当生物组织被置于一个大的静磁场中后，其生物组织内的氢质子顺主磁场方向的处于低能态，而逆主磁场方向者为高能态。在低能态与高能态之间根据静磁场场强大小与当时的温度，势必要达到动态平衡，称为"热平衡"状态。热平衡状态中的氢质子，被施以频率与质子群的旋进频率一致的射频脉冲时，将破坏原来的热平衡状态，诱发两种能态间的质子产生能态跃迁，被激励的质子从低能态跃迁到高能态，出现核磁共振。

受到射频脉冲激励的质子群偏离原来的平衡状态而发生变化，其变化程度取决于所施加射频脉冲的强度和时间。施加的射频脉冲越强、持续时间越长，在射频脉冲停止时，$\boldsymbol{M}$ 离开其平衡状态 $\boldsymbol{B}_0$ 越远。

在 MR 技术中使用较多的是 90°，180°射频脉冲。施加 90°脉冲时，宏观磁化矢量 $\boldsymbol{M}$ 以螺旋运动的形式离开其原来的平衡状态，脉冲停止时，$\boldsymbol{M}$ 垂直于主磁场 $\boldsymbol{B}_0$；施加 90°，180°或其他角度的射频脉冲后，人体组织内受检部位的氢质子因接受了额外能量，其磁化矢量偏离了静磁场方向而转动 90°，180°或其他角度，部分处于低能态的氢质子因吸收能量而跃迁到高能态，这一接收射频场电磁能的过程就称为磁共振的激励过程。在激励过程中氢质子吸收了额外的电磁能，由低能态升入高能态，从而进入了磁共振的预备状态。

☆要点提示

横向磁化向量

• 使用一个振幅为 $\boldsymbol{B}_1$，而且与作进动的自旋同步(共振)的射频场(拉莫尔频率)。当射频磁场 $\boldsymbol{B}_1$ 的作用方向与主磁场 $\boldsymbol{B}_0$ 垂直，可使磁化向量 $\boldsymbol{M}$ 偏离静止位置做螺旋运动。

• 如果持续的时间能使宏观磁化向量旋转 90°，就落在与静磁场垂直的平面内。可产生横向磁化向量 $\boldsymbol{M}_{xy}$。

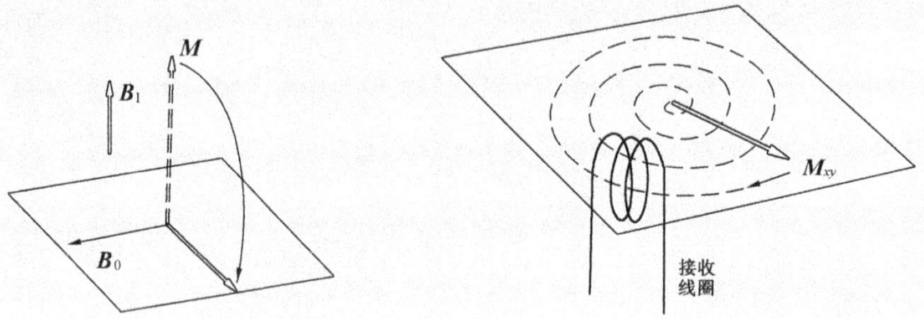

(2) 射频脉冲停止后氢质子状态

脉冲停止后，宏观磁化矢量又自发地回复到平衡状态，这个过程称之为"核磁弛豫"。当 90°脉冲停止后，$\boldsymbol{M}$ 仍围绕 $\boldsymbol{B}_0$ 轴旋转，$\boldsymbol{M}$ 末端螺旋上升逐渐靠向 $\boldsymbol{B}_0$，在脉冲结束的一瞬间，$\boldsymbol{M}$ 在 xy 平面上的分量 $\boldsymbol{M}_{xy}$ 达最大值，在 z 轴上的分量 $\boldsymbol{M}_z$ 为零。当恢复到平衡状态时，纵向分量 $\boldsymbol{M}_z$ 重新出现，而横向分量 $\boldsymbol{M}_{xy}$ 消失。由于在弛豫过程中磁化矢量 $\boldsymbol{M}$ 强度并不恒定，纵、横向部分必须分开讨论。弛豫过程用两个时间值描述，纵向弛豫时间(T_1)和横向弛豫时间(T_2)。

① 纵向弛豫时间(T_1)。90°脉冲停止后，纵向磁化矢量要逐渐恢复到平衡状态，测量时间距射频脉冲终止的时间越长，所测得磁化矢量信号幅度就越大。弛豫过程表现为一种指数曲线，T_1 值规定为 $\boldsymbol{M}_z$ 达到最终平衡状态的 63%的时间。由于质子从射频波吸收能量，处于高能态的质子数目增加，T_1 弛豫是质子群通过释放已吸收的能量，以恢复原来高低能态平衡的过程，T_1 弛豫也称为自旋一晶格弛豫。

② 横向弛豫时间(T_2)。90°脉冲的一个作用是激励质子群使之在同一方位作相位一致的同步旋进，这时横向磁化矢量 $\boldsymbol{M}_{xy}$ 值最大，但射频脉冲停止后，质子同步旋进很快变为异步，旋转方位也由同而异，相位由聚合一致变为丧失聚合而各异，磁化矢量相互抵消，$\boldsymbol{M}_{xy}$ 很快由大变小，最后趋向于零，称之为去相位。横向磁化矢量衰减也表现为一种指数曲线，T_2 值规定为横向磁化矢量衰减到其原来值的 37%所用的时间。横向磁化矢量由大变小直至消失的原因是：组织中水分子的热运动持续产生磁场的小波动，周围磁环境的任何波动可造成质子共振频率的改变，使质子振动稍快或稍慢，使质子群由相位一致变为互异，即质子热运动的作用使质子间的旋进方位和频率发生改变。T_2 弛豫也称为自旋-自旋弛豫。

☆**要点提示**

弛豫过程

• 在自由进动阶段，磁化向量经过一个称为“弛豫”的过程，以回到它的原始静止位置。

• 弛豫过程的特性由时间常数 T_1 和 T_2 描述。

• 自旋-晶格弛豫时间 T_1 是纵向磁化向量 $\boldsymbol{M}_z$ 复位的过程，因此 T_1 也叫纵向弛豫时间。复位过程遵守指数规律，90°脉冲之后，经过 T_1 秒，复位到它静止值的 63%。

横向磁化分量 $\boldsymbol{M}_{xy}$ 也要衰减。如果磁场是理想均匀的，即全部核子完全经受同一磁场强度，这横向磁化分量以常数 T_2 衰减，它叫横向弛豫时间或自旋-自旋弛豫时间。由于实际上的磁场的不均匀，自由感应衰减过程的有效时间常数 T_2 要比 T_2 短。

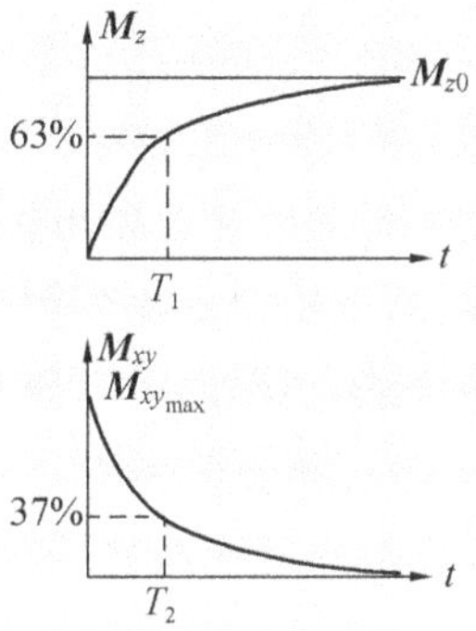

8.2 MR 设备

MR 设备包括磁体系统、梯度系统、射频系统、计算机系统、控制台、图像处理工作站、扫描床，磁体分为永磁型、常导型、超导型、混合型 4 种。工作程序是：信号产生探测、偏转，图像数据采集，图像重组和显示完成 MRI。MR 设备按磁体产生静磁场强度大小分为：低场(0.1～0.5 T)、中场(0.6～1 T)、高场(1.5～2.0 T)、超高场(3～7 T)。其结构如图 8-4 所示。

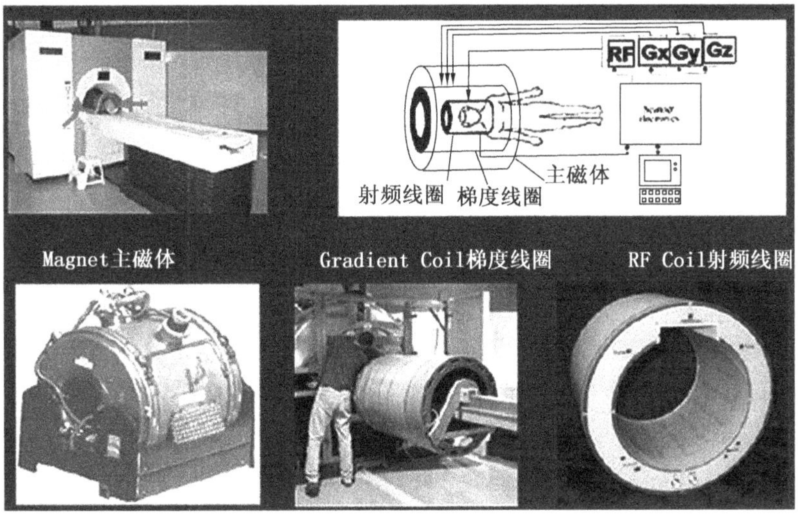

图 8-4 MR 设备结构

8.2.1 磁体系统

磁体系统为 MR 设备提供满足特定要求的静磁场，使人体内氢质子磁化，产生静态磁化矢量。磁体系统除了磁体之外还包括匀场线圈、梯度线圈、射频发射和接受体线圈的内置体线圈等组件。

1. 永磁型磁体

永磁型磁体主要材料有铝镍钴、铁氧体、稀土钴 3 种类型，磁体由多块永磁材料拼接而成，构成一定成像空间，磁场均匀性提高，强度为 0.45 T。永磁型磁体对温度敏感、稳定性差、磁体结构简单、价格低、磁场发散少。

2. 常导型磁体

线圈中的恒定电流产生静磁场，磁场强度与导体中电流强度、导线形状、磁介质性质有关，常导型磁体为空芯电磁体，线圈用铜线绕成，有一定的电阻率称阻抗型磁体，特点是产热、功耗大。电源波动影响磁场稳定。

3. 超导型磁体

以超导体为线圈材料的磁体叫超导型磁体，当某一金属接近绝对零度(－273.2 ℃，标为 0K)的超低温时，电阻为零，处于超导状态具有超导性的物质称为超导体。它的特点是高场强度稳定性高，磁场均匀性高。超导体由超导线圈、高真空超低温杜瓦容器、附件构成。超导环境建立：抽真空，环形真空绝缘层是超导磁体重要的保冷屏障，真空度决定保冷性能。磁体预冷是用制冷剂将杜瓦容器磁体内的温度降至工作温度 4.2 K(－268.8 ℃)的过程。灌满液氦，磁体预冷到 4.2 K 后液氦气化减弱，液氦留在磁体内部，将磁体灌满大概 95%左右，达到绝对零度(－273.5 ℃)。线圈在 8 K 温度下电阻为零，液氦沸点为 77 K。

(1) 励磁。又称充磁，指超导磁体系统在磁体励磁磁电源控制下逐步给超导线圈加电流，建立预定静磁场的过程。励磁成功结束后，超导磁体不消耗能量而提供强大、高稳定的匀强磁场。

(2) 失超。即超导体因某种原因突然失去超导特性进入正常态，失超会将电磁能量转换为热能，引起液氦气化喷射而出。

4. 混合型磁体

混合型磁体利用上述两种或两种以上磁体技术构造而成，磁体常见的有永磁和常导两种组合体，在永磁型磁体的两个磁极上绕铜线圈，便得到混合型磁体。磁体系统由磁体匀场线圈、梯度线圈以及相对应的电源组成，其在控制单元作用下，保证整个系统的均匀性和稳定性，超导磁体系统还需低温容器、制冷剂超导开关、励磁和退磁电路，失控控制、安全保护电路。

(1) 磁屏蔽

强大的磁场会明显影响周围环境，而周围环境的也会干扰磁场的均匀性，磁屏蔽可防止这种现象发生。磁屏蔽采用足够厚度的铁吸收磁力线，磁体采用自屏蔽方式：标准为5GS 0.5MTj距离。

(2) 匀场线圈

为了使磁场更加均匀，可加一组均匀线圈补偿非均匀性缺陷。即在磁体中心、梯度线圈外再加一组匀场线圈，其由铌钛合金制成，励磁结束后称基础磁场。磁场匀场度较差，需匀场改变其均匀性，匀场分无源和有源两种，无源匀场在安装阶段在磁体孔洞内壁贴补专用小铁片；有源匀场在 MR 设备运行中由主控系统调控完成。匀场线圈通电后在磁体局部产生磁场，影响原磁场分布，部分修正原静磁场非均匀度，线圈形状复杂的常导磁体线圈还需专供电源，匀场过程在计算机控制下进行工作，精细复杂。

5. 磁体的性能参数

磁场的磁体是 MR 成像系统的核心。磁场的主要技术指标是磁场的磁感应强度、磁场的均匀度、磁场的稳定性和边缘场的空间范围等。

(1) 磁场的磁感应强度

磁感应强度越高，组织的磁化程度越大，产生的磁共振信号越强。在一定范围内，磁感应强度越高，影像的信噪比越大，信噪比近似与磁感应强度呈线性关系。磁共振频谱分析和化学位移成像要求的频谱分辨力很高，只能用磁感应强度很高的系统进行。高磁场也有不利因素，主要是在高磁场条件下，射频频率高，人体对射频能量的吸收增加，射频对人体的穿透能力减小，水和脂肪之间不同的化学位移易引起伪影。磁共振成像用的磁体有永久磁体、常导磁体和超导磁体3种。大多数MR成像系统采用超导磁体，磁感应强度低的工作在0.3 T，高的工作在3.0 T到7.0 T。

(2) 磁场的均匀度

磁共振成像需要均匀度很高的磁场。非均匀磁场会引起一个体素内质子共振频率范围加宽。在成像区域范围内的磁场均匀度是决定影像的空间分辨力和信噪比的基本因素。磁场均匀度还决定系统最小可用的梯度场强度。磁场均匀度是指成像范围内两点之间磁感应强度的最大偏差 $\Delta\boldsymbol{B}$ 与标称磁感应强度 $\boldsymbol{B}_0$ 之比，一般要求为百万分之几。磁场均匀度由磁体本身的设计和具体的外部环境决定。磁场均匀度与磁体类型有关，磁体的成像区域越大，所能达到的磁场均匀度越低。兼有化学位移频谱分析和成像功能的MR设备，要求能鉴别不同原子位置上极小的频率偏移，即能够分辨非常靠近的空间谱线，需要的磁场均匀度更高。

(3) 磁场的稳定性

磁场的稳定性是衡量磁场磁感应强度随时间而漂移的程度的指标。在成像序列周期内磁感应强度的漂移对重复测量的回波信号的相位有影响，并引起影像失真和信噪比降低。磁场稳定性与磁体类型和设计质量有关。需要磁体电源的常导磁体，磁场稳定性取决于电源的稳定性。永久磁体的稳定性主要受环境温度变化的影响，温度变化会引起磁体几何参数的改变。超导磁体不存在上述问题，在3种磁体中稳定性最好。铁磁性物体或金属物体在磁体周围的边缘场中移动会对磁体内部的磁感应强度产生扰动，从而破坏磁场的稳定性，破坏的程度同这些物体的质量大小及它们离磁体的远近有关，要根据边缘场延伸的范围大小对这些物体允许接近磁体的距离加以限制。

(4) 边缘场的空间范围

边缘场指延伸到磁体外部的磁场。边缘场延伸的空间范围与磁场磁感应强度和磁体孔径大小有关。边缘场有可能对在它范围内的电子仪器产生干扰，这些电子仪器也通过边缘场对内部磁场的均匀度产生破坏作用。减小边缘场的途径是采用有源或无源屏蔽措施。有源屏蔽是在磁体线圈中加一组线圈，用它产生的磁场抵消掉磁体线圈产生的外部磁场。无源屏蔽是在磁体周围用铁磁性材料建一个围墙，限制外部磁场的延伸。

6. 磁体的特性

(1) 常导磁体

常导磁体的铜或铝导线有一定电阻，常导磁体也称为电阻磁体，磁体线圈中的电流需要驱动电源来维持，电源输出的功率与场强的平方成正比。常导磁体导线的过大的功率损耗使它被限于用在磁感应强度低于2.0 T的磁场，为了消除线圈电阻上的功率消耗产生的热量，以避免磁体升温对磁场稳定性产生影响，常导磁体需要给磁体线圈散热或加上冷却的机构。电阻磁体激磁后要经过20分钟到几个小时的时间磁场才能维持稳定。常导磁体的优点是造价低，但工作磁场强度比较低，磁场均匀度差。

（2）永久磁体的特性

① 永久磁体：用铁磁性的永磁材料构成。铁磁性材料在外加磁场作用下易被磁化，磁感应强度比外磁场强得多，外磁场被除去之后仍能保持永久性磁化强度。最常见的铁磁性材料是铁、钴、镍，以及由这些材料制成的合金。永久磁体有两种结构，H形框架结构和环形耦极结构，磁场是横向的。H形框架结构由铁磁性材料框架和永久磁体块组成一个H形空间，框架提供磁通量回路。永磁体块上的极靴决定磁场分布的形状和磁场的均匀性。H形框架结构比环形耦极结构更笨重，但边缘场的延伸范围小，便于安装和匀场。

② 永久磁体的性能：永久磁体的最大磁感应强度为0.3 T。磁体的几何参数易受环境温度影响，磁场的温度稳定性差。为保证磁体按要求的稳定性工作，必须采用自动温控装置和配备自动频率温控装置。

③ 永久磁体有以下主要技术参数：磁感应强度0.1～0.3 T，磁场均匀度≤10 ppm，瞬时稳定性±0.5%，孔径1×0.5 m^2。

（3）超导磁体的特性

超导磁体的磁场线圈和匀场线圈的设计原理与电阻磁体的基本相同。超导磁体的线圈是用超导体导线绕制的。超导体的超导电性在接近绝对零度的低温条件下才能表现出来，超导线圈周围需要液氦为它提供低温环境。

① 超导性和超导材料。超导性是指在低温下某些导体完全没有电阻，导电性超过常温下的优良导体。只有某些金属具有这种特殊的导电性。材料出现超导性的最高温度叫临界温度。超导材料的临界温度非常低，最高的为20 K。超导性是指在临界温度以下，电子被冷冻到这样一种状态：组成电子对而不再是自由电子。电子对的运动速度低于金属中的声速。这样的速度电子和晶格之间没有动量和能量传递，电子对在晶格中的运动不受任何阻力，材料的电阻完全丧失。在超导状态，微弱的外部磁场只能穿透超导体表面一个薄层，这个表层的厚度叫穿透深度，超导体内部的磁化率等于零，由于磁场与电子对相互作用，在超导体表面产生电流。这种表面电流起屏蔽外磁场的作用，导致超导体中存在超导和常导两个区域，两个区域之间的分界的最小厚度叫相关长度。根据相关长度和穿透深度的关系，超导体被分为Ⅰ型和Ⅱ型。Ⅰ型超导体的相关长度大于穿透深度，通常是单质金属材料；Ⅱ型超导体的相关长度小于穿透深度，通常是合金材料。

② 超导磁体的基本结构。超导线圈的超导线绕在特制的线圈支架上，支架采用非磁性材料，一般是铝合金，其机械强度可承受洛仑兹电磁力的作用而不致发生变形。支架上均匀分布着精密加工出来的导线沟槽以装嵌螺旋线圈。也可以将精密绕制的超导线圈组安装在一个铝制圆筒内，线圈位置允许作适当调节。线圈的制作精度要求相当高，线圈的设计要便于采取匀场措施和减小边缘场的措施。超导线圈的低温环境由低温恒温器保障。超导线圈整个浸没在液氦中。为了维持恒温并减少液氦蒸发，盛液氦的杜瓦置于由低温氦气形成的屏蔽室内，以尽可能减小热量通过传导、对流或辐射途径向液氦传输。通过辐射途径传输的热能引起液氦的蒸发量最大，制造恒温器工艺水平非常高。

有氦气屏蔽室的低温恒温器内可安装制冷头，利用外部的氦压缩机进行制冷。低温恒温器的顶部磁体上方有液氮的加注口和排放孔，以及供线圈激磁、液面显示和紧急退磁装置用的引线，它们用高绝热材料支持和封固起来放入恒温器，使恒温器的热传导被降到最低限度。

③ 超导磁体的永久工作方式。在超导磁体激磁期间，加热器接通，使作开关元件用的一段超导体处于常导状态，对超导体线圈起分流作用。激磁电流从激磁电源出发通过超导磁体线圈循环流动，当电流逐渐上升到能使线圈建立起要求的工作场强时，加热器断开，作开关元件的一段超导线在低温下失去电阻，整个超导线构成零电阻闭合回路。激磁电源即使被切断，超导线回路中的电流仍将沿回路继续不断循环流动。超导磁体在工作场强建立之后，将超导线圈与激磁电源脱离，超导线圈中电流仍能永久性地循环流动，工作场强能够维持不变，这就是超导磁体的永久工作方式。超导磁体的磁场一旦建立就不需要维持磁场的外部电源。

④ 失超和限制失超的措施。Ⅱ型超导体能在很高磁场下维持超导性。当电流密度达到允许的最大值时，Ⅱ型超导体将处在不稳定的临界状态，即可能变为电阻导体。在临界状态，屏蔽电流与激磁电流同向的一侧的总电流要超过允许的最大值。磁场的任何变化伴随有磁通量的改变，磁通量变化产生的热使允许的最大电流强度下降，引起更大的磁通量变化和更多的热产生。最终导致超导体迅速向电阻导体转变，蓄积的能量在电阻中迅速消耗，磁场迅速消失。超导体转变为电阻导体称为失超。为了避免失超发生，需要使超导体允许的临界电流值尽量高。可以将超导合金纤维（直径10 μm）导线嵌埋在铜基底中，让铜在通量突变期间对超导线起分流作用和限制热量的产生，并使热量不向超导体其他部分蔓延。为了使激磁期间磁通量突变产生的热能充分被液氦吸收，激磁过程应逐步缓慢进行。这期间液氦的挥发量相当大，必须随时大量地补充。在失超发生时，磁场能量将迅速耗散，线圈中产生的热引起液氦急剧蒸发，低温氦气从排放管猛烈向外喷发。超导线的失超部分可出现由几千伏高电压引起的强大电弧，它可能使线圈被烧毁。现代磁体的设计使磁体在运行中出现失超的可能性极小，即使发生，也能保证经受失超而不会造成永久性毁坏。

⑤ 超导磁体的技术参数。磁共振成像系统的超导磁体有以下主要技术参数：磁感应强度 0.1～3.0 T，磁场均匀度 10～15 ppm，瞬时稳定度≤0.1 ppm/h，磁体孔径 0.9～1.0 m^2，充磁时间 0.2～0.5 h，液氦蒸发率 0.1～0.4 L/h，液氮蒸发率 0～1 L/h。

8.2.2 梯度系统

梯度系统由梯度线圈、梯度控制器、数模转换器、梯度放大器、梯度冷却系统、梯度电源组成。梯度系统指梯度磁场有关电路单元及梯度线圈，功能是为系统提供线性度。梯度系统的梯度磁场强度较高，并提供可快速开关的梯度场，实现成像体系的空间定位和层面选择。在梯度回波和一些快速成像序列中，梯度场的翻转起着射频激发后自旋系统的相关重聚作用。

1. 梯度线圈

(1) 设计类型

梯度线圈和放大器均有双层设计，根据梯度组合方式和工作模式分为单梯度放大器单梯度线圈、双梯度放大器单梯度线圈、单梯度放大器双梯度线圈3种类型。梯度线圈有 3 个相互正交 x,y,z 方向的梯度磁场作为图像重组的立体空间,x,y,z 轴定位和层面选择的依据。x,y,z 3 个方向的梯度线圈以及为梯度线圈提供动力的梯度放大器提供 3 个梯度场 G_x,G_y,G_z,3 个梯度场分别由 3 个梯度直流线圈来产生,每一组线圈由一个单独电源发生器供电,每组梯度线圈由两个电流方向相反的同轴线圈组成,以产生其轴线方向上最大线性梯度磁场。G_x,G_y,G_z 线圈封装在用纤维玻璃制成的圆筒的磁体腔内。3 个方向任何一个梯度均可提供层面选择、相位编码、频率偏码 3 项作用之一,联合使用可获得任意斜面的图像。

(2) 梯度线圈性能要求

MR 成像的梯度场线圈应满足:建立的梯度场在成像视野内有良好的线性特性。响应时间短,梯度场从零上升到所需稳定值的时间称为梯度场的响应时间。响应时间应尽可能的短,响应时间决定或限制着成像系统最小可用的回波时间。最小回波时间的长短在梯度回波成像、回波平面成像、弥散成像、超薄层面成像、MR 血管成像和 MR 频谱分析中有重要意义。功率损耗小,梯度场线圈建立梯度场需要很大的驱动电流。驱动电源的电路中有高功率器件,要采取有效散热措施。驱动电源在能建立需要的梯度强度的同时,电源的功率损耗应尽量小。涡流指梯度场从零上升和从稳定值下降过程中在临近梯度线圈的金属结构中感应的电流。涡流可能出现在线圈或超导磁体的低温恒温器的金属构件中。感应电流产生的磁场对梯度场起干扰作用,使梯度场的线性度受到影响,这称为涡流效应。涡流效应导致伪影,表现为影像的区域性失真,应将涡流效应降低到最低程度。

(3) 梯度场线圈的结构

MR 成像需要 3 个正交的梯度磁场,需用 3 个梯度场线圈。设计线性梯度场线圈的关键在于确定适当的线圈几何形状。

2. 梯度控制器和数模转换器

(1) 梯度磁场

梯度磁场是脉冲电流通过梯度线圈产生的,运行中需要梯度磁场快速开与关,大小方向均能迅速改变,应具有较好的脉冲特性,梯度控制器(gradient control unit,GCU)按系统主控单元指令,发出数模转换器所需要的标准输入信号,由梯度控制器和模数转换器共同完成对梯度放大器的精确控制。GCU 按主控单元指令发出的全数字化的控制信号,包含有梯度电流大小的代码,由数模转换器接收并解读后立即转换成相应的模拟电压控制信号,根据此信号产生梯度放大器输出的梯度电流。

① 梯度磁场的功能。磁共振成像系统的梯度场线圈用来产生比较弱的在空间上规律变化的磁场。随空间位置变化的磁场叠加在主磁场上,其作用是对 MR 信号进行空间编码,决定成像层面位置和成像层面厚度。在快速成像中利用梯度场的作用产生回波信号。

② 梯度场磁感应强度。实现空间编码要求成像空间每一特定位置由该点的总磁场磁感应强度唯一确定,线性梯度场的最低梯度必须大于主磁场的非均匀性。否则,磁场的非均匀性将严重影响空间编码,成像要求的梯度场强度还受信噪比和射频带宽等因素制约。成像要求的频带宽度与梯度场强度成正比,如果梯度场强度较大,对应的频带宽度也较大,但较宽频带引入较大噪声,给品质因数高的窄频带射频线圈的调谐和匹配增

加困难。

(2) 梯度放大器

梯度线圈电流具有功率大、开关时间短、输出电流精确、系统可靠的特点。梯度放大器输入信号来自数模转换器的标准模拟电压信号,运行中,梯度强度方向不断变化,具有功率特性,开关特性较好才能满足快速变化,梯度场是在 x,y,z 方向梯度线圈中流动电流的激励下产生的,而梯度电流由梯度放大器产生并输出。

(3) 梯度冷却系统

梯度系统每一组梯度线圈各自都有电源单独供电,梯度放大器将功率放大后的脉冲电流输出给梯度线圈,电流通过线圈产生大量热,常用水冷和风冷两种方法冷却。

(4) 梯度电源

x,y,z 轴梯度线圈各向都有驱动电源,在计算机控制下随时开关,精确调整线圈电源,以获得梯度磁场的精度。

8.2.3 射频系统

射频系统(RF system)由发射系统和接收系统构成,包括发射器、功率放大器、发射线圈、接收线圈、低噪声信号放大器。射频系统实施 RF 激励并接收和处理射频信号,根据不同扫描序列要求编排组合并发射各种翻转角的射频脉冲,使磁化质子吸收能量产生共振,同时接收质子在弛豫过程中释放的能量,而产生 MR 信号。射频系统的作用是在射频控制器的作用下,提供扫描序列的各种射频脉冲。

1. 射频脉冲发射单元

射频脉冲发射单元由射频控制器、射频脉冲序列发生器、射频脉冲生成器、射频脉冲源、频率合成器、滤波放大器、波形调制器、射频脉冲功率放大器、发射终端匹配电路、射频发射线圈等构成。射频控制器经射频脉冲发射单元,产生 MR 扫描序列所需的各种角度和功率射频脉冲,常用 90°,180°两种及任意角度射频脉冲。

2. 射频脉冲接收单元

射频激励脉冲停止后,线圈两端产生感应电流及磁共振信号,射频脉冲接收单元的功能是接收人体产生的磁共振信号,经适应放大和处理后供数据采集系统使用,射频脉冲接收单元由信号接收的前置放大器、混频器、中频放大器信号处理器、相位检波器、低通滤波器、射频接收控制器电路组成。接收线圈射频信号经前置放大器放大后到达混频器,使信号与本机振荡混频后产生一个中频信号,再经中频放大器进一步放大后进入相位检波器。对于频率和相位均不同的信号,相位检波电路有很高的选择性,相位检波电路反映输入信号的幅值,同时反映参考电压之间的相位差,将交流信号变为脉动直流信号。

3. 射频线圈

射频线圈的概念:MR 成像系统发射电磁波对人体组织进行激发,人体组织中的 MR 信号通过射频线圈被检测。射频线圈既是氢质子发生磁共振的激励源,又是磁共振的探测器,射频线圈被用于建立射频场的叫发射线圈,被用于检测 MR 信号的叫接收线圈。同一射频线圈可以在序列周期内不同的时间分别执行发射和接收两种任务,它既是发射线圈又是接收线圈,能在发射频率和接收信号之间快速切换。

接收线圈处在被接收的 MR 信号的近场区域,发射和接收之间是驻波耦合,电磁能量几乎全部为磁场能量。MR 信号的接收和射频激励采用磁耦合的环状天线，也就是射频线圈。线圈是一系列连接起来的同心圆环或螺旋形导线。射频线圈有多种变体，任何一种线圈的功能不外乎建立射频场激发自旋系统的磁共振，或者接收自旋系统在弛豫过程中产生的 MR 信号。射频线圈发射电磁波的性能和接收电磁波的性能完全相同，激发某位置的质子而发生磁共振的线圈，同样可以有效接收这个位置的 MR 信号。

（1）射频线圈的分类

① 按作用范围分类：全容积线圈、表面线圈、部分容积线圈、体腔内线圈、相控阵线圈是两个以上的小线圈或线圈单元组成的线圈阵列。线圈阵列是彼此连接成一个成像大区域，各线圈单元也可分离单独使用(图 8-5)。

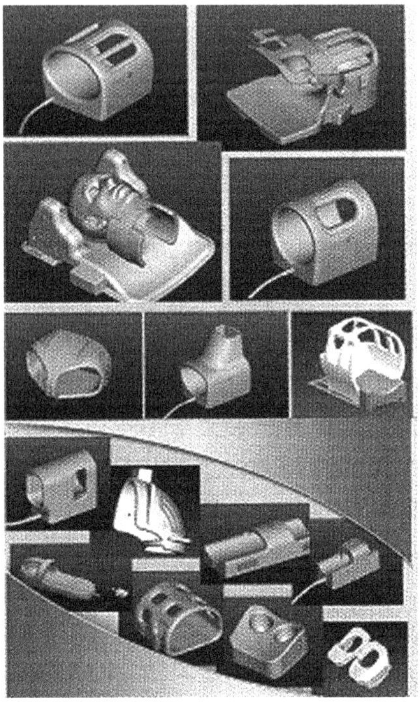

图 8-5　射频线圈的分类

② 按功能分类：接收线圈、发射和接收两用线圈。

③ 按极化方式分类：线性极化和圆形极化两种线圈。

④ 按主磁场方向分类：横向静磁场方向螺线管线圈、纵向静磁场方向鞍形线圈，主要是体线圈。

⑤ 按绕组形式分类：亥姆霍兹线圈、螺线管线圈、四线结构线圈、管状谐振器线圈、鸟笼式线圈。

（2）线圈的工作模式

① 体线圈模式：射频脉冲发射和 MR 信号接收均由体线圈完成。腹部、胸部成像利用的就是这一模式。

② 头线圈模式：既能发射又能接收的线圈。应用于头部单独成像。

③ 表面线圈模式：具有接收功能，使用表面线圈时只能用体线圈进行射频激发。此模式是体线圈激发，表面线圈接收的模式。

（3）射频线圈的基本特点

① 圆筒状线圈：大脑成像用的圆筒线圈使用时套在头部。胸腔、腹部或盆腔部位成像用的圆筒线圈尺寸较大，圆筒状线圈按其内部结构有几种形式。如霍尔姆兹线圈和鞍形线圈。霍尔姆兹线圈是半径相等的一对同轴线圈，线圈平面相互平行，相间等于线圈半径的距离，两线圈并联。鞍形线圈是绕制在圆筒表面的一对弧形线圈，对称地处于圆筒表面。

② 表面线圈：表面线圈由圆形或者矩形导线环组成，用于眼睛或脊柱等靠近体表的组织或器官的 MR 成像。表面线圈的有效成像区域一般比圆筒状线圈的有效成像区域小。表面线圈既可用于射频发射，也可用于 MR 信号接收。表面线圈通常只用于进行信号接收，激励磁共振的射频波通过圆筒状线圈发射。表面线圈与体线圈配合起来应用在脊柱成像中最为普遍。

③ 射频线圈的等效电路：射频线圈的特性可用集中参数的电阻、电感和电容元件组成

的等效电路分析。电感量随线圈的几何参数线性变化,等效电阻决定人体组织的噪声的大小。人体噪声随频率线性增大。信号强度与频率平方成正比,信噪比随频率升高而线性增大。磁场强度越高,成像系统的信噪比越高。射频线圈必须与发射电路和接收电路有效地耦合起来。射频线圈谐振在磁共振频率上,与发射器和接收器有良好阻抗匹配。

8.2.4 信号采集与图像重组系统

信号采集指对磁共振射频接收信号进行模数(A/D)转换,成为离散数字信号的过程。射频系统和信号采集系统合称为谱仪系统,图像重组系统重组根据谱仪系统提供的原始数据通过计算机计算显示磁共振的灰度图像。计算过程是在图像阵列处理器中完成,图像阵列处理器由数据接收单元、高速缓存存储器、数据预处理单元、算术和逻辑运算单元控制部件、直接存储器、快速傅里叶变换器组成。

8.2.5 操作系统

磁共振成像设备的操作系统和影像图像系统由计算机和计算机终端组成。计算机终端包括图像显示器和人机对话的显示器、操作键盘。操作系统的主要功能是数据采集和影像重组,影像重组通过指令在专用的阵列处理器中进行。影像图像系统的主要功能是图像显示和图像后处理。

8.2.6 扫描床

可载被检者做垂直升降,床面做前后水平运动。床面材料不含铁磁物质,床体不影响主磁场磁力线分布。

8.2.7 计算机系统

1. 程序控制

程序控制确定射频发射器和射频接收器及梯度脉冲发生器等的工作参数,包括射频脉冲和梯度脉冲的幅度、持续时间和脉冲时序,心脏射频接收器的选通时间和取样率等。工作参数是根据操作员输入的成像序列参数具体确定的,由计算机自动处理完成。计算机是成像系统的中央控制单元,协调各分系统的工作,对梯度场系统和射频系统的硬件工作参数提供全面的软件控制,梯度场脉冲的幅度和时序、射频激励脉冲的幅度和时序、MR 信号的取样都在计算机控制系统的管理下进行。

2. 系统调整

系统调整在数据采集之前工作。系统调整的内容包括:测量磁场中心质子的共振频率,并把射频发射器和接收器的工作频率设置在这个频率上。对被检者进行射频线圈的调谐,使之谐振于质子的共振频率。确定发射器射频输出功率,使之产生最大 MR 信号,根据 MR 信号的幅度确定接收器对信号的放大倍数或增益。使系统工作在最佳状态,成像过程中用高的信噪比获取 MR 信号。

3. 影像采集、重组、分析

信号采集获得的原始数据经过阵列处理器进行傅里叶变换成为影像数据。在一个成像序列的数据采集结束后,系统自动或按命令执行影像重组程序。经过重组处理的影像数据,在显示器上以图像形式显示。根据显示的图像确定下个成像序列数据采集的中心层面位置,全部成像序列的原始数据经过重组处理后,影像数据传送到工作站,进行影像的后处理分析。

4. 信息管理

操作程序执行硬盘信息存档、信息装入和信息删除等操作。影像数据信息采集的原始数据存放在计算机的硬盘中，影像重组程序将原始数据变为可显示的影像数据。其包含来自每个体素的信号幅度，图像以像素值形式被显示。一幅层面图像的数据包含在一个文件中，各层面的图像数据顺序放在被指定的硬盘区域。

5. 图像后处理系统

图像后处理的工作站，进行图像显示和图像后处理，通过计算机键盘或鼠标以菜单方式进行操作。图像后处理系统的终端设有一些特殊的功能键。对应的菜单，通过选择项进入所要求的功能，完成图像后处理工作。

☆要点提示

磁共振结构

- 磁共振主要由三大基本构件组成：磁体部分、磁共振波谱仪部分、数据处理和图像重组部分。
- 磁共振波谱仪：主要包括射频发射部分和一套磁共振信号的接收系统。发射部分相当于一部无线电发射机。接收系统用来接收人体反映出来的自由感应衰减信号。一般波谱仪都采用超外差式接收系统。由于中频放大器工作在与发射系统不同的频段上，可避免发射直接干扰。
- 数据处理、图像重组部分：磁共振信号首先通过变换器变为数字量，并存入暂存器，其后根据需要进行一系列的后置处理。后置处理内容分为两大类：① 通用的图像处理；② 磁共振专用的图像处理，如计算 T_1 值、T_2 值、质子密度等。经重组后的图像依次送入高分辨力的显示装置。

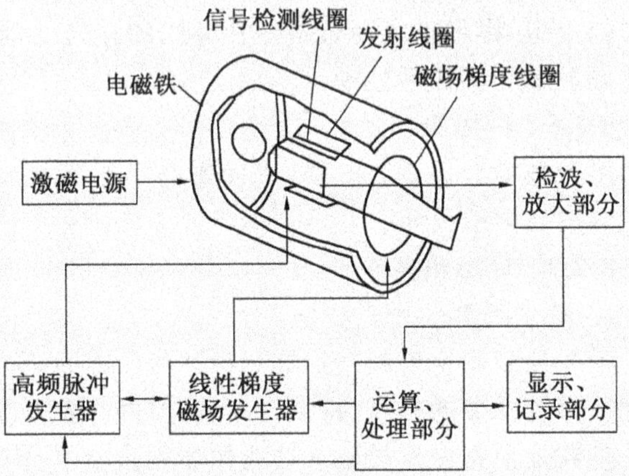

8.3 磁共振成像原理

8.3.1 磁共振信号

在弛豫过程中通过测定横向磁化矢量 $\boldsymbol{M}_{xy}$ 可得知生物组织的磁共振信号。横向磁化矢量 $\boldsymbol{M}_{xy}$ 垂直并围绕主磁场 $\boldsymbol{B}_0$ 以 Larmor 频率旋进，磁矢量 $\boldsymbol{M}_{xy}$ 的变化使环绕在人体周围的接收线圈产生感应电动势，这个放大的感应电流即 MR 信号。90°脉冲后，由于受 T_1，T_2 的影响，磁共振信号以指数曲线形式衰减，称为自由感应衰减（free induction decay，FID）。

☆要点提示

自由感应衰减信号 FID

• 当射频磁场 $\boldsymbol{B}_1$ 撤除后，宏观磁化向量经受静磁场作用，就环绕它进动，称为“自由进动”。

• 因进动的频率是拉莫尔频率，所感生的电压也具有相同频率。它以特征时间常数衰减至零为此，它感生的电压幅度也随时间衰减，表现为阻尼振荡，这种信号就称为自由感应衰减信号(free induction decay)。

• 自由感应衰减信号的初始幅度与横向磁化成正比，而横向磁化与特定体元的组织中受激励的核子数目成正比，于是，在磁共振图像中可辨别氢原子密度的差异。

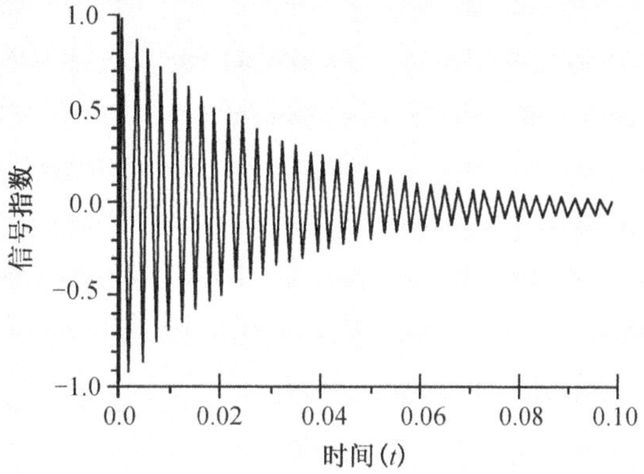

磁共振信号的测量只能在垂直于主磁场的 xy 平面进行。由于脉冲发射和接收生物组织原子核的共振信号不在同一时间，而射频脉冲和生物组织发生的共振信号的频率又是一致的，因此可用一个线圈兼作发射和接收。由于 $\boldsymbol{M}_{xy}$ 指向或背向接收线圈，MR 信号或正或负，横向磁化矢量转动，在接收线圈中出现周期性电流振荡，这些振荡为正弦波并逐渐阻尼，阻尼指信号幅度随时间减弱，幅度的变化可用信号演变来表示。由于质子和质子的相互作用(spin-spin)，自由感应衰减的时间为 T_2，又由于质子和质子间的相互作用以及磁场不均匀性的影响，自由感应衰减的时间为 T_2'，T_2' 显著短于 T_2。

☆要点提示

磁共振信号成像原理基础

• 拉莫尔频率与磁场强度成比例。

• 如果磁场沿 x 轴成梯度改变，得到的共振频率也就与体元在 x 轴的位置有关。

• 如先加上 x 轴方向的梯度磁场 G_x，再用磁场 G_y 代替 G_x，就可以得到 xy 平面上的位置信息。

• 在实际情况下，信号是从大量空间位置点收集的，信号由许多频率复合组成。利用数学分析方法，如傅里叶变换，就不但能求出各个共振频率，即相应的空间位置，还能求出相应的信号振幅，而信号振幅与特定空间位置的自旋密度成比例。所有核磁共振成像方法都以这原理为基础。

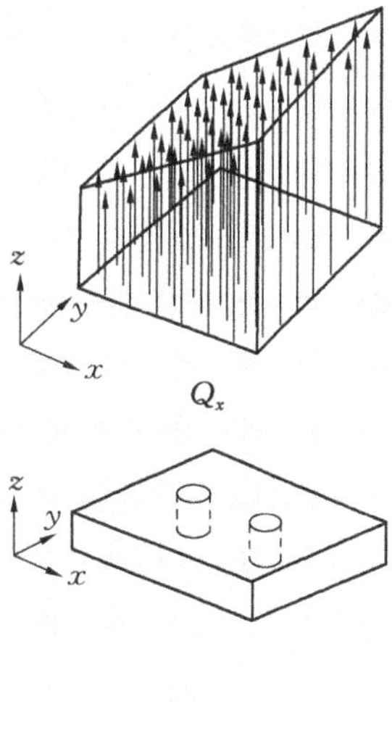

在一个磁环境中，所有质子并非确切地有同样的共振频率。在一个窄频率带，自由感应衰减信号代表叠加到一起的正弦振荡，用傅里叶变换可把这一振幅随时间而变化的函数变成振幅按频率分布而变化的函数，后者即 MR 波谱。

☆要点提示

• 磁共振波谱议：主要包括射频发射部分和磁共振信号的接收系统。发射部分相当于一部无线电发射机。接收系统用来接收人体反映出来的自由感应衰减信号。一般波谱仪都采用超外差式接收系统。由于中频放大器工作在与发射系统不同的频段上，可避免发射直接干扰。

• 机房需要有良好的电磁屏蔽。

8.3.2 梯度磁场

处在均匀恒定磁场 $\boldsymbol{B}_0$ 中的样品，在射频脉冲的作用下产生磁共振，接收到的信号来自整个样品，并没有把它们按空间分布区分开来，无法用来成像。为了实现磁共振成像，必须把收集到的信号进行空间定位。常用的定位方法主要有 3 种：投影重组法、二维傅里叶变换法（2DFT）、和三维傅里叶变换法（3DFT）。现以二维傅里叶变换法（2DFT）为例进行说明。

1. 2DFT 法

MR 设备扫描用的主磁体均匀度越高，影像质量则越好。在均匀的强磁场中，生物体内质子群旋进频率由场强决定且是一致的，在主磁场中再附加一个线性梯度磁场，被检者各部位质子群的旋进频率可因磁感应强度的不同而有所区别，这样就可对被检者某一部位行 MR 成像。MR 空间定位靠的是梯度磁场，MR 的梯度磁场有 3 种：选层梯度场 G_z、频率编码梯度场 G_x、相位编码梯度场 G_y。梯度场的产生是通过 3 对（x，y，z）梯度线圈通以电流产生的，分别通过控制它的通断实现成像所需要的梯度场。

2. 选层梯度场 G_z

在横轴位（z）体层，主磁场 $\boldsymbol{B}_0$ 再附加一个梯度磁场 G_z，磁感应强度为 $\boldsymbol{B}_z$，则总的磁感应强度为 $\boldsymbol{B}_0+\boldsymbol{B}_z$，即沿 z 轴方向自左到右磁感应强度不同，被检者质子群在纵轴平面上垂直于 z 轴，被分割成一个个横向断面，且质子群有相同的旋进频率，频率 90°的脉冲激励，可在人体纵轴上选出横轴层面。z 向梯度两线圈中通过方向相反的电流，产生不同方向的磁场。它们与同向的磁场起加强作用，与反向磁场起削弱的作用。选层梯度场 G_z 原理如图 8-6 所示。

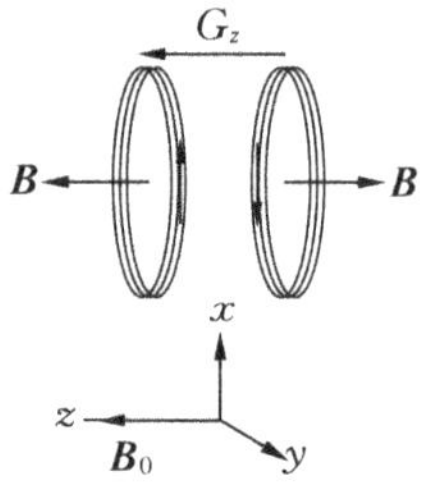

图 8-6 选层梯度场 G_z 原理

3. 频率编码梯度场 G_x

在横轴位断层启动 G_z 选出被激励的横轴层面后，在采集信号的同时启动 G_x 梯度磁场，人体 x 轴的各质子群相对位置不同，其对应的磁场 G_x 也不同，磁感应强度较大处的体素共振频率比磁感应强度较弱处的体素共振频率要高一些，达到了按部位在 x 轴上进行频率编码的目的。被激励平面发出的为一混合信号，用傅里叶变换区分出这一混合信号在频率编码梯度上不同的频率位置，则可在 x 轴上分出不同频率质子群的位置。频率编码梯度场 G_x 原理如图 8-7 所示。

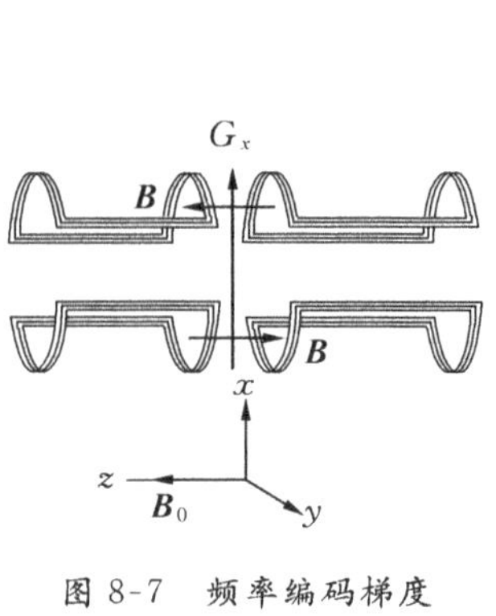

图 8-7 频率编码梯度场 G_x 原理

4. 相位编码梯度场 G_y

在施加 90°脉冲 G_z 梯度磁场后，人体相应的 xy 平面上质子群发生共振。在采集信

号以前启动 G_y 梯度，到采集信号时停止。由于 G_y 梯度的作用，磁感应强度较大处的体素与磁感应强度较小处的体素相比，前者磁化矢量转动得快，后者转动得慢，从而使磁化矢量失去相位的一致性，其相位的改变取决于体素在垂直方向上的位置。当 G_y 停止时，所有体素又以相同的速率转动，通过 G_x 和 G_y 两路梯度的编码，一幅二维 MR 图像由不同的频率和相位组合成的每个体素在矩阵中有其独特的位置，通过计算机计算每个体素的灰度值就可形成一幅图像。MR 用的射频脉冲频率并非完全一致，其有一个频率范围称射频带宽。体层面的厚度与带宽成正比。而增加梯度场的磁感应强度可减薄体层的厚度，MR 的层厚是有一定限制的，一般为 3～20 mm。相位编码梯度场 G_y 原理如图 8-8 所示。

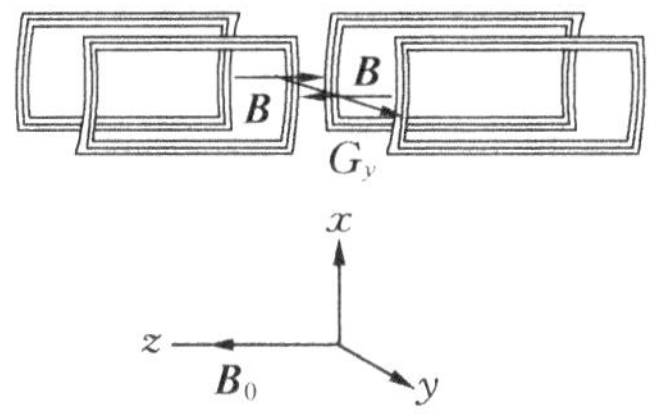

图 8-8 相位编码梯度场 G_y 原理

8.3.3 脉冲序列与参数

MR 设备是用磁共振信号来成像的，获取的信号大、噪音小，图像质量好。在 MR 设备中常通过使用不同的脉冲序列，来获得临床诊断要求的图像。常用 3 个扫描序列：自旋回波序列(SE)、反转回复序列(IR)、梯度回波脉冲序列(GRE)。

1. 自旋回波序列(SE)

SE 序列是常用的脉冲序列，先发射一个 90°射频脉冲，90°脉冲停止后，出现磁共振信号，间隔时间 T_I 后，再发射一个 180°脉冲至测量回波的时间称作回波时间，用 T_E 表示。180°脉冲至下一个 90°脉冲之间的时间为 T'，重复这一过程，两个 90°脉冲之间的时间称为重复时间，用 T_R 表示。第一个 90°射频脉冲使纵向磁化矢量 $\boldsymbol{M}$ 转到 xy 平面，由于磁场的不均匀性，构成 $\boldsymbol{M}_{xy}$ 值的质子群经受着或强或弱的磁波动，某些质子以较高频率旋进，90°脉冲后同步旋进的质子群很快变为异步，相位由一致变为分散，即失相位，$\boldsymbol{M}_{xy}$ 即横向磁化矢量强度由大变小，最终到零。加入 180°脉冲后，使得相位离散的质子群绕 x 轴旋转 180°，此时旋进快、慢不同的质子又以其原速度反向聚拢，使离散的相位趋于一致，$\boldsymbol{M}_{xy}$ 由零又逐渐恢复到接近 90°脉冲后的强度，T_E 达到最大值。自旋回波脉冲序列中的影像亮度、回波幅度不仅与受检组织的特殊参数即 T_1，T_2 和质子密度有关，而且与操作者选择的参数 T_R，T_E 有关。正常或异常的人体不同组织，各自有 T_1，T_2 以及质子密度 N(H)值，是 MR 诊断的基础。通过调节重复时间 T_R、回波时间 T_E 突出某个组织特征的影像，这种影像被称作加权像(weighted image，WI)。把分别反映组织 T_1，T_2 和质子密度 N(H)特性的影像，相应称作 T_1 加权像、T_2 加权像和 N(H)加权像。

(1) 质子密度 N(H)加权像

用 T_1 显著长的 T_R(1 500～2 500 ms)，磁化的质子群在下一个周期的 90°脉冲到来时已全部得到恢复，回波信号幅度与组织的 T_1 无关，与组织的质子密度和 T_2 有关。再用 T_2 明显短的 T_E(15～20 ms)，则回波信号幅度与质子密度有关，这种影像被称为质子密度加权像。由于生物组织质子数量相差不大，信号强度主要由 T_2 决定，也将质子密度加权像称作轻度 T_2 加权像。

(2) T_2 加权像(T_2WI)

用 T_1 显著长的 T_R(1 500～2 500 ms)，又用 T_2 时间为 T_E(90～120 ms)，则两个不同组织的 T_2 信号强度差别明显，T_E 越长，差别越明显。

(3) T_1 加权像(T_1WI)

各种生物组织的纵向弛豫时间约 500 ms 左右，把重复时间 T_R 定为 500 ms，则在下一个周期 90°脉冲到来时，长 T_1 的组织能量丢失少，纵向磁化矢量($\boldsymbol{M}_z$)恢复的幅度低，吸收的能量就少，其磁共振信号的幅度低，回波的幅度也低。相反，短 T_1 的组织能量大部分丢失，$\boldsymbol{M}_z$ 接近完全恢复，幅度高，下一个 90°脉冲时将吸收大部分能量，磁共振信号高，回波幅度也高，信号强。在 T_2 加权像，T_E 越长，T_2 对信号的影响越大。选用短 T_R(500 ms左右)，回波信号反映的主要是组织不同的 T_1 信号强度的差别，即 T_1 加权像。

2. 反转恢复脉冲序列(IR)

该脉冲序列有利于测量 T_1，显示精细的解剖结构，在扫描脑的灰白质时，先施加一个 180°脉冲，经与组织 T_1 相似的间隔(500 ms)再给 90°脉冲。180°脉冲使磁化矢量 $\boldsymbol{M}$ 由正 z 轴转到负 z 轴，磁化矢量完全为纵向，无横向成分，不发出信号。在 180°脉冲激励后，磁矢量以组织 T_1 弛豫速度沿正 z 轴增长，500 ms 时磁矢量在 z 轴增长的数量直接与组织 T_1 有关，不能直接测量。为测量横向成分，需施加 90°脉冲，该脉冲使磁矢量倒向 xy 平面，随后出现 FID 的强度与 180°脉冲后组织的 T_1 弛豫时间有关。FID 信号虽可直接测量，但因 90°脉冲的强能量爆发后难于测量再发出的信号，可在 90°脉冲后迅速再施加一个 180°脉冲，如同标准的自旋回波序列那样出现 FID 早期回波时，间接测量 FID。使用两个不同 T_R 值的 IR 序列可测量 T_1 值。

3. 梯度回波脉冲序列(GRE)

该序列成像速度慢，影像有较好的信噪比，采用小于 90°的射频脉冲激励，在横向部分有相当大的磁化矢量，纵向磁化矢量 $\boldsymbol{M}_z$ 的变动相对较小。信号幅度分为纵、横向两部分，仅数十毫秒 $\boldsymbol{M}_z$ 即可恢复到平衡状态。与自旋回波序列相比，重复时间 T_R 可明显缩短。自旋回波序列 90°脉冲后，磁矢量 $\boldsymbol{M}$ 在 xy 平面最强，由于磁场不均匀及质子间的相互作用，相位很快分散，MR 信号消失，施加 180°脉冲后分散的相位再回归相位一致，出现 MR 信号回波。而梯度回波脉冲序列中，施加梯度磁场后造成质子群自旋频率的互异，很快丧失相位的一致，MR 信号消失。如再施加一个强度一样、时间相同、方向相反的梯度磁场，可使分散的相位重聚，原消失的 MR 信号又复出现，在回波达到最高值时记录其信号。这种用一个方向相反的梯度磁场代替 180°脉冲产生回波的小角度激励成像方法，称梯度的回波序列。

☆要点提示

脉冲序列与加权图像

- 由于 FID 信号不表示纵向磁化向量，也不能正确表示横向磁化分量衰减的实际时间常数，所以，实际测量都是利用给予一定的脉冲序列(180°和 90°射频激励脉冲组成一定的脉冲序列)来进行间接测量，以获得 T_1 加权和 T_2 加权的图像。
- 选择不同的脉冲序列和不同的成像时间，磁共振设备可形成质子密度图像、T_1 加权和 T_2 加权的图像。找出正常组织与病变组织间弛豫时间差异的特点是很重要。

8.3.4 磁共振成像过程

1. 信息的采集

人体体内氢质子排列方向是任意的，当进入磁场后，质子沿磁场轴方向排列，方向与磁场方向一致或相反，一致多于相反，质子的磁矩能量在这两个方向上相互抵消，使人体氢质子以纵向磁矩形式表现，形成磁化矢量，当射频脉冲加在纵向磁化质子上后，能量增加进行跃迁，离开磁场方向与其形成一定的角度，射频脉冲停止后，恢复原来方向，并以电磁波形式释放射频脉冲能量，形成 MR 信号。MR 信号由接收线圈接收，感应出电压并送入计算机，对信号进行处理后，重组出磁共振图像。

2. 图像重组

图像重组是一个复杂的数学运算过程，由计算机完成从采集信号到图像转换的过程。常用二维傅里叶变换将信号从时间域值转换成频率的域值，进行频率编码和相位编码信号成分的翻译，即把复杂的信号变成简单信号，也可逆向变换，经过计算后复杂的 MR 信号变成简单的频率分布、频率成分和频率幅度，重组出 MR 图像。

3. 图像后处理

图像后处理是用特殊软件在计算机上对图像进行特别处理以及功能分析。图像存储与输出：MR 图像存储在大容量的硬盘中，可用 DVD 进行光盘刻盘保存，也可进入 PACS 系统存储。

第9章　超声设备

9.1　超声医学概述

9.1.1　发展史

超声(ultrasonic,US)设备发射高频率的超声波进入人体组织内,再接收其在传播过程中所产生的回声信号,通过对回声信号进行放大和信息处理形成图像。振动与波的理论是超声设备的理论基础。超声医学包括超声医学物理和超声医学工程两个方面。超声医学物理研究超声波在生物组织中的传播特性和规律,超声医学工程是指根据生物组织中超声传播规律,设计制造用于医学诊断和治疗的设备等大量细致具体的工作。超声医学影像设备涉及电子技术、计算机技术、信息处理技术、声学技术及材料科学,是多学科边缘交叉相互合作与相互渗透的结果。

正压电效应和逆压电效应相继被发现,使利用反射波进行医学超声诊断成为可能,于是出现了A型超声。用脉冲回声法诊断心脏疾病,出现了"M型超声心动图"。连续波和脉冲波多普勒(doppler)技术是多普勒及B型二维成像的基础,于是又出现了实时B型超声成像。超声全息、阵列式换能器、电子聚焦等技术的发展,多普勒技术和频谱分析法研究血流的方式,使B型超声诊断技术迅速发展。数字扫描变换器与处理器的出现,把B超显示技术推向了以计算机数字影像处理为主导的功能强、自动化程度高、影像质量好的新时代。双功能超声诊断仪及彩色血流成像设备相继被推出,超声探头结构及声束时空处理技术迅速发展,使超声设备朝综合化、自动化、定量化和多功能化等方向发展,介入超声、全数字化电脑超声成像、三维成像及超声组织定性不断取得进展。

在探头方面,新型材料、新式换能器不断推出,高频探头、腔体探头、高密度探头等提高了超声设备的诊断水平。医学超声成像的特点是对人体无损伤,能方便地进行动态连续实时观察,留有影像输出接口,使影像易于采用多种形式储存、传输与交流。

超声医学影像设备可分类如下:A型超声诊断仪、M型超声诊断仪、B型超声诊断仪、D型超声多普勒诊断仪、C型和F型超声成像仪、超声全息诊断仪和超声CT。

9.1.2　超声波理论

1. 超声波的产生与特性

物体的机械振动产生波,波的频率取决于物体的振动频率。频率在20～20 000 Hz范围内的波称为声波,频率在20～10^{-4} Hz范围内的波称为次声波,频率在2×10^4～10^8 Hz范围内的波称为超声波,频率在10^8～10^{12} Hz范围内的波称为特超声波。医学上使用的超声波是由压电晶体类材料制成的超声探头产生的。

超声波是一种机械波，它是介质中的质点受到机械力的作用而发生周期性振动产生的。依据质点振动方向与波传播方向的关系，超声波分纵波和横波。纵波是质点的振动方向与波的传播方向相同的波，纵波可以在固体、液体、气体介质中传播。横波是质点振动方向与波的传播方向垂直的波。液体、气体和人体软组织无切变弹性，因此横波不能在其中传播。超声设备发射的超声波，在人体组织中以纵波的方式传播。超声波具有许多特性，如频率高、波长短、可直线传播等。超声波可引起媒质微粒的振动，振幅小，加速度非常大。

☆要点提示

超 声 波

• 超声波是一种振动频率高于声波的机械波。超声波的频率为 20 kHz～1 000 MHz，而用于人体测量的超声波频率在 1～15 MHz 内。

• 声波有两种基本形式：纵波和横波，纵波在固体、液体、气体介质和人体组织中传播，横波只能在固体中传播，不能在人体组织中传播。

• 声传播形式可分为 3 种形式：平面波、球面波和柱面波。

2. 参数

(1) 声速

声波在介质中单位时间内传播的距离称为声速，用符号 C 表示，单位为米/秒(m/s)。声波的传播过程实质上是能量的传递过程，其传递速度的快慢与介质的密度、弹性、特性以及波动的类型有关。弹性模量与温度有关，因而声速受温度的影响。

(2) 声压

纵波在弹性媒质内传播的过程中，媒质质点的压强随时间变化，媒质质点的密度时疏时密，使平衡区的压力时强时弱，导致有波动时压强(P_W)与无波动时压强(P_O)之间有一定额压强差($P_W - P_O$)，这一波动压强称为声压。

(3) 声强

声强是表示声压客观强弱的物理量，用每秒钟通过垂直于声波传播方向的一平方厘米面积的能量来度量，单位是焦耳/(秒·厘米^2)[J/(s·cm^2)]。声强与声源的振幅有关，振幅越大，声强越大；振幅越小，声强越小。

(4) 声阻抗率

声阻抗率是描述声波传播弹性媒质的一个参数。

☆要点提示

超声波的基本物理特性

• 传播方式：超声波在人体中一般是以纵波方式传播。

• 声速：软组织中的声速 C 为 1 540 m/s。在超声诊断的频段中，人体组织超声速度与频率无关。

• 波长：声波在介质中传播时，两个相邻的同相位点之间的距离，如相邻两点稠密部之间的距离称为波长，以 λ 表示。

• 周期：声波向前移动一个波长的距离所需的时间称为周期，以 T 表示。

3. 超声波成像原理

超声波在组织中传播时，组织对超声能量的吸收造成声波衰减。造成声波衰减的因素主要有介质质点的粘滞性、导热系数和温度等。超声衰减的大小与超声的频率有关；超声衰减与超声在人体中的传播距离成正比。超声传播到其强度减弱一半时的距离称为半价层，常用半价层来表示组织吸收的大小。

超声波是一种依靠介质传播的声波，它具有机械能，在传播的过程中不可避免地会和介质相互作用，产生各种效应。超声波在人体组织内传播时可能会发生衰减、反射、折射、透射等现象。在人体均质性组织内传播时，超声波只沿其传播方向前进，不存在反射与折射问题。超声波在非均质性组织内传播或从一种组织传播到另一种组织时，由于两种组织声阻抗不同，在声阻抗改变的分界面上便会产生反射、折射与透射。原介质中的超声波称为入射波，在分界面处入射波的一部分能量将产生反射，另一部分能量通过界面后继续传播，即透射。透射的超声波传播方向与入射波的传播方向不同，这部分透射的超声波又称折射波。若入射波与界面是垂直的，则反射波按入射波方向反射，透过界面的超声波的传播方向与入射波方向一致，即不产生折射。超声波诊断设备中只有一个探头，它既发射超声波又接收反射波。

反射波的能量除了取决于两种介质的声阻抗差别外，还取决于界面的大小，反射界面越大，反射波的能量越强，当反射界面的尺寸远小于超声波波长 λ 时，可以认为不产生反射。当被探查的人体组织结构很小，与入射超声波的波长相差不多时，会产生波的衍射现象；当被探查的组织结构小于入射波波长时，会产生波的散射现象。

☆**要点提示**

超声波的反射与折射

• 当一束平面超声波入射到两种介质交界面上或者声阻抗的不连续处时，会产生反射和折射：

$$\theta_i = \theta_r$$

$$\frac{\sin\theta_i}{\sin\theta_x} = \frac{C_1}{C_2}$$

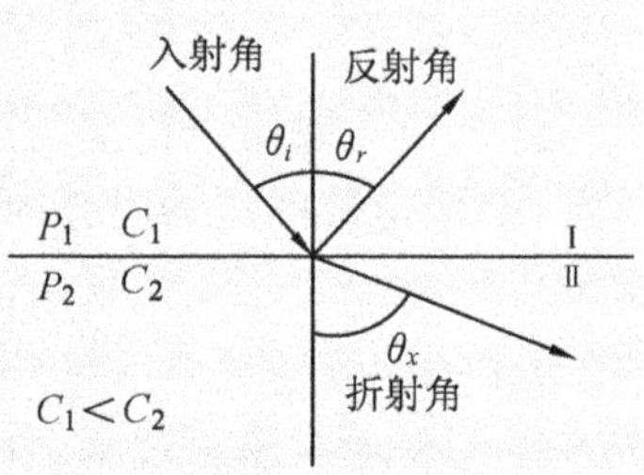

超声波的衰减

• 超声波在介质中传播，其能量将随距离的增加而减小。

• 超声波衰减的因素：

① 声束本身扩散或反射、散射的结果，但声波的总能量并没有减少。

② 介质的吸收，将声能转换成为热能。介质的吸收主要有粘滞吸收、弛豫吸收和相对运动吸收等。

超声波衰减的规律

• 对于给定频率的超声波，其强度和压强幅度都随着距离的增大按指数规律下降：

$$I(x) = I_0 e^{-2\alpha x}$$

$$P(x) = P_0 e^{-\alpha x}$$

（α 为衰减系数）

• 衰减系数 α：

$$\alpha(\text{mm}) = \beta \cdot f(\text{MHz})$$

其中，β 为常数，不同脏器组织有不同的 β。

• 在医学超声频率范围内，人体组织对超声波的吸收系数几乎与超声波频率成正比。

9.2 超声设备

9.2.1 超声设备的组成

超声设备由探头、发射与接收单元、数字扫描转换器(digital scan converter,DSC)和控制装置等组成。

1. 探头

探头是超声波的发射和接收部件,它将电振荡变成超声波进入人体组织,即执行发射功能,又将组织反射的回波信号转换成电信号并反馈到接收单元,即执行接收功能。

2. 发射与接收单元

① 发射单元。发射电路受到主控电路同步信号触发时产生电脉冲,激励换能器发射超声波。

② 接收单元。组织回声信号作用于探头的晶片压电陶瓷片,产生感应电压。

③ 放大单元。回声电压经放大、检波处理后,超声信号转为视频信号,经放大器放大在显示器上显示图像。

3. 数字扫描转换器

数字扫描转换器(DSC)可进行视频信号的转换。

① DSC 的组成。数字扫描转换器由图像存储器、A/D 转换器、S/P 串行到并行移位寄存器、P/S 并行到串行移位寄存器、控制器和信号合成电路等组成。DSC 对放大、检波后的模拟信号进行 A/D 转换,存入存储器中,再从主存储器中读出数据送到视频处理器,进行插补灰阶编码,增强处理效果。视频信号混合其他同步信号组成混合视频信号,再经 D/A 数模转换,变成标准电视扫描制式图像显示。

② DSC 的功能。DSC 将动态图像变成标准电视制显示,稳定、冻结、"卡钳"图像。

4. 控制装置

控制装置控制超声波的产生,对被检者进行扫描后返回超声波信息,可输入扫描参数,显示存储图像。

控制装置主要由以下两部分构成:

① 视频显示系统,由显示器、调节器、视频控制器、接口及键盘组成,可人机对话,控制图像操作,输入和修改被检者数据,产生和输送视频系统的视频信号,传送视频系统和显示系统处理器之间数据和指令。

② 主机系统,由存储器及其控制输入输出组成,可进行 A/D 转换、模拟显示、窗口处理、存储和显示图像、窗口技术处理等。

超声设备电路框图如图 9-1 所示。

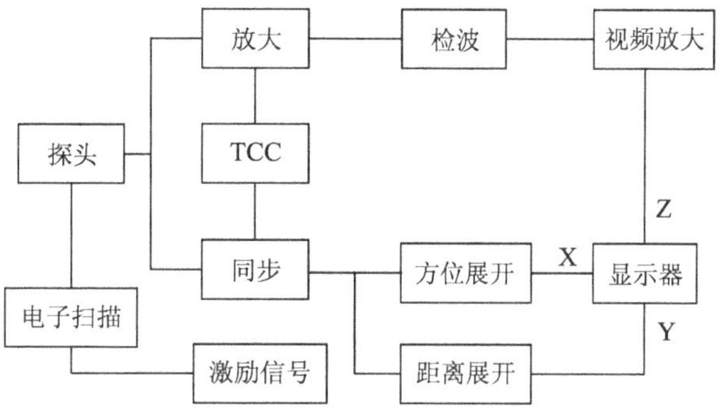

图 9-1 超声设备电路框图

9.2.2 超声设备工作过程

1. 超声波的产生与发射

将交变电场加在压电材料上,材

料就会不停地进行压缩与拉伸，从而引起振动，振动频率与电场频率相同，当振动在介质中传播时就形成了超声波。

2. 超声波的信号采集

超声波进入人体组织后，遇到声特性有差异的界面就会发生反射形成回波，探头接收回波，并送到处理器中进行处理。

3. 信号处理

超声设备采用宽带对数放大器对采集到的信号进行放大。为了弥补信号在组织中不断衰减的损失，放大器的放大倍数以超声波的传播距离为函数，传播距离越远所需放大倍数越大，相反则反。

4. 存储与输出

采集到的模拟信号经 A/D 转换器转换成数字信号并存储于数据盘，经计算机预处理后，再经 D/A 转换器转换成模拟信号，影像显示在显示器上。超声成像设备的超声波发射装置发出高频电脉冲信号，由该高频电脉冲信号控制转换器产生超声波束。当超声波束进入人体组织后遇到声特性差异界面出现反射形成回波，探头将该回波接收并经高频放大器、检波器、视频放大器处理后，影像显示在显示器上。

☆要点提示

超声信号处理

• 从探头接收回波信号，到显示器再现生物组织体层图像，中间有 3 个信号处理阶段，分别是预处理、扫描变换和后处理。超声成像系统信号处理流程如下：

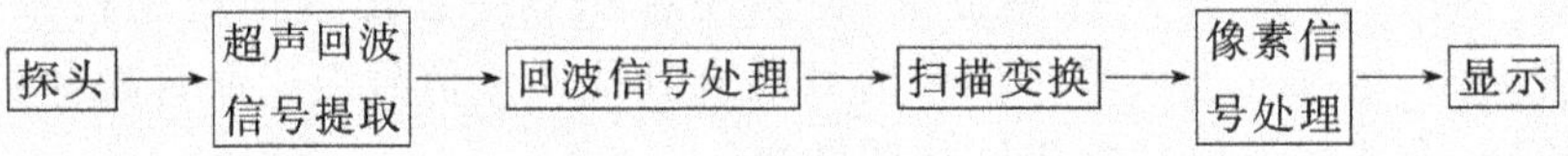

超声波成像原理

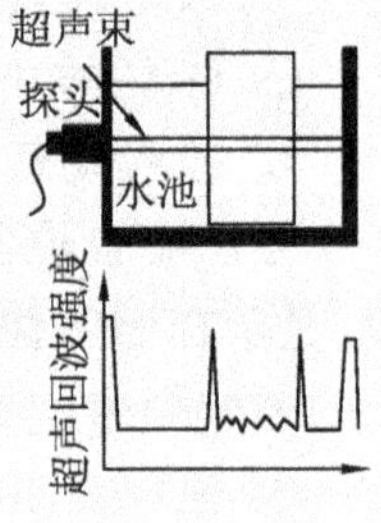

• 脉冲回波测距法：向声传播介质中发射一个超声脉冲，经目标反射，接收其回波，确定目标的方位与距离的方法称为脉冲回波测距法。

• 根据脉冲发出至回波到达换能器所用的时间 t，可以计算出传播的距离 x：

$$x=Ct/2$$

• 超声设备就是利用回波测距的原理工作的。

人体组织和脏器具有不同的声阻抗，在声阻抗突变的界面会产生回波。由于界面两边的声学差异(即声阻抗的变化)通常不是很大，故大部分超声能量穿过界面继续向前传播，达到第二界面时又产生回波，并仍有大部分超声能量透过该界面继续行进。根据不同界面上回波的返回时间，可以求出不同界面与超声探头之间的距离。

由于超声波在人体内的传播速度比 X 线要慢很多，在发射完持续时间仅几微秒的超声波脉冲后，随着超声波脉冲在人体内的传播，大约有 700 μs 的时间可以用来接收、放大和处理微波信号。

9.2.3 超声设备探头的结构及工作原理

超声设备的探头是产生入射超声波和接收反射超声波的部件。高频电能激励探头中的晶体产生机械振动，反射超声波的机械振动又通过探头转换为电脉冲。由于探头能将电能转换成声能，又能够将声能转换成电能，故又称为超声换能器，其原理基于晶体的压电效应。

1. 压电效应

压电效应泛指晶体处于弹性介质中所具有的一种声-电可逆特性。具有压电性质的晶体，称为压电晶体，主要有锆酸铅、钛酸钡、石英、硫酸锂等人工或天然晶体。钛酸钡及锆酸铅是在高温下烧结的多晶陶瓷体，把毛坯烧结成陶瓷体后，经过研磨修整得到所需的几何尺寸，再用高压直流电场极化就具有压电性质，成为换能器件。

① 正压电效应。在晶体或陶瓷的一定方向上加上机械力使其发生形变，晶体或陶瓷的两个受力面上产生符号相反的电荷，形变方向相反，电荷的极性随之变换，电荷密度与外施机械力成正比。因机械力作用而激起表面电荷的效应，称为正压电效应。

② 逆压电效应。在晶体或陶瓷表面沿着电场方向施加电压，在电场作用下引起晶体或陶瓷几何形状应变，电压方向改变，应变方向随之改变，形变与电场电压成比例。因电场作用而诱发的形变效应，称为逆压电效应。

压电效应是线性的，当电场过强或压力过大时，就会出现非线性关系。外加的交变电压的频率与固有频率一致时，产生的机械振动最强；外加的机械力的频率与固有频率一致时，所产生的电荷最多。在超声设备中激励脉冲的频率必须与探头的固有频率相同。

☆要点提示

超声探头

• 超声探头结构如图所示。

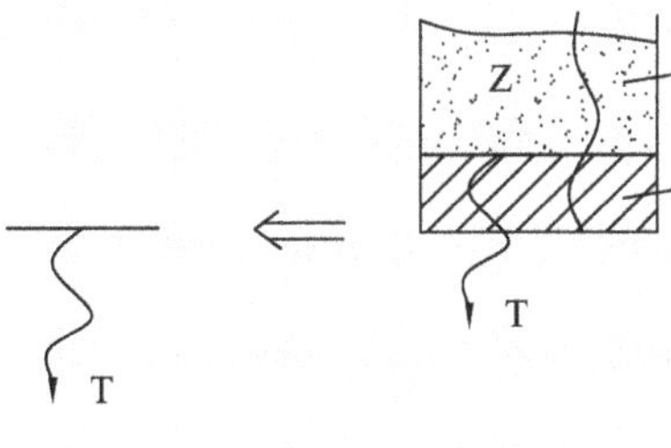

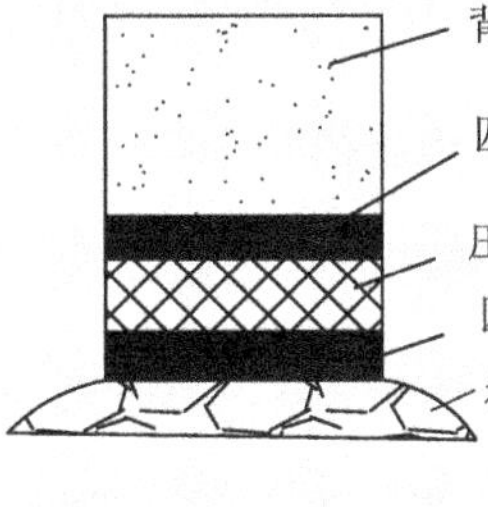

• 常用的超声探头有柱形单振元探头、机械扇扫探头和电子扫描探头(包括线阵、凸阵、相探阵探头)。柱形单振元探头主要用于A超和M超。

2. 超声探头的特性

(1) 频率特性

超声探头的晶体具有固有谐振频率，当施力的频率等于其固有频率时，正压电效应发生机械谐振，从而产生最大电信号；当施加电的频率和压电晶体固有频率一致时，逆压电效应发生机械谐振，谐振时振幅最大，弹性能量也最大。施加力或电的频率与晶体固有频率不一致时，超声探头晶体产生的电信号幅度和变形振动幅度都变小。

(2) 换能特性

探头的换能特性包括两个方面：① 电能—机械能—超声能；② 超声能—机械能—电能。前者属于发射过程，后者属于接收过程。能量间的转换必然产生无益的能耗。

(3) 暂态特性

超声设备的探头大多工作于脉冲状态，探头对脉冲的响应速率称为暂态特性。换能器的频谱越宽，暂态特性越好，允许超声脉冲的宽度越窄。脉冲宽度是指连续发射超声的时间长度，单位是秒(s)。

3. 超声探头的分类

超声探头可按诊断部位、几何形状、波束控制、扫描方式进行分类。

☆要点提示

超声探头分类

- 按诊断部位分类：眼科探头、心脏探头、腹部探头、颅脑探头、子宫探头、肛门探头等。
- 按几何形状分类：矩形探头、柱形探头、凸形探头、圆形探头、环形探头、喇叭形探头等。
- 按波束控制和扫描方式分类：线扫探头、机械扇扫探头、电子扇扫探头(相控阵)、凸阵探头等。

	颅阵	扇形	凸阵	台形	径向扫描
探头外形	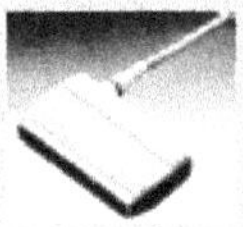	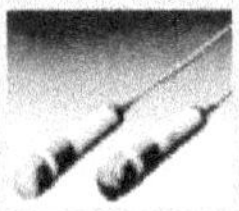	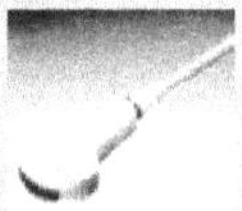		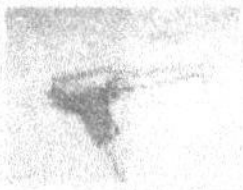
扫描波衰形状	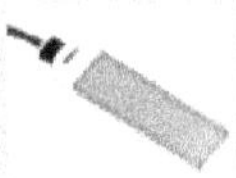	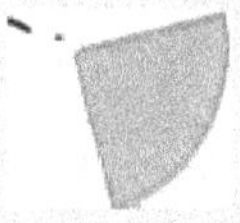	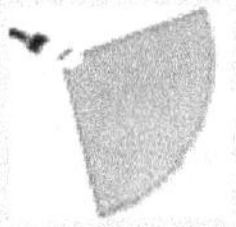	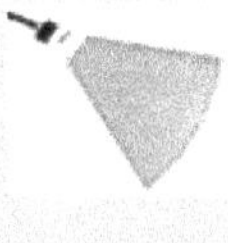	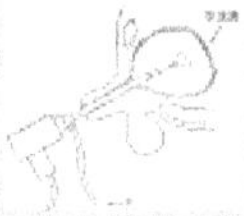
成像形状	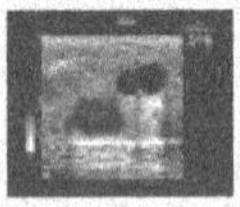	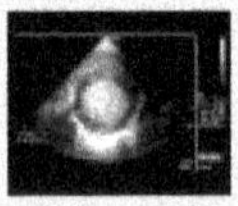	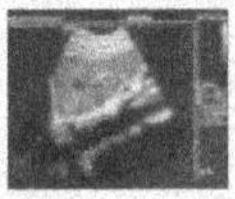		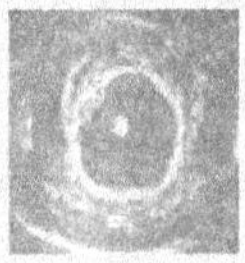

4. 超声探头种类

(1) 机械扇扫超声探头

机械扇形扫描超声探头配用于扇扫式B型超声诊断仪，依靠机械传动方式带动传感器往复摇摆或连续旋转实现扇形扫描。

(2) 电子线阵超声探头

电子线阵超声探头配用于电子式线性扫描超声设备，由开关控制器、阻尼垫衬、换能器阵列、匹配层、声透镜和外壳等 6 部分组成。

① 开关控制器控制探头中各振元按一定组合方式工作，使探头与主机的连线数减小。

② 阻尼垫衬可产生阻尼，抑制振铃并消除反射干扰。

③ 探头的晶体振元是有一定厚度的矩形压电晶片，晶片的厚度取决于探头的工作频率，相当于半波长厚度的频率称为压电晶体的基础共振频率。探头的工作频率越高，晶片的厚度越薄。振元的宽度越窄，有效面积越小，辐射强度越弱，影响探测灵敏度。

④ 匹配层、声透镜同时与晶体振元和人体接触，超声在不同阻抗界面传播将产生反射，增加能量损耗并影响分辨力。匹配层可实现探头与负载之间的匹配。

☆要点提示

- 电子扫描探头由多个声学上相互独立的压电振元排成一线组成，如同铁轨的枕木，振元个数大多在 32 个以上。探头内部结构如图(a)所示。
- 超声工作过程如框图(b)所示。

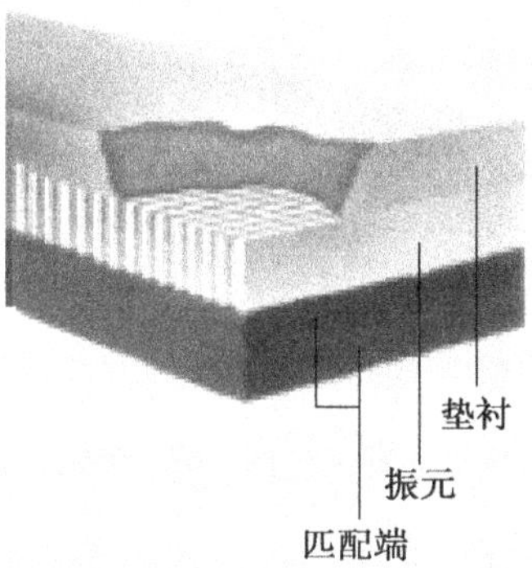

(a)

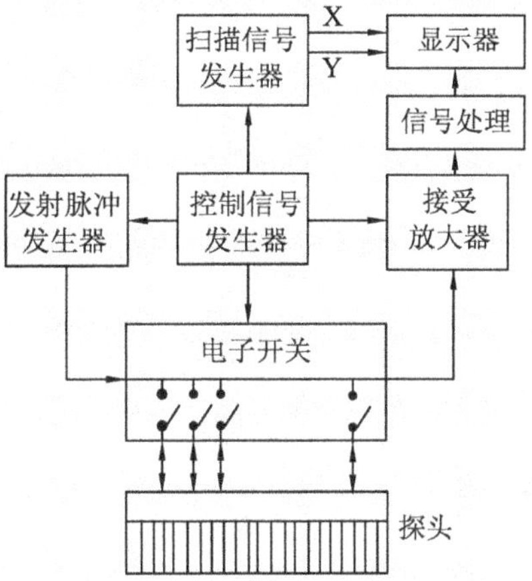

(b)

(3) 电子凸阵超声探头

电子凸阵探头的结构原理与线阵探头类似，只是振元排列成凸形。虽然振元结构相同，但是凸形探头的视野要比线阵探头大，其探查视场为扇形。

(4) 相控阵超声探头

相控阵超声探头实现波束扇形扫描，又称为相控电子扇扫探头，配用于相控阵扇形扫描超声设备。相控阵超声探头外形及内部结构与线阵探头颇似。相控阵超声探头换能器也是多元换能器阵列，探头的结构、材料和工艺相近，主要由换能器、阻尼垫衬、声透镜以及匹配层几部分组成。不同之处在于，其探头中没有开关控制器，因为相控阵探头换能器中各振元基本上是同时被激励的，而不像线阵探头换能器那样分组、分时工作，因此不需要控制器选择参与工作的振元。相控阵探头的体积和声窗面积比较小，其以扇形扫描方式工作，近场波束尺寸小，具有机械扇形扫描探头的优点，可以通过一个小的“窗口”对一个较大的扇形视野进行探查。

☆要点提示

超声探头

• 超声探头在医学超声仪器中起声电的转换作用。探头中需要使用压电材料，如石英晶体、压电陶瓷等。

• 正向压效应：在压电材料两端加一压力时，材料的两个电极表面上出现电荷的积累，如下图所示。

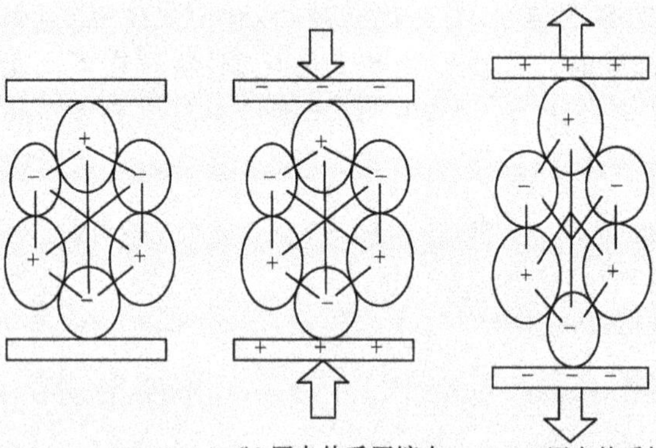

(a) 压电体未受外力时，两侧不带电荷　(b) 压电体受压缩力，两侧带电荷　(c) 压电体受控力，两侧带电荷(相反)

• 逆向压电效应：当材料的两端加上一个电场时，则材料将出现形变，如下图所示。

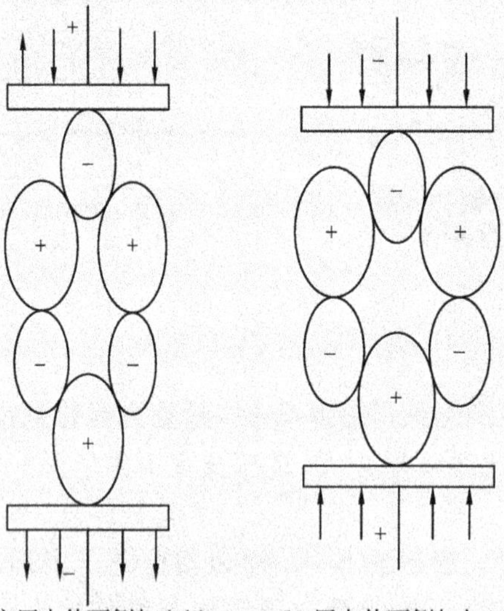

(a) 压电体两侧加电极时，长度伸展　(b) 压电体两侧加与(a)相反的电极时长度压缩

压电振元

压电振元是指被覆激励电极的压电体，它是构成各种超声探头的基本单元。一个超声探头中可以仅有一个压电振元，也可以有多个，每一个压电振元都是一个可逆的机电换能系统。

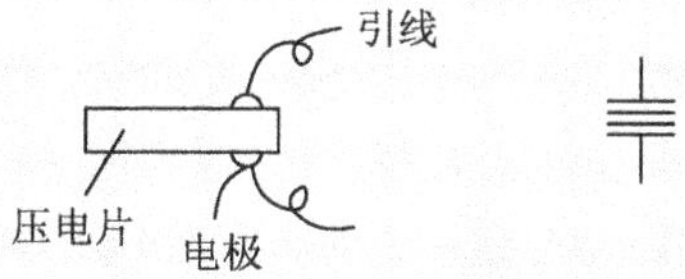

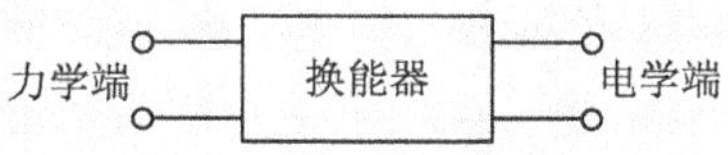

力－电两端口网络等效电路

9.2.4 超声设备的工作原理

1. B型超声成像

B型超声成像设备采用灰度调制成像方式，影像所显示的是人体组织或脏器的二维超声体层图，对于运动脏器可实现实时动态显示。B型超声成像仪和M型超声成像仪一样采用灰度调制方式，显示深度方向所有界面反射回波，探头发射的超声声束在水平方向上以快速电子扫描的方法，逐次获得不同位置深度方向所有界面的反射回波，当一帧扫描完成，便可得到一幅由超声声束扫描方向决定的垂直平面二维超声体层影像，称之为线形扫描体层影像。通过改变探头的角度，可以使超声波束指向方位快速变化，每隔一定小角度，被探测方向不同深度所有界面的反射回波都以亮点的形式显示在对应的扫描线上，便可形成一幅由探头摆动方向决定的垂直扇面二维超声体层影像，称之为扇形扫描体层影像。超声影像获取回波信息的波束扫描速度相当快，可以满足对运动脏器稳定取样、连续不断地扫描的要求，实现实时动态显示，进而观察运动性脏器的动态情况。

2. D型超声成像

D型超声成像设备即超声多普勒诊断设备，利用声学多普勒原理，对运动中的脏器和血液所反射回波的多普勒频移信号进行检测并处理，转换成声音、波形、色彩和灰度等信号，从而显示出人体内部器官的运动状态。超声多普勒诊断仪主要有3种类型：连续式超声多普勒(continuous wave doppler)成像诊断设备、脉冲式超声多普勒(pulsed wave doppler)成像诊断设备和实时二维彩色超声多普勒血流成像(color doppler flow image)诊断设备。

☆要点提示

超声回波信号的基本显示模式

• A型：幅度调制。横轴表示深度，纵轴表示回波强度，以不同幅度脉冲波形表示回波的强弱，这是最基本的显示方法。

• B型：亮度调制。纵轴表示深度，得到的超声回波信号加到显示器的 z 轴上进行灰度调制，以亮度表示回波的强弱。如再配以声束的扫描，使横轴表示声速扫描方向就可以得到超声波体层图像。

• M型：运动调制。将回波幅度加到显示器的 z 轴上作亮度调制，纵轴表示深度，如同 B 型。将这样的回波信号在时间上拉开，即横坐标表示时间，时基线慢速沿轴方向移动。

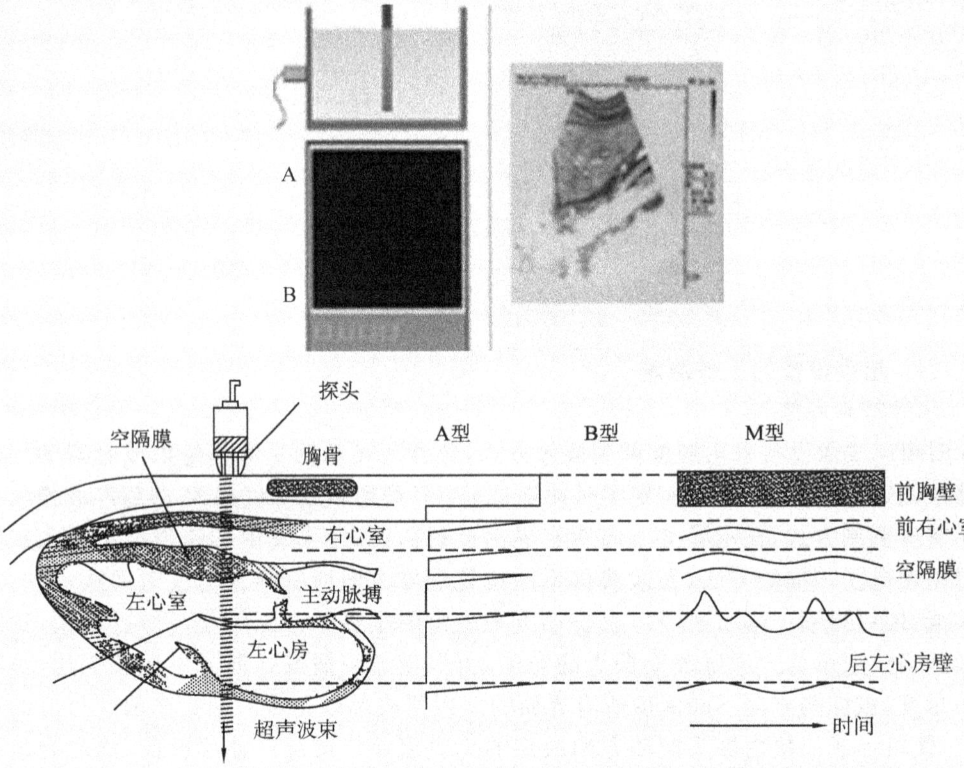

A,B,M 型模式相关示意

9.3 B 型超声设备

9.3.1 B 型超声设备的种类

(1) 机械扇形扫描 B 超

机械扇形扫描 B 超的超声波束以扇形方式扫查。高速机械扇形扫描通常采用的方法有两种，一种是单振元曲柄连杆摆动法，另一种是风车式多振元旋转法。

① 摆动式扇扫 B 超。摆动式扇扫 B 超探头利用直流电机或步进电机驱动，通过凸轮、曲柄、连杆机构将电机的旋转运动转换为往返摆动，带动单个超声换能器在 30°～90°范围内进行扇形超声扫描。用于收发超声的超声探头在工作过程中往返摆动，并通过某种声媒质传递超声，这种声媒质为蓖麻油。它使探头自由运动，保证探头发射的超声能量有效地传送。

② 旋转式扇扫 B 超。旋转式扇扫 B 超探头采用 3 个以上性能相同的探头等角度安放在一个圆形转轮上，马达带动转轮旋转，每个换能器靠近收发窗口时开始发射和接收超声波，各探头交替工作。四晶片的探头，转轮每旋转一周，声束对人体做 4 次扇形扫查，在荧光屏上获得 4 帧影像。

(2) 高速电子线形扫描B超

将多个声学上相互独立的压电晶体排列成一线称为线阵。高速电子线形扫描B超用电子开关切换接入发射与接收电路的晶体，使之分时组合轮流工作。这种组合是从探头的一侧向另一侧按顺序进行的，每次仅有接入电路的那一组晶体被激励，产生合成超声波束发射并接收，实现电子控制下的超声波束线性扫描。

(3) 电子相控阵扇形扫描B超

应用相控技术对施加于线阵探头的所有晶体振元的激励脉冲进行相控制，亦可实现合成波束的扇形扫描，以此种方式实现波束扫描的B型超声称为电子相控阵扇形扫描B超。

相控阵扫描原理：对成线阵排列的多个声学上相互独立的压电晶体振元同时给予电激励，可以产生合成波束发射，合成波束的方向与振元排列平面的法线方向一致，这种激励方式称为同相激励。对超声振元的激励给予适当的时间控制，就可以在一定角度范围内实现超声波束的扇形扫描。通过控制激励时间实现波束方向变化的扫描方式，称为相控阵扫描。

9.3.2 B超设备性能与参数

① 分辨力。分辨力是指超声诊断仪对被检组织相邻回声图的分辨能力，分纵向和横向分辨力，单位为毫米。纵向分辨力表示在声束轴线 z 方向上对相邻回声影像的分辨能力，用两回声点之间的最小可辨距离表示，其值越小，纵向分辨力越高。纵向分辨力受多种因素的影响。横向分辨力表示在水平扫描 x 方向上对相邻回声影像的分辨能力。影响横向分辨力的因素主要是声束的直径、聚焦特性、显示器件和探头换能器性能等。

② 工作频率 f 和脉冲重复频率 F_{PR}。超声的工作频率 f 是指探头与仪器连接后所发射超声波每秒内自身振荡的次数。脉冲重复频率 F_{PR}(pulse repeat frequency，PRF)是指脉冲工作方式每秒钟重复发射超声脉冲的个数，也是探头激励脉冲的频率。

③ 脉冲的宽度和振铃。脉冲的宽度是指脉冲从产生到截止的时间长短。振铃是指探头受电激励截止后产生声波余振的长短。

④ 灰阶与动态范围。灰阶是表示显示器调灰显示能力的一个参数。动态范围是指在保证回声信号既不被噪声淹没也不饱和的条件下，允许接收放大回声信号幅度的变化范围。

⑤ 聚焦方式。聚焦方式是指对探头发射和接收波束采用的聚焦方法，包括声学聚焦、电子聚焦及实时动态聚焦等。

⑥ 时间增益控制。超声在人体内传播的过程中，由于介质对声波的反射、折射和吸收，超声强度将随探测深度的增加而逐渐减弱，使处于不同深度的相同密度差界面反射回波强弱不等，不能真实反映界面的情况，必须对来自不同深度不同时间到达的回声给予不同的增益补偿，通常称时间增益控制(time gian control，TGC)。

☆要点提示

B超设备的性能指标

B超设备的性能可以通过技术参数和使用参数两个方面予以表征。

• 技术参数包括超声工作频率、脉冲持续时间、脉冲重复频率、分辨力、探测深度、灰阶级、聚焦方式、动态范围、图像帧频、时间增益控制、功率消耗等。

• 使用参数包括扫描方式、探头规格、显示方式与显示范围、电子放大与倍率、注释功能、测量功能、记录方式、使用环境条件、外形尺寸与重量等。

超声聚焦

• 使探头发射的超声束在一定深度范围内汇聚收敛称为超声聚焦。声束的汇聚可以改善探测灵敏度，提高分辨力。

• 声学聚焦与光学聚焦的基本原理相似，也最为常用。声透镜中心部位的厚度为 $\lambda/2$ 的整数倍（λ 为入射到途径材料中的超声波波长），此时有最大透射。

• 电子聚焦应用相控阵技术。

9.4 超声多普勒设备

9.4.1 多普勒效应

1842 年奥地利物理学家多普勒(Doppler)提出了声波的“频移”现象，并将其命名为“多普勒效应”。多普勒效应是指波源将某一频率 f 的波以某一固定的传播速度向外辐射时，如果发射波的波源与接收波的接收系统产生相对运动，接收到的波的频率会发生变化即频移。产生多普勒效应的原因（以声波为例）是：当声波在某种介质中以固定的速度传播时，声速为波长和频率的乘积。多普勒效应不仅在声波传递中发生，任何以波动形式行进的能量传递过程都可产生。

☆要点提示

超声多普勒

• 当声发射源与声接收器有相对运动时，接收器所接收到的声波频率与发射频率有所不同，这一现象称为多普勒效应。

• 超声多普勒成像主要用于血流、心脏和产科等方面的检查。超声血流测量仪、超声胎心检测仪、超声血管显像仪以及超声血压计、超声血流速度剖面测试仪等多种仪器在临床上广为应用。

• 多普勒血流量计算原理：超声对血管内流动的红血球发射超声波并接收散射回波，根据多普勒效应，反射频率与发射频率之间将产生偏移（多普勒频移 f_d）。

$$f_d=\frac{2vf_0}{C}\cos\theta$$

式中，v 为红血球的运动速度；C 为超声波的速度；f_0 为发射波频率；θ 为超声波束和血流的夹角。

• 连续多普勒：没有距离分辨能力，在射线方向上的所有多普勒信号总是重叠在一起。

• 脉冲多普勒：具有距离分辨能力，能够检出某特定度的多普勒信号。

9.4.2 连续波式超声多普勒设备

连续波式超声多普勒设备主频振荡器产生并输出频率为 f 的振荡信号，送入超声发射驱动单元，经过放大后驱动探头中的超声换能器向外辐射出频率为 f 的连续超声波。连续波式多普勒设备的探头内设计双换能器结构，可完成发射和接收任务，并将之转换为电信号，通过电缆线送至设备的高频放大单元，经过信号幅度放大后再送至混频解调器作解调处理。混频解调器内信号进行混频、相差处理。信息的处理和显示通过音频放大器放大，送入扬声器重现为音频声波，为诊断提供信息，这种直接的显示方式称为监听式诊断。

9.4.3 脉冲波式超声多普勒设备

脉冲波式超声多普勒成像设备整机由主控制单元、发射单元、探头单元及接收处理单元中的多普勒信号处理通道和灰度调制处理通道组成。主控制单元是以中央微处理器、超声频率振荡发生器为核心的中枢机构，协调探头的发、收工作状态以及开、闭接收电路中的距离选择通道。发射单元中的脉冲波源采自振荡器的超声频率(f)信号。门控电路执行主控电路的命令，将连续波 f 截取成重复频率为 F_{PR} 的脉冲段，送至发射驱动器、探头等转换成超声波发射。超声波发射是以脉冲方式间歇进行的，发射和接收信号可以由探头中的同一块晶体完成。探头中排列有许多晶阵振元，在同一时间内完成许多通道的收发工作。发射脉冲的宽度比较窄，换能器在发射完第一个脉冲后处于接收状态。入射超声穿过人体各层组织时会产生一系列回声，被探头换能器接收后转换成一系列电脉冲信号，通过收、发切换电路送入接收放大电路处理。下一个发射脉冲到来时，切换电路状态反转，换能器停止接收，重新工作于发射状态，周而复始。脉冲多普勒探测的是一维声束上超声多普勒血流信息，频谱显示表示流过取样容积的血流速度变化。

9.4.4 彩色多普勒超声设备

1. 设备概况

彩色多普勒成像设备对于血流的多种状态具有强大的显示能力，可显示心脏某一个层面上异常血流的分布情况，反映血流的途径及方向，明确血流性质是层流、湍流还是涡流，可以测量血流束的面积、轮廓、长度、宽度，血流信息能显示在二维切面像或 M 型图上，更直观地反映结构异常与血流动力学异常的关系，因此常被称为彩色多普勒血流成像(color doppler flow image, CDFI)或者彩色血流图(color flow mapping, CFM)。这种设备除了装配多种频率的脉冲波、连续波多普勒探头外，还可以匹配其他的探头，从而完成 B 型、D 型、M 型等综合性超声探查工作。

2. 工作原理

彩色多普勒血流成像设备的彩色影像是同时叠加在 B 型黑白影像上的，这种显示方式的取样信息必须完全重合，两种方式共用一个高速相控阵扫描探头实现声波的发射和信号的探测接收。除中央主控制器、发射驱动和探头各单元以外，在接收信号处理单元中的 B 型、M 型显示及脉冲多普勒信号检测处理双通道的基础上，增加了彩色多普勒血流图的测量变换通道。

彩色多普勒血流成像设备在接收到回声信号后先进入相位检波器，与原始振荡信号进行相位比较，再将一路信号送入脉冲多普勒信号处理通道，另一路则经过低通滤波器去除没有意义的杂波信号。滤过后的信号经 A/D 模数转换后，再进行自相关处理，将前后两个脉冲产生回声的时间差换算成相位差，根据相位差与目标运动状态的关系处理成血流方向和速度结果。显示器上显示出二维实时动态影像，其中 B 型、M 型超声上为黑白影像，在相应的断面解剖结构上叠加有彩色血流信号。

3. 血流运动状态的彩色显示方法

通过数字电路和计算机处理，可将血流的某种信息参数处理成任何一种色彩模拟量。为了统一显示标准，彩色多普勒血流成像设备都采用国际照明委员会规定的彩色图，有红、绿、蓝3种基本颜色，其他颜色都是由这3种颜色混合而成的。规定血流的方向用红和蓝表示，朝向探头的运动血流用红色表示，远离探头运动的血流用蓝色表示，而湍动血流用绿色表示。绿色的混合比率与血流的湍动程度成正比，正向湍流的颜色红和绿的混合接近黄色，而反向湍流的颜色蓝和绿的混合接近深青色。血流的层流越多，显示的红色或蓝色越纯正。此外规定血流的速度与红蓝两种彩色的亮度成正比，正向速度越高，红色的亮度越亮；反向速度越高，蓝色的亮度越亮。彩色多普勒用3种彩色显示血流的方向、速度及湍流程度，为临床提供了实时血流分析的资料。

4. 彩色多普勒与B型超声

彩色多普勒血流设备通过对散射回波的多普勒信息作相位检测并经自相关处理、彩色灰阶编码，把平均血流速度信息以色彩显示，并组合到B型灰阶影像上。彩色多普勒血流显像的出现，能无损伤地显示心血管内的血流，加快B型超声对心脏疾病检查的速度，可以直接采集到心内血流速度及血管轮廓的信息。

5. 彩色多普勒血流成像与频谱多普勒

脉冲多普勒与连续波多普勒并不显示血流影像，只是显示取样容积内和一根声束线上血流变化的快速傅里叶变换(FFT)频谱。其对血流的探测不是直观的，而是通过频谱的变化来理解血流的改变。彩色多普勒血流显像与脉冲多普勒频谱都是以多普勒原理和脉冲回声技术为基础的，但它们的信号处理和显示技术不同。彩色多普勒血流显像对血流的显示是直观的，对于辨别血流的湍动、了解流速在心血管内分布等较脉冲多普勒更快、更好。而对血流的定量测定来说，脉冲多普勒与连续波多普勒却是非常有效的。

☆要点提示

彩色多普勒设备

• 彩色多普勒体层成像是用脉冲多普勒法对区域内的血流信息进行实时二维显示。

• 彩色多普勒血流成像将流向探头的血流设为红色，远离探头的血流设为蓝色。其基本原理和脉冲多普勒一样，所不同的是彩色多普勒比脉冲多普勒成像装置多了MII(移动目标指示装置)计算电路。

• 彩色多普勒设备血管检查显示图如下：

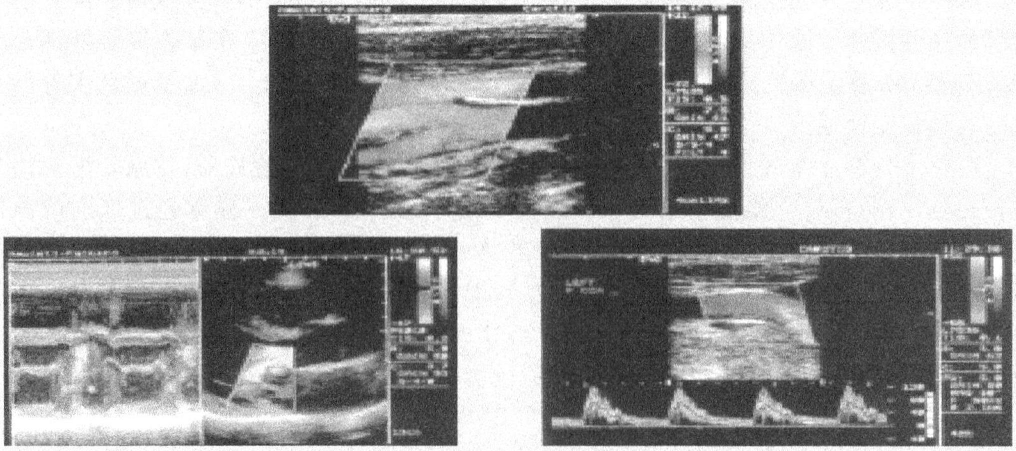

9.5 全数字式B型超声设备

全数字式B型超声系统中多个换能器阵元对应的接收通道均采用一个高速A/D转换器,直接对接收射频回波信号进行采样和量化,并以计算机控制的高性能数字式超声波束形成控制系统。全数字式B超中采用全数字延迟线,延迟时间用软件编程,在换用不同探头时自动配合延迟时间至最佳,且为了提高图像质量、降低模拟失真,直接对射频进行采样。这种系统与工作在射频下的高采样率A/D转换器及高速数字信号处理技术结合起来,就形成全数字式B型超声设备的核心。全数字式B型超声设备如图9-2所示。

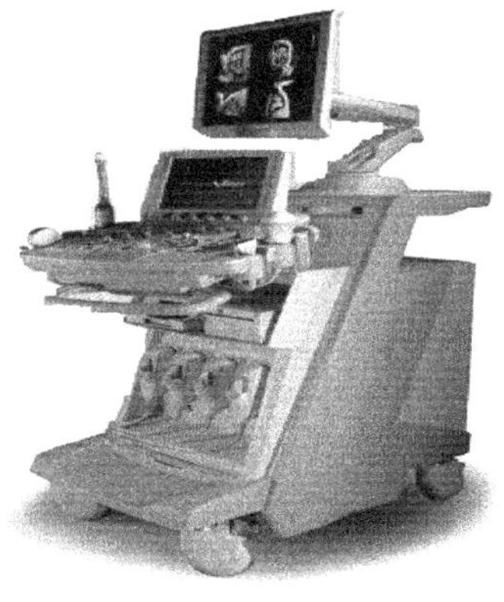

图9-2 全数字式B型超声设备

全数字式B超与模拟B超有两大重要区别:① 在常规模拟B超中,延迟线采用多抽头的L-C模拟延迟线,靠电子开关控制,电路庞大,造价高,还会引起插入损耗、阻抗失配及开关瞬态造成的假象,且硬件系统不易调整延迟时间;而在全数字式B超中,采用全数字延迟线,延迟时间可用软件编程,在换用不同探头时,能自动配合或手动调整延迟时间至最佳。② 常规模拟B超在检波后才进行采样,采样率低;而全数字式B超,为了提高影像质量、降低模拟失真,直接对射频进行采样。

按照纳奎斯特采样定理,采样率最少应为信号最高频率成分的2倍,这样不但使A/D转换器成本提高,而且使数据量过于庞大,给实时处理带来困难。如何降低数字式超声系统的采样率成为一项重要的技术问题,解决的办法是采用均匀采样、正交采样、二阶采样等,以降低数字化B超中波束形成的采样率。数字化B超每一个阵元都要有单独的A/D转换和延迟与插补,线路的复杂程度可想而知,硬件电路的简化方案成为数字化B超需要解决的另一难题。目前,超声诊断设备的全面数字化已成为重要的发展方向,随着数字信号处理芯片的发展,数字化技术使超声诊断设备朝更高的水平发展。

9.5.1 超声三维成像

1. 成像原理

超声三维成像概念的提出和研究是在20世纪60年代,从静态三维到动态三维,实时三维发展和计算机硬软件发展为超声三维成像提供了强劲动力。超声三维成像按图像采集方式分为非实时和实时,非实时正遭遇淘汰。实时三维成像采用的是数据采集和三维重组同时进行的方法,关键是信号技术、高速数据采集和超大数据量的高速运算能力。目前有一种体积探头可由9 216个正方形阵元组成,150个微型电路板控制众多阵元与系统连接,采用16条声束同时在不同方位发射的方法,实现多波束发射与接收容积扫描,是一种机械复合扫描容积探头。

三维数据采集是在z方向通过使电子扫描的一维阵列探头作机械扫描实现的,机械扫描所需多种机构全部安装在探头中,由系统对机械扫描进行精确控制。实时三维超声成像采用3种先进技术:① 换能器压电晶体数目多在3 600个以上,以短矩阵型排列;

② 以相控阵列方式控制声束发射，实行声束三维方向扫描转向，同时扫描线沿 y 轴进行方位转向形成扇形二维图像，使之沿 z 轴方向进行扇形立体仰角转向，再获得数据时，直接在 x，y，z 轴上形成金字塔形图像数据库；③ 矩阵换能器以 16∶1 并行处理方式快速扫描，获得相当于二维图像扫描线密度的实时三维动态图像。

2. 显示方式

① 实时三维模式：获得窄角瓜瓣样立体成像区，宽度与厚度扇角的范围为 15°乘 60°。

② 全容积显像模式：由心电图自动触发，采集在空间位置上紧密相邻的 4 个 15°乘 60°窄角瓜瓣样立体数据库。

③ 三维彩色血流模式：与全容积显像模式一样，由心电图自动触发，采集 4 个心动周期的三维多普勒血流立体数据组合成一个立体数据库。

3. 重组方法

超声三维重组方法主要有立体几何构成法、表面轮廓提取法和体元模型法 3 种。其中，体元模型法成为超声三维重组的主流方法。

① 立体几何构成法将人体器官假设为多个不同形态几何组合进行重组。

② 表面轮廓提取法将三维超声空间中一系列坐标点相互连接，形成若干简单直线以描述脏器的轮廓。

③ 体元模型法将人体脏器划分成依次排列的小立方体，一个小立方体就是一个体元，一定数目的体元按相应空间位置排列。

超声三维成像如图 9-3 所示。

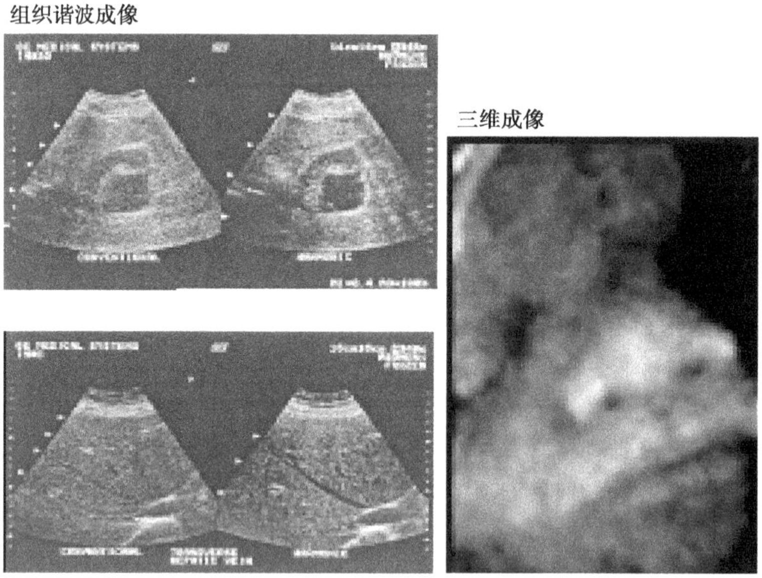

图 9-3 超声三维成像

4. 成像方法

超声三维成像方法主要有表面成像、透明成像、多平面成像及彩色多普勒血流成像等。

① 表面成像主要用于胎儿面部或含液体组织和主要液体环绕组织三维成像。三维

表面成像较清晰,能显示感兴趣结构立体形态与表面特征,可单独提取空间位置关系和现实感兴趣结构,精确测量容积和体积。

② 透明成像通过淡化周围组织结构的灰阶信息,着重显示感兴趣区域的结构,同时部分保留周围组织的灰阶信息,使重组结构具有透明感和立体感,从而显示实质性脏器内部结构。

③ 多平面成像对三维图像进行不同方向的剪切,生成单个的平面图,获得二维扫描无法获得的冠状面图像。

④ 彩色多普勒血流成像利用采集到的彩色多普勒血流图像信息,对血流方向、范围进行三维成像,判断血管走向与周围组织关系及感兴趣部位血流灌注评价。三维表面模式成像与三维彩色能量图结合,可以清晰显示病变器官立体结构特征,还可显示病变的立体血流分布特征。

9.5.2 超声三维成像系统与操作

临床上需要通过三维的影像观察体内组织的结构和病变情况。要获得三维成像首先要取得足够的三维数据,探头通过适当的"窗口"采集所需三维数据,进行三维重组和三维立体显示。超声三维影像重组是通过计算机的数据处理完成的。在超声三维成像回声信息采集中,采用坐标位移法,通过移动坐标位置将数帧常规B型影像叠加在一起,沿 y 轴方向移动电子扫查探头,由于影像位置的移动,很多B型影像便写进了同一存储器,探头只要沿 z 轴方向扫描一次,就可得到建立一幅三维影像所需的原始数据。若要实现立体显示则应对影像数据进行处理,经过实时影像平滑处理、灰阶影像处理、实时边界探测和实时内边界消除等复杂的计算机数据预处理过程后,再进行储存、叠加和显示。超声三维系统由探头、影像处理系统、数字扫描转换系统和显示器等单元构成。电子扫查探头如图9-4所示。

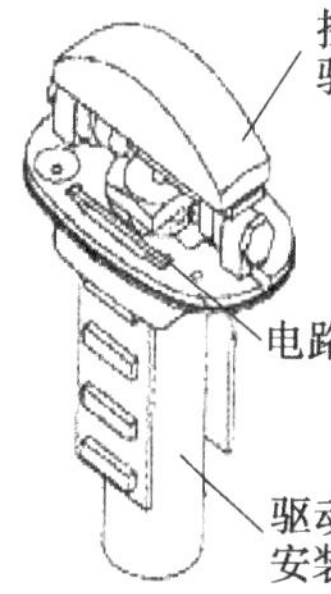

图9-4 电子扫查探头

除了这种沿轴向移动获取多平面重组三维影像的方法外,还可以通过轴旋转角度获取多平面进行三维重组,如沿心脏长轴每转30°取一切面,一周共取6幅切面,便可重组心脏的三维影像。也有采用长轴影像和短轴影像重组三维影像的,但这些方法需要同时把切面影像及它们之间的位置与角度信号送入计算机,由计算机作相应的组合和处理,然后在显示器上再现该器官的三维影像。可以用网格线来表示物体形状的外形框架影像,也可以用灰阶来表示物体表面形状的立体阴影影像,用减法处理获得的旋转式透明三维灰阶影像可以显示器官立体的透明影像,有利于观察器官内部的结构。

9.5.3 彩色超声成像技术

彩色超声影像处理弥补了灰阶显示的不足,彩色显示可增加对比灵敏度,并可提供定量显示及多参数显示。彩色超声影像又称彩阶图,可使人体细微组织结构及多普勒的清晰度达到最佳显示,并可在更大的动态范围内提高肉眼对黑白微弱信号的分辨力。彩色超声核心技术是彩色编码的方法,将回声幅度划分为许多彩色区域,将某一幅度范围定义为某种颜色,可以增加显示信号的动态范围,具有较高的定性分辨力。

彩色超声影像处理是利用微电子技术进行的一种影像增强处理技术,它通过光学处理、等密度分割、幅度鉴别、模数转换等方法进行彩色编码，将输入的图像值转换到特定彩色空间相应的坐标中去，进而显示预期的彩色影像。

9.5.4 超声CT设备

超声波在人体内传播时，体内不同组织结构的不同声学特性会引起声速的变化和声强度的衰减。设法获得这些声速的变化或者声衰减的数据并以此为参量，用计算机再建出超声透射影像的技术即为超声计算机体层成像超声CT设备。为了获得各种参量的数据，用超声波照射探测目标，对共轴的发射换能器和接收换能器同步地沿一条直线扫描，取得切面内的投影数据，然后这对发射、接收换能器组在同一平面中旋转一个角度，再做直线扫描，取得该视角的投影数据，如此继续直至取得足够多的数据，再把这些信息组合起来，使用代数重组法或反投影技术重组影像。

超声CT设备有区别于B型超声诊断设备的新的成像工作参量，如声速、声衰减等，可获得有关人体组织结构与状态的其他信息。它给出了人体断面上声速或声衰减的定量空间分布，为定量诊断开拓了新的途径。与普通CT设备相比，超声CT设备造价低，更重要的是其在辐射安全性上占有绝对优势。超声CT技术还可用于测量人体内与声波有关的其他物理量。

9.6 超声经颅多普勒

9.6.1 经颅多普勒简介

超声经颅多普勒(transcranial doppler，TCD)是利用低频脉冲超声波和超声多普勒效应，检测颅内脑底动脉环上的各支主要动脉血流生理参数的一项无创伤脑血管疾病检查方法。经颅多普勒技术的问世，为无创伤性脑血流循环的研究及脑血管疾病的诊断开辟了一片新的领域，因此在国内外得到了迅速发展，目前成为脑血管疾病诊断的重要手段之一。1982年12月，挪威学者Aaslid创造性地将低频脉冲和2 MHz超声波相结合研制出了世界上第一台经颅多普勒检测仪。1988年，中国开始引进TCD技术，20多年来，我国TCD的使用和临床研究取得了蓬勃发展。

9.6.2 TCD临床与科研的适用范围

TCD设备在血流动力学检测方面为脑血管疾病的基础研究和准确诊断提供了有力佐证，其临床与科研的适用范围可概括如下：

① 脑血管疾病及可引起脑血管改变的疾病检查。

② 脑血管机能的评价，包括Willis环侧支循环和脑血流自动调节功能，脑血管外科术前术后的评价，脑外科手术时机的选择评价，脑血管复合损伤的血流动力学评价，为脑血管造影术筛选被检者和选择造影时机。

③ 危重被检者的监护，包括心、脑血管被检者(神经外科手术被检者，中风后被检者，颅内压增高被检者)手术前、中、后脑血流的监护，危重被检者脑血管监护，脑血管危重被检者的长期监护及间接颅内压的监测。

④ 基础研究，包括脑血管疾病的演变过程、发病机理和病因控制，药物对脑血管的作用及对脑血流的影响，不同生理状况下脑血流状况，动脉血中二氧化碳分压、氧分压、血压、交感、副交感神经作用对脑血流的影响等。

⑤ 预防保健，包括脑血管疾病的流行病学调查，对脑血管疾病高危人群建立档案和进行中风预测。

⑥ 微血栓的检测。TCD技术是一种无创性检查，操作简便，重复性好，可以对被检者进行微血栓连续长期动态观察。

TCD设备在神经内外科、重症监护病房、麻醉科、脑动脉介入治疗中心和血管外科等临床科室得到了广泛的应用。随着TCD技术的发展，其应用范围还将得到进一步扩展。

9.6.3 TCD设备的优点与局限性

1. TCD设备的主要优点

① TCD设备采用超声技术，属无创伤性检查；

② 检查较全面，可综合反映颅内外大部分血管分支、各节段的血流情况；

③ 检查成本低；

④ 可提供实时动态的血流动力学资料；

⑤ 可对危重病员进行长期动态监护；

⑥ 可多次检测，结果重复性好；

⑦ TCD与CT，MR，DAS等检测方法相比(如图9-5所示)，主要区别在于：

TCD提供的是实时动态的脑血管血流动力学资料；CT，MR提供的是大脑实质细胞的损坏与形态学上改变的影像学资料；DAS提供的是脑血管瞬间形态学上的变化，且有创伤。

2. TCD设备的局限性

① 对操作医生的要求较高，需有一定临床经验才能做出正确的诊断。

② 如果颅骨钙化使超声波严重衰减，就不能获得某些血管的血流信号。

③ 对小血管及其分支的识别技术有待提高。

④ 对某些指标尚未统一诊断标准。

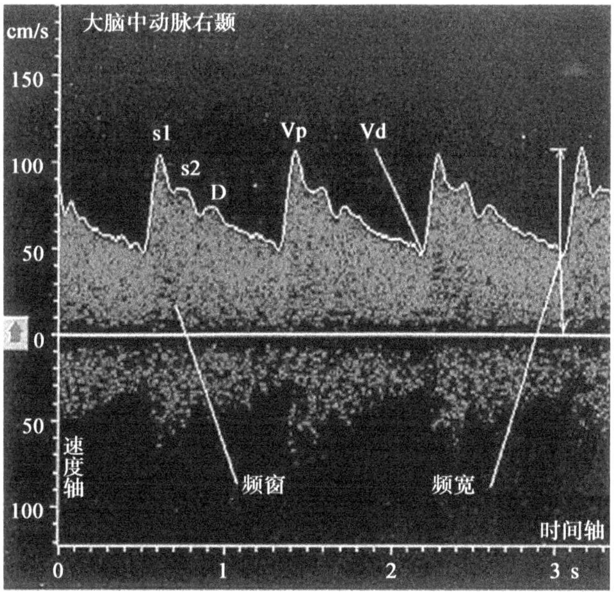

(a) 正常血管频谱图

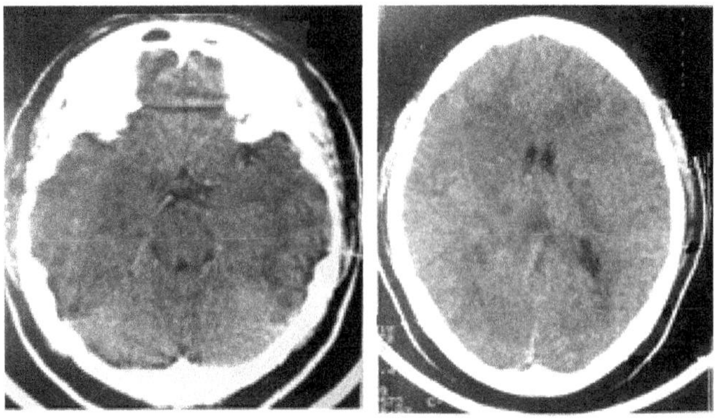

(b-1) CT平扫及增强扫描图

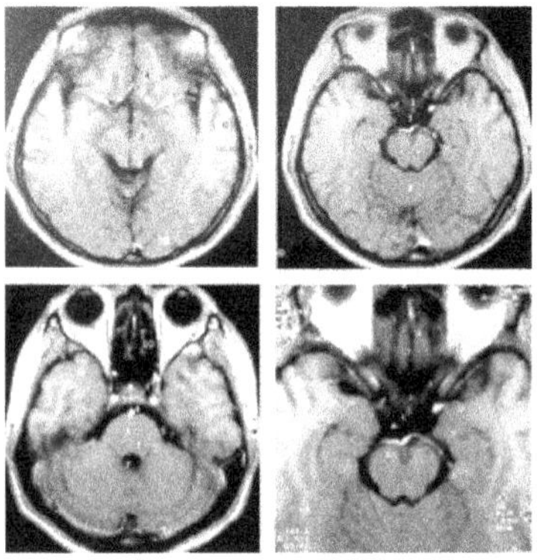

(b-2) 磁共振扫描图

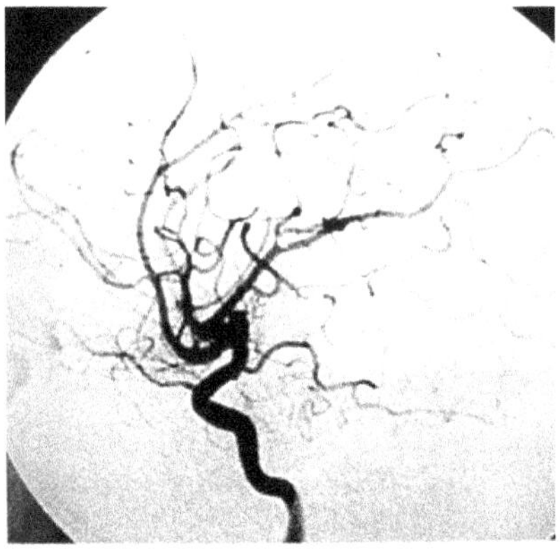

(c) DSA脑血管图

图 9-5 不同检查方法比较

9.6.4 常见 TCD 设备及分类

TCD 设备按通道数不同可分为单通道和多通道；按深度数不同可分为单深度和多深度；按结构形式不同可分为台式、台车式、便携式等；按数据接口形式不同可分为 ISA 接口、PCI 接口、USB 接口、IDE 接口、PCE 接口等；按探头个数不同可分为单探头、双探头、三探头、四探头等；按操作系统平台不同可分为 DOS 系统、Windows 32 系统、Windows 98 系统、Windows 2000 系统、Windows XP 系统、Windows Vista 和 Windows 7 等。

图 9-6 所示为 MultiDopX 台式 TCD 设备；图 9-7 所示为 KJ-2V3 型 TCD 设备，其为单通道、双深度、双探头。

随着技术的进步，计算机软件在 TCD 设备中起到了越来越重要的作用，使得 TCD 设备核心硬件越来越小型化，甚至把硬件分离为一个信号采集器，再通过 USB 接口与计算机通讯，这个采集器就是 TCD-USB 模块。TCD-USB 模块解决了使用通用计算机的问题，即使采用笔记本电脑，也需要外挂电源适配器，外露的 USB 连接线会影响数据的可靠性。

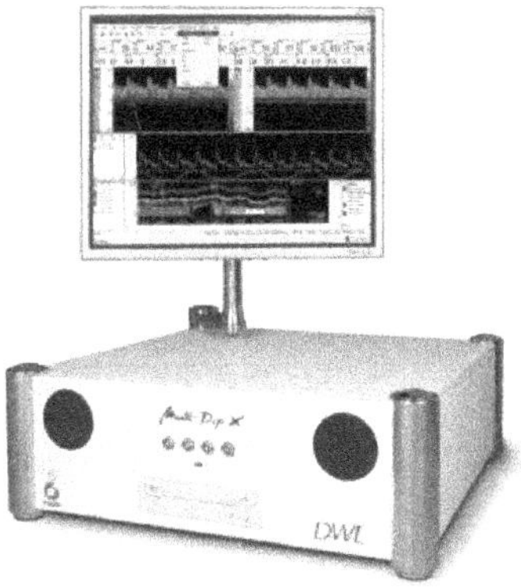

图 9-6 MultiDopX 台式 TCD 设备

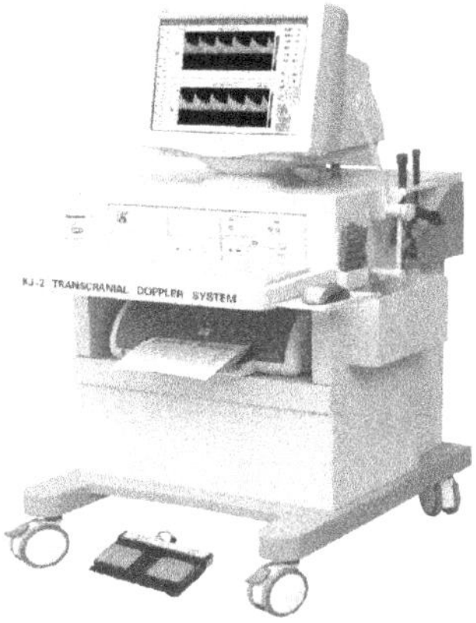

图 9-7 KJ-2V3 型 TCD 设备

图 9-8 所示为采用 TCD-USB 模块的 TCD 设备;图 9-9 所示为 RIMED Dig-Lite 型 TCD 设备;图 9-10 所示为 MultiDopT 便携式 TCD 设备。

笔记本式 TCD 设备如图 9-11 所示,可配备 4 个探头、2 个 2 MHz 的 PW 探头、1 个 4 MHz 的 CW 探头和 1 个 8 MHz 的 CW 探头,具有双通道四深度检测功能,具备笔记本电脑和 TCD 设备的所有功能,可将检查结果和打印报告通过互联网直接发到指定地点,方便专家会诊。

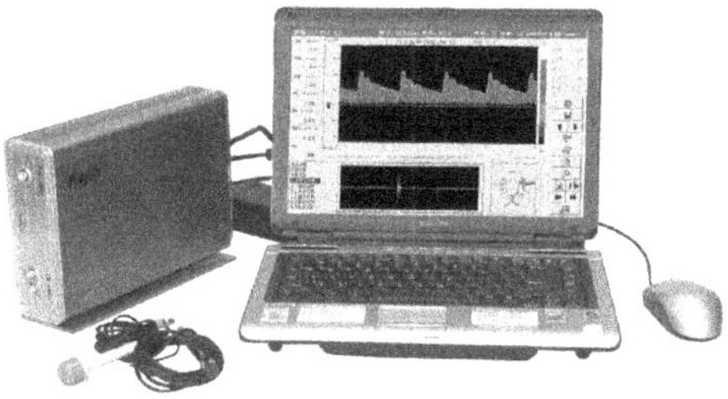

图 9-8 采用 TCD-USB 模块的 TCD 设备

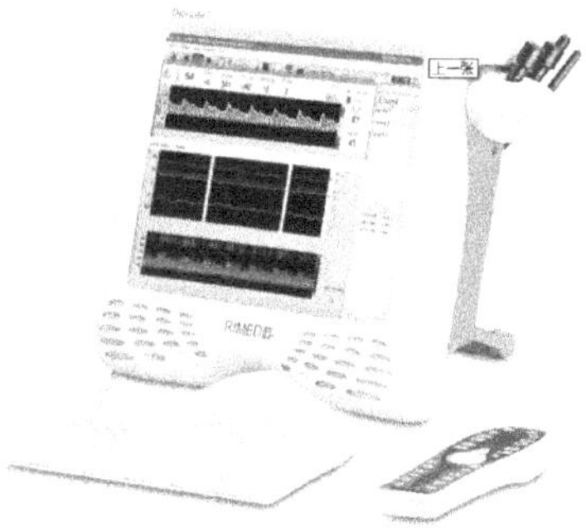

图 9-9 RIMED Dig-Lite 型 TCD 设备

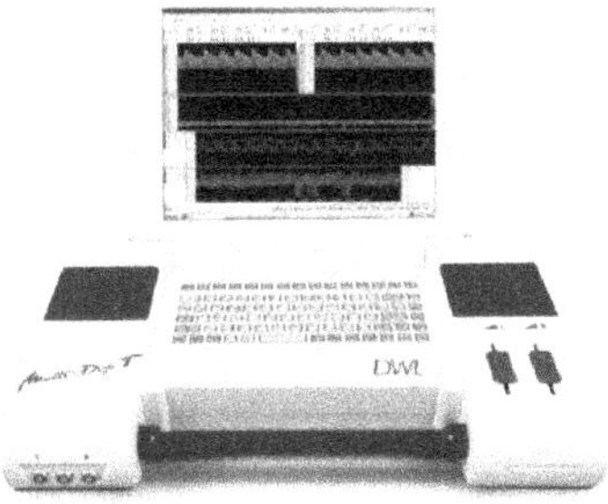

图 9-10 MultiDopT 便携式 TCD 设备

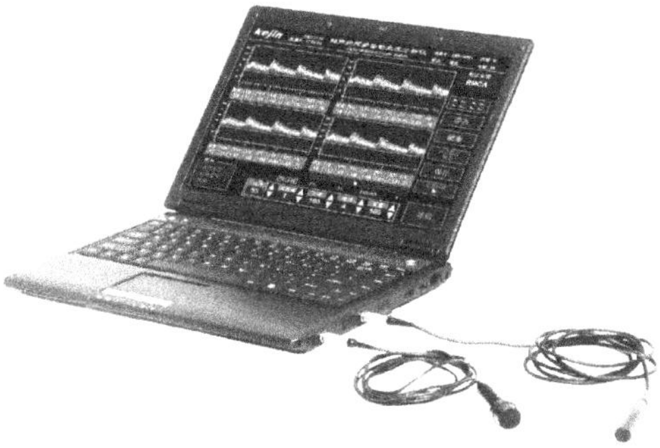

图 9-11 KJ-2V4P 笔记本式 TCD 设备

9.7 TCD设备

9.7.1 多普勒效应在TCD设备中的应用

TCD设备主要测量的是脑血流的运动情况，可以通过多普勒效应在血流测速中的运用来理解TCD设备的工作原理。在经颅多普勒超声诊断设备中，使用同一个换能器（即探头）作为超声波的发射器和接收器，探头检测出来的频率变化是反射物（即血细胞）位置移动所引起的。

当探头发射超声波时，探头为波源，发射的频率为 f_0，运动速度为0。血细胞接收超声波为接收器，当其以速度 v 向着探头运动，而超声传播速度为 c 时，血细胞接收到的频率 f_1 为

$$f_1=\frac{c+v}{c}f_0$$

当超声波入射到血细胞时，部分超声波由血细胞散射回探头。这时血细胞成为波源，反射波频率为 f_1，血细胞的运动速度仍为 v。探头接收反射波变为接收器，运动速度为0。这时，探头接收到频率 f_2 为

$$f_2=\frac{c}{c-v}f_1$$

将 f_1 代入，可得探头接收频率 f_2 为

$$f_2=\frac{c}{c-v}\cdot\frac{c+v}{c}f_0=\frac{c+v}{c-v}f_0$$

多普勒频移值 Δf，即接收频率 f_2 与发射频率 f_0 的差值为

$$\Delta f=f_2-f_0=\frac{c+v}{c-v}f_0-f_0=\frac{2v}{c-v}f_0$$

在测量血流速度时，超声波的传播速度 C 为1 560 m/s，而血流速度 $v<6$ m/s，即 $C\gg V$，上式可写成

$$\Delta f=\frac{2v}{c}f_0$$

以上讨论的基础是假设超声束与血流方向平行，即相向或背向时的计算结果。实际上，探头（超声束）与血流方向之间往往存在一定夹角，设为 θ，则血流速度 v 可分解为与超声束垂直的分量 v_1 和与超声束平行的分量 v_2，而只有分量 $v_2=v\cos\theta$ 才能产生多普勒频移。

代入多普勒频移值，则

$$\Delta f=\frac{2v_0\cos\theta}{c}f_0$$

此公式称为多普勒方程，由此可得血流速度公式为

$$v=\frac{c}{2f_0\cos\theta}=\Delta f$$

上式中，Δf 为多普勒频移；θ 为超声速轴线与血流运动方向的夹角；v 为血流速度；c 为超声速度；f_0 为超声发射频率。

从血流速度公式可得出如下结论：

① 声源和接收器之间发生相对运动是产生多普勒频移的必要条件，若 $v=0$，则无多普勒频移。

② 多普勒频移值与探头方向(声束)和血流方向之间夹角的余弦函数成正比。当超声束与红细胞运动方向平行且相向运动时 Δf 为最大值；当 θ 角在 $0°\sim90°$ 内逐渐增大时，Δf 逐渐减小；当 θ 角在 $90°\sim180°$ 内增大时，$\cos\theta$ 为负值，Δf 亦为负值，其绝对值逐渐增大；当声束与红细胞运动方向平行但背向运动时，Δf 为最大负值。因此在进行多普勒超声检查时，为获得最大频移信号，应尽可能使声束与血流方向平行，即尽可能使探头方向与血管方向平行。

③ 多普勒频移 Δf 的大小与探头发射频率 f_0 成正比，与声速 c 成反比。流速与探头发射频率 f_0 成反比，对于一定值的 Δf，f_0 越小，探头测量流速的范围越大。因此，为了测量高速血流，应尽可能地选用低频探头。

超声速度 c 可在不同介质的超声速度表中查到，超声发射频率 f_0 可由发射电路控制，超声速轴线方向与血流运动方向的夹角 θ 可由探头的探测方向控制，如果可以测得多普勒频移 Δf，就能够按上式求得血流的速度 v。信号采集部分的任务就是得到多普勒频移 Δf 的信号，对多普勒频移时域信号进行 FFT(快速傅里叶变换)，从而得到血流的频域信号即速度信息。

9.7.2 解调原理

解调是 TCD 设备在信号处理中一个非常重要的过程，实际电路中通常用模拟乘法器和滤波器实现解调功能，通过解调将频偏信号从回波信号中提取出来。利用乘法器和低通滤波电路，可以得到差频频偏信号。超声多普勒仪中，多采用正交相位检测法检测方向，具体可以分为两个步骤：① 将接收到的多普勒信号分别乘以频率为基频、相位差为 0°和 90°的两个参考信号，经过低通后得到不含有高频分量的两路正交多普勒频移信号；② 通过相域处理识别流向的信息。正反向流动的信息，必须进一步进行分离才能检测出流动的方向，这可以通过相域处理和频域处理实现。相域处理就是把已经去除高频信号的两路多普勒频移信号分别经过 90°相移网络产生两组新信号，信号重新相加，从而使得不同方向的多普勒频移信号具有不同的振幅符号。

正交相位检测法如图 9-12 所示。

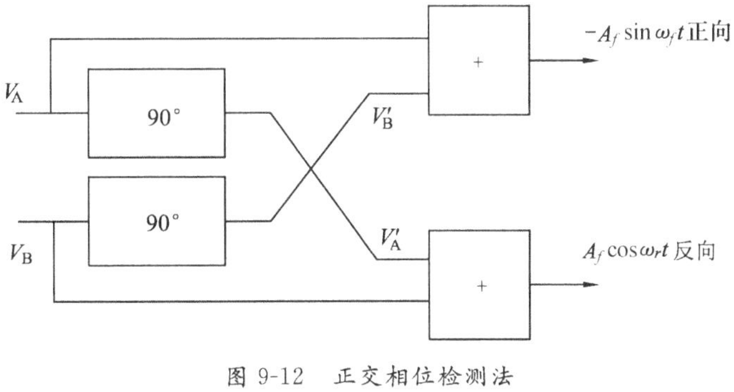

图 9-12 正交相位检测法

此方法要求 90°相移网络在频偏范围内，从数十赫兹到数千赫兹幅频特性恒定，相频特性基本稳定在 90°，但这种相移网络比较难以实现。另一种更实用的办法是通过两个全通型网络A与B，两者的相频都随频率增加，相位差能大致保持在90°，反映正向流和逆向流，以获得血流的方向信息。

全通型网络检查法如图9-13所示。

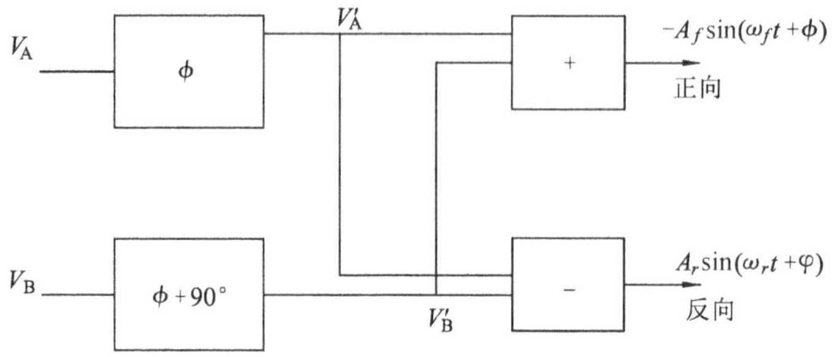

图9-13 全通型网络检测法

9.7.3 TCD设备工作原理

当多普勒超声仪发射电路向超声探头发射激励信号时，由于超声探头的内部结构为压电陶瓷，具有压电效应，输入的电能将转化为超声波，再由超声波穿透较薄的颅骨，作用到颅内血管中流动的血液产生振动，反射回来的超声波又作用到超声探头上。探头将接收到的超声波转化成电能，在换能器上产生电压信号并输入多普勒超声仪主机输入端，经信号放大电路放大及调制解调器解调后获得频偏信号，结合多普勒效应和快速傅里叶转换，以频谱图像的方式显示出来，并可以计算出各项生理参数。

经颅多普勒血流仪通常配备2 MHz，4 MHz和8 MHz的探头。2 MHz探头是TCD设备常用的探头，主要用于检测颅内大脑动脉环（Willis环）的血管，它发射出一组2 MHz超声波（大约10个波左右）后等待回波，探头大部分时间处于接收状态，重复脉冲频率为3.6 kHz～10.4 kHz，由于这种方式称为脉冲发射方式，所以该探头又称为脉冲探头，简称PW探头。PW探头的优点是具有距离选通功能，但由于受到脉冲重复频率的限制，只能检测到相对较低的血流速度。4 MHz和8 MHz的探头主要用于对颈部血管或腕、手、足等更浅表的微小血管进行检测，尤其是8 MHz探头，可用于微小血管接通再造手术的术后检测，男性阳痿辅助诊断等。这两种探头的发射方式为连续波发射方式，也就是发射超声束的同时处于接收状态，简称CW探头。CW探头内包含两个换能芯片，一个为发射芯片，另一个为接收芯片。由于它不受脉冲重复频率的限制，所以能测量很高的血流速度，但是它不具备深度辨析功能。

9.7.4 KJ-2V8型TCD设备工作原理简介

KJ-2V8型TCD设备由主机、探头、输入和输出设备组成。TCD设备主机通常包括计算机系统和TCD硬件，图9-14为KJ-2V8型TCD设备原理框图。TCD的硬件系统主要分为3大块：① 信道单元（包括超声信号放大器和调制解调器）；② 控制单元；③ 数字信号处理单元。超声探头和信道单元决定着TCD设备的检测性能，主要反映为仪器的检测灵敏度和抗干扰能力，这是TCD设备的关键技术之一。

在颅内检测时，需要获取颅内血流的信号。由于颅骨对超声的强衰减作用，使得采集血流回波信号十分困难，同时颅内检测还需要检测出不同深度的信号，因此还必须使获得的信号带有深度信息。TCD设备采用脉冲波发射和接收分时工作的方式，利用低频重复脉冲，叠加2 MHz信号激励单晶片换能器，波束脉冲数在0～18个可调，发射期间目标(血流红细胞)受到2 MHz超声激励，而停止发射期间，换能器作为接收器接收由红细胞反射回来的超声信号。受颅骨和脑组织的影响，一方面反射的回波信号衰减严重，信号微弱；另一方面远近场信号幅度相差很大，近场处幅度达几伏，远场处仅为几十微伏。因此在PW发射电路中可以引入TGC控制，抑制近场信号，提升远场信号。

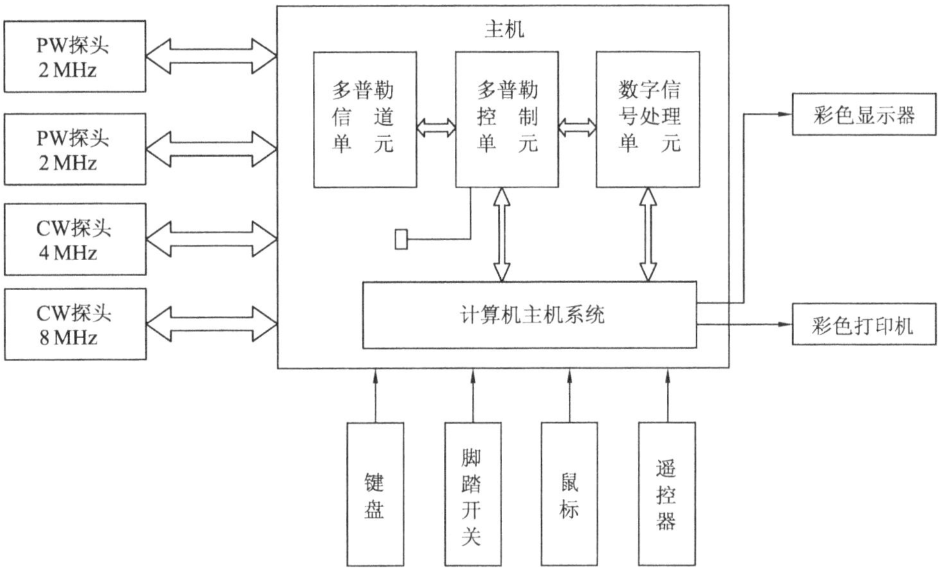

图 9-14 KJ-2V8型TCD设备原理框图

乘法器可以检出频移信号，而频移信号能反应血流速度的大小。根据多普勒原理，运动的红细胞的回波频率会出现频偏，即回波频率为2 MHz±，当血管内血流朝向探头时为正，当血管内血流背离探头时为负。但单路解调血流的方向无法判别，实际电路中通常采用两路正交解调，经低通滤波后得到差频信号，从而得到输出信号并确定血流信号的正、反向信息，使输出信号的幅度达到A/D转换的输入要求。

PW方式每次发射后探头接收的回波信号包含了全深度的多普勒频移信息，解调后的频移信号用不同深度的采样门提取，将采样期间(某一深度)的信号积分、保持，再将采样保持后的信号放大，经平滑处理、A/D转换后送至FFT处理。这样就把时域信号转换成频域信号，并可以换算出该深度的血流速度值。图9-15为TCD设备的内部PW部分原理框图。一般TCD设备还带有CW方式的检测通道，用于浅表(颅外)血流检测。由于浅表血管的检测信号收发衰减小，又不需要深度信息，故可采用连续收发方式，即边发射边接收的CW方式。将解调出来的实部和虚部两路信号分别放大送出，经移相处理就可以得到探头接收的浅表深度范围内的血流频移信号。

在TCD设备的数据处理和控制中，对信号的实时性要求较高，这就要求信号传输的带宽足够高。传统方式中数据交换接口的瓶颈效应制约了系统处理能力的进一步提高，PCI接口和EPLD技术的结合很好地解决了这个问题。数字控制部分首先将采集到的模拟(频偏)时域信号进行A/D转换，再将数据送到PCI接口芯片，PCI接口芯片将A/D转换的数据送到计算机进行处理，计算机还通过PCI接口芯片发出控制信号，以控制整个硬件电路和数据通讯。为了满足计算机中断要求，A/D 转换后不会立即把每个数据送往计算机，而是先将数据存入先进先出存储器 FIFO 中，发出一次中断指令时一次性读取一组数据。控制电路实现对数据流的时序控制及产生模拟电路需要的各种脉冲信号。在较早期的 TCD 设备中，两路正交信号分别经移相电路产生正、反向血流声信号，可控制产生正向、反向、混合、关闭 4 种血流方式。现代 TCD 设备普遍采用软件方法实现声音的控制。

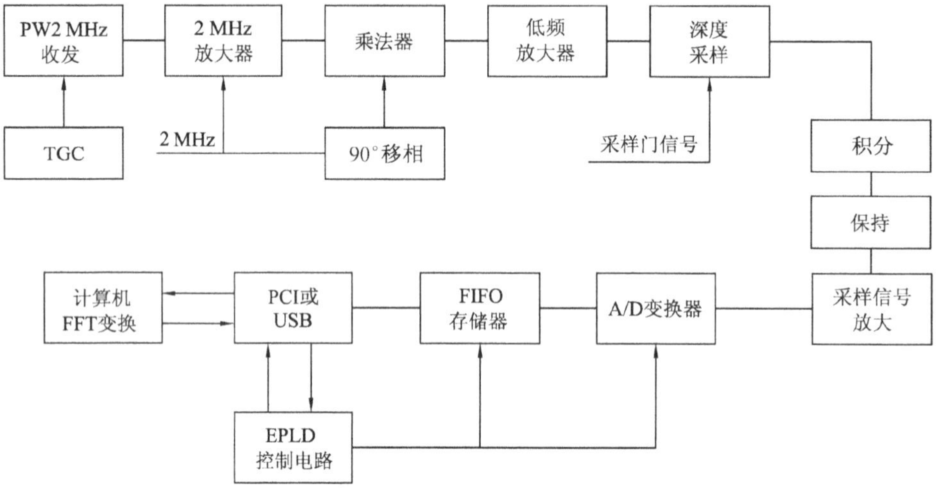

图 9-15　TCD 设备内部 PW 部分原理框图

计算机对接收到的每一组时域频移数字信号进行 FFT 变换，得到一组频域数据即一条频谱线，连续采集数据，将这些频谱线连续显示，就得到了一段时间内的血流频谱图。频谱图的水平方向是时间轴，垂直方向是速度轴。如果强信号用亮色(偏白色)表示，弱信号用暗色(偏黑色)表示，则频谱图为灰度图像。如果用不同的颜色对应信号强弱，即设计一个强度和颜色的映射表，则频谱图像将成为彩色图像。

9.7.5　TCD 设备组成和操作方法

TCD 设备主机由探头、彩色显示器、彩色打印机、踏开关、遥控键盘、用医疗车架等成。TCD 探头的回波信号较小，仪器前端放大器具有较高的灵敏度，对电磁干扰信号较为敏感，因此应避免与其他可能产生电磁干扰的设备同处一室或共用一条电源线。KJ-2V8 型台车式 TCD 设备如图 9-16 所示。

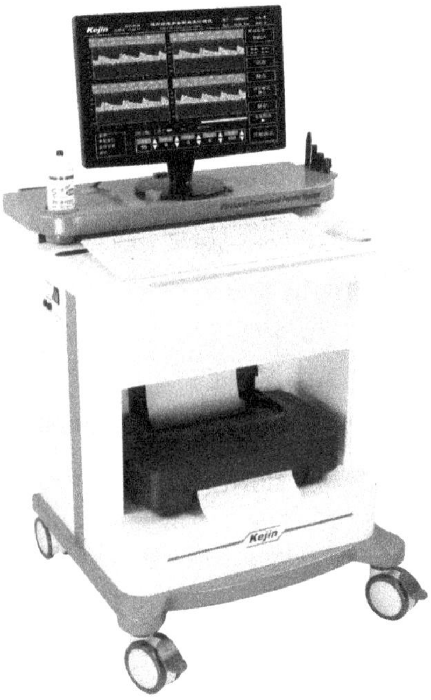

图 9-16　KJ-2V8 型台车式 TCD 设备

在检测颅内血管时被检者应采取仰卧姿势，以便操作者手持探头稳定，而检测基底动脉和椎动脉时，应采用坐姿。检测时超声探头端面应涂上足够多的超声耦合剂，避免耦合不良引起信号衰减。超声功率可以由小到大进行调节，在满足图像信号强度的前提下，尽量采用较小的发射功率。经眼窗检测颅内血管时，功率宜调节为较小值，如20%～30%，一方面因为是超声对晶状体有一定损伤，另一方面是因为经眼窗检测不需要穿过颅骨。

TCD设备不能显示体层图像，因此对颅内血管迅速、准确定位是一个难题。M模功能和自动搜索(autosearch)功能有助于快速寻找颅内血管信号。若存在脑血管狭窄，则应采用多深度方式仔细观察在同一血管上不同深度点的血流频谱是否接近或者异常。对危重被检者监护时，可使用监护头套并调节好松紧，双侧探头固定在头部合适的位置，将仪器设定为双通道模式，调节探头位置获得正确频谱显示。需要对栓子进行监测时，应开启栓子监测功能，仪器将自动记录栓子事件。

9.7.6 TCD界面的使用

TCD主界面包括单窗口(单通道、单深度)、双窗口(单通道、双深度)、四窗口(双通道、双深度)等。单窗口检测界面与四窗口检测界面如图9-17、图9-18所示。

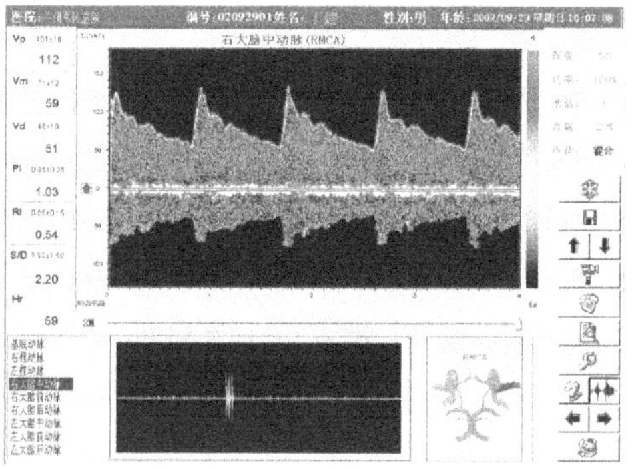

图9-17 单窗口(单通道单深度)检测界面

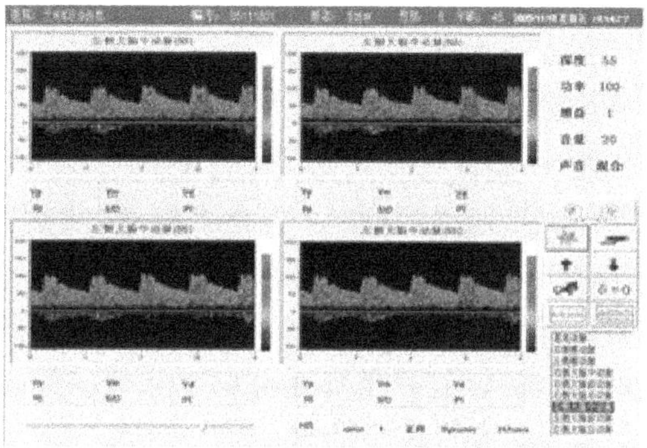

图9-18 四窗口(四深度)检测界面

如图9-17所示：

① 界面上方部分显示医院名称、被检者和时间信息。

② 实时检测血流频谱显示窗口可以观察到活动的频谱信号，并有零基线、调色板、检测血管名称、血流速度量程、时间轴、动态包络、静态包络等按键。

③ 界面左上方有V_p,V_m,V_d,PI,RI,S/D,H_r等参数显示区，在静态包络状态下，图像冻结后参数即时显示，同时有正常值显示功能，对异常数据用颜色报警；动态计算状态下，计算值实时刷新。

④ 界面右上方区域可调整检测时的各种参数，包括探头探测深度、探头发射功率、图像增益、血流声的音量大小、声音模式(正向、反向、混合、关闭)等。

⑤ 界面右下方的血管图提示当前所检测血管的大致位置，供参考定位。

⑥ 界面下方为频谱图存储和栓子显示的互换窗口，可根据需要进行选择切换。

⑦ 图像扫描进度指示器在图像冻结后可实现频谱图像翻页回放，以选择合适的频谱图像保存。进度指示器左侧显示当前使用探头的频率。

⑧ 界面右侧设置13个快捷键，可直接进入各种高级操作界面。

9.7.7 TCD设备常见故障与检修

TCD设备的故障分类与解决方法如下：

① 供电系统故障。台式TCD设备应检查指示灯是否点亮，仪器是否正常供电，保险丝是否损坏；笔记本TCD设备应检查电池、电源是否正常供电。

② 计算机系统故障。TCD设备通常需利用计算机平台，若计算机系统出现故障必将导致TCD设备无法正常工作，如主板损坏、硬盘损坏或者接触不良、内存条损坏或者松动等。其中，更换主板和硬盘都涉及重新安装系统和硬件驱动。

③ 探头故障。探头引线折断将导致TCD设备无信号，探头内部电路损坏导致灵敏度降低或无信号、接口接触不良等现象，应根据探头故障修复或更换探头。

④ 软件BUG或Windows98平台的TCD设备出现死机、功能不稳定等软件故障时应及时更新软件。

⑤ TCD设备硬件故障。出现TCD设备硬件故障，应结合故障特点进行分析，如出现信号镜像，可能是其中一路解调器出现故障，可利用示波器等工具进行分析；多深度出现一路信号异常，可通过和正常通道对比分析找出异常信号对应的电路通道。

9.7.8 新技术在TCD设备上的应用

TCD设备已步入数字化、信息化时代，并朝着智能化、人性化方向发展。早期的TCD设备只能检测血管的血流频谱，功能简单，应用范围较窄，操作不够方便。目前，TCD设备功能已大大改进，除基本功能外，通常还具有音频电影回放，包络线自动计算，预置血管正常值参数，自助式工作站在TCD设备上直接设置、预览、打印报告等功能。此外，现代TCD设备还具有以下几项功能：

(1) 脑血管栓子检测

栓子检测对研究缺血性脑血管病和脑动脉粥样硬化等疾病具有重大意义。当栓子经过超声束时，由于其与血流之间存在密度的差别，在TCD频谱上出现栓子频谱的同时伴有异常血流声。栓子通过血管时具有一定的规律：① 时程短，一般小于300 ms；② 相对强度增强；③ 单方向；④ 尖锐的哨声。

目前TCD设备普遍采用快速傅里叶变换法(FFT)和HTIS识别软件。脑血管栓子在频谱上会出现一侧(正向或负向)短暂强信号；同时在HTIS时间窗内出现信号跳变。微栓子信号(MES)监测过程中有很多人为因素，探头移动、被检者咀嚼等都有可能产生类似MES的伪信号，应加以辨别。多深度的HTIS检测和M波有利于辨别微栓子真伪。

(2) 双通道多深度检测

计算机运算速度的加快，为TCD设备在同一时刻实时探测多个深度或不同血管的频谱创造了条件。多深度是指PW探头通过一次发射即完成同一条血管上多个不同深度处血管内血流信号的采集、处理和显示，通常有2深度和4深度。多深度检测是一项十分有价值的功能，在鉴别栓子伪差和诊断脑血管狭窄等方面具有重大意义。双通道检测有时又叫多通道检测，是利用两个PW探头同时对大脑双侧血管进行检测或监护，同时显示双侧血管的频谱图像，可同时保存两侧血管的血流频谱图像，进行比较分析。双通道检测主要用于血管血流对称性判别、危重被检者的监护及脑死亡的判断。

(3) M模检测

通过PW探头的一次发射，同时接收被测血管几厘米长度范围内的一组（多个深度的）多普勒信号，并以M模方式显示，间隔为2～5 mm不等。当检测到的血流方向朝向探头时，显示一条红色信号带；当检测到血流方向背离探头时，显示一条蓝色信号带。操作者可将检测到的红色或蓝色信号带对应深度的频谱图像调出进行回放。微栓子在M模上呈现一定斜度的高能量轨迹，对辨别伪栓子有着重要作用。M模能帮助操作者方便地定位血管深度、判别血流方向，且对快速定位血管很有帮助。即使当前深度在主窗口不显示血流频谱（未找到血管），但根据M模的轨迹也可以方便地知道血管（血流）所在位置的深度。

(4) 自动搜索血管信号(autosearch 功能)

血管定位技术是TCD操作人员（尤其是初学者）必须掌握的重要技术。要获得清晰的血流频谱信号，除了需要TCD探头有较好的灵敏度外，还必须把探头置于头部合适的窗口，调节探头的正确方向并调整到合适的探测深度。初学者由于技术不够娴熟，往往因动作难以协调（在操作过程中要调整深度、增益、功率、包络线、探头角度、冻结等一系列动作）而影响血管信号的查找。2007年，南京科进推出了带自动搜索血管信号功能的TCD设备，当操作者选定一条血管（如大脑中动脉）后，只要将探头置于头部合适的窗口，保持一定的方向，TCD设备将会在一定深度范围内自动搜索对应的血管信号，一旦信号特征相符，TCD设备将会自动冻结频谱图像，如果无相符信号，则继续搜索，此过程与电视机自动搜台十分相似。

(5) USB-TCD技术

TCD硬件与计算机的接口有ISA接口、IDE接口、PCI接口、USB接口及网络接口等。USB-TCD技术是近年来发展起来的一种新型TCD技术，它把TCD设备与计算机硬件分离开来，数据通过USB线进行连接交换。它的优点是将TCD硬件从计算机中独立出来，使TCD设备成为移动设备。USB-TCD(BOX)和一台完整的电脑系统（如笔记本电脑）配套使用，相对成本较高，因此目前绝大多数医院仍使用整体专业的TCD设备。但USB-TCD硬件便于携带，功能实用，使床边检查成为可能，使手术以及危重被检者的检查和监护更简单易行，目前USB-TCD的最小重量大约只有0.5 kg，体积也只有笔记本电脑的1/3。

(6) 笔记本式TCD设备

为了使产品小型化，达到真正便携的目的，笔记本式TCD设备采用了先进的系统集成技术，将全部TCD硬件压缩到笔记本光驱盒大小，插入笔记本光驱位置，与笔记本电脑组成一台完整的TCD设备。其重量与笔记本一致，却具有台车式TCD设备相同的功能，不仅能方便携带和移动，还可以在无外接电源的情况下，使用笔记本电池供电，随时随地连接互联网传送诊断数据。笔记本式TCD设备不仅可以用于各类医疗机构，还可以用于野战医院或作科研等特殊用途。

(7) 网络实时动态传输

通过网络实时传送检测过程，利用TCD-View软件，在网络的另一端，可以实时观看到TCD设备对被检者检测的全过程，也可以在网络另一端的电脑上读取TCD设备中存贮的报告图像并进行电影回放，还可以调取数据库里的被检者资料。这一功能为专家远程会诊提供了可能性，标志着现代TCD设备的发展方向。

(8) 语音控制功能

在使用 TCD 设备时,操作者往往一手握持探头,一手操作键盘(或遥控器、鼠标),而探头定位后用另一手操作会影响探头的位置,探头位置(角度)的微小变化又会导致信号的变化。为解决这一操作中的实际问题,带语音控制的 TCD 设备使操作者在对被检者进行检查时可带上麦克风,通过语言命令对 TCD 设备进行控制,如冻结、保存、深度 62、反向显示、减小音量、更换血管等指令,仿佛在命令另外一个操作员协助其完成操作。这解决了操作者频繁使用输入设备(键盘、鼠标、遥控器)等改变 TCD 设备探头位置的问题,使操作者得心应手。

9.7.9 TCD 发展方向

① 多通道、多深度(2,4,8 深度)实时检测,通道、深度间可方便切换,可同时检测颅内多条血管,具备全深度 M 模功能。

② 不但可检测常规参数 V_p,V_d,V_m,P_I,R_I,H_r 等,还可以进行栓子监测、分析,进行双侧不对称性分析,P-V 分析等,定量测定脑底动脉血管横截面积。

③ 无线探头、更高的探头灵敏度及自动寻找血管等特点,建立真正的三维空间以显示脑底动脉。

④ 研发携带和使用非常方便的微型化、手持式 TCD 设备,与计算机有通信接口,可将采集到的信号在 PC 机上分析并打印结果。

⑤ 可采用局域网和 Internet 网实时传送检测数据,显示血流频谱图像,实现远程专家会诊。

⑥ 全数字式 TCD 设备,除了探头的收发电路采用模拟技术外,将接收到的血流回波信号直接进行高速 A/D 采样,转换成数字信号,再对该信号流进行数字解调和深度采样,对获取的深度频移信号进行 FFT 变换,最终显示输出。全数字式 TCD 设备可以更有效地利用计算机技术,简化 TCD 设备硬件电路设计,提高产品的抗干扰能力。

第 10 章 核医学设备

10.1 核医学设备概述

10.1.1 简介

发射型计算机体层(emission computed tomography,ECT)是一种能显示放射性核素在人体内各层面的立体分布影像的显像技术设备。核医学成像设备分为两类:一类用于探测能够发射 γ 射线的放射性核素在人体内的分布,称为单光子发射型计算机体层(single photon emission computed tomography,SPECT)设备;另一类用于探测能够发射正电子放射性核素的湮灭辐射,称为正电子发射型计算机体层(positron emission computed tomography,PECT 或 PET)设备。它们同属核医学的范畴,体层图不受邻近层面核素干扰,定位准确,能获得三维影像图像,并能定量计算脏器或病变部位的大小、体积及局部血流量等。闪烁 γ 照相机的出现,使核医学影像进入动态和静态功能显像相结合的阶段。辅配计算机的 γ 照相机对获得的信息进行处理,使影像更清晰,分辨力更高。SPECT 设备的出现,使核医学从二维平面影像发展到三维立体影像阶段,实现了彩色化、数字化、处理微机化,使解剖分辨力以及生理、生化等功能改变的显示进一步提高。PET 设备灵敏度高、空间分辨力好、成像时间短,可定量分析、动态显像,在分子、代谢、功能显示方面有极大的优越性,进入了放射性核素体层显像时代。

☆要点提示

• 常见的核医学成像设备:

① 闪烁照相机(γ 照相机);

② 发射型计算机体层(emission computed tomography,ECT)设备,又分为单光子发射型计算机体层(single photo emission computed tomography,SPECT)设备和正电子发射型计算机体层(positron emission computed tomography,PECT 或 PET)设备。

• 以放射性核素(同位素)示踪法为基础的核医学成像技术,其基本特点是利用放射性核素制作标记化合物注入人体,在体内感兴趣部位形成按某种规律分布的放射源。根据放射源发出射线的特性,使用探测器在体外跟踪检查,通过光点记录、闪烁照相和体层扫描等方法,即可获得反映放射线核素在脏器和组织中浓度分布及其随时间变化的图像。

• 核医学成像法不仅可用于人体组织和脏器的显影与定位，还可根据放射性示踪剂在体内和细胞内转移速度与数量的变化，提供可以判断脏器功能和血流量的动态测定指标。此外，研究代谢物质在体内和细胞内的吸收、分布、排泄、转移和转变并为临床诊断提供可靠依据，也是这种成像方法在医学应用中的一个重要方面。

10.1.2 应用特点

SPECT 设备大多是 γ 照相机型的，即主机为 γ 照相机，辅配探头支架旋转结构和计算机影像重组及处理软件系统。SPECT 设备多采用大视野的探头，探头支架旋转结构有圆环形、悬臂形、龙门形等。计算机系统采用微型机或单功能多处理器分别完成某种功能。γ 照相机型的 SPECT 设备在采集数据时，所收集到的信息是以探头直径为长轴的一个圆柱体。这种采集方式一次旋转 360°可以得到多个(最多可达 128 个)体层面。

PET 设备是核素显像的最新设备，PET 设备和 SPECT 设备的基本结构相似，都是由数据采集、数据处理、影像显示以及机械旋转架构等部分组成。对于发射正电子的放射性核素，PET 设备所能探测到的并不是正电子，而是正电子被体内组织吸收时湮灭辐射所产生的能量各为 511 keV、方向相反的一对 γ 光子。PET 设备有相对排列的多探头、多环探头 γ 探测器，其探头结构和 SPECT 设备的也不相同。PET 设备对射线的限束采用的是电子准直，即利用湮灭辐射和两个相对探头确定闪烁点的位置，而 SPECT 设备则通过在探头前加铅准直器来限制 γ 射线的方向和范围。

10.1.3 SPECT 设备与 CT 设备的比较

SPECT 设备与 CT 设备在探测技术和影像重组等方面基本类同，但也有一些不同之处。

(1) 采用的射线源不同

SPECT 设备借助注入体内的放射性核素发射的 γ 光子构成体层影像，以放射性浓度变化作为重组影像的参数，以组织的代谢功能差异作为诊断依据。CT 设备是借助 CT 球管发射的 X 线穿透人体构成体层影像，以衰变系数作为重组影像的参数，以组织的物理密度变化和能量变化作为诊断依据。若病变组织密度变化不大，而功能变化很大时，SPECT 设备明显优于 CT 设备。

(2) 影像构成成分不同

SPECT 影像仅显示浓聚放射性的靶器官或组织的三维体层影像，而毗邻组织脏器不显像。CT 影像则显示某一层面内所有组织器官的二维影像。

(3) 诊断目的不同

即便是同一脏器，SPECT 设备采用的放射性核素或标记物也不同，所得 SPECT 影像的临床意义也不一样。CT 设备则以被检部位脏器为单位获得体层影像。

(4) 取体层面厚度的技术不同

SPECT 设备在取体层面的厚度上较 CT 设备优越。CT 设备采用几何准直的方法限制束流的宽度，改变体层厚度需要设定准直器，而且准直器的选择必须在数据采集前进行，数据采集一旦结束，体层厚度也就随之固定。SPECT 设备选择体层的厚度依据于 γ 相机探头的定位线路，可在数据采集结束后根据需要选择。

(5) 分辨力不同

CT 设备的分辨力优于 SPECT 设备。SPECT 设备受光子通量的限制和衰减校正困难的制约，使 SPECT 影像粗糙、空间分辨力差。体内发射的 γ 光子受注入人体的放射性活度的限制，只有极少数被用于构成影像，且构成影像后体内还存留有一定的放射性活度。而 CT 设备由 CT 球管产生 X 线，扫描结束时 CT 球管即停止发射 X 线。

10.1.4 SPECT 设备的现状与进展

SPECT 设备在诊断冠心病、脑缺血、肿瘤骨骼转移等许多疾病中显示了独特的优越性，在对组织器官或病变部位的局部血流量、功能、治疗前后的疗效进行定量检测等方面，成为无法替代的诊断工具。

SPECT 设备受到光子通量和衰减校正的限制，而光子通量受到注入体内放射性药物剂量的限制。SPECT 影像由体内发射出的 γ 光子构成，注入量中只有万分之几的光子被用于检测脏器成像、局部组织器官的放射性聚集量和衰减系数。对于放射性核素显像只有放射性浓度有意义，衰减因素必须加以清除或校正。衰减校正涉及组织的成分，成像物体和脏器的大小、形状以及放射性核素的能量等许多因素。因此，进行衰减校正是极其困难的。

新型 3 探头 SPECT 设备具有采集时间短、分辨力高、计算机系统先进等优点，整体效率有所提高。该设备采用了高性能、高光子通量的光电倍增管，并使用了特殊的准直器，如扇形准直器、超高分辨力准直器等。3 个探头沿被检者的长轴旋转，增加了信息量的获得，改善了影像质量，节省了检测时间，提高了系统分辨力，而且灵敏度也大大提高。SPECT 设备的最新技术是 180°相对排列双探头，并在探头中加入符合探测线路和使用超高能准直器，因而被称为混合型 ECT 设备。SPECT 设备正朝着提高系统的灵敏度和分辨力，减少或清除伪影，快速、多功能的方向发展。

10.2 γ 照相机设备

10.2.1 γ 照相机的基本结构与原理

γ 照相机由准直器、闪烁晶体、光电倍增管、前置放大器定位电路、显示记录装置、机架和床等组成。准直器、闪烁晶体、光电倍增管、前置放大器、电子矩阵电路固定在一个支架上组成探头，如图 10-1 所示。

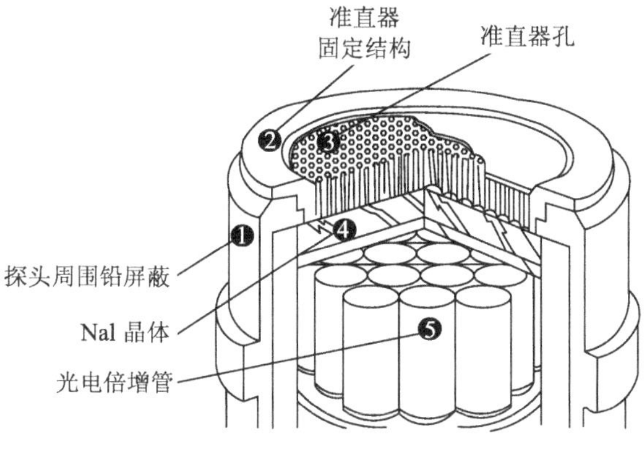

(a) 探头

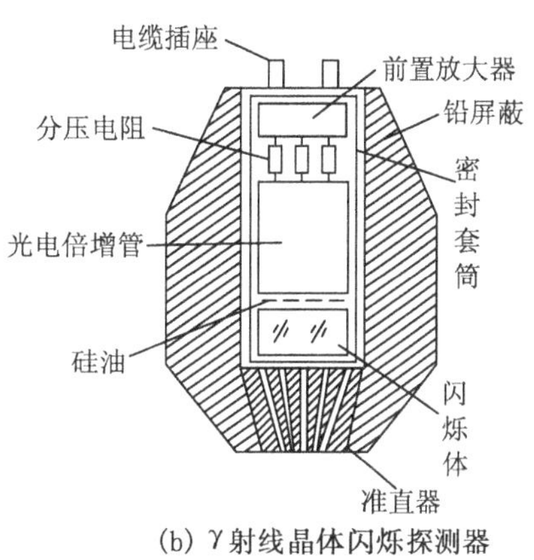

(b) γ 射线晶体闪烁探测器

图 10-1 γ 照相机探头

其中,准直器的作用是使局限于某一空间单元的射线进入探测器,起限制探测器视野、提高分辨力和空间定位的作用。γ照相机的准直器如图 10-2 所示。

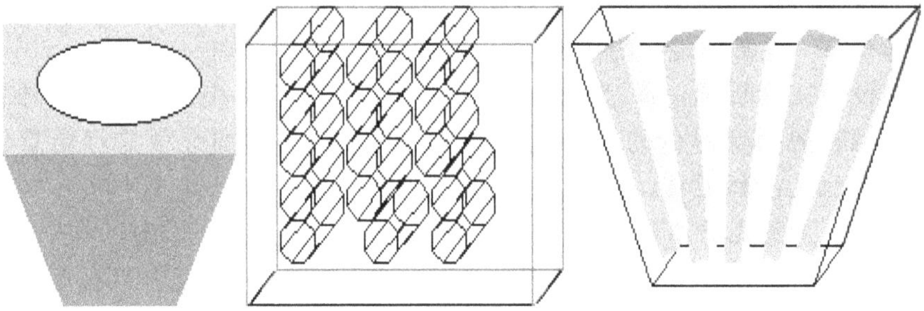

(a) 针孔准直器　　(b) 平行孔准直器　　(c) 扇形准直器

图 10-2　γ照相机的准直器

人体组织吸收放射性核素,γ光子经过准直器入射到闪烁晶体而发出闪烁荧光,闪烁晶体与光电倍增管由光纤连接,可将闪烁晶体的荧光传输到光电倍增管的输入屏。数十只光电倍增管按一定规律排列,收到荧光后按一定比例关系转换成光电流,经前置放大后传送到定位电路。每个光电倍增管的输出端加一个与位置有关的权重电阻或权重延迟线,将其输出的信号进行位置权重,利用比分电路得出位置信号、探头输出的位置信号、能量信号,一起送入信号线性放大器与多道脉冲高度分析器,选择需要的能量信号到定标电路用以预置成像计数量。定时电路预置一帧和多帧成像时间,门电路用以生理信号触发采集和停止采集后定方位电位,使同时输入的能量信号定位触发,逐个积累光点达一定量形成一帧闪烁影像,用高分辨力显示器进行实时、重放显示。γ照相机的基本结构如图 10-3 所示。

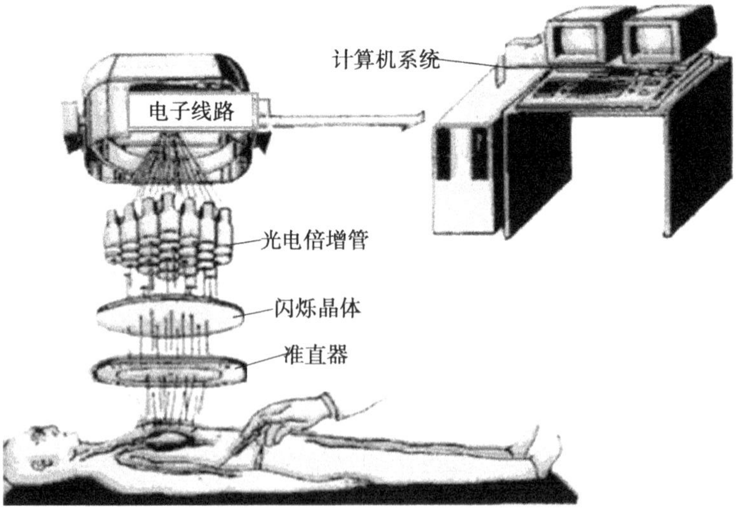

图 10-3　γ照相机的基本结构

10.2.2　γ照相机的电路

γ照相机的电路由位置计算电路、能量信号电路等组成,如图 10-4 所示。

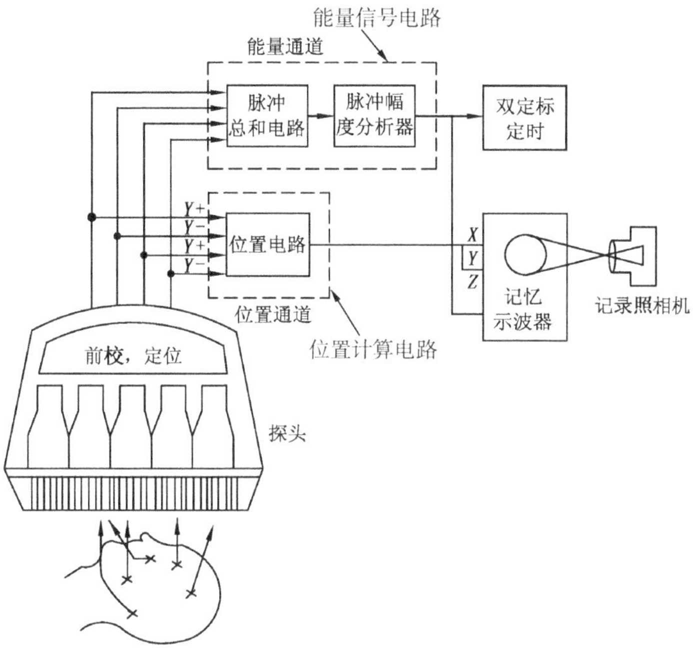

图 10-4 γ 照相机的电路

1. 位置计算电路

光电管阵列与闪烁位置关系如图 10-5 所示。

位置计算电路定位网络电路的方法有电阻矩阵法、延迟线时间变换法和直接法。电阻矩阵法原理如下：给每个光电倍增管加上一个同距离成比例的权重电阻，依据电阻矩阵式位置加权原理进行位置计算。电阻矩阵电路如图 10-6 所示。

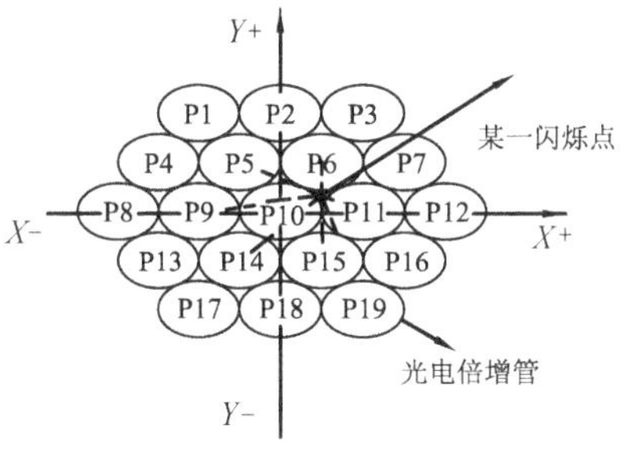

图 10-5 光电管阵列与闪烁位置关系

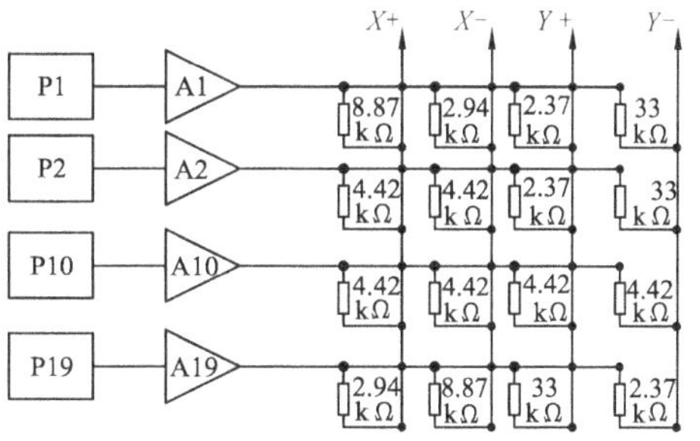

图 10-6 电阻矩阵电路

加权信号 X^+，X^-，Y^+，Y^- 分别送到 X 比例放大器和 Y 比例放大器，得到两个总的位置信号 X 和 Y，如下：

$$X=\frac{(X^+-X^-)}{Z}$$

$$Y=\frac{(Y^+-Y^-)}{Z}$$

$$Z=X^++X^-+Y^+Y^-\text{（总的信号）}$$

加权电阻网络定位的数字化，即将光电倍增输出数字化后送计算机处理。

2. 能量信号电路

(1) 前置放大器

前置放大器介于探测器和主放大器之间，其作用如下：① 阻抗变换；② 信号预放大，增益可调。

(2) 主放大器

主放大器可将探头输出的电脉冲信号成比例地进行足够放大，具有良好的线性和稳定性。

(3) 脉冲幅度甄别器(分析器 PHA)

设置此电路的必要性：① 排除干扰信号；② 消除散射光子形成很宽的能谱而导致图像模糊的缺陷；③ 对多处荧光闪烁进行估计(如图 10-7 所示)。

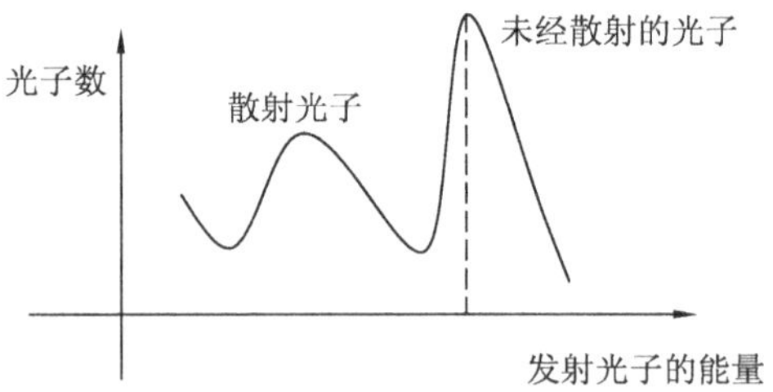

图 10-7 PHA 脉冲波形

脉冲幅度分析器可对探头输出的信号进行甄别，选择一定能量和能谱范围内的光子信号，其只允许某一幅度内的信号通过并输出一定形状和幅度的脉冲。

脉冲幅度分析器可分为单道脉冲幅度分析器和多道脉冲幅度分析器。单道脉冲幅度分析器由上阈、下阈和道宽构成，只有幅度在上下阈之间的输入脉冲才能使其输出脉冲，如图 10-8 所示。

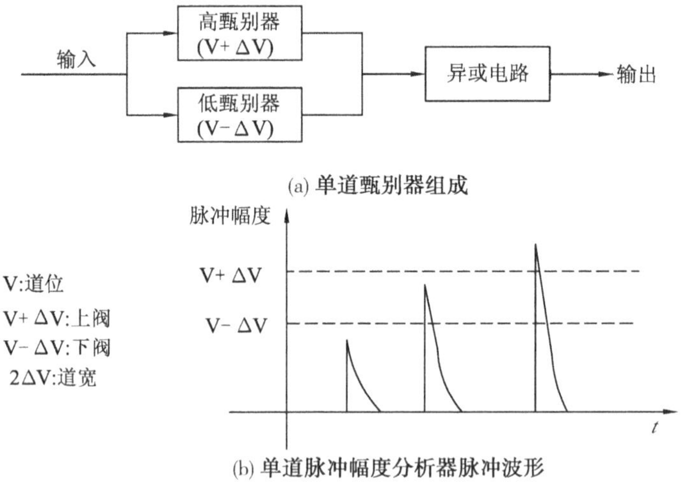

图 10-8 单道脉冲幅度分析器

多道脉冲幅度分析器可同时输入各种幅度的脉冲，分别记录后能自动获得核能谱数据，又分成基于单道分析器的多阈式多道分析器和基于 A/D 原理的多道分析器。

(4) 均匀校正电路

均匀校正电路由微处理器完成，保证每个像素的计数超过 40。

(5) 脉冲计数器

脉冲计数器可测定某一段时间内探头输出脉冲信号的绝对数目，将该数除以时间即得到计数率。

脉冲计数器原理如下：脉冲电压通过整形电路整形后，送到频率与电压变换器进行频率与电压的变换，再经过计算在指示器上显示。

3. 计算机系统

数字信号经过计算机处理和图像重组后显示在显示器上。

γ照相机的工作电路如图10-9所示。

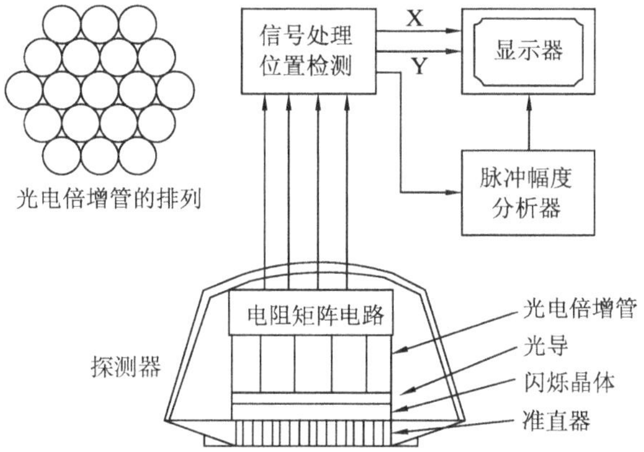

图10-9 γ照相机的工作电路

☆**要点提示**

γ照相机

• γ照相机主要由探测器、电子线路、显示器和机架等部分组成。

• 探测器组成：准直器、闪烁晶体、光导、光电倍增管、前置放大器及定位网络电路(亦称模拟计算电路)。

• 闪烁晶体多采用NaI(TT)晶体，并将其密封在有机玻璃窗口和氧化镁反射层的金属壳内。在晶体上方装有按六角形排列的光电倍增管，闪烁晶体与光电倍增管之间用有机玻璃板作为光导，光导与闪烁晶体及光电倍增管之间涂有硅油作为光耦合剂，以减少光透过两种介质面时的损失。光电倍增管的输出各经一个前置放大器加到和光电倍增管排列位置相对应的定位网络电路上。

• 圆盘状的探测器置于被测部位体外。被检者服用放射性同位素标记药物后，吸收放射性药物的脏器辐射出粒子，被置于体外的探测器中的闪烁晶体检测器接收，产生可见光光子，光子经光导耦合射到由光电倍增管构成的六角晶体状排列的阵列上，各个光电倍增管输出的电脉冲信号经电子线路的处理和位置计算，形成$x-y$位置上的光点信号，并在荧光屏的相应位置上产生闪烁光点。经过一定时间的积累，便可获得一幅二维的闪烁图像。

10.3 单光子发射型计算机体层设备

单光子发射式计算机体层设备是以引入人体内的放射性药物为放射源，应用可以旋转的环状闪烁探测器，在体外从不同角度采集脏器中放射性药物分布的信息，通过计算机进行数据处理和体层重组，从而获得横断、矢状、冠状三维图像。

单光子发射型体层扫描设备如图10-10所示。

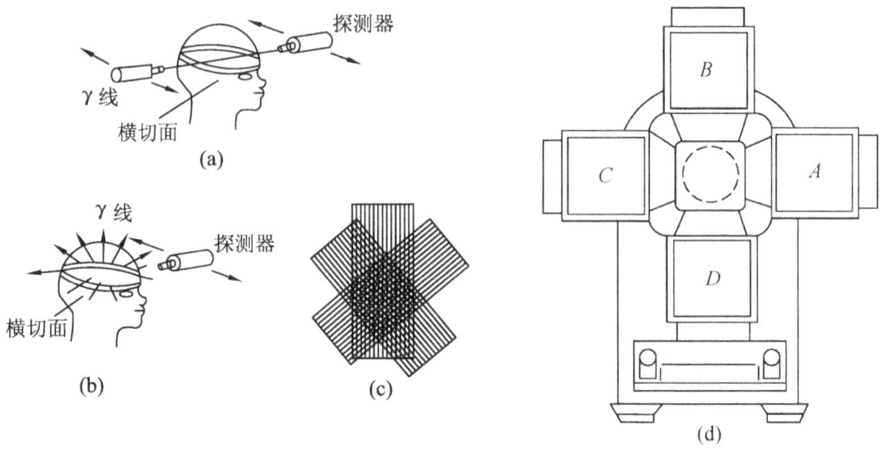

图 10-10 单光子发射型体层扫描设备

SPECT 设备由探测器、机架、扫描床、控制台、计算机、外周设备等组成。SPECT 设备探测器内探头由一个或多个扫描探头组成，探头跨越体层物体做平移或旋转运动，以达到线性取样和角度取样的目的。探头有圆形、方形、矩形等，大视野矩形探头一般用于全身扫描。SPECT 设备外形如图 10-11 所示。

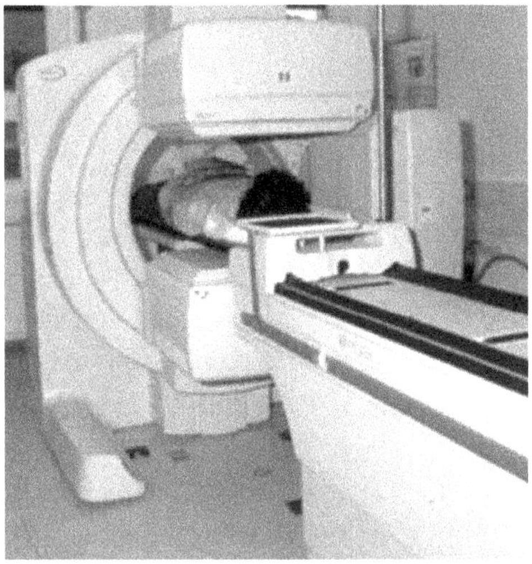

图 10-11 SPECT 设备

SPECT 设备的工作原理：探测器沿被检者某层面在不同方向上作直线扫描，将每一条线上的体内示踪核素放出的 γ 射线总和记录下来，形成一个投影，直线投影的集合形成一个“投影截面”。每完成一次直线扫描，探测器旋转一个角度(旋转角度可根据图像分辨力决定)再扫描一次，取得另一个投影截面，整个过程即为投影数据采集。采集到的原始数据经过预处理电路吸收校正后，图像重组系统重组出图像。

10.3.1 SPECT 设备的构造与原理

SPECT 设备由探头、旋转运动机架、控制装置及其辅助设备等 4 大部分构成。

SPECT 设备构造如图 10-12 所示。

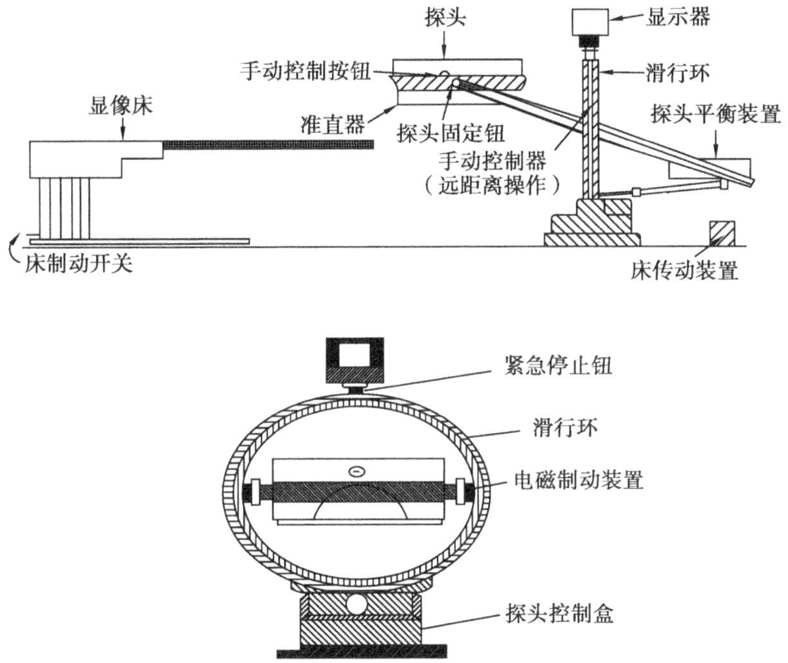

图 10-12　SPECT 设备的构造

1. 探头部分

探头部分包括准直器、闪烁晶体、光电倍增管、集合电路和外壳等。方向不规则的光子被准直器阻挡，只有方向与准直器孔长轴平行的 γ 光子才能通过准直器并到达晶体，转换荧光经光电倍增管和综合电路形成带坐标信息的电脉冲输出，经计算机处理后形成图像。

放射性核素任意地向各个方向呈立体空间发射 γ 射线，因此要准确地探测 γ 光子的空间位置分布，必须使用准直器。准直器由具有单孔或多孔的铅或铅合金块构成，金属块依准直器的功能不同有所差异。准直器的作用是让一定视野范围内一定角度方向上的 γ 射线通过准直器小孔进入晶体，而视野外与准直器孔角不符的射线则被准直器屏蔽，从而起到空间定位选择的作用。准直器最基本的性能指标是灵敏度和分辨力，灵敏度是指准直器接收来自放射源的 γ 射线的能力，空间分辨力是指准直器探头鉴别两个紧密相连的放射源的能力。

按形态结构不同准直器可分为以下 4 种：

① 平行孔准直器。平行孔准直器由一组垂直于晶体表面的铅孔组成，每个孔仅接收来自它正前方的 γ 射线，而防止其他方向的 γ 射线进入晶体。根据准直器适用的 γ 光子的能量范围，可将平行孔准直器分为低能、中能和高能 3 种。根据准直器的灵敏度和分辨力可将低能平行孔准直器分为低能通用型、低能高分辨力、低能高灵敏度 3 种。孔径越小，分辨力越好；间壁厚度减小，灵敏度越高。

② 针孔准直器。针孔准直器是单孔准直器，成像与实物的方向相反，成像的大小与被检者距离针孔的远近有关，距离越近，成像越大。其分辨力和灵敏度与孔径的大小有关，孔径增大，灵敏度提高，分辨力降低。

③ 发散孔准直器。发散孔准直器有效视野扩大，且随放射源与准直器距离的增加而

增大。其灵敏度和分辨力较平行孔准直器差，并随放射源与准直器距离的增加变得更差。利用这种准直器，被测物被缩小，易产生影像畸变。

④ 聚焦孔准直器。聚焦孔准直器可提高灵敏度和分辨力，也会出现影像的畸变，适用于总计数时间受限的动态研究。

2. 晶体

晶体的作用是将 γ 射线转化为荧光光子。入射 γ 射线的能量越小，所产生的光子能量越低，输出的光脉冲幅度也越小，反之则反。SPECT 设备采用大直径的碘化钠晶体，发光效率很高，且晶体位于准直器和光电倍增管之间。晶体有不同规格的大小和厚度，其厚度影响 SPECT 设备的灵敏度和空间分辨力。准直器入射面采用铝板密封，既能透过 γ 射线，又能遮光；光电倍增管发光面用光导玻璃密封，晶体内所产生的闪烁光子能顺利地进入光电倍增管。

3. 光导

光导是装在晶体和光电倍增管之间的薄层有机玻璃片或光学玻璃片，其作用是把呈六角形排列的光电倍增管通过光耦合剂与晶体耦合，把晶体受 γ 射线照射后产生的闪烁光子有效地传送到光电倍增管的光阴极上。光导影响着 SPECT 设备的空间分辨力、线性度、均匀性和灵敏度。薄的光导提供较好的分辨力，而厚的光导则提供较好的均匀性。

4. 光电倍增管(PMT)

光电倍增管是一种光电转换器件，其作用是将在 γ 射线作用下发出的荧光光子按比例转换成电子并倍增放大测量的电信号。γ 射线在晶体中引起的闪烁光打在光阴极上，通过光电效应产生一定数目的光电子。阴极产生的电子被有效地放大并集中到下一极，最后在阳极形成很大的电子流，电流量与入射在光阴极上的光子数目成正比。输出的脉冲幅度与射线在闪烁体中的能量损失成正比。

5. 模拟定位计算电路

模拟定位计算电路与光电倍增管相连接，其主要作用是将光电倍增管输出的电脉冲信号转换为确定晶体闪烁点位置的 X，Y 信号和确定入射 γ 射线的能量信号。

6. 机架

SPECT 设备的机架部分用来支撑探测器，并可使探测器在机架上做旋转运动。机架由机械运动组件、机架运动控制电路、电源保障系统、机架操纵器及运动状态显示器等组成，主要功能是根据操作控制命令，完成不同采集条件所需要的各种运动功能。定位控制系统主要由驱动马达控制电路、位置信息存储器、定位处理器 3 部分组成。

7. 控制台

控制台内计算机对送来的信号分析处理，通过脉冲高度分析器，规定能量限度和允许波动范围，只允许能量波动范围内的 γ 光子脉冲通过，形成脉冲后再被计数，送入综合电路按其坐标信息在示波器上显示。经处理后许多光子脉冲积累，可将体内示踪核素分布状态复原成图像。计算机控制显像条件，同时负责采集和修正数据，得到正确数据后进行图像重组。

8. 外部设备

外部设备主要指显示器、打印机、激光相机等。

10.3.2 SPECT设备数据采集与控制

1. 采集参数

在采集数据前先设置采集参数，如选择使用放射性核素的能峰及窗宽，选择采集方式如静态、动态、全身、体层等，选择合适的影像矩阵，选择Byte或Word存储方式，选择适当的放大因子，根据采集方式选择相应的探头和扫描床高度、探头旋转或偏移的角度、机架直线运动的距离体层旋转或直线运动的方向，再选择采集数据的总时间、总计数、总角度、总帧数以及停止采集的条件等。参数设置后保存在计算机中，使用时直接调用。参数决定了采集过程中每一个像素所能容纳的最大计数。采集时常规剂量可选用Byte。静态采集时，选用较大的矩阵，而动态采集时，选用的矩阵较小，会出现计数溢出，应选用Word存储方式。

2. 采集方式

根据不同的存储格式，可以把影像数据的采集方式分为以下4种：

① 表模式采集(list mode acquistion)。将每对 x，y 坐标以数字表的形式依次记录下来即为表模式采集。表模式除采集记录每个光子的坐标值以外，还可以记录时间、能量及其他生理信息。

② 帧模式采集(frame mode acquistion)。在存储器中为每帧影像划定一个矩阵，矩阵中的每个单元对应一个像素。采集开始后，对于信号处理位置检测电路送出的每对坐标值，接口的地址发生器中都产生相应的地址指向矩阵中对应的单元，并在此单元加1，由此直接构成影像。利用帧模式可以采集单帧静态影像，也可以连续采集多帧动态影像。

③ 门电路采集(gated frame mode acquistion)。门电路采集用周期性的生理信号对采集过程进行门控。典型的门控信号是心电(ECG)R波信号，R-R波之间的间隔为心动周期，根据需要的时间分辨力划分心动周期从而形成多帧影像。门电路采集主要用于观察心脏的室壁运动，了解心脏的各项功能参数。

④ 双核素采集(dual isotope acquistion)。不同的放射性核素发射的 γ 光子具有不同的能量。利用数字式多道脉冲幅度分析器可以把两种不同能量的 γ 光子所形成的能量脉冲区别开来，并触发信号处理位置检测电路将两路 x，y 坐标值分别存储在两个独立矩阵相应的像素中，构成两幅影像。

10.3.3 SPECT设备重组与处理

在SPECT设备中，已知每个角度上的投影值，即可求扫描层面内各点的放射性分布值。影像重组的方法分为两类：一类是直接法，如反矩阵法、迭代法等；另一类是间接法，如二维傅里叶变换重组法、滤波反投影法等。滤波反投影法在SPECT设备和CT设备中应用广泛。

10.4 正电子发射型计算机体层设备

正电子发射型计算机体层(PET)设备能在分子水平高敏时，显示人体脏器及病灶的生理代谢功能和结构，应用CT或MR技术进行定位与扫描，同步获得人体结构解剖和生理代谢功能情况信息，如图10-13所示。

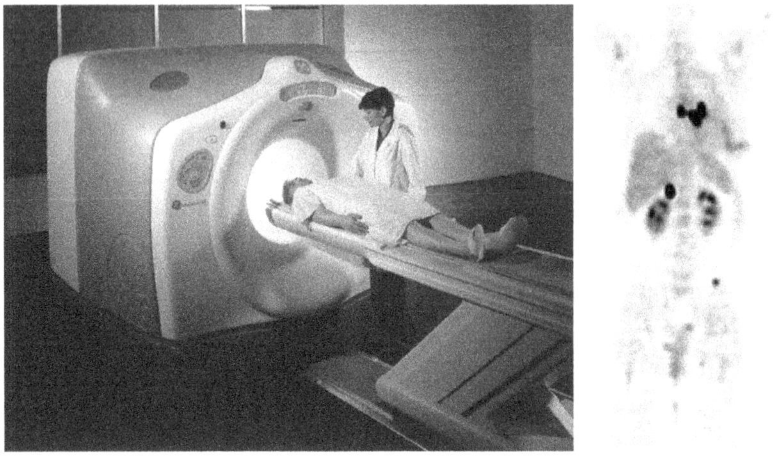

图 10-13 正电子发射型计算机体层设备

10.4.1 PET 设备概述

正电子发射型计算机体层设备的影像质量、灵敏度、分辨力都大幅提高，其适用范围广，可做身体各部位的检查，获得全身各方位的扫描影像图像，对肿瘤的早期诊断有明显效果。

PET 设备由探头、扫描床、计算机及其辅助部分组成。探头部分是设备的核心，主要功能是把注入人体内的正电子放射性核素发射的湮灭光子转换成空间位置信号和能量信号，供计算机进行处理，并重组影像图像。探头由晶体、光电倍增管、γ 射线屏蔽装置等组成。晶体在光电倍增管前面，光电倍增管起光电转换及信号放大的作用。单个晶体与光电倍增管构成分离的探测器，是 PET 设备中湮灭光子符合探测的基本单位，决定了 PET 设备的分辨能力。许多分离探测器排列在 360°圆周上，最终形成环状结构。PET 设备的分代与纵向视野及性能等多种因素有关，同时取决于环的多少。第一代 PET 设备为单环，第二代为双环和多环，第三代为多环模块结构，第四代为多环、模块、三维结构。

分离探测元件占用的光电倍增管较多、造价高、灵敏度低、机械稳定性差。块状结构探测器是在一块大晶体上刻许多槽，把晶体分成 4×8 或 8×8 的小矩阵，后面连接 4 个光电倍增管，这样大大节省了光电倍增管，改善了光的收集效率，灵敏度和空间分辨力得到提高。许多模块结构的探测器排列在 360°圆周上可以构成不同直径、不同环数的 PET 设备，机械稳定性也有所提高。由单一模块构成的 PET 设备为 8 环，将两个模块并排排列则可构成 16 环的 PET 设备，目前已有 32 环的 PET 设备。PET 设备的纵向视野及扫描层面的数目与环数成正比。扫描层面数 = 环数 $\times 2 - 1$，即单环有一个扫描层面，双环有 3 个扫描层面，24 环有 47 个扫描层。在同一环内，探测器与对侧探测器的符合为直接符合（direct coincidence），与相邻环内对侧探测器的符合为交叉符合（cross coincidence）。多环三维 PET 设备则为多层面的交叉符合。三维 PET 设备的灵敏度有所改善，但散射线的影响较大。

三代 PET 技术的发展特点：第一代 PET 技术以二维采集和二维重组为特征，主要应用于神经系统和心脏；第二代 PET 技术以三维采集和三维重组为特征，应用于全身肿瘤、心脏或脑，主要解决全身肿瘤成像，采集、重组所用三维模式，系统灵敏度提高，信息量增加，总体信噪比提升，图像质量大幅改善；第三代 PET 以飞行时间技术为特征，PET 飞行时间是利用正电子湮灭辐射出两个光子的同时性确定湮灭位置，精确测量正电子湮灭后两个光子到达晶体的时间差，从而提高病灶的定位精度。计算机系统使用发布式并行处理计算机阵列，把巨量的运算分散到多个计算机上执行，从而保证迅速得到精确的重组结果。

☆要点提示

正电子发射型计算机体层设备

PET 设备主要由探测器、机架、控制台、计算机及其外围设备组成。

• 基本原理：

引入体内的示踪元素放射出正电子，这一正电子迅速在衰变地点和电子复合产生两个方向相反的 511keV 的 γ 射线对，这一对 γ 粒子被一对探测器捕获，并由符合电路判定其直线位置。因为探测器的空间位置固定，经计算便可直接按其空间位置将一对 γ 粒子的信息以直线形式反投影入假想空间。逐条反投影线累积叠加，便可产生体层图像。

应该注意的是，正电子同位素的寿命很短，故在数据采集过程中应加以衰变修正。

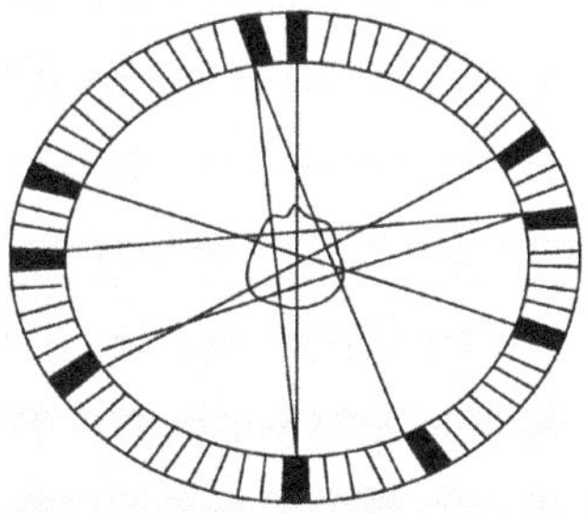

探测器的分布

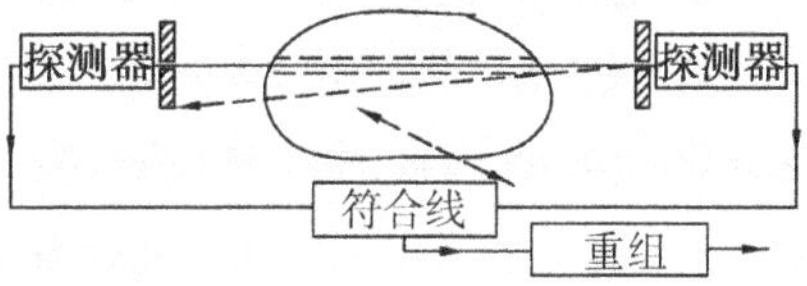

1. PET 技术的物理基础

(1) 正电子 β^+

正电子发射性核素通常为富质子的核素，它们衰变时会发射正电子。原子核中的质子释放正电子和中微子，并衰变为中子：

$$P \rightarrow n + \beta + \nu$$

其中，P 为质子；n 为中子；β^+ 为正电子；ν 为中微子。

正电子的质量与电子相等，电量与电子的电量相同，带电符号相反。通常正电子(β^+)衰变都发生于人工放射性核素。

(2) 正电子湮灭

正电子湮灭是指正电子在周围的物质中俘获一个电子，在短时间内形成电子偶素结构。之后，两个电子消耗质量，形成两个能量相等(511 keV)，方向相反的 γ 光子(图 10-14)。正电子湮灭前在人体组织内行进 1～3 mm。

湮灭作用产生能量(光子是 511 keV)和动量，同时产生互成 180°的 511 keV 的 γ 光子对。

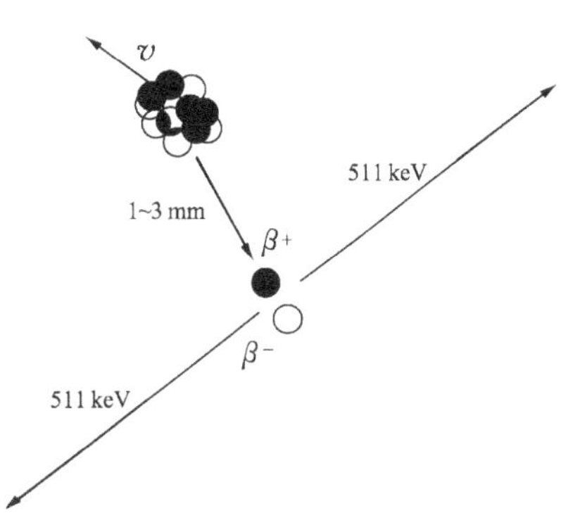

图 10-14 正电子湮灭

2. PET 原理(图 10-15)

(1) 符合探测技术

探测器将光子转换为电信号；通道对探测器的信

号进行放大以及低通滤波；符合电路进行电子准直。PET 原理如图 10-15 所示。

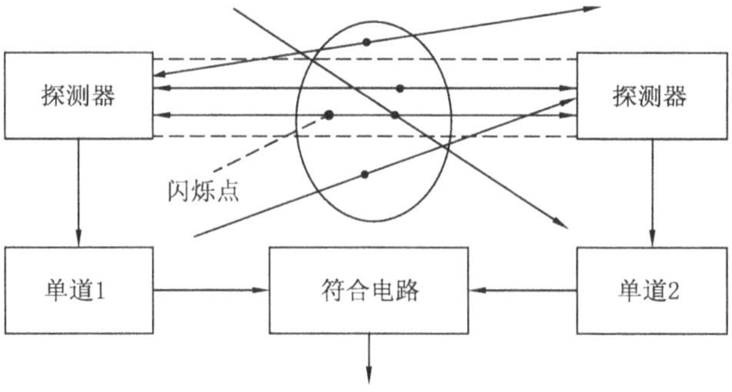

图 10-15 PET 原理

（2）PET 的电子准直

利用湮灭辐射的特点和两个相对探测器的符合确定闪烁位置和时间的方法称为电子准直。当两个探测器同时探测到光子，则在两个探测器空间的直线上有正电子释放。电子准直提高了 PET 设备的灵敏度和分辨力。

PET 的电子准直必须符合电路的电子准直，符合电路的电子准直及脉冲输出，以及符合电路的图像形成。符合电路的电子准直三符合如图 10-16 所示。

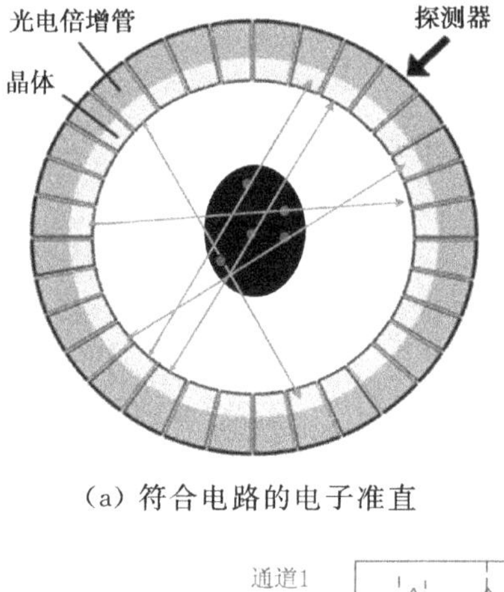

（a）符合电路的电子准直

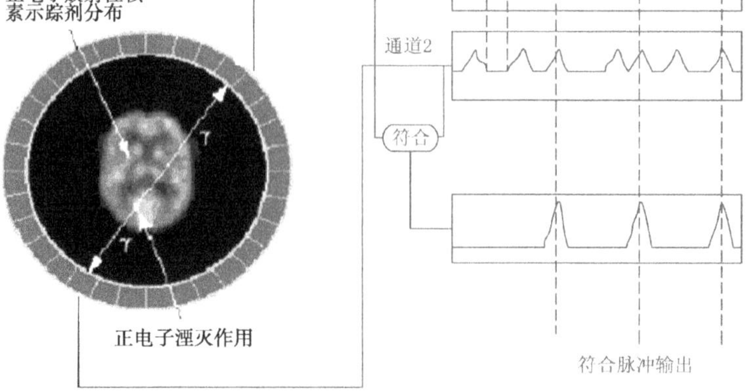

（b）符合电路的电子准直及脉冲输出

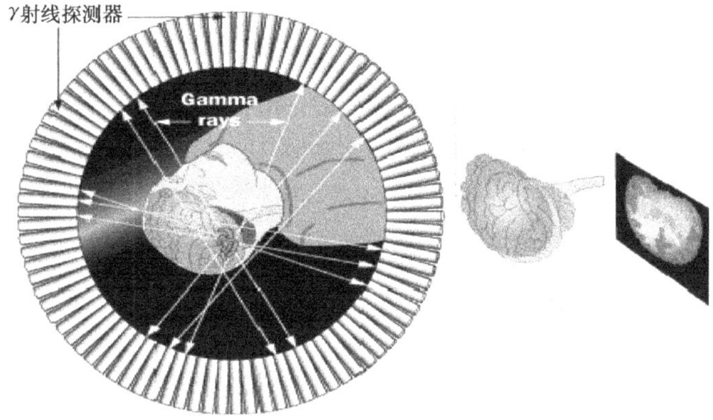

(c) 符合电路的图像形成

图 10-16 PET 电子准直的三符合

10.4.2 PET 设备的结构与原理

1. PET 设备的结构

PET 设备由探测器、机架、控制台、计算机和工作站等组成。

(1) 探测器

PET 设备探测器的探头是晶体所组成的全功能、全数字化的全环探测器，可探测正电子核素产生的高能 γ 光子。探测器晶体面积与厚度大，95%为锗酸铋(BGO)，因此密度大、效率高、稳定性好。探测器掺铈的氧化正硅酸镥(LSO)晶体，密度和原子序数都较高，探测效率高，余辉时间短，时间分辨力高，光子输出量大，牢固不吸湿，且探头可快速扫描，全身扫描时间为 7～15 min。晶体光输出量越多，光子探测器效率越高；晶体余辉时间越短，灵敏度就越高；晶体切割越小，空间分辨力越高。

PET 设备探测体内湮没辐射并进行体层扫描。PET 设备探头是由数百个成对分布的小型 γ 闪烁探测器组成的环形装置，被检者在环中，体内的湮灭辐射产生成对光子仍可投影到相应的成对探测器中，四周探测器获得投影信息重组影像图像。探头由单环增加到多环，可以增加一次采集空间范围，使两个邻近环的探测器构成交叉符合探测单元形成交叉面，故 n 环准直层面共有 $2n-1$ 个体层面，4 环可同时获得 7 层横断影像。闪烁晶体探测器排列以及与 x,y,z 轴关系如图 10-17 所示。

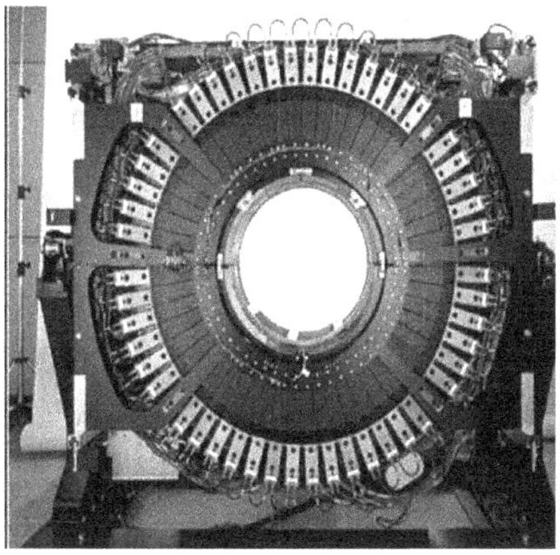

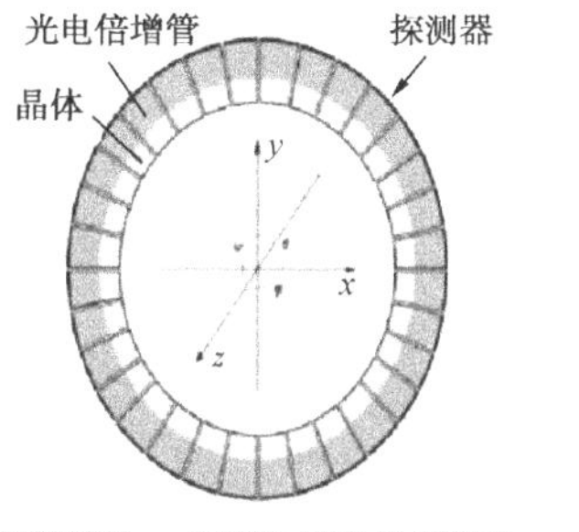

图 10-17 闪烁晶体探测器

(2) 机架

固定探测器在机芯上旋转运动。探测器排列在圆周上,闪烁晶体环形排列成均等圆形作圆周旋转运动,采用电子准直方式,两个相对的 γ 闪烁探头加符合电路组成湮灭符合探测装置,两个方向相反的 γ 光子可同时分别进入两个探头的有效视野内,且探头视野越小,其信号定位范围越窄,空间分辨力越高,而不符合的信号不能进入探头,不被记录也不需要准直。探测器依靠两个光子特殊方向和符合电路实现电子准直,提高了探测灵敏度。

(3) 控制台

PET 探测器使用同一个扫描床、同一个图像处理工作站和同一个主控制台。该装置用于控制扫描、人机对话、存储数据及图像重组。它将 PET 和 MSCT 整合成一台设备,MSCT 和 PET 扫描检测分别进行,数据由各自工作站处理重组。PET 设备和 MSCT 设备可各自独立或联合使用,一次扫描可获 PET,MSCT 各自图像及 PET,CT 融合图像。

(4) 计算机

PET 设备主要由两台计算机控制,即图像控制系统导航器和图像重组系统,执行所有输入计算机命令,可控制 PET 检查、数据存储,图像重组系统、扫描系统和通讯系统,应用。PET 设备通过控制测量系统数据计算各扫描图像并将数据传到图像控制系统。计算机存储空间大,可实时扫描、实时重组、实时显示,显示器分辨力高,是高图像刷新率的彩色显示器。

(5) 工作站

工作站可完成图像后处理工作,如存储数据、三维重组,多方位、多平面回顾重组,特殊软件功能应用,图像融合存储图像等。PET 设备的数据处理过程如图 10-18 所示。

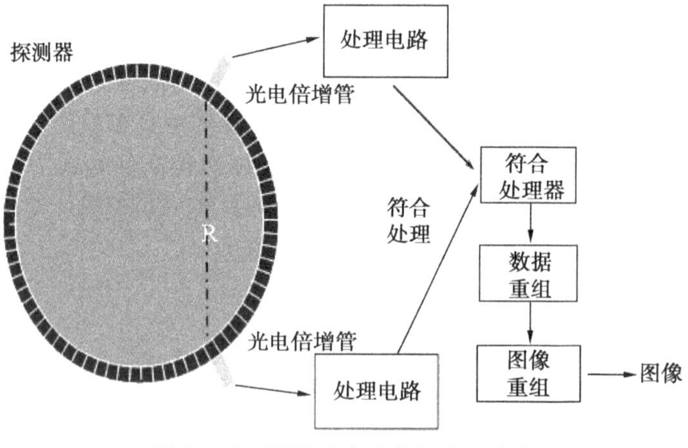

图 10-18 PET 设备的数据处理过程

2. PET 成像原理

正电子带一个正电荷,有一定的能量和射程。由 β^+ 衰变产生正电子的瞬间,正电子与负电子结合形成能量相同(511 KeV)、方向相反的两个 γ 光子,称为湮灭辐射(annihilation radiation)。测定正电子就是测量湮灭辐射产生的 γ 光子,PET 正是利用这一特性,将发射正电子的放射性核素标记在示踪化合物上,再注射到人体内,这些示踪化合物在人体内示踪其生理过程,达到研究人体病理和生理过程的目的。PET 是扫描显像技术，通过探测引入机体的正电子核素发生衰变时释放出正电子所发射的湮灭光子，来反映示踪剂在机体局部组织内的分布。将正电子放射性核素制备成示踪剂注入人体后参与人体代谢，能够完善定量分析示踪剂在人体的代谢过程，获取脏器的早期和细微病变的定量指标信息，而 CT 能精确地描述病变区的解剖位置和形态。PET，CT 各自独立完成数据采集，利用软件融合技术将 PET 图像和 CT 图像融合成 PET 图像。图像融合由工作站完成，共分 3 步：① 以像素为基础的图像预处理；② 特征提取；③ 根据提取创建融合图像逆变换重组融合图像。

10.4.3 回旋加速器

1. 原理

回旋加速器是生产正电子药物的设备，是利用高频电场加速带点粒子的共振加速器。回旋加速器的理论基础是拉摩尔定律，即运动粒子在恒定磁场中回旋角频率与粒子本身所具有的速度无关，产生于中央区的离子源在电场的作用下开始运动，磁场则使带点粒子沿一定轨道运动，通过多次加速后能量达到最大，当圆周轨道直径达到最大而接近 D 盒边缘时被束流提取装置提取。

2. 基本结构

两个半圆柱 D 盒置于圆柱形的真空室中，上下有一对圆柱形磁极，极间是均匀的恒定磁场，分别由磁场系统、射频系统、真空系统、引出系统、靶系统、冷却系统、控制系统等组成。

① 磁场系统由上下磁轨、磁场线圈、磁场电源组成，可约束离子在磁场中按一定轨道运行，并在磁场中反复被加速。

② 射频系统由信号源、初级放大器、中级放大器、末级放大器、RF 控制器和两个 D 盒组成。

③ 真空系统由主真空腔和离子源真空腔、两个机械泵、两个低温泵、一个涡轮分子泵组成。机械泵抽初级真空，低温泵维持高真空，涡轮分子泵则针对离子源未电离的氢气使之达到真空腔。

④ 引出系统将加速到一定能量的束源引到靶体上，与相应的原料发生核反应。

⑤ 靶系统由准直器、4～8 靶的选择装置及靶体支持单元组成。

⑥ 冷却系统有风冷、水冷、氦气冷却 3 种。

⑦ 控制系统由计算机实现自动控制。

10.4.4 PET 成像技术参数

PET 扫描影像的构成与 SPECT 相同，即采用滤波反投影法(FBP)，但投影影像的意义及坐标表示法有所不同。

(1) 真符合、随机符合与散射符合

① 真符合(true coincidence)是指构成 PET 扫描影像所需的湮灭辐射 γ 光子。真符合数越多，影像质量越好。

② 随机符合(random coincidence)是假符合的一种，与真符合的主要区别是两个 γ 光子毫无时间与空间的相互关系，在符合时间窗内被误认为是"同时"发生的两个 γ 光子而被探测下来。随机符合增加影像噪声，严重影响影像对比度。

③ 散射符合(catering coincidence)是散射线产生的符合，主要特点是光子能量小于

511 keV,且方向不成 180°,符合响应线(LOR)随散射产生的空间位置而变化。散射符合影响影像探测的位置精度,使 PET 影像空间分辨力降低,对比度变差。散射分探头内部散射及探头外部散射。探头外部散射由人体组织的散射产生,人体组织中的散射对影像质量影响大。组织中散射线的方向变化不易测定,因此符合响应线的方向也不易测定。

(2) 衰减校正(attenuation correction)

① 衰减校正是 PET 定量分析参数。尽管 511keV 光子在组织内的穿透力强、吸收少,但由于符合探测的复杂性,光子在组织中的衰减对影像质量的影响较大。符合探测效率为两个单探头探测效率的乘积。符合探测的两个光子要通过两个方向,衰减路程加长,任何一个探头灵敏度的下降均会对符合探测效率造成严重影响,从而影响影像空间位置的定位精度和质量。心脏、纵隔、腹部、盆腔的 PET 体层常需做衰减校正,全身体层做衰减校正意义不大。正电子体层中常用的衰减校正方法是外源穿透校正法。

② 正电子体层的空间分辨力及灵敏度。空间分辨力用线源伸展函数(LSF)的半高宽(FWHM)表示,单位为毫米。影响空间分辨力的主要因素有探测器材料、大小、信号噪声比及探头孔径。灵敏度与探测器晶体的厚度、探头的数目、环数、光收集效率等有关。

(3) PET 探测器中的飞行时间技术

传统 PET 利用相对应的探测器单元,根据探测的结果可以知道在某条响应线上发生了湮灭,但无法准确知道发生湮灭的信号到底在这条响应线的哪一点上。PET 探测器中 γ 光子的传输是以光速进行的,发生湮灭的位置不同,一对光子到达两端探测器的时间也不同,如果知道这个时间差就能算出信号到底在这条响应线的那个点上,即知道信号发出的更精确的位置,而准确的信号定位有利于提高探测器的效率和精度。测量出光子到达两端探测器的时间差,计算出信号的实际发生位置,就是 PET 的飞行时间技术。要完成 PET 的飞行技术必须在晶体正电子信号探测效率、探测器响应均匀性、光电倍增管时间响应性、电路元件快速响应速度性方面有所提高。PET 飞行时间技术成像如图 10-19 所示。

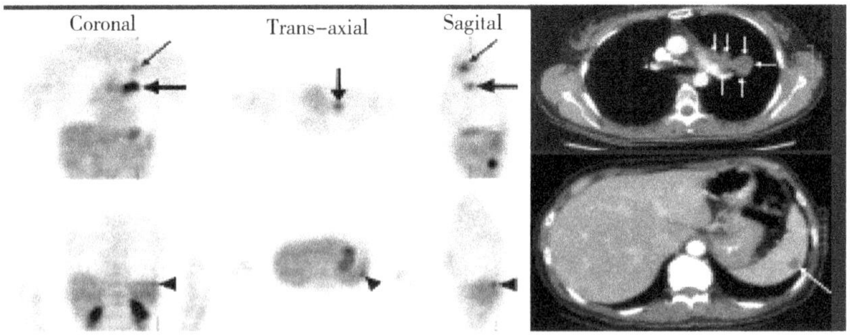

图 10-19 飞行时间技术

10.4.5 PET/MR 设备概述

(1) PET/CT 设备的不足

PET/CT 设备不能与 PET 设备同时采集图像,不能对 PET 设备进行标准的衰减校正,对软组织分辨力图像质量较差,尚无法实现功能成像,还会导致高剂量 γ 射线辐射。

(2) PET/MR 设备的优点

PET/MR 设备能实现完整的结构、功能与分子一体化成像,排除 γ 射线辐射,进一步改善软组织图像质量。

(3) PET/MR 设备的 3 种模式

① 异机(PET、MR、工作站融合图像)。PET,MR 独立运行,先进行 3T MR 设备扫描,探头撤回旋转 180°后下滑到 PET 孔,连续进行数据采集,数据融合后产生图像。

② 同机(PET、MR 图像同时采集)。PET 与 MR 同时扫描同一体层两次,扫描数据进行表格传输,通过两次扫描后的数据融合后产生图像。

③ 一体机(PET 与 MR 一体化)。图像采集配准与融合一体机在 PET 探测器里装有 3T 磁铁,同时获得 MR 扫描数据和 PET 功能数据,与 MR 整合的 PET 探测器和用于 PET/MR 衰减核算方法。

PET/MR 设备,采用图像配准和融合软件,用合金抗磁材料制造自动化传输系统,抗磁场电机,无线导航,自带图像监控系统,数控电脑,特殊软件工作站,玻璃钢与碳素纤维混合空气床板、同位素钠源标尺定位,使 PET/MR 设备更加完善。

第11章 图像存储与传输系统

医院信息系统(hospital information system, HIS)和放射学信息系统(radiology information system, RIS)的发展推动了医院管理获取影像资料方法工作模式的改进,使人们可通过网络技术实现医院管理、影像图像及资料共享。数字化影像设备,如CR,DR,DSA,CT,MR,ECT,PET等设备的陆续应用,医学影像设备的网络化,医学影像诊断报告书写的电子化、标准化、规范化,医学影像诊断报告系统的快速发展,医学影像图像存储和传输系统(picture archiving and communication system, PACS)能以高速网络连接各种影像设备和相关科室,利用大容量硬盘、光盘存储技术、存储器等以数字化的方法存储、管理、传输和显示医学影像图像及其相关信息,具有影像图像质量高,存储、传输和复制无失真,传输迅速,影像图像、资料可共享等突出的优点,使医学影像图像信息管理远程医学教育(teleeducation)、远程会诊(teleconsultation)和远程诊断(telediagnosis)等成为可能。

11.1 PACS系统概述

图像存储与传输系统是医学影像学和计算机科学相结合的产物,它将图像信息以数字的形式进行存储和传输,并利用计算机、数字成像、网络传输技术实现图像存储、处理、归档,具有图像质量高、检索图像快、无胶片化、读片快捷等特点。PACS系统通过internet实现医学影像远程会诊和影像资源共享。完整的PACS系统包括图像获取、大容量数据存储、图像显示和处理、数据库管理、传输影像网络5大单元。

11.1.1 PACS系统的产生与发展

1. PACS系统的产生

20世纪80年代,美国军方提供对国际行动人群的保健,主要是保存影像资料(CR)。80年代中期该服务转向医疗服务系统,采用的是专业设备,整个系统价格昂贵。90年代后,大规模集成电路技术、大容量低成本存储系统、光纤高速网络通讯技术等使系统价格下降。1992年美国放射学会(American College of Radiology, ACR)与美国国家电器制造商协会(Nafional Electrical Manufacturers Association, NEMA)联合制定并颁布DICOM3.0(digital imaging and communication in medicine)医学数字影像和通信标准。此标准被生产医学影像设备的厂商所采用,形成了国际医学影像数字通信标准。1979年柏林技术大学的Heinz U . Lemke教授提出“数字影像通信”的概念。1982年1月在国际光学工程协会(International Society for Optical Engineering)主办的国际研讨会上正式提出“PACS”这个概念并被明确为通信网络获取、存储、管理和显示医学影像的集成信息系统。

2. PACS系统发展三阶段

第一阶段：用户查找数据库人工检索图像，即当图像进入PACS系统后终端用户需要给出查询条件，以查询相应图像及相关数据。第二阶段：数据查找设备，即使图像自动路由到指定地点，具有“自动路由”、“预提取”半自动化模式。第三阶段：图像信息与文本信息主动寻找用户，即图像主动寻找用户。PACS系统数据可根据用户预先设定的规则及来自HIS/RIS等的外部信息，将图像及文本信息自动送达指定设备并分配给具体授权用户，实现自动化模式。

在信息技术(information technology，IT)和医学影像设备领域中出现的PACS系统发展飞速，从工作站和服务器的安装到网络的调整，涉及各方面的专业知识，需工程技术力量作为服务的后盾。PACS系统与医院信息系统(HIS)或放射学信息系统(RIS)的结合，可以使医院向着实现影像诊断无胶片化的方向迈进。实现彻底的无胶片和数字化医院，成为医疗现代化的必需。一个完整PACS系统的成功实现，要求包括医院相关医学影像设备和信息系统各科室使用的集成方案。医院信息系统、放射学信息系统、各种成像设备、图像存储及传输系统之间的协同工作和无缝连接，必须全面遵循国际医疗卫生信息交换第七届协议制定的HL7和DICOM3.0标准，才能使医院信息系统实现更为紧密的共享。

将医学影像图像在医学影像设备中实现集中的数据存档和管理，只是PACS系统的初步实现形式。先进的PACS系统，应能保证在任何地点、任意时间为使用者提供完整的信息。也就是说，先进的PACS系统能够提供基于医学影像的工作流程服务，以最大限度地提高医生诊断的质量和效率，避免对特定用户造成无关信息的干扰。

11.1.2 PACS系统的构成与工作原理

1. PACS系统的基本构成

PACS系统主要包括影像图像采集、显示与处理、传输、存储及打印等。图像采集主要是给PACS系统提供资源，而影像资源是整个系统围绕其动作的核心内容。采集的影像图像的质量决定了系统的可用性及实用意义。影像的采集可分为两种类型：一种是静态影像图像采集，主要是单帧图片，如腹部超声扫描发现的结石影像；另一种是动态影像图像采集，即一段或多段连续的影像图像系列，如心脏超声可以采集一个或多个心动周期的影像。

2. PACS系统的工作原理

数字影像采集是指数字影像直接通过网络实现采集。它要求设备可以输出数字化信号，支持医学影像标准如DICOM3.0，开发支持对应格式的影像存储、显示等软件，通过网络与影像存储设备工作站连接后与服务器相连。

影像图像存储是指通过对影像数据的整理，实现与被检者信息的结合以及与数据库的连接。PACS系统影像的存储分为在线和离线两种。在线数据要求存储在本地计算机硬盘上，而离线数据则可以存储在光盘上。可根据系统数据的等级划分和系统存储设备的容量，将最近要使用的数据和等级较高的数据存储于在线设备，其余的存储在离线设备上。医生在客户端查询和显示被检者信息和影像图像时直接从服务器上读取数据。系统可以根据需要将一部分数据直接保留在客户端，这样能减少网络的流量，提高查询和显示速度，这种技术称为预取技术。存储设备包括服务器(采用集群或容错结构)、硬盘阵列、光盘库等，配以带有图形数据传输、数据库管理和影像处理等功能的DICOM3.0服务器软件；分级存储设备存储介质为硬盘，用于临时存储采集的影像图像或显示的影像图像；光盘存储器可写入数据，也可多张光盘组成光盘塔、光盘阵，实现大量数据的存储；数码录像带，可在DSA中记录高质量图像连续活动的影像。

显示与处理时可通过图像显示处理工作站、图像浏览终端等设备直接调用影像图像。影像图像的查询和显示都是实时的，客户端对被检者的影像图像进行显示、处理的同时，在远端可对数据库进行查询或进行远程诊断等。依据原始数据实现影像图像动态或静态显示，可以通过软件进行影像图像的三维重组及回放。影像图像处理包括影像放大、缩小、增强、锐化，窗宽、窗位等的调整及感兴趣区域(ROI)的影像面积、周长、灰度等的测量。由于影像图像数据量大，网络通讯对数据的访问多为突发性，应采用高速宽带网络或者存储区域网络(SAN)。由于技术标准不相同，在PACS系统、HIS/RIS系统以及Web服务系统三者之间需要进行数据的交换和协调工作时，须设有外围接口装置进行技术标准变换。

3. 远程会诊系统传输类型

PACS系统与不同传输速率组合，构成不同类型的远程会诊系统，具体可分为3种类型：① 低速、窄带远程会诊系统，其以公共电话网(PSTN)为基础，用Modem连接，以多媒体PC为平台，提供CT、MR、静态US及X线片的中低分辨力(1K×1K，10bit)医学影像图像远程会诊服务。② 中速远程会诊系统，其以ISDN或DSLAM为骨干，采用高分辨力显示器(2K×2K，12bit)的图像工作站，并以64～768 Kbps的传输速率传输影像信息，提供CT、MR、静态US、X线片及动态超声心动图、CT心血管影像的远程会诊。③ 高速、宽带远程会诊系统，其采用ATM、卫星线路或E1电信专用线，传输速率均在1 Mbps以上，甚至可高达2 400 Mbps，可提供包括实时动态医学影像会诊在内的涉及远程医学应用所有领域的远程信息服务。

11.1.3 国际标准化协议

医学影像数据交换标准主要有DICOM3.0和HL7。在影像图像扫描设备、存储设备、图像后处理工作站等设备之间交换影像图像时，必须协商建立一种将数字化影像在这些设备之间进行传输的技术标准。美国放射学会(ACR)和美国国家电器制造商协会(NEMA)联合委员会，制定了医学数字影像通讯DICOM3.0标准，用来规范不同厂商影像设备和PACS系统的互联和通讯，推动开放式医疗数字影像的传输与交换系统，促使PACS系统的发展及与HIS的结合，并允许所产生的医学影像图像被DICOM3.0协议所联结的设备访问。在DICOM3.0标准中详细定义了影像及其相关信息的组成格式和交换方法。利用这个标准，可以在影像设备上建立一个接口来完成影像数据的输入输出工作，保持系统或设备所提供标准的一致性。DICOM3.0的文件体系有多部分结构构成。根据国际标准化组织(International Standardization Organization，ISO)的规定，DICOM3.0的文件已完全依照标准的结构建立。DICOM3.0的应用范围不仅包括医学影像图像，而且涉及所有医学影像领域。

1. 标准化数据格式通信协议DICOM3.0

标准化数据格式通信协议主要用于图像数据交换。DICOM3.0明确划分了设备应遵循的标准范围，信息实体强调了基于多元文档的结构、基于TCP/IP的协议和适用的网络环境，增加了对JPEG-2000压缩标准的支持以及文字显示安全等新内容。利用这一标准，可以在影像设备上设立一个接口来完成影像数据的输入输出工作和影像设备之间的数字影像传输交换。

2. HL7 标准

HL7(Health Leve 7)对医院和医学常用信息的各种格式和操作给出相应编码，用于文本数据交换。HL7 通信协议汇集了不同设计应用软件之间接口的标准格式，允许各医疗机构不同系统间进行一些电子资料通信，有相当的弹性使一些特需信息处理保持一定的相容性。HL7 指医疗信息交换标准属于第 7 层，在 ISO 开发系统互联通信模型中是应用层，规定了医疗信息中文本格式及通信标准，定义了被检查者基本统计数据。

11.1.4　PACS 系统与 HIS 系统/RIS 系统的集成

RIS 系统是指影像科各项业务活动的管理，包括统计、资料产生、检索、智能影像诊断报告的登记和管理系统等。HIS 系统分为医院管理系统(hospital management information system, HMIS)和临床信息系统(clinical information system,CIS)。HMIS 系统管理医院行政业务信息，CIS 系统管理医护人员临床活动信息和被检者的临床医疗信息。HIS 系统中所有资料以电子信息形式保存，可实现网络传递、信息快查与准确地共享。PACS 系统可进行图像数据交换，HIS 系统/RIS 系统可进行文本信息交换，临床需要使 PACS 系统与 HIS 系统/RIS 系统之间的集成成为必然。实现信息交互时，PACS 系统应遵循 HL7 标准。PACS 系统能否与 HIS 系统/RIS 系统有效集成是衡量 PACS 系统成功与否的重要指标，只有实现了无缝对接，才能交互利用信息资源，发挥 PACS 系统的优势。

11.2　数字影像会诊中心系统

数字影像会诊中心系统(digital image consultation center system, DICCS)是网络时代数字化会诊平台，根据临床需要，医生诊断过程中需要记忆、浏览和对比大量的影像图像，同时多片对比成为必不可少的诊断习惯，因此需要 DICCS 会诊平台。

11.2.1　DICCS 的组成

DICCS 是一套使用高亮度立式液晶多屏集中显示各类医学影像图像的设备平台。DICCS 显示终端平台包括高度液晶显示系统、控制主机系统、操作显示屏和专业工作台，如图 11-1 所示。该终端平台通过网络和医院局域网(PACS 系统/ HIS 系统/RIS 系统)相连，如图 11-2 所示。

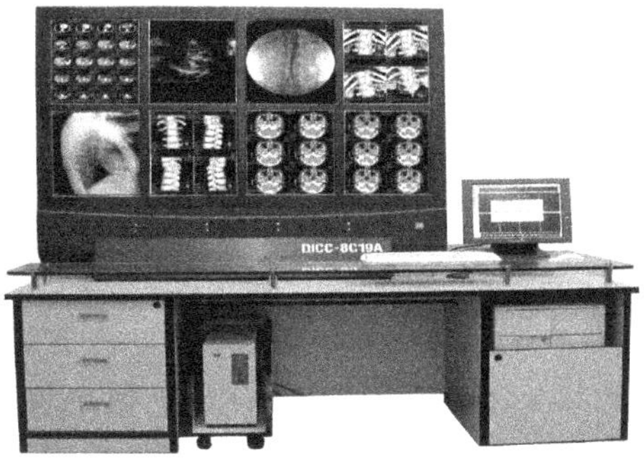

图 11-1　数字影像会诊中心系统

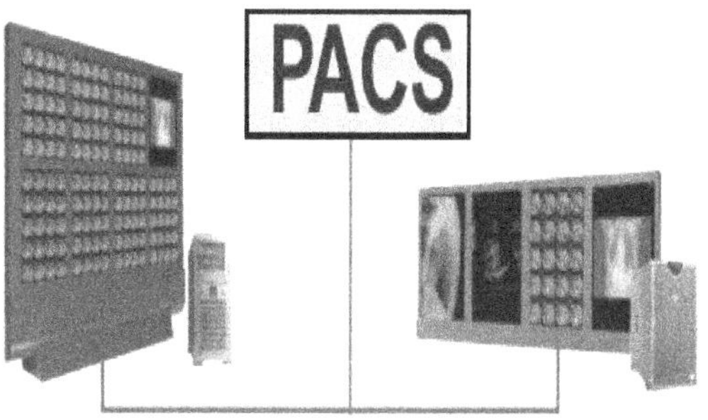

图 11-2　DICCS 简图

DICCS 在保留传统胶片诊断习惯的基础上，赋予数字图像可重复性、动态播放、可实时窗宽窗位调整、无限缩放等全新功能。DICCS 符合 DICOM3.0 标准一个网络接口一个 IP 地址的设置，DICCS 可与 PACS 系统共享交换数据。数字影像会诊中心系统如图 11-3 所示。

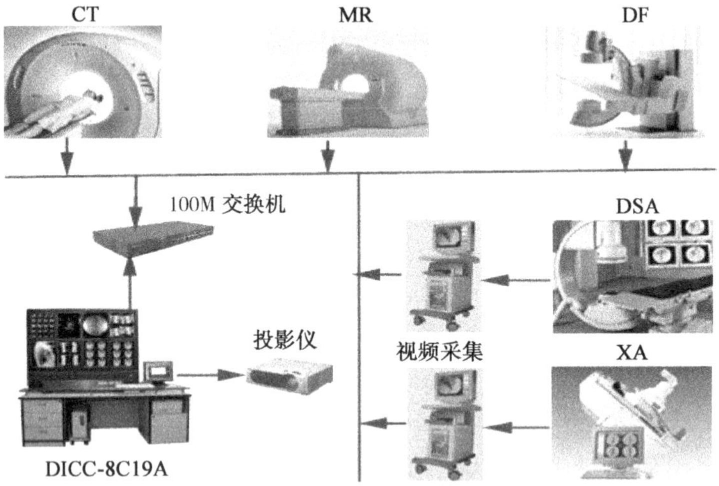

图 11-3 数字影像会诊中心系统

11.2.2 DICCS 的主要功能

DICCS 能读取各种 DICOM3.0 影像图像，可支持 CDR 格式；可读取被检者光盘影像图像；可从服务器上直接获取图像；可后台自动接受服务器或其他工作站发送的图像；可多窗口方式显示，即同时显示不同类型或来源的图像；可自由组合多屏为不同的逻辑屏，适合不同序列图像的诊断需求；支持 1×1 到 5×6 的图像分割排列方式，最佳排列组合满足会诊要求；可提取重点、放大重点，观察同一图像在不同显示模式下的表现；可进行图像无限缩放、窗宽窗位调整，空间、时间动态播放。内嵌减影模块适用于 DSA 影像诊断，具有正反交换功能。图像分析工具有直方图分析、CT 值图像变换旋转、镜像、ROI 测量、CT/MR 定位图同步显示、三维重组、信息融合、远程会诊等。

11.3 PACS 系统显示器的应用与选择

PACS 系统显示器的应用与选择，关系到成本与医学影像图像质量，应合理应用，充分发挥价格与质量优势。

11.3.1 医用显示器性能参数与选配原则

1. 医用显示器性能参数

① 尺寸：显示器尺寸是以对角线长度来表示的，单位为英寸。一般医用显示器为 18′，20′，21′。

② 分辨力：1 024×1 280 多用于 CT，MR；1 280×1 204 多用于 CR、DSA、数字胃肠图像显示；1 536×2 048（竖屏），2 048×1 536（横屏）多用于 CD、DR、PACS 系统；2 048×2 560（竖屏），2 560×2 048（横屏）多用于平板 DR、乳腺机。PACS 系统常将分辨力表示为 1 K(1 600×1 200)，1.5K(2 048×1 536)，2K(2 560×2 048)；也可用百分像素（Mega Pixel，MP）表示为 2 MP，3 MP，5 MP，而 1 K=2 MP，1.5 K=3 MP，2 K=5 MP。

③ 亮度：医用显示器亮度为 600～700 cd/m²，校正后设定为 400～500 cd/m²。

④ 灰阶：医用显示器灰阶为 1 024。

⑤ 对比度：对比度是指显示器的最亮值和最暗值之比。医用显示器对比度为 600∶1～1000∶1。

⑥ 认证：医用显示器要有医疗行业认证，环保、电磁学认证等。

2. 医用显示器的选配原则

① 满足 PACS 系统需要并符合 DICOM3.0 标准。

② 各参数有较高的稳定性和一致性。

③ 满足临床诊断需求，尽可能降低成本。

④ 满医学影像设备显示器如下需求：

a. CT 影像分辨力为 512×512 左右，彩色 1～3 MP 为佳。DR 以设备等级而定，设备影像扫描分辨力大于成像分辨力，灰阶 2～5 MP 为佳。

b. CR 依设备等级而定，可用灰阶 2～3 MP。

c. MR 依设备等级而定，也可依部位不同而区别，可用彩色 1～3 MP。

d. DSA 可用灰阶 1～2 MP 医用显示器。

e. 乳腺摄影机可用灰阶 5 MP 医用显示器。

f. 超声可用彩色 1～3 MP 医用显示器。

g. 内视镜可用彩色 1～2 MP 医用显示器。

h. 核医学可用彩色 2～3 MP 医用显示器。

⑤ 专业显卡与普通显卡的区别：医用专业显卡呈现高位 10 bit 或 12 bit 而在医学影像设备中应用，具有高速影像处理能力，可输出高分辨力图像；显示能力较优，可降低诊断判断误差。普通显卡呈现 8 bit 低分辨力，处理速度慢。

11.3.2 液晶显示器的优势

LED 液晶显示器在医学领域得到越来越广泛的应用，阴极射线管显示器（cathode-ray tube，CRT）正逐步被淘汰。

LED 与 CRT 本质的区别在于光产生和调制方式的不同。LED 光产生与光调制在物理上是分离的，光产生由光源完成，称为背光；光调制则通过 LED 代替背光模式。CRT 光产生与光调制是一个受物理组件控制的过程。LED 最低亮度水平高于 CRT，在最大亮度范围内，以高亮度、环保获得应用。

第12章　工频X线机单元电路与故障检修

12.1　工频X线机故障概述

12.1.1　故障分类与检查方法

工频X线机故障可分机械故障和电路故障两大类。机械故障:指X线机各种机械部件所发生的故障,一般对症处理即可。电路故障:指X线机各种电路中线路及元器件所发生的故障。故障分为断路故障、短路故障两种。断路故障是指电路中电流被完全切断或电流值远低于正常值的现象。短路故障是指由于连接线和元件的绝缘强度下降而被击穿令电流直接通地令电路短路。元件损坏或老化是指电气元件失去应有的性能而无法使用。故障检查方法:感触法,又称直观法,是利用人们的感觉器官直接发现故障的一种方法,该方法适用于表面故障的检查;短接法,是指用导线把由电器控制的电路的通断直接接通的方法;切除法,又称断路法,是指根据故障现象和电路结构,断开一部分电路检查另一部分电路,逐步缩小检查范围的检查方法;代替法,也称置换法,是指用同型号或数值近似的元件置换可疑元件或以相同性能的电路板代替可疑板的检查方法。

12.1.2　低压电路故障与检修

1. 限时器的故障及检修

限时器的基本电路是RC电路。主要故障有以下几种可能。

① 电容器击穿或开路:导致RC回路短路或开路,晶体管不能正常工作,限时器无法限时或限时不停。

② 电容器漏电:漏电后的电容器两端充至工作电压的时间延长,不能充到工作电压,使限时不准或不停。

③ 电阻开路或烧毁:切断RC回路,使充放电不能进行,不能正常限时。

④ 电阻阻值改变:使RC常数发生改变,引起限时延长或缩短,使限时不准确。

2. 高灵敏继电器的故障及检修

① 线圈开路或烧毁:继电器不能工作,将其拆下测量,若线圈的直流电阻为无穷大,为开路,若电阻过小,为局部短路或烧毁。

② 接点故障:高灵敏继电器的接点间隙很小,可出现间隙改变,产生接点打火使其粘在一起等故障。仔细观察时可发现常开接点合不上,常闭接点断不开等现象,相应的控制电路也就出现应通不通、应断不断的现象。

3. 旋转阳极启动故障与检修

（1）定子绕组的故障与检修

定子绕组是由启动线圈和运转线圈组成的，封装于 X 线管管套内。绕组的 3 根引线固定在管套的阳极端接线柱上，并通过 3 根连接线经高压发生器接线柱与控制台的启动电路相连。故障有以下两种。

① 开路：开路故障多因连接线断线或连接线和定子绕组引线在接线柱松脱所致。3 根引线中有任何一根开路或松脱，都会使定子绕组中的一个或两个线圈不能得电，造成 X 线管阳极不能转动。

② 短路：短路故障的形式主要有两种。一种是 X 线管套上的定子线圈接线柱对地局部短路。第二种是绝缘破坏而短路。通常短路是由于继电器接点故障，电路未能切换到降压运行状态，导致线圈过热而造成。线圈短路或漏电严重时，X 线管阳极不会转动，同时因线路中电流增大，可烧断保险丝，使整个定子供电线路断电，线圈轻微短路时，X 线管阳极可能达不到额定转速，造成瞬时负载能力下降，在正常的曝光条件下损坏 X 线管阳极靶面。检查定子线圈开路或短路时，应切断有关分路，再测量定子绕组的直流电阻，该阻值在十几欧姆到几十欧姆之间，运转线圈电阻小于启动线圈电阻。若测得的阻值过高或无穷大，说明定子线圈或连接线接触不良或开路；若测得的电阻很低，则说明定子线圈或连接线有短路。检查定子线圈对地漏电或短路时，需打开管套的阳极端盖，卸下 3 根连接线，分别测量 3 个接线柱与管套间的直流电阻，应为无穷大。若有阻值说明定子线圈对地漏电，若阻值很小或等于零，则说明定子线圈对地短路。

（2）剖相电容器的故障与检修

① 击穿或开路：电容器被击穿或开路，旋转磁场就不能产生足够的启动力矩，X 线管阳极便不能转动。

② 漏电：电容器漏电后，启动电流和运转电流都将减小，使启动运转力矩减小，X 线管阳极转速降低，若发现旋转阳极转速有明显降低，摩擦声增大，定子断电后的自转时间明显缩短，应对电容器进行检查，以防对 X 线管造成损坏。

12.1.3　X 射线管常见故障

1. X 线管灯丝开路

故障现象：

① 曝光时无 X 线产生，毫安表无指示；

② 通过 X 线管窗口可见灯丝不亮；

③ 测量 X 线管灯丝，阻值为无穷大；

④ 灯丝变压器初级线圈局部短路和毫安调节电阻短路都会造成灯丝电压增高，也可能烧断灯丝。

2. X 线管阳极靶面损坏

故障现象：

① X 线输出量显著下降，X 线胶片感光度不足；

② 由于阳极金属被高温蒸发，可见玻璃壁镀有薄薄的金属层；

③ 通过放大镜，可见靶面有龟裂、裂纹及熔蚀等现象；

④ 焦点严重熔化时溅落的金属钨可能使 X 线管爆裂损坏。

3. X线管真空度降低

故障现象:根据降低程度的不同,X线管真空度分为轻微、严重真空度不良。

轻微真空度不良,在X线机曝光时有如下现象:开始毫安表指示偏高,加高压数次后,毫安表指示数逐渐稳定,提高管电压后,毫安值又偏高,数次曝光后,又逐渐稳定,再提高管电压仍然重复上述现象,做冷高压训练时,管内没有明显辉光。这种情况,多是制造时管内留有残存气体,经适当训练后,可继续使用。若真空度比上述情况稍差,则透视荧光屏上影像清晰度降低,X线穿透力不足,增加管电压影像更不清晰,摄影时影像过淡甚至没有影像。这是由于管内气体分子电离后,正离子与射向阳极的电子束发生碰撞,既降低了电子速度,又干扰了聚射方向。若冷高压下可见微弱辉光,X线管已不能正常使用。严重真空度不良则会出现不同现象。毫安表指示异常,全波整流X线机毫安表指针冲至满刻度,甚至撞坏指针、烧毁表头。自整流X线机出现指针在零位颤动、倒退、向上跳动或极不稳定现象,因为前者的电离电流是直流,后者的电离电流则为交流。由于电离电流的存在,使负载电流明显增加,高压变压器和自耦变压器有比较严重的嗡嗡声,电源电压表和千伏表指示数下降,过载保护电路可能工作,熔断丝易熔断。冷高压试验时,若X线管内有明显的淡红、淡黄或蓝紫色辉光,管内真空完全等于大气压,则可能产生弧光放电,灯丝点亮时会立刻烧毁。原因是使用中阳极过热,使金属内部残存气体逸出,或使阳极铜体与玻璃焊接处发生微小裂隙而进气,运输或使用中遭受强烈震动造成裂隙,二次电子造成玻璃壁击穿,形成的微小针孔使X线管进油进气。

4. 旋转阳极转子故障

故障现象:延时、启动电路均正常,但旋转阳极转速明显下降,曝光结束后阳极很快停止,转动时无刹车限制,曝光时阳极不转动,管电流剧增,电源保险丝熔断,阳极靶面某点被熔化。原因是X线机曝光时,旋转阳极转子的温度很高,长期工作导致轴承磨损、变形及间隙改变,固体润滑剂分子结构也会改变,最终导致旋转阳极电路正常情况下的转速下降和转子卡死。

5. 管套内高压放电

故障现象:管套内高压放电时,可以听到吱吱啪啪的放电声,管电压越高,放电声越大,毫安表指针冲至满刻度或出现不稳现象。

原因及修理:

① 绝缘油耐压过低或油内有纤维等杂质。更换绝缘强度高于30 kV/2.5 mm的绝缘油。

② 管头内有既不接地又不带电的悬空导体离高压过近,高压发生时产生感应电荷,当电荷累积到一定程度时,发生间断性的静电放电。

③ 灯丝接线柱松脱或在更换新管时引线过长而靠近管套,在高压电场的作用下,即可引起放电。必须拆开管头,将灯丝引线固定,引线过长时应适当剪短。

④ 管套漏油,使管套内出现气泡,导致管套内发生放电。应消除漏油并注满油。

12.1.4 高压电缆故障

1. 电缆击穿

故障现象:

① 击穿时,高压次级电路的电流增大,毫安表根据不同的接线情况和不同的整流电路,可出现指针满度、不稳及倒退等现象。

② 由于高压初级电流相应增大,电源电压降增加,千伏表指针下跌明显,机器过载的

嗡嗡声很大，电源过载保护装置可能工作，保险丝可能熔断。

③ 透视时荧光屏暗淡，摄影时影像清晰度和对比度显著降低，甚至出现白片。

④ 如击穿不久，可在电缆击穿点附近闻到臭氧或橡胶烧焦的气味。

2. 高压电缆芯线断路

故障现象：电缆 3 根芯线中有芯线断路。若小焦点芯线断路，则透视时 X 线管灯丝不亮，无 X 线产生；若大焦点芯线断路，则摄影时 X 线管大焦点灯丝不亮，无 X 线产生；公用线断路，X 线管大、小焦点灯丝都亮，但亮度很低，无 X 线产生，此时若测量灯丝变压器次级，大、小焦点均有电压。若芯线不完全断路，时接时断，可见荧光屏有荧光闪动，毫安表指示不稳。

3. 高压电缆芯线短路

故障现象：芯线短路的高压电缆，在阳极端仍可继续使用，在阴极端则根据短路情况的不同有不同的现象。

① 轻微短路能使灯丝加热电压降低，曝光时毫安表指示数偏低或不稳，严重短路时，能使 X 线管灯丝不亮，无 X 线产生。

② 用万用表测量时，可见灯丝变压器初级电压比正常值低。毫安调节电阻温度异常升高。

③ 拔出高压电缆两端插头，用万用表测量，可见短路芯线的两个插脚导通或只有很小电阻（轻微短路）。

④ 用摇表测定高压电缆是否短路。

12.1.5　高压整流器故障

1. 整流器击穿

故障现象：对于全波整流的 X 线机，毫安表将冲至满度或极不稳，最终均导致主电路保险丝熔断。

2. 整流器断路

故障现象：根据整流器断路的方式毫安表读数为正常值的一半值或没有数值。

12.2　工频 X 线机单元电路

1. 电源电路

电源电路通过自耦变压器给 X 线机各部分电路供电，其置于控制装置内，作用是将输入电压变为数值不同或可调的电压以满足 X 线机各部分电路对电源的不同要求。电源电路多制成抽头式电压、滑动式调节电压。它的工作原理同普通变压器相同。

2. 高压初级电路

高压初级电路的作用是向高压变压器提供初级电压，一般采用初级调节电压控制方法。

（1）用接触器控制

在高压初级供电回路中串接一组以上高压控制接触器的控制接点，高压控制接触器受限时器、容量保护等控制。

（2）用可控硅控制

接触器闭合的动作时间一般都在 10 ms 以上，不能满足在 1 s 以内多次闭合与断开的要求，同时不具备对时序和状态作出判断的能力，在断负载时会产生较强的电弧放电。采用可控硅组成的交流无触点开关取代接触器，可避免电弧放电，具有零电位时序控制、控制敏捷、无噪声的优点。

3. 管电压补偿电路

根据高压变压器初级所预调的空载电压来间接求得负载的实际管电压。因为存在电源内阻和各种元器件阻抗，负载时要产生电压降，电压降随管电流的提高而增大。为了保证实际管电压达到预定的数值，必须对此电压降进行补偿，称为管电压补偿电路。管电压补偿电路通常采用预先提高高压初级电压的方法，并使得提高的电压数值与电压降数值相等。

4. 管电流调节电路

管电流调节电路是为X线管提供加热电流的电路，称X线管灯丝加热电路，包括X线管灯丝变压器初级和次级两部分电路。该电路的元件有稳压器、空间电荷补偿器、X线管灯丝变压器、大功率电阻和可调电位器、变频X线机有变频X线管灯丝加热电压等。管电流的调节及预示X线机电路中对X线管管电流的控制，是借助于改变灯丝变压器初级电压的方法来实现的。灯丝变压器初级电压改变，次级电压也随着改变，使X线管灯丝得到不同的加热电压，灯丝电子发射的数量得以控制，达到改变管电流大小的目的。一般采用在初级电路内串联电阻的方法来控制管电流。当阻值增大时其电压降增大，加到灯丝变压器初级上的电压也降低，次级电压也降低，灯丝发射电子数目减少，管电流也相应减少。反之，管电流就增大。

5. 曝光限时电路

曝光限时电路是用来控制X线摄影的曝光时间的，用限时器可准确地控制X线的照射量。常用电子限时器工作稳定可靠，控时精度高。

6. X线管安全保护电路

(1) 瞬时负载保护电路

X线机瞬时负载保护电路是从电路结构上防止操作者在选择摄影条件超过X线管额定负载时的一种安全措施。当出现超载时应保证曝光无法进行。单次的X线摄影是一种瞬时负载，保护仅属于一次预置保护，对于额定值内连续重复曝光而出现的累积性过载，是不能起保护作用的。另外一种是对管电压、管电流、摄影时间叠加以后连锁的反应，进行保护作用。

(2) 旋转阳极控制电路

X线机采用旋转阳极X线管，要在摄影前0.8 s时间内达到很高的转速才能曝光，否则会造成焦点面过热熔化而造成X线管损坏。X线管要有快速启动装置，一般要在0.8～1.5 s的启动时间内，将转动惯性很大的转子系统从静止达到额定转速，延时装置保证0.8～1.5 s的启动时间，阳极达到额定转速后开始曝光。阳极达到额定转速后在曝光期间将启动状态的高压切换为工作状态的低压，适应阳极的启动转矩大、运转转矩小的特点。

12.3 工频X线机故障综合分析与检修

12.3.1 工频X线机故障综合分析与检修

产生X线基本条件：X线管是真空球管，X线管灯丝加热发射电子、X线管两端加高压，使电子加速轰击阳极靶面而产生X线。对于无X线发生电路故障检查可按流程处理，如图 12-1 所示。

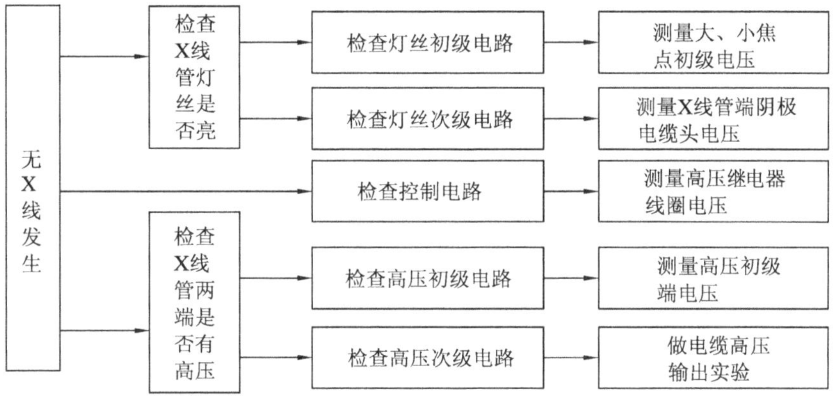

图 12-1 流程简图

故障可能发生在上述电路中，应排除无故障电路。确认故障可能发生电路，再进一步详细检查。

1. 毫安表无指示、无 X 线发生

① 检查 X 线管灯丝是否亮，同时检查 X 线管灯丝变压器初、次级电路。初级电压低或无电压大多为稳压器、空间电荷抵偿器、灯丝加热元件、灯丝变压器初级线圈、保险丝等出现了故障。分别检查以上各元件。如初级电压正常，检查次级电路，常见故障有灯丝变压器次级线圈故障、高压电缆断路、高压电缆插头插座接触不良。X 线管灯丝变压器初、次级电路均正常，检查 X 线球管的灯丝是否断路，如正常，按下述方法检查。

② 检查控制电路，按下曝光开关后高压继电器接触不上，可能原因有：机器过载，透视摄影交换闸未选择，手闸故障，滤线器、限时器、旋转阳极启动电路故障，同时测量高压继电器线圈是否断路，如正常按下述方法检查。

③ 检查高压变压器初、次级电路，初级电路有故障时，高压初级无电压输出，可能的故障有：高压继电器触点故障、初级电路断路、熔断点损坏、初级无输入电压等，可逐一检查。次级电路故障时，初级电压正常，但仍无 X 线发生，可能原因有：高压整流电路有故障、高压电缆插头插座接触不良、高压变压器次级引线或线圈断路、高压交换闸引线脱落等，逐一检查可排除故障所在，使机器正常工作。

2. 毫安表指示满刻度

X 线机曝光时，毫安表指针冲到头满刻度，说明机器内有很大电流，可能是短路造成。可能原因有：整流电路硅元器件击穿，高压电缆或插头插座击穿，高压变压器、灯丝变压器或及其绝缘物击穿，X 线球管真空不良等造成的击穿断路，逐一检查可排除故障。X 线机发生毫安表冲到头，多数与 X 线机高压部分发生故障有关，应确定控制有无故障后按以下步骤检查：

① 检查电缆两端插头、插座有无击穿、异味。

② 拆下 X 线管灯丝加热初级接线，使之不加热，低管电压测试。

观察 X 线管是否有辉光产生，若有辉光为 X 线管真空不良所致，如无辉光而毫安表满刻度应检查管头端插座有无击穿现象。

③ 拔出高压发生器端电缆，在插座内注入变压器油，用低管电压测试，若故障消失可

判断高压电缆击穿，可分别插入电缆以判断哪一根击穿，若故障仍存在，则可判断故障发生在高压发生器内，进一步检查，高压发生器内有硅元件整流器、灯丝变压器、高压变压器、绝缘架、引线等，以上部件击穿都可使毫安表冲到头，首先应排除硅元件整流器是否击穿，然后逐一排除灯丝变压器、高压变压器等故障。

12.3.2 岛津 800 mA X线机检修实例

故障现象：透视时毫安表无指示，自耦变压器有严重的过载嗡嗡声，保险丝 F-FL 熔断。

故障分析：有保险丝熔断，说明电路中有短路故障，包括一般性短路和高压击穿。短路现象发生在透视曝光时，可能为高压击穿，要排除 X 射线管真空度不良和阴极高压电缆击穿，因为毫安表不应该无指示，而应指示满刻度并进行过电流保护，可能的故障是：阳极高压电缆击穿、高压整流器击穿及高压变压器击穿等。

试验及故障定位：

① 拔下高压发生器上的高压电缆，用最低条件透视，若故障现象不变，说明不是高压电缆（阳极）击穿故障，若为阳极电缆击穿，此时故障应消失。

② 吊出高压发生器，拆下整流器 D_1，D_2，D_3，D_4 及 D_1'，D_2'，D_3'，D_4'，用 1 000 V 摇表逐一测量其反相电阻，测量值应为无穷大，否则为击穿。由于整流器较多，不宜采用前面所介绍的方法逐一拆下试验，以免试验次数过多，造成新的故障现象。测试结果表明，D_2，D_4，D_2'，D_4'均击穿短路。

修理：用同型号高压整流管替换被击穿的整流管并经加工固定装入高压发生器，经高压试验台耐压试验，结果正常。再将发生器与原主机连接做试验，最低千伏时又出现前述故障，重测 D_2，D_4，D_2，D_4，表明又被击穿。

分析：由于高压试验台耐压试验时一切正常，而接入原主机后即出现整流器击穿现象，说明主机电路有故障，可能为高压初级（T_1，T_2）电压过高。

测试：拆下高压初级接线，该机透视时高压初级的电压为正弦波的某导通角，近似于三角波，不宜用电压表直接测量，故将 T_1，T_2 接入示波器观察，从波形可以看出，其正半周 U 正 V 负时为完整的正弦波，负半周则为正确的三角波，由此可见，该机的高压初级电压有问题。

测量与检查：当 U 相为正电压时，高压初级全周导通，与可控硅 SCR_1，SCR_2 交替受导通角触发脉冲的控制导通有异。通过原理分析，可首先排除是可控硅 SCR_2，SCR_2 被击穿，其正半周 U 正 V 负时为完整的正弦波，用示波器观察 4GB，K_2，是规律的间隔为 360°的触发脉冲，即正常，故可排除 SCR_2 全周导通；考虑到防突波组件 SCR_7 等与 SCR_2 并联，当 SCR_7 在 U 相为正时立即被触发也能得到上面所示的高压波形，测量 SCR_7 触发极与阴极（G_7，K_7）间有 4 V 的直流电压，所以为 SCR_7 受触发而导通。观察 K_1-F_1 透视继电器常闭接点动作，但关机后测量 1GA，1GB 间始终处于短路状态，查明为这两常闭接点的上端靠得过近造成短路。

修理：更换 K_1-F_1 继电器后，测得 T_1，T_2 为正确的三角波。再更换高压整流器与原主机连接，一切恢复正常。

造成本机故障的根本原因在高压初级。由于它的透视千伏采用导通角控制，当高压初级为全波时，166 V 的单相电源（UV 相间）产生的千伏值远远大于机器的最高工作千伏值，造成整流器的击穿，表现出来就是高压击穿现象。导致高压初级电压波形异常的原因却不是透视千伏控制电路，而是摄影用的防突波电路在透视时被触发导通，在故障排除上，要弄清各单元电路的原理，更要弄清互相的联系与影响。从该故障的排除中可以看到，对于高压击穿故障，应考虑是器件老化性能下降所致，还是控制出现故障所致。对透视高压初级电压波形进行观察，即可避免整流器的第二次击穿，更重要的是可避免多次试验可能造成的其他高压元器件的损坏。

12.4 程控 X 线机单元电路分析

12.4.1 电源伺服电路（图 12-2）

电源伺服电路作用：提供各种电源、伺服电机控制、放大可控硅触发信号。

T_1 得电，降压后 18 V 电压经 V_1 整流、V_2 隔离、C_1 和 C_2 滤波获低压直流，经 R_1 和 R_2 分压器分压送到 D_{1-1}，D_{1-2}。D_{1-1} 脚电位为 10.95 V，D_{1-2} 脚电位为 8.62 V。R_1，R_2 公共端电位与电源电压成正比，电源电压交流 380 V，R_1 和 R_2 公共端电位为9.78 V，18A－5 为高电平，送 CPU 控测正常，设备正常工作。T_1 次级 18 V 50 Hz，经 R_4 和 V_{12} 整流后送 CPU，作相位控制信号，另一路经 V_1 整流后送到 V_3 再经 D_{2-3} 整形反向后得频率 50 Hz，作为频率检测信号，频率出错，报错不能正常工作。X18A－6 是 CPU 送到 31.25 kHz 主可控硅的触发脉冲信号，V_{18} 和 T_2 构成放大电路，输出两组可控硅触发脉冲，使可控硅触发电路工作，V_{21} 亮。DZ_{1-3} 和 DZ_{1-4} 输入 18 V 交流经 V_4 整流，C_5 和 C_6 滤波，V_5 稳压后输出正＋15 V 工作电源电压。DZ_{1-8} 和 DZ_{1-7} 输入 30 V 交流经 V_{10} 和 C_{13} 整流滤波得到＋24 V 供刹车用电。X18B－1 和X18B－2接入 CPU 调节透视 kV，X18B－3 和 X18B－4 为调节摄影管电压，X18B－5 和X18B－6为电源调整，摄影时 CPU 检测到实际管电压值低于设定管电压值，CPU 指令使 X18B－4 为高电平，经 $D_{3.3}$ 反向为低电平，到继电器，KEV^+ 线圈成回路，得电工作，KEV^+ 和 KEV^- 接点闭合，DZ_{2-9} 和 DZ_{2-8} 输入 100 V 交流到电机，电压经 KEV^+ 接点使电机带动滑轮变压器滑臂增加 kV 直至设定要求：CPU 再发指令，X18B－4 为低电平，使 KEV^+ 继电器掉电，滑臂停止滑动。

12.4.2 灯丝电路（图 12-3）

灯丝电路作用：提供灯丝电源、进行 mA 调整、灯丝初级电压逆变。

曝光时按下手闸。Korder 继电器工作接点（1，2）闭合，经 BV_2 整流，C_6 和 C_7 滤波后，±10 V 直流电压经 LM337 三端可调稳压集成块稳压后 TP_3 为＋80 V、TP_4 为－80 V、TP_5 为 0 V。X48－4 输入单片机电路输出的是占空比为 1∶1 的方波信号，是管电流控制信号，预选管电流越大，输入方波信号频率越高。D_1（4024）计数器用作二分频器，信号送到施密特触发器 D2B 的 5 脚和 D2C 的 9 脚。D_{12}（4051）通道选择模拟开关，X_0～X_7 为输入信号端，X 为输出端，A，B，C 编码信号作为信号输出端。D9A，D9B，D10A，D10B，D11A，D11B（均为 4538）与外围电路构成单稳态电路，输入信号为管电流控制信号，六路输出信号全部送 D_{12}，而 D_{12} 的输出取决于其输入的 A，B，C 端信号，该信号是 CPU 输出为上、下球管选择，焦点大小选择的编码信号。信号脉冲宽度经单稳态电路调整后，分别送到 D_{12} 的 X_0～X_5 经 D_{12} 选通后由 X 送到 D_2D 至 D_3F，再送到 D2B 的 6 脚和 D2C 的 8 脚，脉宽调制后的管电流控制信号经 D_{12} 单通道 8 选 1 电路选择，与单片机输入的管电流控制信号一起送到 D2B，D2C。触发变压器 T_1，T_2 输出触发脉冲，驱动场效应管 G_3，G_4 工作，实现对正负 80 V 直流电压的逆变使灯丝加热，F_{22} 接大焦点，F_{11} 接小焦点，F_{03} 为公共端。

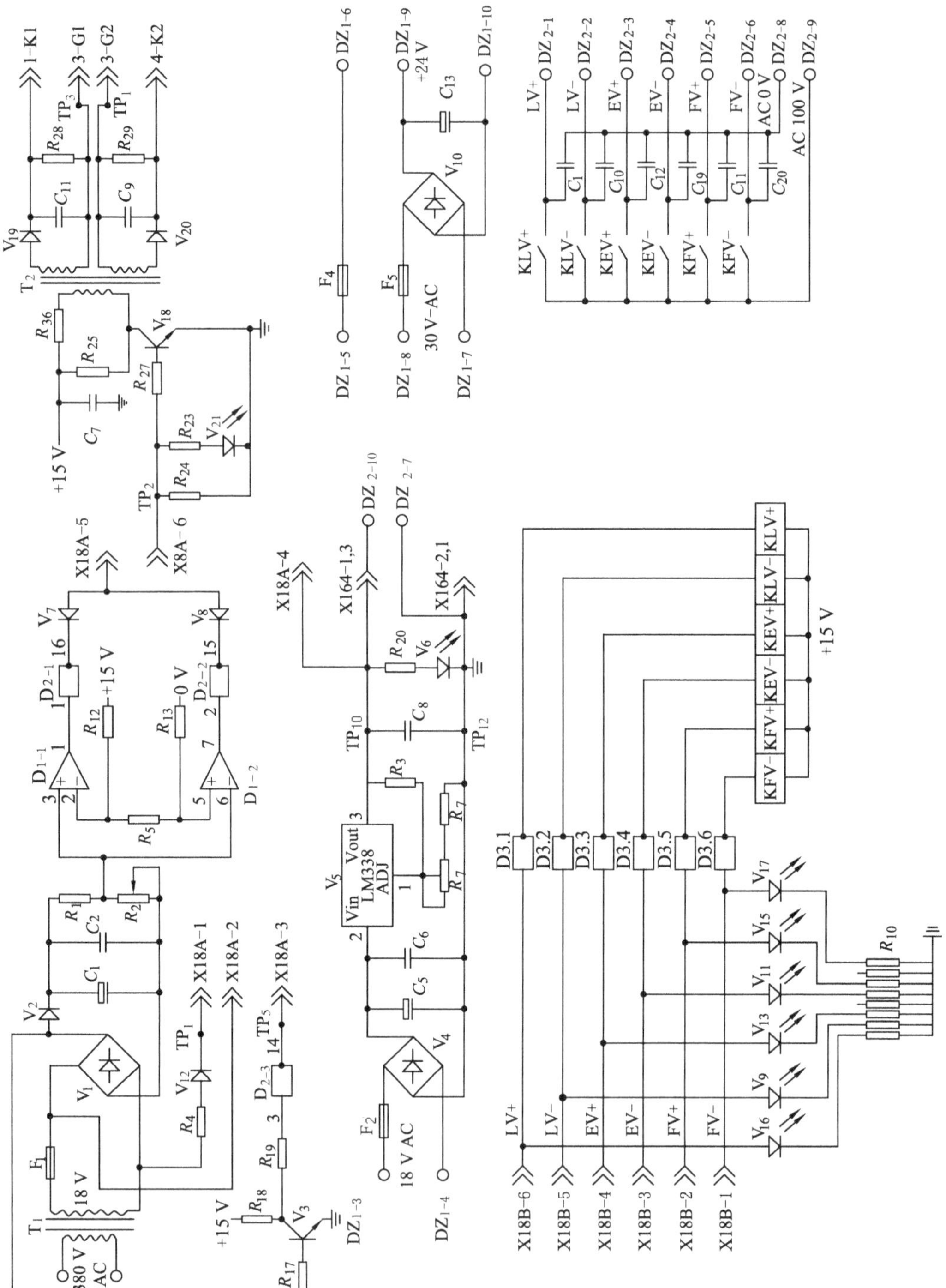
380 V AC
18 V
18 V AC
30 V-AC
+15 V
+24 V
LM338
Vin
Vout
ADJ
X18A-1
X18A-2
X18A-3
X18A-4
X18A-5
X8A-6
X164-1,3
X164-2,1
X18B-1
X18B-2
X18B-3
X18B-4
X18B-5
X18B-6
1-K1
3-G1
3-G2
4-K2
LV+
LV-
EV+
EV-
FV+
FV-
AC 0 V
AC 100 V
KLV+
KLV-
KEV+
KEV-
KFV+
KFV-
D3.1
D3.2
D3.3
D3.4
D3.5
D3.6

图12-2 电源伺服电路

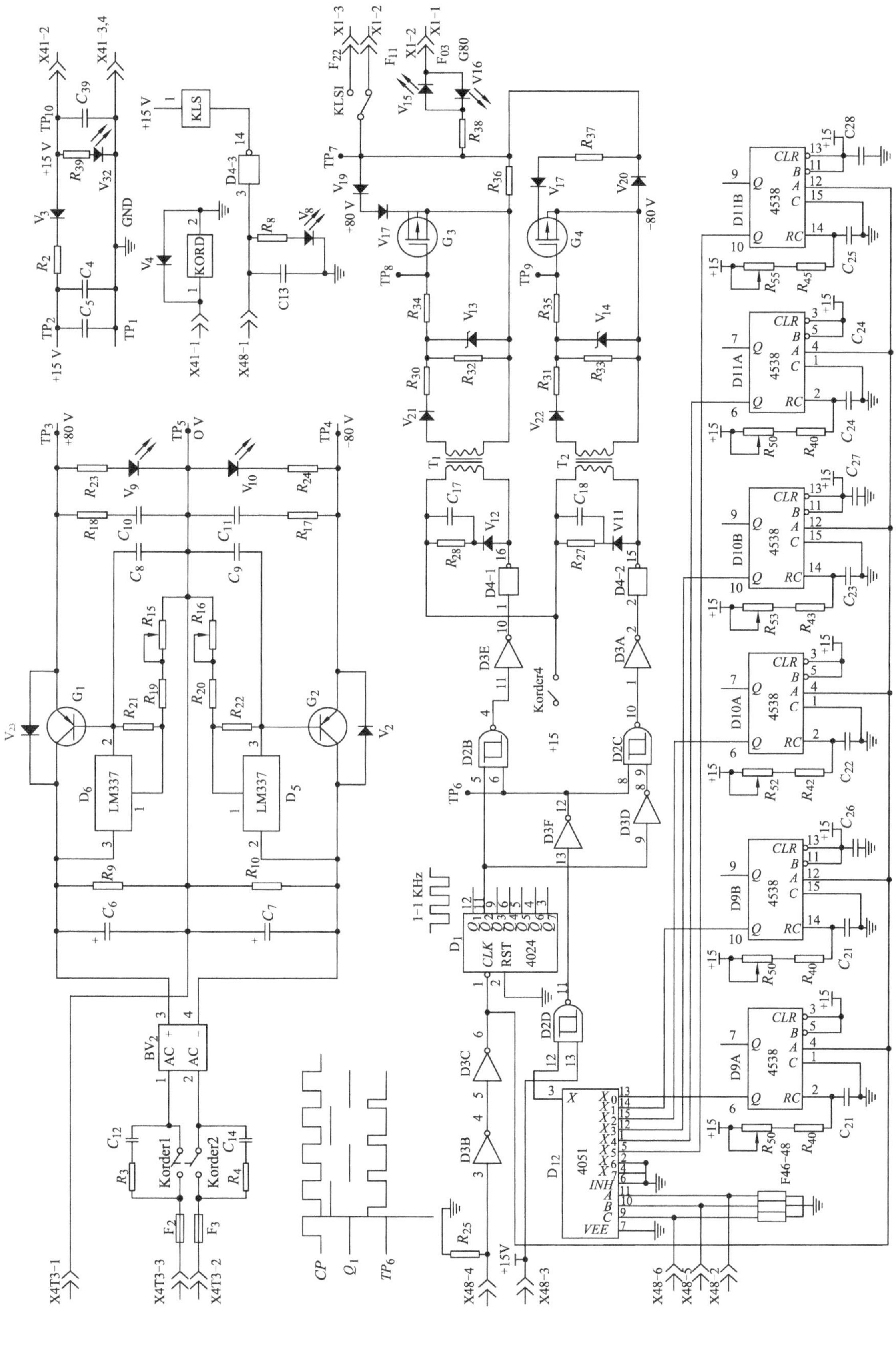
X41-2
X41-3,4
C39
TP10
+15 V
R39
V32
V3
GND
R2
C4
C5
TP2
TP1
+15 V
+15 V
KLS
14
D4-3
3
R8
V8
KORD
V4
C13
X41-1
X48-1
X1-3
X1-2
X1-2
X1-1
F22
F11
F03
G80
KLSI
V15
V16
R38
TP7
V19
+80 V
V17
G3
TP8
R36
R37
V17
V20
G4
TP9
-80 V
R34
V13
R30
R32
V21
R35
V14
R31
R33
V22
T1
T2
C17
V12
R28
16
D4-1
C18
V11
R27
15
D4-2
Korder4
+15
D3E
D3A
D2B
D2C
TP6
D3F
D3D
TP3
+80 V
TP5
0 V
TP4
-80 V
R23
V9
V10
R24
R18
C10
C11
R17
C8
C9
R15
R16
R19
R20
R21
R22
G1
G2
V23
V2
D6
LM337
D5
LM337
R9
R10
C6
C7
1-1 KHz
D1
CLK
RST
4024
D2D
D3C
D3B
BV2
AC
AC
C12
C14
R3
R4
Korder1
Korder2
F2
F3
X4T3-1
X4T3-3
X4T3-2
CP
Q1
TP6
R25
X48-4
+15V
X48-3
D12
4051
INH
VEE
F46-48
X48-6
X48-5
X48-2
D11B
4538
CLR
R55
R45
C25
C28
D11A
4538
R50
R40
C24
D10B
4538
R53
R43
C23
C27
D10A
4538
R52
R42
C22
D9B
4538
R50
R40
C21
C26
D9A
4538
R50
R40
C21

图12-3　灯丝电路

12.4.3 采样电路（图 12-4）

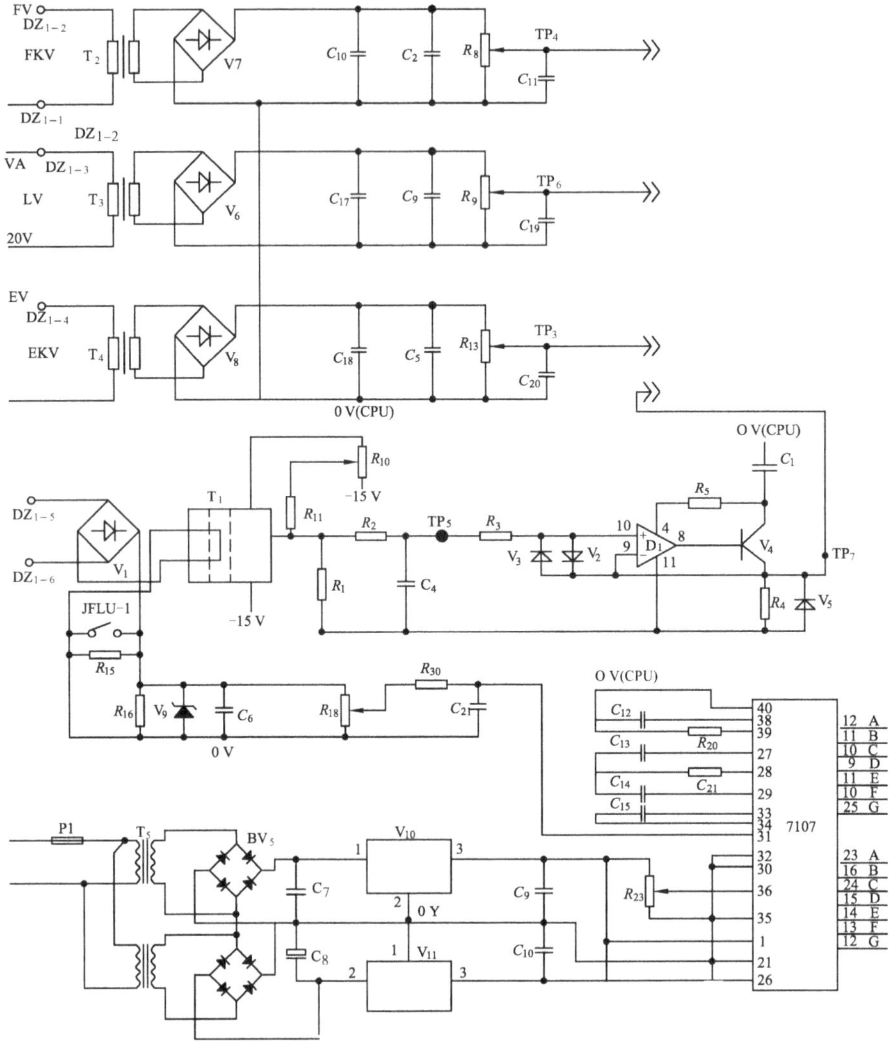

图 12-4 采样电路

作用：电源采样、摄影管电压和管电流采样，透视管电压采样和管电流显示。(FkV) 透视管电压采样，LV 电源电压采样，(EkV)摄影管电压采样。采样电压信号经降压整流滤过后为稳定的直流电压送到 CPU，经 A/D 转换通过数据总线送入单片机分析处理，控制电源伺服板上的 KEV^+，KEV^-，KFV^+，KFV^-，KLV^+，KLV^- 等相应的继电器工作，在电源伺服电路中，对摄影管电压、透视管电压、电源电压作调整。JELU 是透视信号继电器，JREA 是摄影准备继电器，JOVE 是摄影继电器，JREA 和 JOUE 继电器都受控于 CPU，JEZE 是连续摄影继电器。DZ_{1-5} 和 DZ_{1-6} 串联在高压次级电路中(毫安表位置)，曝光时电流经 V_1 采样后分两路。摄影时采样信号经透视继电器，常闭触点到初级、次级感应出的信号经放大器放大送至 CPU 板，经 A/D 转换后存储，曝光结束后显示实际管电流，R_{10} 是调零电位器，用来调整运放的零点漂移。透视时，JFLU 吸合，JFLU－1 常闭断开，电源经 R_{15}，R_{16}，R_{18} 取得电压信号，送至 IC7107 的引脚，经 A/D 转换译码，显示驱动后，送数码管显示实际透视。

12.4.4 CPU 电路

CPU 电路采用 8 位单片，三总线结构。INTEL8031 负责控制整个系统。D1803 芯片控制曝光时间、曝光、灯丝加热，可硅触发信号控制键盘信息、初始化、电源频率。D_6(A/D 0809)芯片控制大小焦点电流转换，透视管电压、管电流采样，IBS 电压转换电源电压采样，摄影管电压采样。D_{11}(8279)芯片为键盘显示接口芯片。D_7(8253)芯片为定时计数器，控制灯丝加热电流，控制可控硅 SCR 触发。D_3(27256)芯片存储原始数据、灯丝加热值、曝光条件。以上 CPU 电路芯片作用可根据随机资料查找其功能。

12.5 程控 X 线机故障检修方法

程控 X 线机的高压发生原理与 X 线机一样，不同的是控制原理，其使用计算机对整机进行控制和管理，在电路上与 X 线机不大相同，必须掌握工作原理及其工作流程，电路也复杂一些。透视毫安用数码显示，有毫安测量电路，还有透视毫安显示驱动电路。程控 X 线机透视显示毫安很小，图像暗淡不清，不能以常识认为 X 线机灯丝加热电压不够而增加灯丝电压，这样容易造成电路及元件损坏，可能是显示驱动板上集成块 7107 损坏，导致毫安显示不对，CPU 对毫安采样后进行保护。程控 X 线机在设计上有自我诊断功能，机器出现故障时，其控制面板上管电压显示窗显示 Err，在时间窗口显示错误代码，可根据不同的错误代码数字查出相对应的故障现象，并作出判断，一种故障现象可能是多种原因引起，应结合故障提示和实际情况进行判断。

例如：报错 Err11 时是提示摄影毫安低，可检查采样反馈电路，该电路采样管电流，管电压，如果采样值与反馈 CPU 板内存值不一样，超出一定的误差范围时，就会报错。故障检修：经检查采样板 LM324 差分放大器损坏造成采样值不在误差范围内，而报 Err11。示波器为程控 X 线机检修此类机器的必需工具，灯丝加热电路故障较多，其采用调节占空比的方法来控制灯丝加热，由 CPU 板确定灯丝触发频率。测量测试点的波形、确定高压初级电压都需要用示波器。程控 X 线机采用集成电路控制，大多数故障是由集成电路集成块损坏而引起的，可采用替换法来解决，首先查出故障所在的电路板，再判断与故障现象相关的集成电路，以其集成块替换损坏集成块，故障也就能迎刃而解。

第 13 章 变频 X 线机单元电路与故障检修

13.1 变频 X 线机电路分析

13.1.1 变频 X 线机的组成电路（图 13-1）

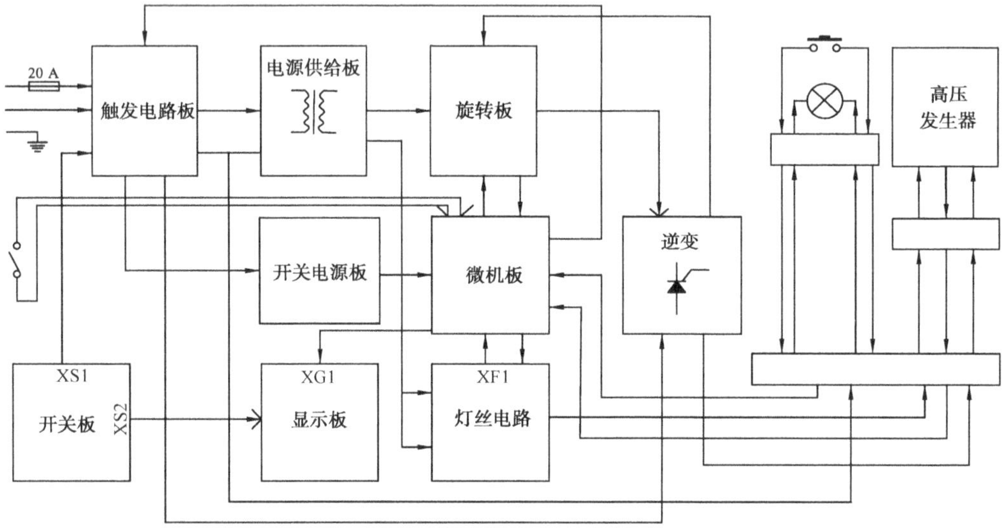

图 13-1 变频 X 线机结构框图

变频 X 线机主要由触发电路板、电源及开关电路板、CPU 微机板、灯丝电路板、显示电路板、闸流管及逆变器电路、高压部分组成。

13.1.2 电源及开关机电路（图 13-2）

控制台通电后，开机板变压器 T_1 开始工作，T_1 次级输出交流 18 V，经整流滤过后在 C_1 两端产生约 24 V 直流电压，此时开关 T_0 处于断态，V_3 截止。K_1 和 K_2 不吸合，若按下 T_0，K_1 和 K_2 线圈得电，继电器 K_1 和 K_2 吸合，K_1 的按点自持，K_2 吸合后，K_3 和 K_6 线圈得电，继电器 K_3 和 K_6 工作按点吸合，220 V 交流电压经 XS4 通过噪声滤过器提供开关电源，输出微机系统工作所需的各种直流低压电源。220 V 交流经 XS6 送入端子板，由端子板给主逆变桥送电，同时 220 V 交流经 XS5 使电源变压器 T_2 得电，T_2 提供 10 V 交流给灯丝板，12 V 交流给限束器等电源。若按下开关 T_0 则 V_3 截止，K_1 和 K_2 释放，

K_3 和 K_6 释放，220 V 交流电源切断，主机电源关闭，工作结束。R_3 是限流电阻，作用是：主机启动后 K_5 断开，微机自检后吸合，防止开机瞬间电流过冲。

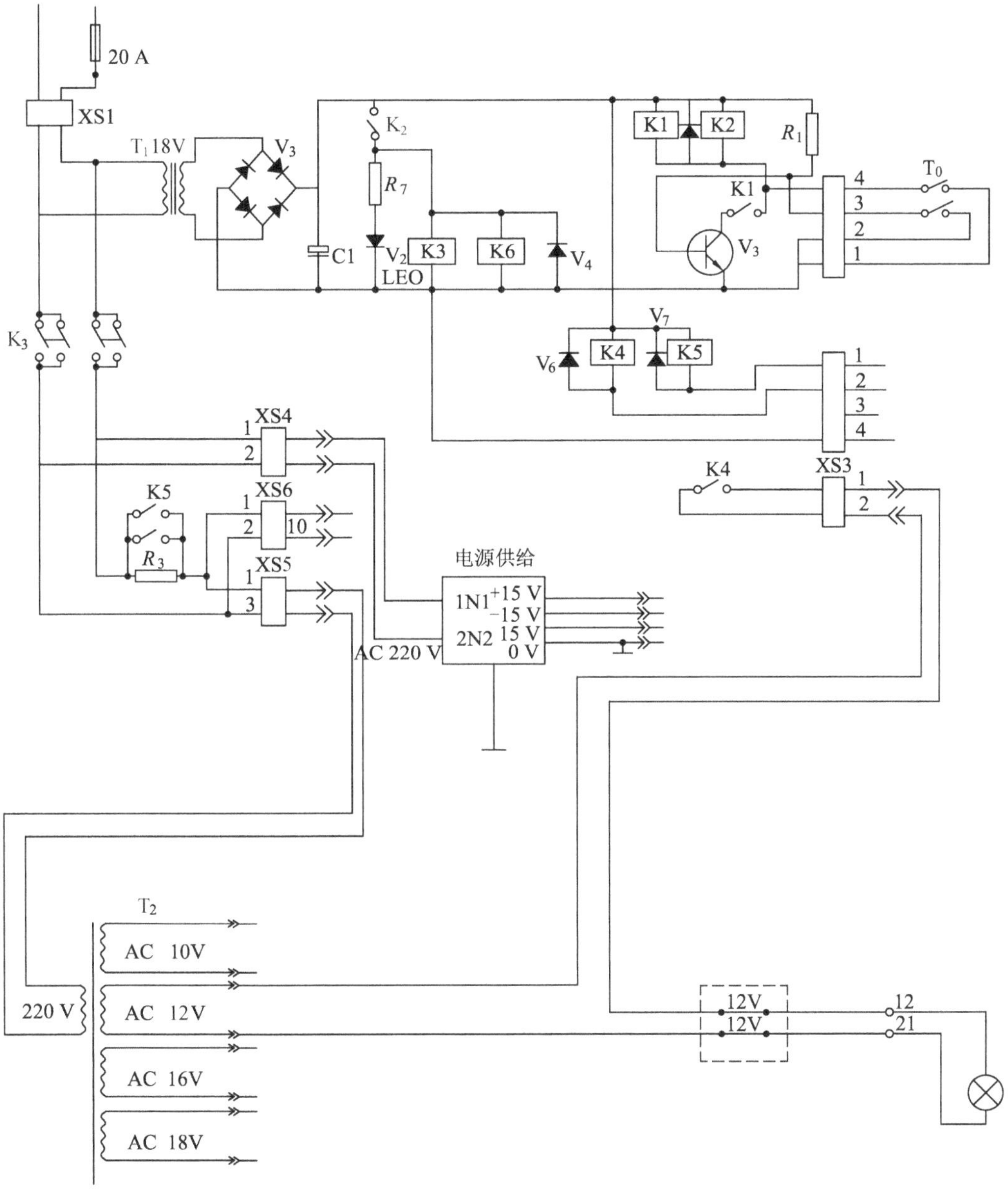

图 13-2　电源及开关机电路

13.1.3　计算机控制电路

计算机控制芯片用单片机 8031 产生主机工作频率、产生上电复位信号、完成地址数据分离，PI 口为输出口，用于对整个系统的控制。D5 为译码器、D3 为存储器，用于控制程序、运算及固定数据。8031 的两个外中断 INT0 用于故障中断，INT1 用于键盘中断，减少程序使用时间，加强对管电压、管电流检测与故障保护反应速度。D9 是 A/D 电路，有 8 个输入口检测管电压、管电流的变化及灯丝增温时间。计算机控制电路芯片功能可查随机资料。单片机 8031 芯片与 D9 芯片如图 13-3 所示。

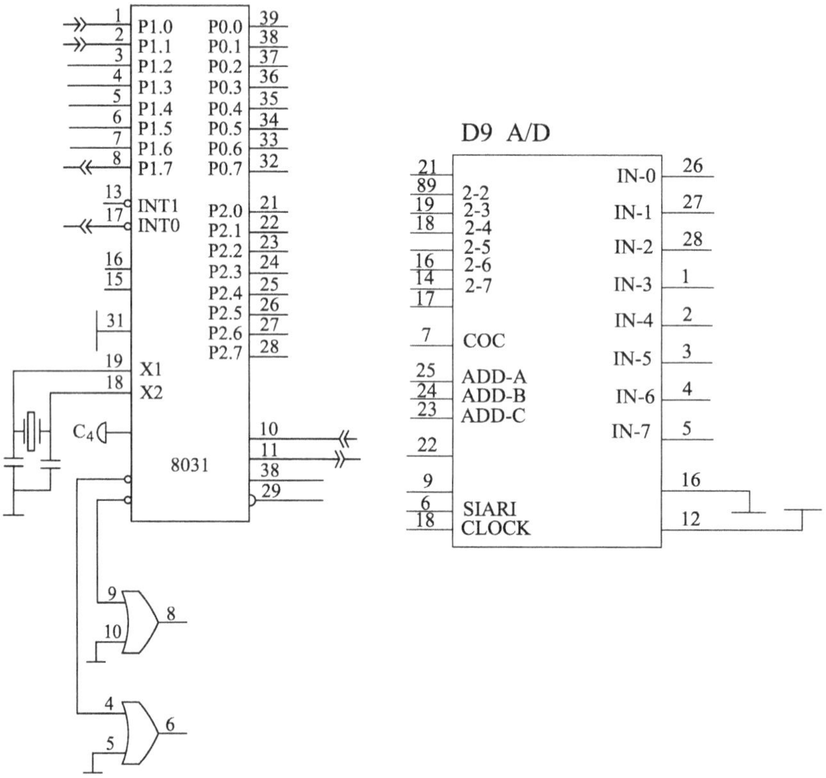

图 13-3 8031 芯片与 D9 芯片

13.1.4 灯丝加热及灯丝电流调整电路（图 13-4）

变压器 T_1 经 XF1 将 AC 40V 输入灯丝板，经 V_1 整流后为灯丝逆变电路提供电源，交流输入电压 AC 10 V 经 V_4 整流后为灯丝逆变触发电路提供电源。

经 V_3 和 V_{11} 放大驱动后触发信号分别送至触发脉冲变压器 TR_1，TR_2 的输入端，每只触发脉冲变压器输出两路同相位的触发信号，同时触发逆变桥对角的场效应管，而两只触发变压器输出的触发信号有 180°相差，这样就可以保证任意单边的两只场效应管不会同时导通而出现短路。由于逆变器触发频率高低不同，使得逆变器向负载灯丝变压器输出的能量也会随之变化，所有灯丝电流大小可以通过触发频率的高低改变。

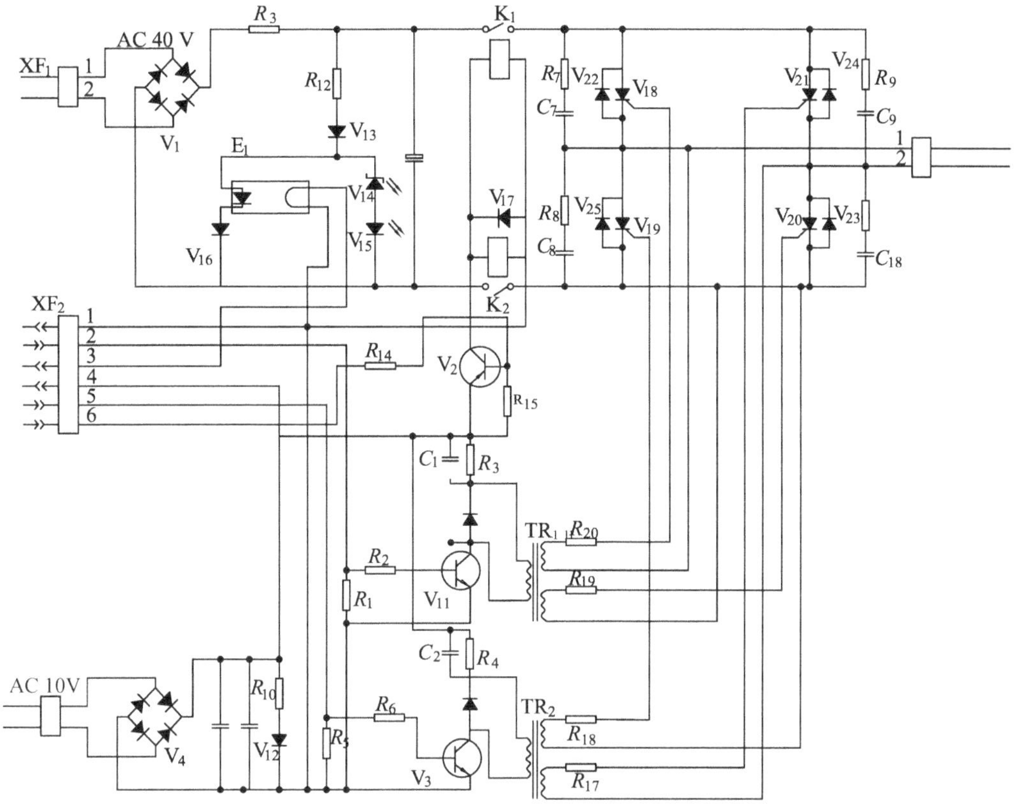

图 13-4　灯丝加热及灯丝电流调整电路示意

管电压调整电路测试点“kV-SET”(图 13-5)处的模拟电压值为实际管电压的采样值，采样值与实际管电压之间的关系同样为 1 V≈20 kV，设定值与采样值经运算放大器 N_1∶C比较放大后产生误差电压，送至压控振荡器 D_{15} 转换成频率值输出，输出电压的振荡频率与 D_{15} 的 9 脚输入的误差电压的大小变化成正比。在摄影状态，CPU 板输出管电压预置的数字量，经 D/A 转变后经 N_1∶A，N_1∶B 输出管电压设定值，D_{15} 输出电压占空比为 1∶1 的振荡方波。实际管电压大小受逆变桥高频晶闸管触发频率控制，频率越高管电压越高，当管电压的突变值小于设定值时，触发频率升高，使实际管电压值上调接近设定管电压值，当管电压的实际值大于设定值时，触发频率降低使实际管电压值下调接近设定管电压值，完成管电压的闭环调整。

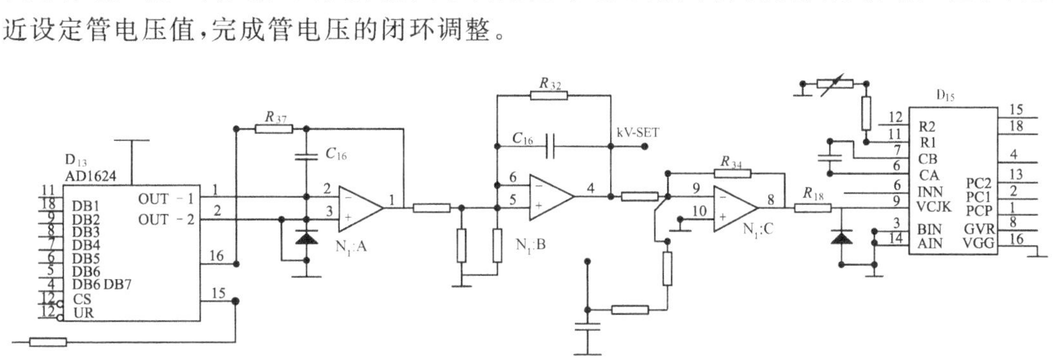

图 13-5　管电压调整电路示意

13.1.5 管电流调整电路(图 13-6)

摄影时,CUP 输出管电流预置数字量,经 D/A 转换后经 N_1 :D,N_2:A 输出,测试点 MA—SET 处模拟电压值与实际管电流之间关系为 1 V≈5 mA。而在测试点 MA-SAMP 处模拟电压值与实际管电流采样值摄影时,N_3 :C 输出的倍量与 MA-SAMP 点的倍量一致,1 V≈5 mA,设定值与采样值经运算放大器 N_2 :C 比较放大后产生误差电压送至压控振荡器 D_{16} 转换成频率值输出,图 13-6(a)D_{16} 输出电压占空比为 1 :1 的振荡方波,经 D_{17} :E、触发器 D_{21} :A 和单稳态触发器 D_{19} :A 整形变为适用于可控硅触发的脉冲电压波形,由于双单稳压态触发器,D_{19} :B 两部分使用方式不同输出的两组触发脉冲频率相同、波形一致,但相位差 180°,这两组触发脉冲将触发灯丝板可控硅逆变桥工作,如图 13-6(b)所示。实际管电流大小受逆变桥晶闸管触发频率控制,频率越高,管电流越高,当管电流的实际值小于设定值,触发频率升高,使实际管电流值上调,接近设定管电流值,当管电流的实际值大于设定值,触发频率降低,使实际管电流值下调,接近设定管电流值,完成管电流的闭环调整。

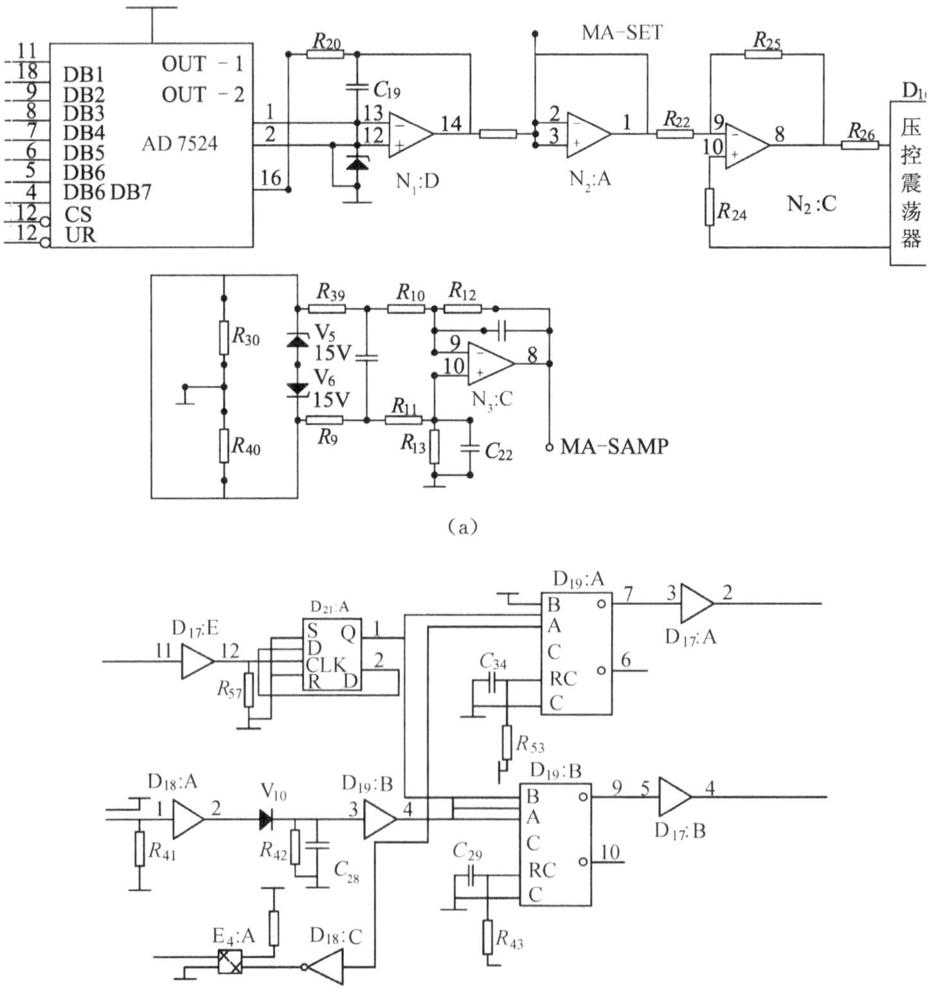

(a) (b)

图 13-6 管电流调整电路示意

13.1.6　高频晶闸管触发及逆变电路(图 13-7)

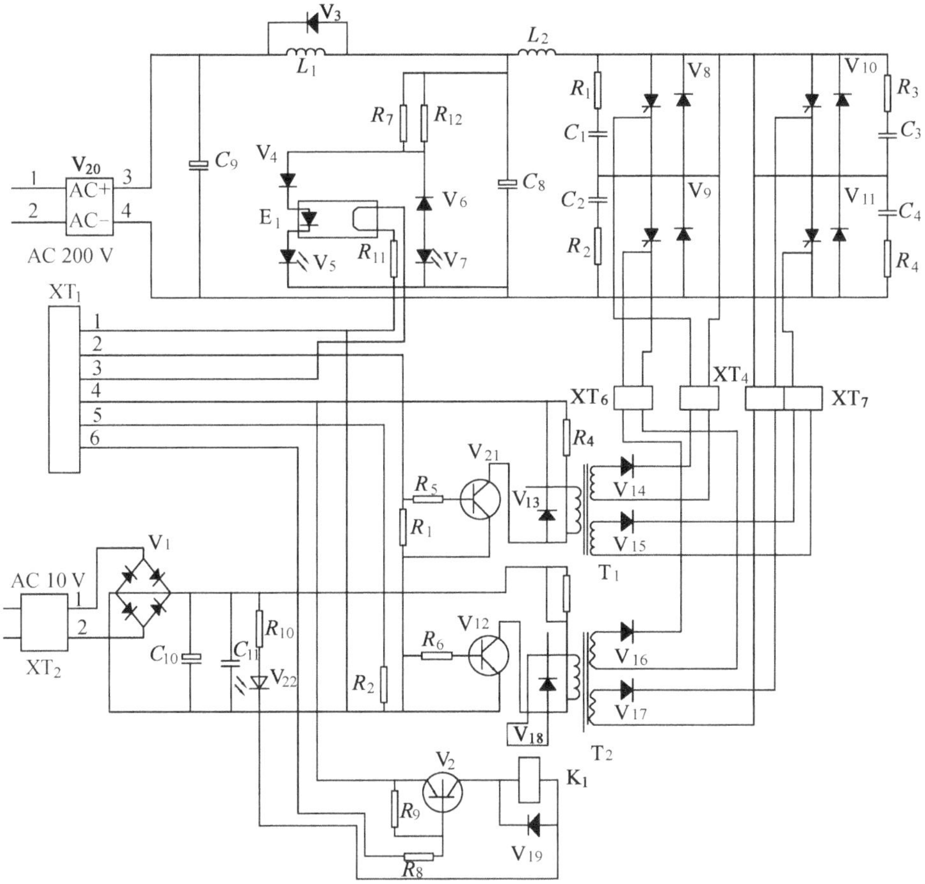

图 13-7　高频晶闸管触发及逆变电路示意

AC 10 V 电压输入触发板后，经整流滤波提供触发信号驱动电路电源，主逆变触发信号经光耦隔离后由 CPU 板输出至主逆变触发板上，经驱动级三极管 V_{21} 和 V_{12} 驱动放大后加至触发脉冲变压器 T_1 和 T_2 初级，多只触发脉冲变压器输出两路同相位的触发信号，同时触发逆变桥，对角的晶闸管触发信号有 180°相差，确保任意单边两只晶闸管不同时导通而短路。

AC 200 V 电源经整流滤过 V_{20} 后，直流电压 310 V 再经 L_1，L_2 加在由高频晶闸管 V_{10}，V_{11}，V_9，V_8 组成的逆变桥上，曝光时经驱动后的触发脉冲信号交替触发使 V_8，V_{11} 和 V_{10}，V_9 轮流导通，从而产生与触发信号频率相同的交流输出。

13.1.7　摄影控制电路

摄影控制电路采用一档手闸信号控制摄影，手闸 SV 闭合，CPU 收到手闸信号，微机重新检测手闸信号，确认曝光指令后灯丝增温，主逆变触发指令开始工作进入负载工作状态。负载过程中 CPU 对管电压、管电流进行采样，一方面作软件检测，一方面硬件参与进行闭环控制，确保管电流、管电压输出剂量准确稳定。摄影过程中，CPU 定时采样管电流值并对电流时间积曝光量进行累加计算，为积累量达到设定的曝光量条件后，CPU 停止主逆变和灯丝逆变的触发，结束曝光工作。

13.1.8 保护电路

电路正常工作时，光耦 E_1 的原边有电流流过，发光二极管 V_5 亮，表示逆变器电源电压工作，同时光耦付边输出 kV0N 信号到计算机板，确认逆变，工作正常。当逆变发生短路时，由于 L_1 电压较大限制了电流上升速率，短路使 C_8，L_2 构成一个 LC 并联谐振回路，当谐振电压反向时，可将可控硅关断，使 E_1 截止，由 E_1 付边给出短路信号至 CPU，通过硬件控制关断主逆变触发信号，CPU 接收到短路信号后关闭触发停止曝光。同样原理可以控制保护灯丝逆变电路工作的同时对多种信号进行控制检测，对各部分工作状态进行监控，确保整机正常工作，如出现故障应及时停止工作，并提供错误信息。

13.1.9 灯丝初级电路（图 13-8）

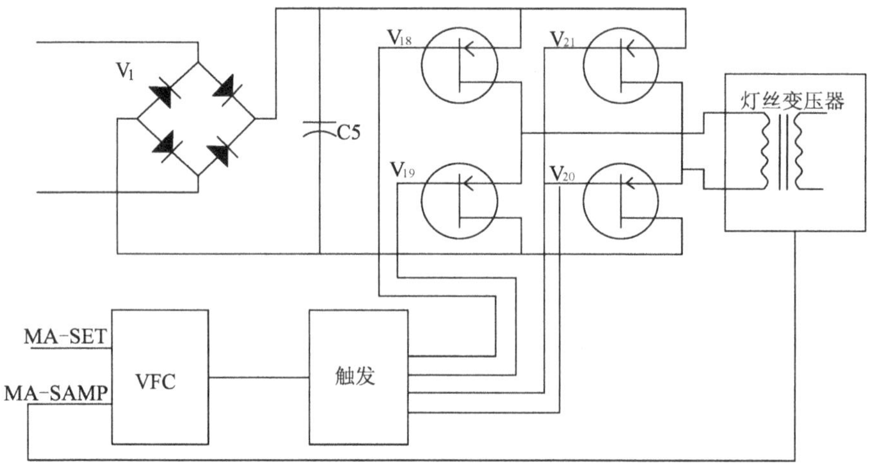

图 13-8 灯丝初级电路

采用变频技术，CPU 设定管电流值（MA-SET）和管电流采样信号（MA-SAMP）经误差放大形成 VFC（压逆变换）输入信号，形成触发电路频率信号，灯丝逆变器件采用 MOS 管，经灯丝变压器初级形成回路，管电流采样为双边采样。

13.1.10 高压初级电路（图 13-9）

采用变频技术 CPU 设定管电压值（kV-SET）和高压采样信号（kV-SAMP）经误差放大形成 VFC（压频变换）的输入信号，从而形成触发电路的频率信号，主逆变器件采用的晶闸管经逆变电容和高压逆变器初级形成完整回路，管电压采样为单边采样，经高压采样电阻分压获得。

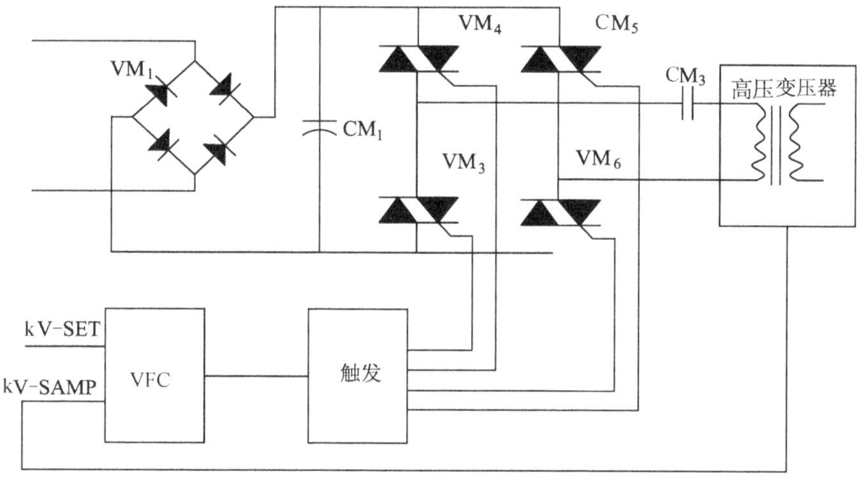

图 13-9　高压初级电路

13.1.11　高压变压器组件电路和采样电路(图 13-10)

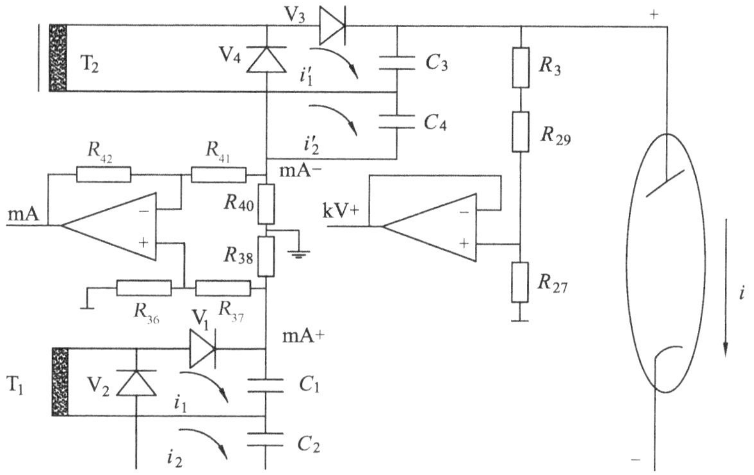

图 13-10　高压变压器组件电路和采样电路

高压变压器 T_1，T_2 的初级并联接在主逆变器输出端，T_1 的次级输出电压经 V_1，V_2，C_1，C_2 倍压整流滤波后输出管电压为负，T_2 的次级输出电压经 V_3，V_4，C_3，C_4 倍压整流滤波后输出管电压为正，R_3 为管电压采样电阻，当电经正半周时，i_1 对 C_1 充电，C_1 电压为 U_1，i_1'对 C_3 充电，电压为 U_2；电源负半周时，i_2 对 C_2 充电电压为 U_3，i_2'对 C_4 充电 C_4 电压为 U_4，输出管电压$=U_1+U_2+U_3+U_4$。管电流 i_m 经 R_{38}，R_{40}时产生压降，此电压经过放大送计算机检测用于曝光量积分。管电压经 R_3，R_{29}，R_{27}分压将高电压转换为低电压，经放大后送管电压调整电路参与主逆变闭环控制，稳定管电压的输出，同时送 CPU 检测口用于管电压监测。

13.2 变频X线机元件

13.2.1 可控硅功能与工作原理

1. 可控硅(晶闸管)符号及内部结构

可控硅(晶闸管)符号及内部结构如图13-11、图13-12所示。

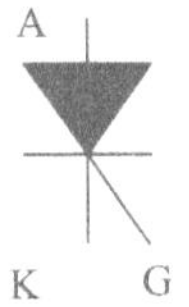

图13-11 可控硅符号

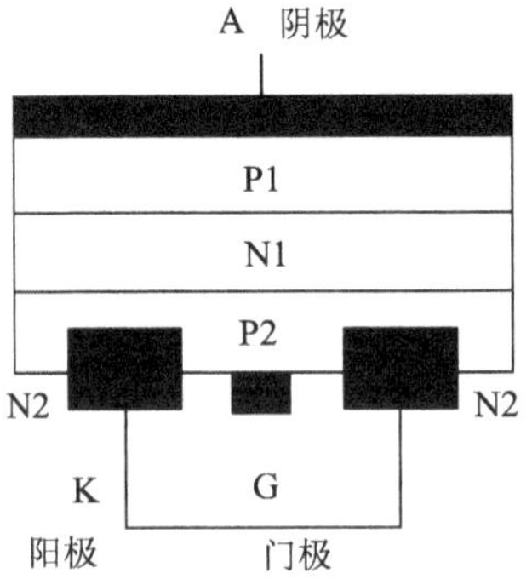

图13-12 可控硅内部结构

① 功能:可控整流、交流调压与调动、逆变与变频、斩波调压(脉冲调压)。可控硅正向伏安特性与理想开关特性十分接近,是一种无触点功率开关元件。

② 工作原理(图13-13):门极断开时,可控硅的正向漏电流比一般硅二极管反向漏电流大,并随管子正向阳极电压升高而增大,当阳极电压升到足够大时,可控硅导通,称正向转折或硬开通。可控硅加上正常阳极电压后,门级必须有触发电压 Ug 产生足够的触发电流 Ig 才能使可控硅从阻断状态转为导通状态,称触发导通。由于正反馈作用,可控硅只能工作在关断和导通两个状态,具有双稳开关特性,阻断时漏电流小,导通时电压降小。可控硅一旦导通,门极失去作用,要关断已导通的可控硅必须使阳极电流 Ia 小于维持电流,为保证可控硅可靠与迅速关断,通常在管子阳极电压降为零后,加一段时间的反向电压后。

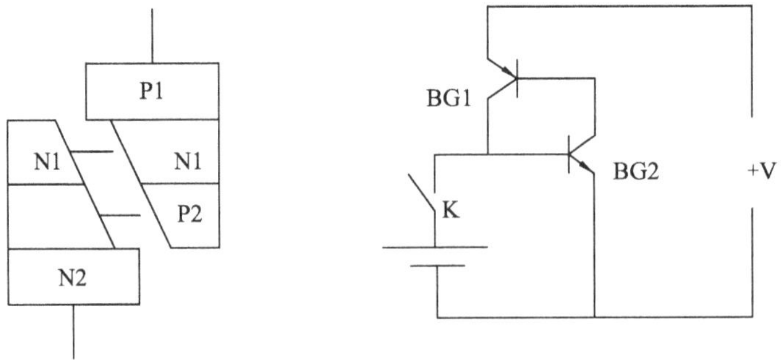

图13-13 可控硅工作原理

2. 高频变压器

工频高压变压器的初级是正弦为50 Hz的交流电,变频机组高压变压器的初级及变压器正绕组加的是频率较高的交流电,往往采用逆变技术得到频率可调或脉宽可调的初级电压，提供逆变的直流电压。根据机组功率，一般小型机组 5 kW 以下，用单相 220 V 逆变整流得到约 310 V 直流电压；大型机组 10 kW 以上，用三相 380 V 逆变整流得到 530 V 直流电压。同样，灯丝变压也可采用变频逆变技术，只不过初级电压要小些。变频机组采用逆变技术，使微机技术得到应用，实现精度较高控制。高压变压器也实现变频，高压油箱的体积减小，提高了变压效率。

13.2.2 Y2021-2 型变频 X 线机故障代码表与检修（见表 13-1）

表 13-1 Y2021-2 型变频 X 线机故障代码表

故障代码	故障内容	主要检查部位
Err01	CPU 自检出错	计算机板
Err03	无主逆变电源或逆变短路	主逆变供电系统
Err04	无灯丝逆变电源或逆变短路	灯丝逆变供电系统
Err08	管电流小于设定值 5%	灯丝系统或主逆变
Err12	15 分限时到	未作操作 15 分钟后报警

13.3 西门子变频 X 线机电路分析与故障检修

13.3.1 电路分析

本机由主板（master card D915）、显示板 D932、开关板 D937、接口板 D920、准直板、电源变压器、曝光开关、高压发生器、整流或逆变 D61 或 D63、X 线管等组成（图 13-14）。

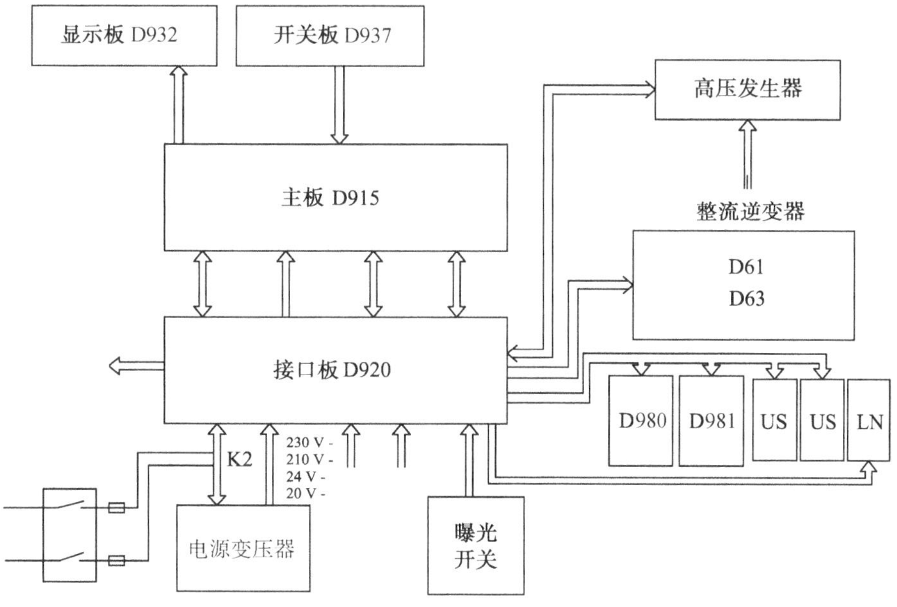

图 13-14 变频 X 线机电路框图

主板 D915：

工作电压为±15 V 和＋5 V，单片机 CPU J31 的参考电压是 5 V，它由 R_{119}，C_{85} 和 J29 共同组成。电容 C_{93} 和 C_{95} 一起构成了一个穿透振荡器。该振荡器输出的是一个 12 MHz 的正弦波。这个正弦波被用在单片机 J31 的两个输入口 $XTAL_1$ 和 $XTAL_2$ 上，为单片机的内部操作提供时间控制。

J31 芯片(图 13-15)：输出多路复用的低阶地址总线和数据总线从端口“$P_{0.0}$—$P_{0.7}$”，高阶地址总线从“$P_{2.0}$—$P_{2.7}$”输入。控制信号 RD，WR 和 A_8～A_{15} 提供给 J28 芯片来产生芯片选择信号，用于存储各种外部设备。状态信号 $PSEN$ 用于读取存储在 EPROM(J32)只读存储器 J32 中的外部程序。FA 为低电位时，允许访问外围程序的存储器。整个系统用于不同操作的不同信号是由单片机的端口 P_1，P_3，P_4，P_5 提供的。模拟输入端口 AN_0～AN_7 用于监控模拟信号。插口 TXD 和 RXD 用于处理器和外部设备之间的串行通信，为计算机服务。

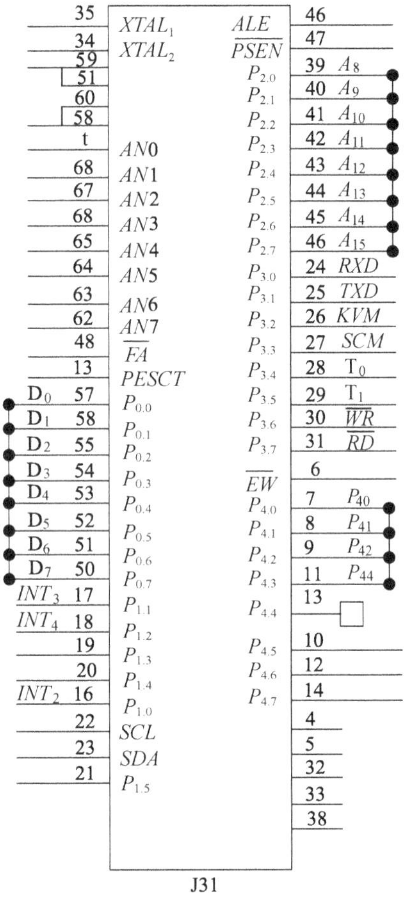

图 13-15　J31 芯片

加法器(图 13-16)：各种外部设备的芯片选择信号由逻辑门阵列 IC J28 产生。输入是地址线(A_8～A_{15})和控制信号 RD，WD。输出线是 CS_1～CS_8。这些输出芯片选择线是存储器在加法器中程序的逻辑基础上实施产生的。

显示：数据总线，控制信号 WR(8 脚)和芯片选择信号 CS_2(9 脚)都通过 X_1 提供给主芯片 D932 上的显示屏驱动器 J24，从地址 8000H 到 8800H 写入控制字和 8 字节数据的字符串，分别显示电压和电流值并启动 D915 上的 LED 的相关功能(图 13-17)。

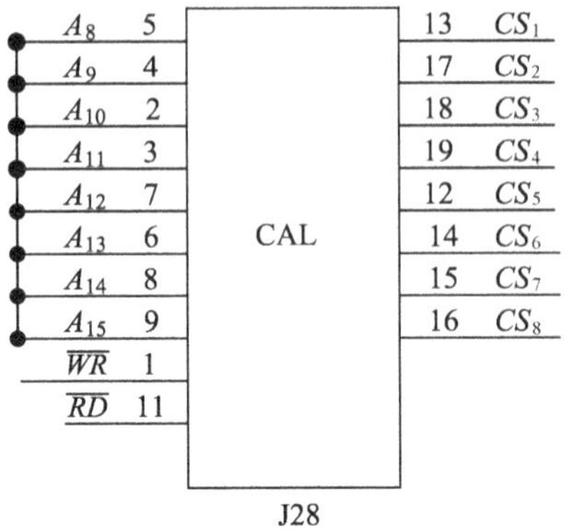

图 13-16　J28 芯片

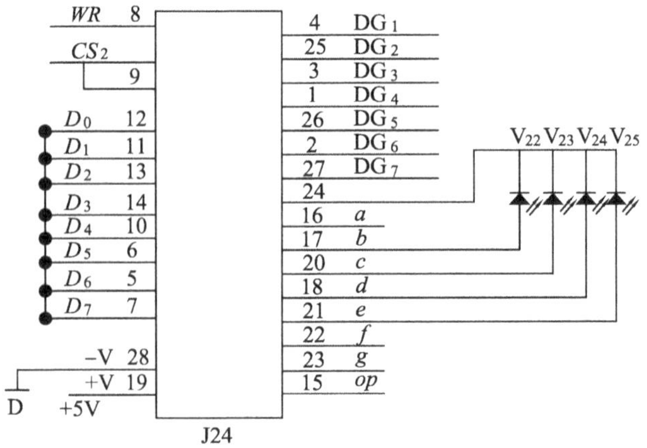

图 13-17　J24 芯片

kVsoll 和 mAsoll：电压和电流值是由双数字到模拟转换器 J17 和运放 J13 似电流电压转换器一样工作产生的。(J17)DAC 的参考电流是通过预设的 P_6 和 P_7 调节的。电压和电流反馈到单片机 J31 的 AN_3 和 AN_4 的引脚上以确定它们的合适值。这些元素的值也同样用于校准电压和电流。电压比是 1 V=30 kV，电流比是 1 V=20 mA(图 13-18)。

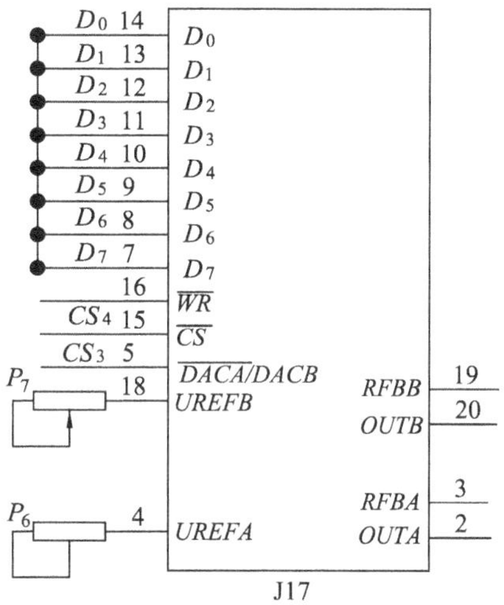

图 13-18　J17 芯片

电压监测：直流电压提供 V-bat 的模数转换输入。这些直流电压在待机模式下每 5 s 被监控一次，电压在摄影手动释放开关的第一步被显示。如果被测电压小于 200 V，则单片机发出一个信号给打开开关 LN 接触器，用于提供额外电压通过自耦变压器给 2.5 kW 供电。LN 接触器开关的打开/关闭状态在待机模式下每 5 s 被执行一次。在处理和曝光的模式下，接触器保持着它的位置，经过 5 次后每个终止摄影电压再次被监测。

管电压补偿：实际通过 X 线管的高压管电压逐渐减小，并且在 X_8 总线 1 端，PkV 在 X_8 总线 3 端，反馈给主板 D915。PkV 通过电压跟随器 J5，输入到由 J5 构成的差动放大器，使之产生 kVist 为管电压规定所用。(kVist 比是 1 V=20 kV，PkV 是 X 线管所能承受最高电压数)现在使用的都是普通的差动结构，所以 NkV 一般都被接地。为了达到监控的目的，kVist 会反馈给 J31 的 AN_7 端。

灯丝电流 I_h 补偿：灯丝电流补偿来自于接口板 D920(通过线 11.1)。同时，芯片 J7 会提供一个 5 的增益给 IH。交流的灯丝电流 Iheiz 通过 RMS－DC 转换器 J6 将其转换成直流电流 I_h。J9 提供合适的增益给 I_h(可被电位器 P_5 调节)，因此 theratio1 V=1 A 是稳定的。I_h 在 AN_2 端反馈给 J31，为了监测与控制目的。

管电流补偿：通过 D915 上 X_8 的 5 端反馈的管电流，应用于由 J4 构成的差动放大器。输出 JR 表示通过 J9 在 AN_1 端反馈给 J31 的实际管电流 mAist。JR 也用来控制管电流。

管电压控制：kVsoll 和 kVist 传送给由 J10 形成的放大积分器。kVsoll 和 kVist 之间的差别被放大到产生一个合理的差异输出，为了弥补这个差异，V_{12} 限制差动放大器最大输出电压为 10 V。这个差异输出会传送到电压频率转换器 J3 上。J10 的输出电压会在 J3 的输出端产生一个相等的频率 REG。对于 10 V 来说，主逆变器的最大发射频率是9.2 kHz。J3 能够被由 J31 通过 J23 产生的低电位信号激活而工作，在超线程期间，主逆变器的发射频率使实际管电压根据所需值而改变。

灯丝控制：X 线管被分成两部分：① 无高压的监测：灯丝电流 I_h 被设定。J31 输出所要求的灯丝电流值到(J17)DAC 的输入端。② 实际管电流 JR 被设定。J31 输出所要求的管电流到 DAC 的输入端。根据调压是否超量程，I_h 要通过来自 J31 的小波信号，同来自 DAC 的信号一起调压。J10 的输出给予 VCO J3(压频转换器)。VCO J3 被来自 J31$P_{3.3}$ 端的 INT_2 信号激活，然后和来自 J10 的输出频率一起控制所需要的灯丝电流或管电流。

主逆变器发射频率：主逆变器的实际发射信号的脉波持续时间由 J21，R_{104}，C_{66} 和 R_{105}，C_{67} 来决定。J21 的发射频率高于正常规定动作，J21 的输出管脚 6 和 10 并不协调。这些信号被 J39 和 J41 分解然后通过 X20.14 和 X20.18 输送给主逆变器(图 13-19)。

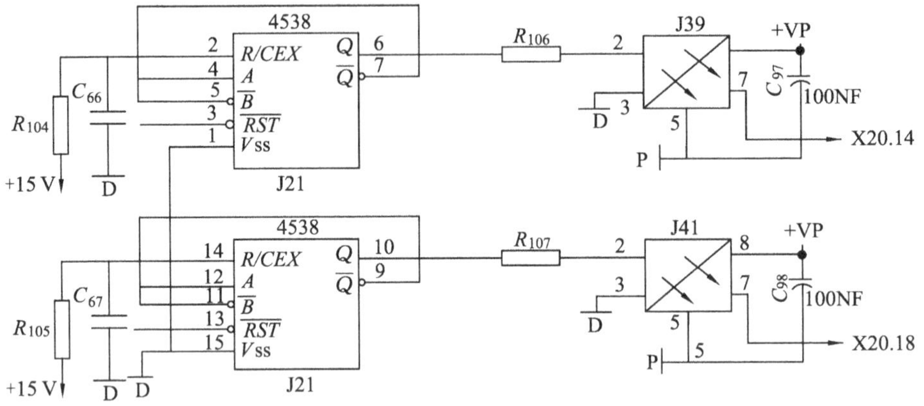

图 13-19 J21 芯片

灯丝调节器发射频率：J18 被用来决定灯丝调节器的实际发射信号的脉宽。J20 确保发射信号的脉宽不协调。这些信号被 J22 转换，并且通过 X11.13 和 X11.16 传送给 D915 上的灯丝调节器发射单元。在正常的操作期间，传输器 V38 是同步工作的，光耦合器也工作。在 X20.16 中的低频差异信号传向 V38，此时的结果是 J34 停止工作。J34 的输出为低电平信号。SCM 被 J22 转换，然后反馈给 J31，使其采取正确的补偿措施。SCM，kVM 和 JIM 这 3 个信号是用来抑制主逆变器的驱动脉冲。3 信号均由 J14 控制，任一信号发生，则置零，输出抑制。最大管电压，最大管电流反馈如果 kVP 值超过比较器 J12 的参考值，其输出将会扩大 kVM 信号。当中断开始进行校正，停止持续曝光时 kVM 也会被反馈到 P32 上，J31 当 IH 或 *JR* 增大分别超过参考值时将会放大 JIM，高压变压器 T_1 中断，JIM 被反馈到 J31，出错时和 JIM 类似。在待机状态和准备状态下，I_h(灯丝电流)将会被监测，如果灯丝电流超过可允许的最大电流值 4.2 A 时将会中断(图 13-20)。

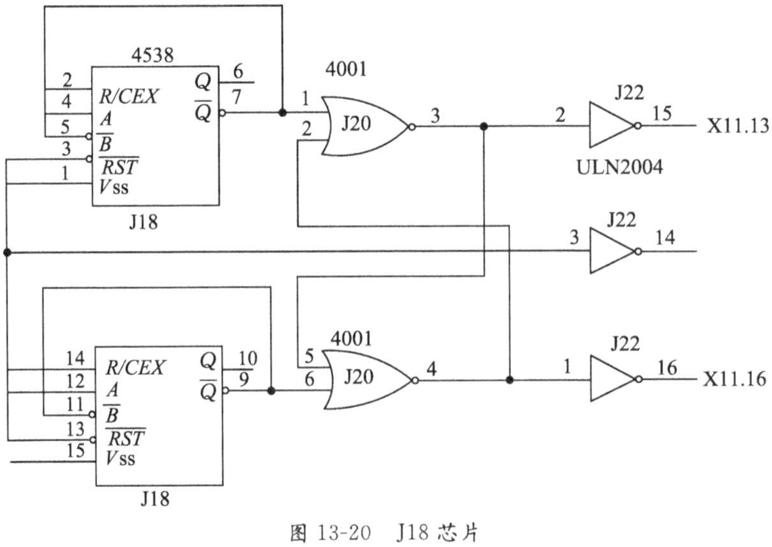

图 13-20 J18 芯片

从参考资料图纸 CARD61 得知：双逆变器 D61：IGBT 逆变器具有自身被设定的桥式逆变器和 D61，D63 逆变器，后两者由相关启动电路、检测电路和感应短路电路组成。启动时，当再次按曝光按键时，微控制器准备把达到曝光要求的管电压和管电流送到 DAC，之后主板 D915 上的控制电路，通过 PCB 920 接口线路把连接器 X6 上的逆变器的启动脉冲放大。在逆变器 PCB 上，JI(在 D61 上)和 U_1(在 D63 上)，以及电阻 R_{13}，R_{14} 和电容 C_5，C_6 保持 180°的相位变化，这些相位突变脉冲驱动 IGBT，使其放大门启动脉冲。电阻 R_1，R_4，R_7，R_{10}控制 IGBT 逆变器打开的速度；R_2，R_5，R_8，R_{11}控制其关的速度。

从参考资料图纸 M08620002 得知：U/V 是变压器 HT 的初级绕组，与外部的共振电容 C_4 和电感 L_2 串联。通以 $Disp_1$ 脉冲，电流通路经 DC^+，IG1 的 1，A3，U/V 绕组；C_4，L_2，IG1 的 1，DC^- 连成通路。经过 75 μs 门脉冲和逆变 IGBT 关掉，共振电容 C_4 被充电到大于供电电压，通过反向并行的续流二极管释放电压给逆变 IGBT。通过初级绕组的波形可以被流经 A_3，A_2 的电流变换器电路调整，在第二级有一个 100 Ω 的电阻可以调整电流变换比率为1 000：1。通以 $Disp_2$ 脉冲，电流通路经 DC^-，IG2 的 2，A_3，U/V 绕组；C_4，L_2，A_2，IG2 的 2，DC^+ 连成通路。经过 64 μs 门脉冲和逆变 IGBT 关掉，共振电容 C_4 再一次被充电到大于供电电压，通过二极管释放电压给逆变 IGBT。在第二级有一个 100 Ω 的电阻可以调整电流变换比率在 1 000：1。在 IGBT 启动的任一共振时间应维持在 64～72 μs，而且峰电流维持在大约 1.25 A。启动脉冲最大频率 9.2 kHz，误差在 0.3 kHz，在 D61 和 D63 上有直流电压指示灯 V_1。

电路中有 SCM 芯片：IGBT 的 VCE 持续被 IGBT 驱动器检测，一旦有短路，VCE 会增大导致驱动器的针脚 ERR 上低信号扩大，ERR 脚在正常状态下电位置于高位 15 V。低于 15 V 时 ERR 也会置低位。此时，低信号被微控制器获知，启动脉冲被抑制，显示错误代码 11 并且 IGBT 关闭。

从参考资料图纸 PCB D920 得知开关电路：主电源 240 V 交流电压连接在 X1.1 和 X1.2 上。在 PCB 上的 15 V 变压器 T_1 和调位器 7812 提供线圈电压给开关继电器线圈 K_1 和 K_2。当按开键时，K_2 继电器线圈得电，引起触点 5，7 闭合，提供交流电压给 SMPS 输入电路(可选功率有 40 W 和 120 W)和电流接触器线圈，使电流接触器 CS 工作并产生直流线电压给主变压器 T_1 和全波整流器，通过 47 Ω 的并行电阻控制电容器组。一旦继电器 K_2 得电，触点 5，6 接通，机器自锁，电路仍然运行。当按关键时，继电器 K_1 得电，使得正常闭合的 K_1 触点 4，6 断开，打开连接 K_2 继电器的连接，电路单元断开。

线电压调整：当输入交流 230V 时，引入的线电压降低到 15 V 并通过电容滤波转化成直流。直流电压通过网络电阻分压器进一步降低并通过主芯片 D915 上的模拟端口微分放大。

电源分配：下面的电路均是通过 PCB920 接口线路分配电源。

① X1.9& 中性线	交流 240 V 供给接触器 US 线圈电路
② X1.4&X1.6	交流 240 V 供给 SMPS(D980)输入电路
③ X1.5& 中性线	交流 240 V 供给接触器 CS 线圈电路
④ D920 上的 LN& 中性线	交流 240 V 供给接触器 LN 线圈电路
⑤ X1.8& 中性线	交流 240 V 供给 SMPS(D981)输入电路

接触器 US 线圈和 LN 线圈仅仅当主板 D915 上对应的信号产生的时候接通，可以分

别通过选择组件J1和J9获得。当主板D915上产生相应的信号,对应的接触器依次驱动光耦合器J1或J9,反过来使K_3和K_6继电器接通,240 V交流电加到线圈上。

灯丝电路:灯丝电路界面是由一系列调节阀形式构成。灯丝由来自控制器、驱动电路和最终的校准电路的已确定达到加热要求的电流驱动。除此之外3个控制电路都在主板D915上。驱动部分J7和校准器都固定在PCB D920接口线路上。

灯丝供电和加热:直流24 V电压是由SMPS(D981)板产生,再通过桥式滤波去除一些线路端口上的差异脉冲信号影响,获得一个平滑的直流电压,该滤波器是由4个2 200 μF的电容构成。这个电容组能够减少一些强烈的电流尖脉冲。通过NTC2.5 R晶体管V_{20}有一个收集电压来削弱涌入的灯丝电流。驱动光电管J7的启动脉冲是由驱动器1脉冲和驱动器2脉冲叠加而成,这些脉冲控制驱动晶体管的开关来调整校准器2 N222,在这种工作形式下供电晶体管2 N3055 V20被用在开关模式去控制操作以获得直流脉冲点燃灯丝。

待机状态:在待机状态系统下灯丝被2 A的电流加热,这个值是由两种情况决定:一种是灯丝在辐射前加热,另一种是1.2 s的足量辐射的再加热。

准备状态:当按曝光开关按至一半仅仅连接第一步时进入准备状态,此时被加热到曝光状态下的被要求的管电流值,最大的点燃电流被限制在4.2 A。

灯丝电流反馈:主板D915上的控制电路接受和真实灯丝电流一致的反馈电压,这样就能在待机和加热状态下对灯丝电流和曝光状态下的管电流进行校准。引入一个0.1 Ω的电阻与灯丝串联,用一个转换因数100 mV=1 A来进行电流到电压的转换,然后用集成电路J8微分放大得出最终的电流比率1 V=2 A。

管电流反馈:与灯丝电流反馈类似,管电流反馈是从X2.4和X2.5的单箱X装置获得的。100 Ω的电阻并行组合使管电流达到1 V=20 mA的比率。

隔光器供应电路:隔光器需要的14.2 V电压从SMPS D995芯片获得,并在X12线路中工作而且还得引入一个LED指示灯和一个10 A的熔断器。

PCB D937按键指示如表13-2所示。

表13-2 键位

图示	描述	代码
○	关	n. a
⊙	开	n. a
kV+	kV增大	F7
kV−	kV-减小	EF
mAs+	mAs增大	FD
mAs−	mAs减小	FB
DL - Serv	模式选项	FE

主板接口电路:开关键都是通过X12连接头连接到主板D915上,开关动作通过15 V的开关电压信号传送到主板上。正常情况下,没有按键时均保持低位信号LOW,表现在端口9000H上就是代码段FFH。当按任一键时,就会连接到15 V的直流线路上,端口上相应线路就会置低位,相应的数据代码出现在微控制器的数据总线上。通过读和

键盘程序 READ $ KEYB,控制器可以读数据线上的代码。

主板接口电路:显卡电路是由 28 个针平带 DIP 连接器连接,该连接器携带必要的从主板到 PCB 显示器的集成电路 7218 信号。控制器上的第 8 线脚用于主芯片上出错的 LED 显示。

开关模式的电源供电路提供+5 V 电压给控制器和相关的电路,提供+15 V 电压给驱动电路。一旦有短路,就有来自 SMPS 的重复尖锐的报警声音,短路去除,电路工作正常。

开关模式的电源供电路提供+24 V 电压给灯丝和相关电路。所有的输出均有短路保护,一旦有短路,就有来自 SMPS 的重复尖锐的报警声音,短路去除,电路工作正常。

13.3.2 故障分析与检修

1. 故障一

开机后出现报警错误提示:E05 根据错误代码表可知:kVist is read by the through analog port7 during standby the value of kVist read should be zero. 在提示中分析可知 kVist 电压此时没有到零,发生报警错误。

根据图 13-21 X 线机线路框图分析可知,开机后即出现故障说明 CPU 自检过程没有完成。CPU 自检过程:信号通过 J17A/D(7528)转换器、J13 运算放大器(TL084)、J9 运算放大器(LM324)及周围电路回到 CPU。

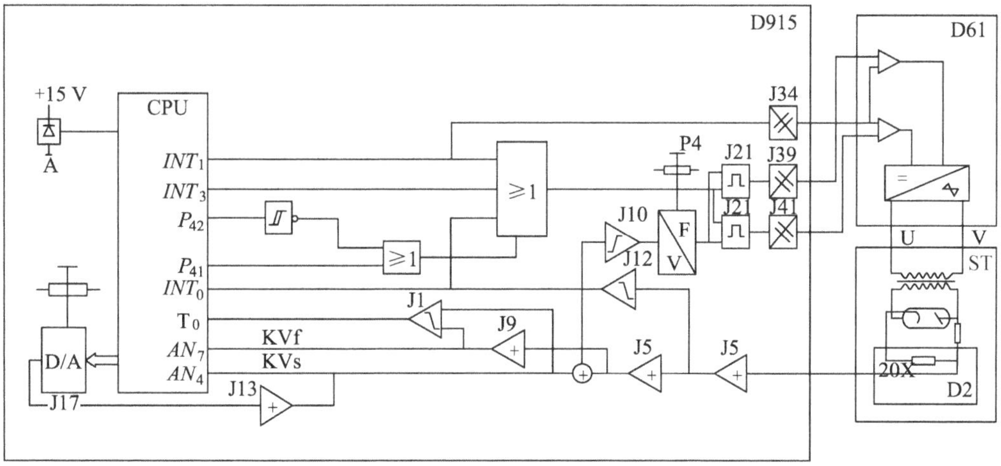

图 13-21　X 线机线路框图

故障分析:从 D915 线路图分析可知开机后即出现故障报错提示,说明 CPU 自检过程没有完成。kVist 自检过程是:kVist 信号经过跟随器 J5(TL084)由 PkV 和 NkV 传递到电压比较器 J12(LM339),输出为高电压,再传递到施密特触发器 J15(4584),输出为低电压,经达林顿驱动管 J22(ULN2004)驱动为高电压,信号回到 P32CPU 的 26 脚端完成自检过程。

故障检修:测 kVist X8 的 1 端为 2.1 V,J5 输入端 3 脚为 8.2 V,高电压属异常电压,J5 跟随器 1 端为高电压,NkV 和 PkV 均为高电压,但送到 J12 后,输出为低电压,到 J15 后输出为高电压。J22 输出为低电压信号到 CPU26 脚端时也为低电压信号,没有回归 CPU,此时怀疑 V_5 1N4148 二极管损坏,拆下测量发现正常,但电路中有 8.2 V 电压,考虑为漏电现象所致，更换 1N4148 后 kVist 测试点电压为 0 V 正常，但是开机后故障依旧，测量 CPU26 脚端时仍为低电压信号，再测试 J5 端 NkV 和 PkV 为低电压。J12 输出端为高电压 5 V，测 J15 输出端仍为 5 V，没有改变为低电压信号，使 J22 输出为低电压，考虑 J15 损坏，更换同型号施密特触发器后，J15 输出低电压，J22 输出为高电压信号后回到 CPU26 脚，完成自检过程，故障消失(图 13-22)。

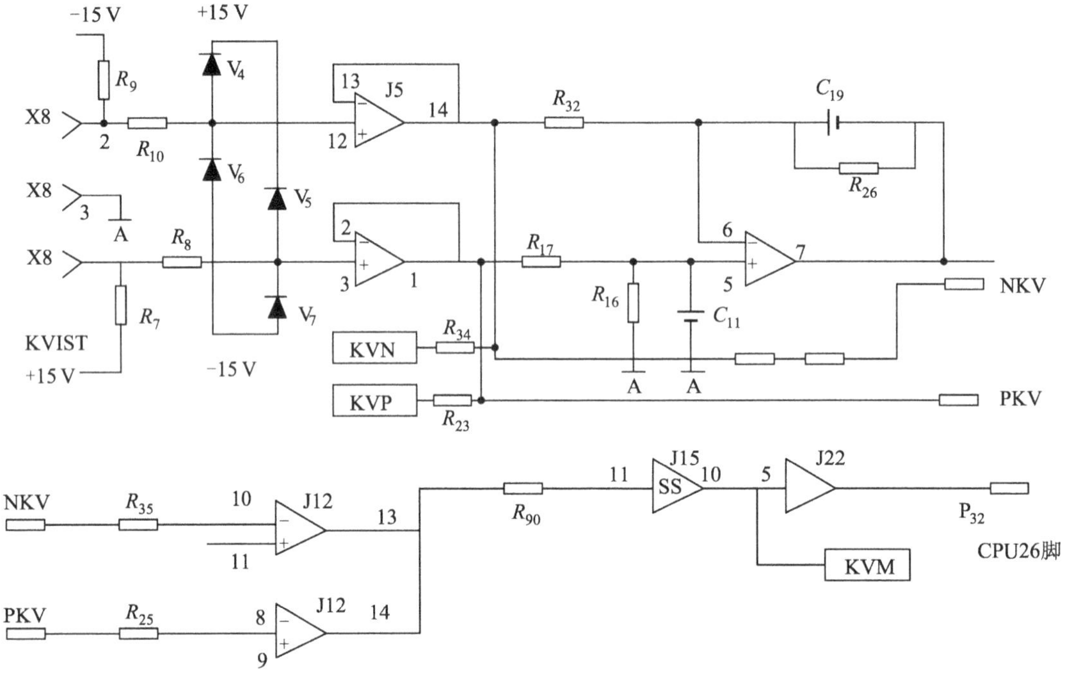

图 13-22 X 线机电路

2. 故障二

故障现象：开机正常，但不能曝光，提示 VOL. 271。

故障分析：开机正常，说明 CPU 自检过程已经正常，只是曝光指令没有完成。曝光指令下达，是通过曝光开关和达林顿驱动器 J36(ULN2004)，而送达到 CPU P1.5 脚处完成。

故障检修：检查曝光开关，按通正常，仔细检查发现曝光开关导线是由 3 根线 X27.1，2，3 组成到 X10.24，23，25 端的，X10.25 端有＋15 V，再发现 X10.23，25 两根线短路造成 X10.23 端有 15 V，经 R_{120}后在 J36(ULN2004)达林顿驱动管 2 脚处形成高电压信号，而输出为低电压信号，使 CPU 没有收到曝光指令，造成虽然按下曝光开光，但 CPU P1.5 处曝光指令没有下达。去除 X10.23，25 短路后，J36 2 脚为 0 V 低电压，P1.5 脚输出呈 5 V高电压信号，完成 CPU 曝光信号，故障消失，曝光正常。

第 14 章 CT 设备单元电路与故障检修

14.1 CT 设备故障分类与检测

14.1.1 故障分类

CT 出现故障后首先判断操作上是否正确，环境温度、湿度是否合适，标准温度（20℃～23℃），湿度（60%～70%）是否达到，灰尘是否过多，有无异常声。在显示屏可看到启动过程中程序的运行，多功能板陆续被检，完成初始化。系统若能完成启动过程则初始化正常，如初始化不正常可查找相应的板是否有故障，初始化正常后，可操作运行故障描述及故障诊断程序，查看错误记录，结合故障现象分析确定故障属于下列五大类中哪类。

第一类：电源、计算机、硬件、软件、操作控制部分故障。计算机部分查电源、硬件，看指示灯状况，如硬件正常需查软件，或重装系统软件。首先要查整机电源和回路控制电源，电源正常但不能完成启动的在自检过程中会报出错误提示，依照错误提示检查计算机硬件和系统软件。

第二类：无 X 线故障。若灯丝预热能完成则检查准直器、滤过器、限速器。如不能完成灯丝预热，则查看报出错误提示，查 X 线控制线路，首先看数据通讯是否正常，如不正常，清理滑环、更换碳刷；然后看数据存储板是否有问题，数据采集板是否通过，通过指示灯看高压电路是否正常，若不正常查高压加载控制回路、滑环及插件、控制开关、光纤、电缆相关电路板，用开环有负载和及无负载测试，再结合该部分的详细流程可判断交流电阻块、逆变器、倍增器、系统控制板、灯丝电路、旋转阳极电路、高速启动器有无问题。查 CT 球管是否损坏，CT 球管损坏常有提示，结合开环无负载测试和闭环无负载测试阳极旋转噪音、旋转速度情况、CT 球管使用的时间、旋转阳极线圈、高速启动情况、灯丝阳极对阴极绝缘情况和 CT 球管冷却油泄漏情况，排除电缆问题后，可确定 CT 球管是否损坏。

第三类：机械方面故障。检查扫描架动作、前后倾斜角度、按键控制及操作台控制、限位开关、床上下动作、激光定位指示等是否异常，对症处理。

第四类：数据采集与重组故障。运行检查程序是否正常，根据提示检查相关内容，扫描水模测 CT 值，若不准，考虑滤过器补偿器、准直器、X 线束路径障碍、CT 球管等。重组问题：运行诊断程序对 CPU 板、SIF 板、MPM 板、AP 板、BP 板检查，发现问题并解决后装入原始数据并重组图像，这步不正常则可判断 AP 板和 BP 板故障，这步正常再重装系统软件。有时可通过校准数据消除伪影。

第五类:图像输出障碍。显示异常时,检查接头、连线、显示器、软件设置,与相机不通时,检查相机接口板、连接头、连接线、软件设置,与工作站不通时,检查联网接口板、连接头、连接线、软件设置。CT 机的性能检测与校准:更换 CT 球管等主要部件后机器必须做校准。更换 CT 球管所需做的校准有:PREHEATS(灯丝预热)、LATCENT(左右中心)、管电流(毫安)、AIR(空气)、PILOT(定标)。阴阳极倍压器更换时需做校准、更换高压发生器需做校准、移动或更换准直器需做校准、移动或更换主板需做校准、升级软件需做校准。

14.1.2 性能检测

用各种指令查看各项指标,主要内容为管电压、半值层、均匀性、空间分辨力、低对比度分辨力、层厚、图像噪音、剂量等。

CT 机在检修检测中应用常用程序进入机器查找出错信息,分别用指令检查曝光次数,该指令可检查准直器、滤过器、限速器、补偿器,控制系统中各寄存器的运行状况,以及机器的操作运行记录,结合记录信息可分析判断故障所在。

用指令可检查探测器和通道板、查看机器性能检测结果、可做设置条件的曝光灯丝预热校准等,用指令还可查看机器联网情况和各板子运行状况。

14.1.3 CT 球管故障判断及原因分析

1. 灯丝断路

故障现象表现为扫描时有高压加上,但是无管电流或电流不稳定。对于 CT 球管来讲,只要阴极灯丝加热到有电子发射能力,在阴阳两极间加上正向高压,其两极间必定有电流通过。扫描时有高压而无管电流,在查灯丝供电为正常的情况下,多为 CT 球管灯丝断路。这可通过直接测量灯丝电阻确认。如果 CT 球管灯丝断了,开机就会报错提示 CT 球管灯丝处于断路状态,特殊情况如时通时不通,工作时加热引起开路,而断电时冷却又连通,往往引起误判。

2. 管芯真空度下降或管芯玻壳破损

故障表现为启动扫描就过载报警。造成管芯真空度下降的原因有两种:一是由于 CT 球管自身或机器控制部分因素造成金属靶面受损、气化,引起管内真空度降低;二是 CT 球管长时间不用,造成管芯有气体渗入及管芯玻壳有裂纹造成油渗入,油经高温碳化,产生气体,造成管芯内真空度下降。不卸高压电缆,带 CT 球管扫描,40 kV 都会报 CT 球管阴阳极打火,再从高压油箱处卸掉阴阳极高压电缆,在两电极槽里倒入两厘米高压绝缘油测试,从低管电压到高管电压,都能正常通过,再将取下的阴阳极高压电缆插回高压油箱处,将 CT 球管一端的阴阳极高压电缆头取下,分别插入隔离的阴阳极油槽里,从40 kV 向上测试,直到 140 kV,重复 140 kV 几次,如无打火报错发生,就可以判断为 CT 球管障碍,需更换 CT 球管。

3. 旋转阳极不转

故障发生时,CT 机不能执行扫描指令,报警显示旋转阳极故障,属于 CT 球管本身引起的故障。原因有两种:一是旋转阳极定子线圈损坏导致断路或短路;二是旋转阳极转子卡死或轴承磨损后间隙过大,通电后分布磁场不均衡而吸死。判断此种故障可以做旋转阳极运行,刹车听 CT 球管加速、运行、刹车声音,测定两相线包之间的电压并结合报错代码综合评定。

4. CT 球管过热或油循环停止

CT 球管工作时在靶面产生大量的热量,它是通过冷却的循环系统和风扇对油进行散热来保证 CT 机连续工作的可靠性和稳定性。如果油循环出故障或风扇不能给油散热,则会使管套内温度升高,引起管壳上温度报警和管套内超高压报警,中止工作。修复油泵循环系统和风冷却系统,稳度降下来后,又可继续工作。

5. 管套内高压打火

故障发生时,严重的会中止工作,报警显示过载,与 CT 球管漏气有相似之处,需仔细鉴定;轻微的、机器能正常工作时,重组图像上会显示有较规则的细条干扰线,并伴有从 CT 球管中发出的"啪、啪"高压打火声。机器虽能工作,但 CT 球管已受到破坏应停止使用。管套内打火故障在 CT 球管故障中比例较高,打火只发生在管套内,而核心部分管芯却并未损坏。发生打火的情况有两种:一是阳极对地,二是阴极对地。打火发生在单极对地之间,一是由于布线位置不合理,高压线距离外壳过近;二是由于绝缘油质量不佳,出现碳化。常见的是管套内有残余气体或有漏油现象,引起放电。伴随着高压打火可以发现管套内有气体和观察窗口有油的渗漏现象。布线位置不佳可进行调整、修理后再通过换油、抽真空来修复,或者直接更换 CT 球管。

6. CT 球管漏油

CT 球管漏油是由于密封件的损坏造成的,应查找密封件漏油处,更换密封件。

14.2 CT 设备单元电路

14.2.1 整机供电系统

电源经主电源开关引入电源配电柜后,进入电源变压器,驱动相应的交流接触器工作,以接通相应的触点和抽头,电源经过稳压后通过自动断路器馈送给各子系统。CT 设备采用三相五线制供电,除三相主电源外,还有三相星形连接的中线和地线,中线用专用线引至配电房三相中点接点上,地线按要求单独接地。

14.2.2 扫描架电路

扫描架的运动包括机架的旋转,倾斜角度,控制光栅开口的大小,扫描床上、下、前、后运动。计算机发出运动指令,控制电路控制电机的运转,通过减速机构完成上述各种运动。为了使运动速度稳定,电机装有测速系统,输出信号反馈至控制电路。机架电路中设有保护电路和误差指示电路,出现故障,可切断相应的供电电源。

14.2.3 探测器电路

探测器电路主要由前置放大器、对数放大器、模数转换器和数据传输系统组成。探测器电路如图 14-1 所示。

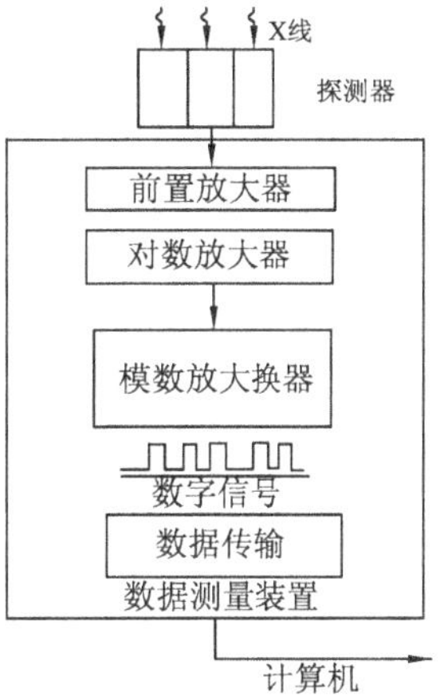

图 14-1 探测器电路

14.2.4 高压发生器电路

电源经主电源变压器稳压后直接输入到三相高压变压器初级,输出经三相桥式整流后产生正电压和负电压。正、负高压经控制电路后分别加至 CT 球管正、负极上产生高压。

14.2.5 灯丝控制电路

灯丝控制电路主要是在给定高压、焦点的条件下，计算并产生期望的阳极电流。功能发生器的作用是在一定的高压下通过特定的函数使阳极电流 I_a 表示灯丝电流 I_f 的函数。灯丝电流处理器分别接收灯丝电流和灯丝电压的反馈信号。

当灯丝电阻增加时，灯丝消耗功率反而会下降，同时引起灯丝温度下降，使阳极电流下降。灯丝电流处理器既接收灯丝电压反馈信号，又接收灯丝电流反馈信号，以达到控制灯丝电流的目的。在实际工作时，通过测量CT球管阳极电流值，并将实际测量值与期望的阳极电流值进行比较，将比较结果送到控制器，以进一步调整灯丝电流，使实际测量的阳极电流值等于期望的阳极电流值。

14.2.6 计算机系统

计算机的主要功能是控制CT设备进行扫描运动，收集、处理扫描数据并重组图像。扫描装置的扫描运动主要包括控制机器的旋转、倾斜以及扫描床的运动。数据采集主要是指将收集到的来自探测器系列的扫描数据实现模/数转换，并存储。图像重组包括从硬盘中调出原始数据送到阵列处理器，并确定被扫描对象体层上各像素的衰减值。阵列处理器是高速算术运算器，具有很强的运算功能，可将信息存储到硬盘中以备调用。反投影控制器用来完成对反投影的控制作用，它是专用微处理器，其主要功能是在反向涂抹原始扫描数据进入影像处理器时，对应某一个扫描物体体层中的像素，找出哪些数据应该影响该像素及其加权系数，该加权系数取决于距离旋转中心的距离。剖面变换器是把来自阵列处理器的数据进行内插处理，并计算逐次内插和变换数据之间的差异，传送到剖面存储器。地址发生器用于定位数据，产生加权系数。CT设备计算机系统如图14-2所示。

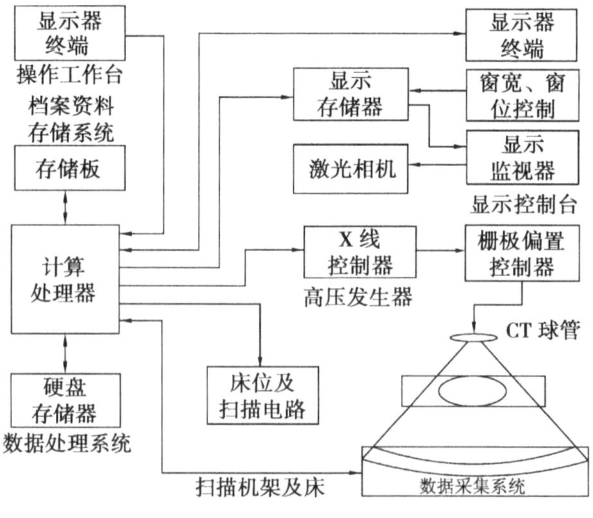

图14-2 CT设备计算机系统框图

14.3 单排螺旋 CT 设备电路分析

单排螺旋 CT 设备由控制台、扫描机架、扫描床、电源分配柜组成。

1. 控制台部分

(1) 控制台

控制台由显示器、键盘、操作台、鼠标、接口系统、重组系统计算机组成。控制台内有 NPRM/NPRS(重组主板/子板)、NPRIF(重组接口)、DASIFN(DAS 接口板)、DBPCI(缓存板)、RAW DATADISK(原始数据硬盘)、SYSTEM DISK(系统硬盘)、OPTICAL FIBER(光缆)。(DAS) O_2 工作站使用 1R1XUNIX 操作系统负责整个系统的管理人机对话、数据通讯、重组、机架控制、指令操作、图形操作等,是整个系统核心部分。控制台系统如图 14-3 所示。

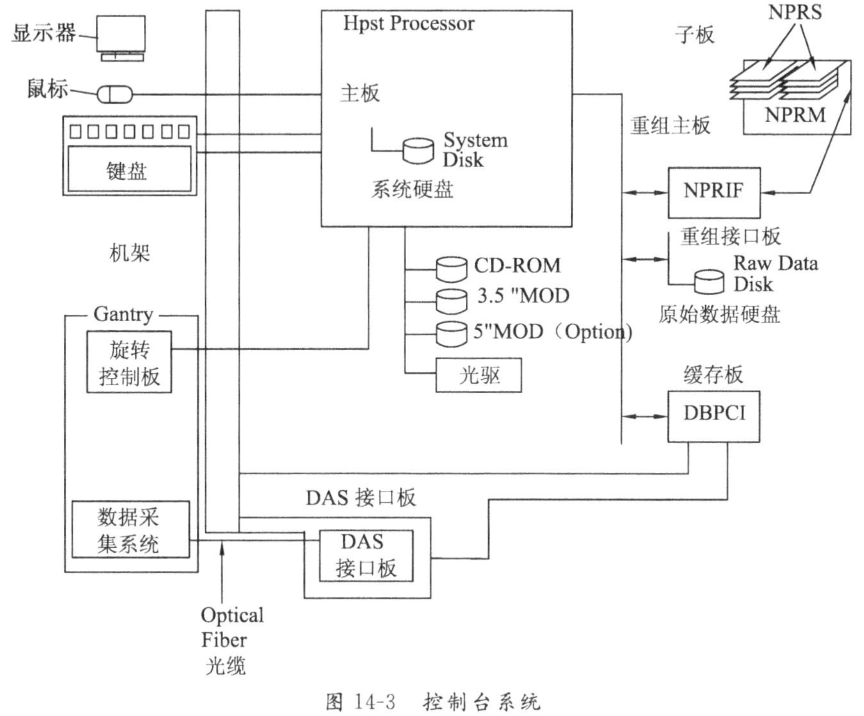

图 14-3 控制台系统

(2) 重组系统

NPRM 重组主板、DSP 数字信号处理器进行原始数据重组及管理重组子板和重组接口板。NPRS 重组子板扩展 DSP,加快重组速度。NPR1F 重组接口板,从控制台 PCI 总线上读取原始数据,进行缓冲处理并传输到重组系统内部总线上,系统内存 32M/64M。重组主板如图 14-4 所示。

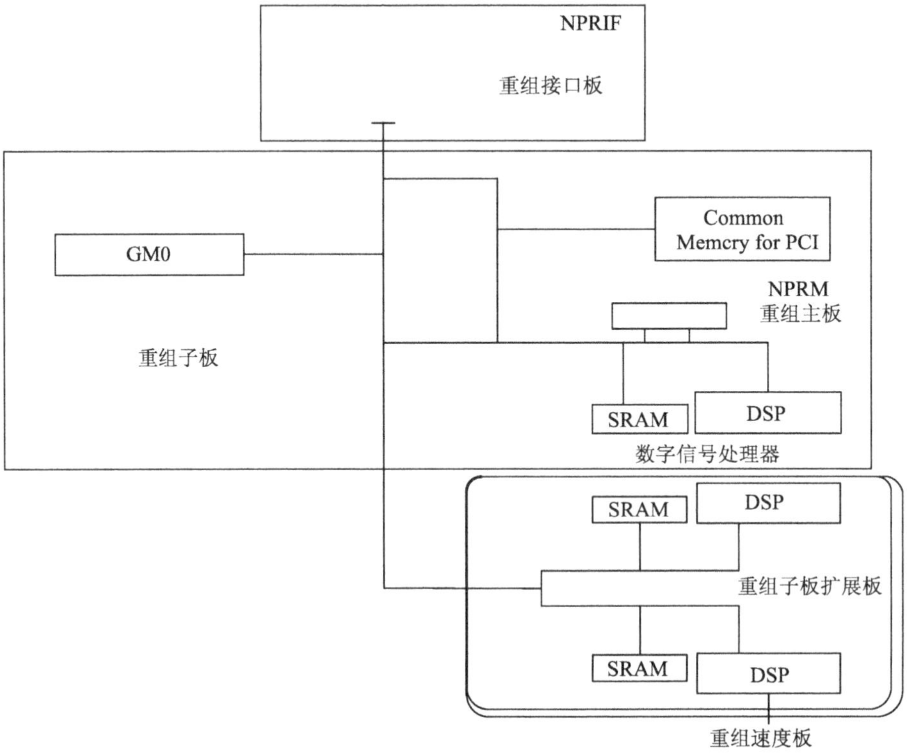

图 14-4 重组主板

（3）DBPCI 板（缓存板）

发送过来的并行数据在 PCI 板上进行缓存，到指定数量后将其传送到系统 PCI 总线上，同时 PCI 执行输入、输出、复位、安全回路等指令。缓存板系统如图 14-5 所示。

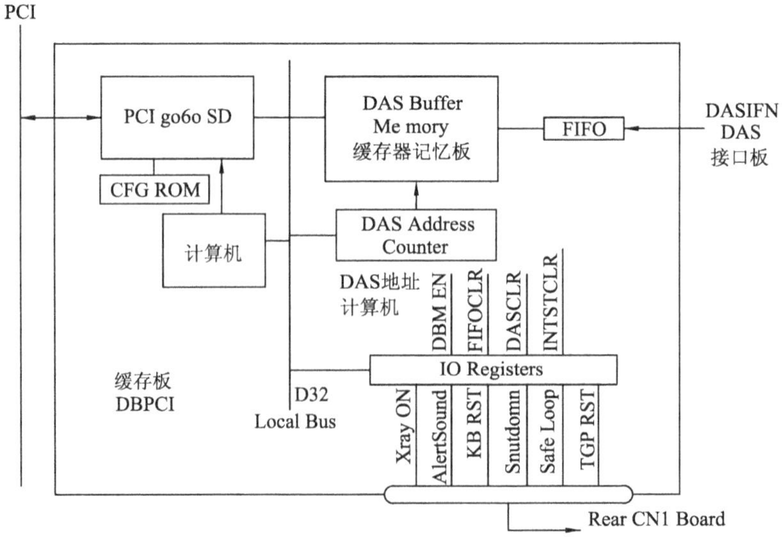

图 14-5 缓存板系统

(4) DAS 接口板

① 接受光缆传送的原始数据，并将其转换为并行数据格式。

② 进行数据传输的校验、修正数据起始终止标志。

③ 传送 16 位的并行原始数据到 DBPCI(缓存板)板上，如图 14-6 所示。

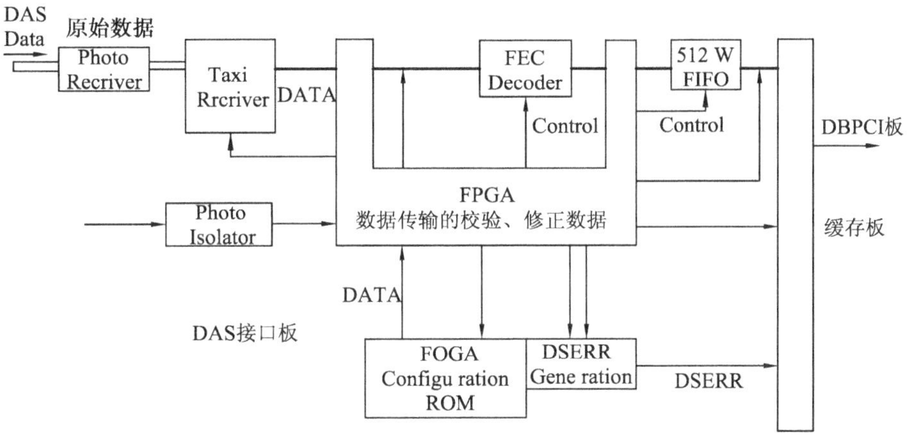

图 14-6 DAS 接口板

(5) DAS 数据传输路径

DAS 数据传输路径如图 14-7 所示。

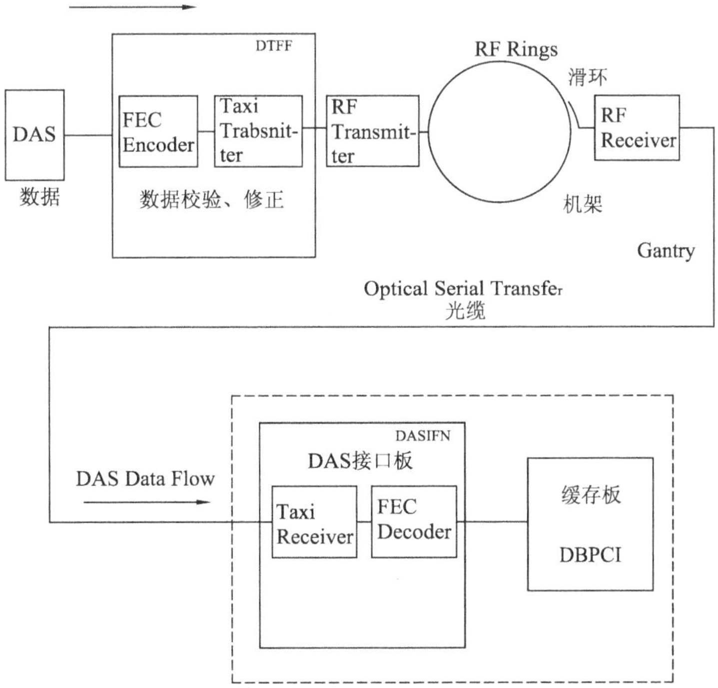

图 14-7 DAS 数据传输路径

(6) REANCNI 板

REANCNI 板为主机和外部设备的接口，作用如下：

① 实现主机和键盘的通讯；

② 实现主机和 TCTP 板、机架控制板的通讯；

③ 实现主机和电源分配器的通讯；

④ 实现语言；

⑤ 实现 BPCI 板的通讯。

REANCNI 板如图 14-8 所示。

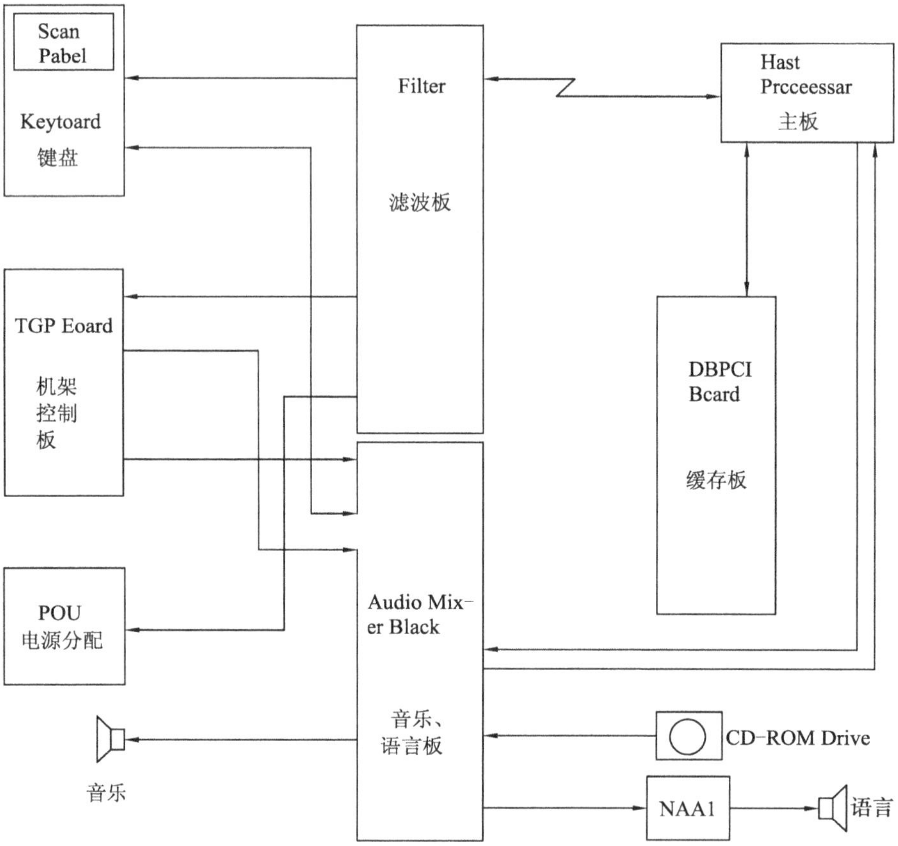

图 14-8 主机和外部设备的接口板

(7) PCI 及 SCSI 设备

该设备包括 4G 原始数据硬盘、16 速 CDROM、MOD(3.5 寸和 5 寸磁光盘驱动器)、PCI Backplane 卡、PCI HOST 卡。

PCI 及 SCSI 设备如图 14-9 所示。

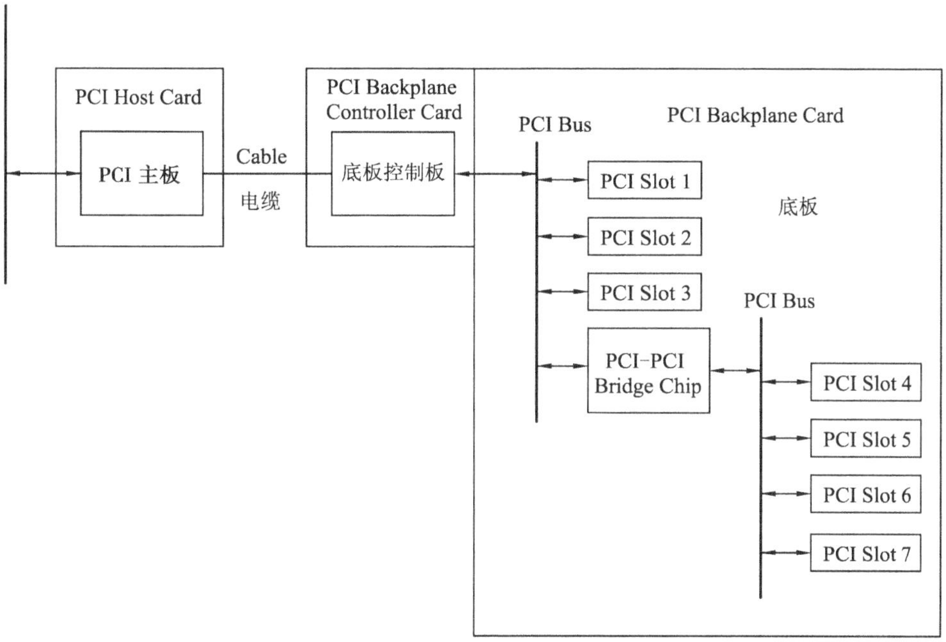

图 14-9　PCI 及 SCSI 设备

（8）数据流程

扫描后得到的原始数据经过缓存板、总线、数据硬盘，从数据硬盘再到重组板、系统硬盘、计算机、主板、显示器。数据流程如图 14-10 所示。

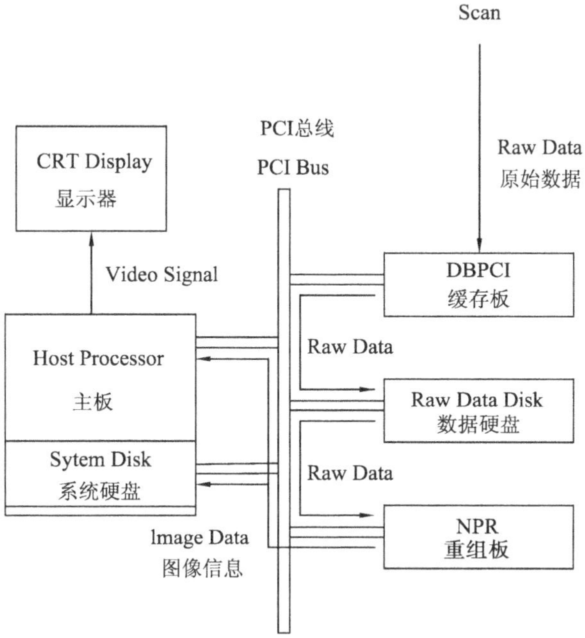

图 14-10　数据流程

(9) 控制台内部结构

控制台内有接线盒 、连接盒、电源盒、接口盒、PCI 板、重组板、主板等。控制台内部结构如图 14-11 所示。

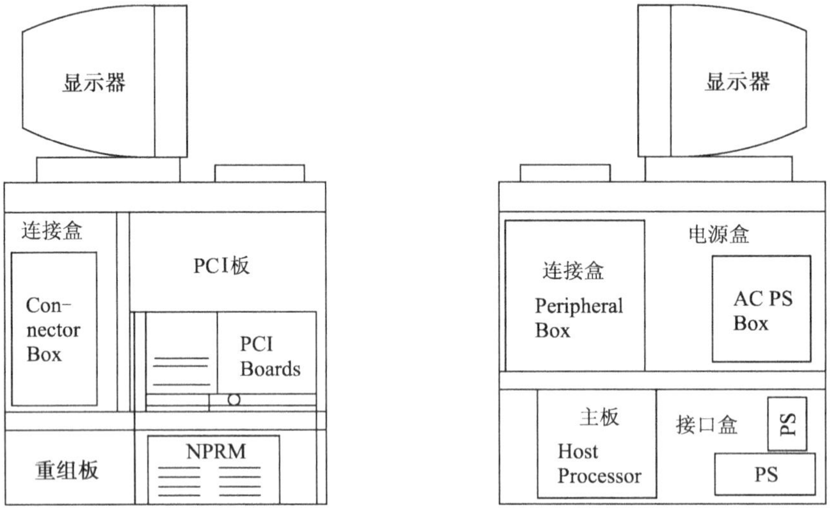

图 14-11　控制台内部结构

2. 机架

机架由以下部分组成:CT 球管 2.0 MHU、Jeti 高压组件、OBC CONT 光束控制、HERAER 灯丝、ROTOR CONT 旋转阳极控制、STC CONT 转动控制、DISPBD 显示、DETECTER 探测器、DAS 数据采集、SLIP RING 滑环、数据通讯射频发送接受缓存。机架内部结构如图 14-12、图 14-13 所示。

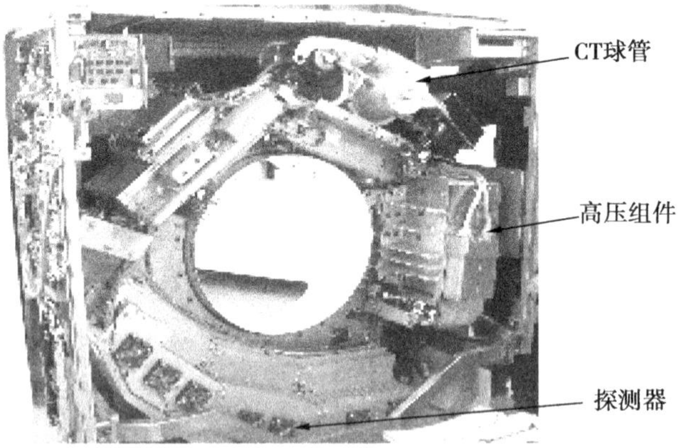

图 14-12　机架内部结构

如机架内部结构框图所示,有 PDU:电源分配器;OC:控制台;STATIONARY :静止;ROTATIONARY:运动;COLLIMATOR:层厚控制器;DAS:数据采集系统;XG:高压控制器;TGP(静止控制部分);TABLE:扫描机架、扫描床控制板;OGP:运动部分控制。OGP(ON GANTRY PROGRAM)控制机架的整个运动部分包含高压系统,功能如下:高压曝光起止控制;DAS 数据采集时钟控制;层厚控制;定位灯;扫描流程控制;控制 CT 球管风扇油泵控制关机后在 30 分钟内冷却。

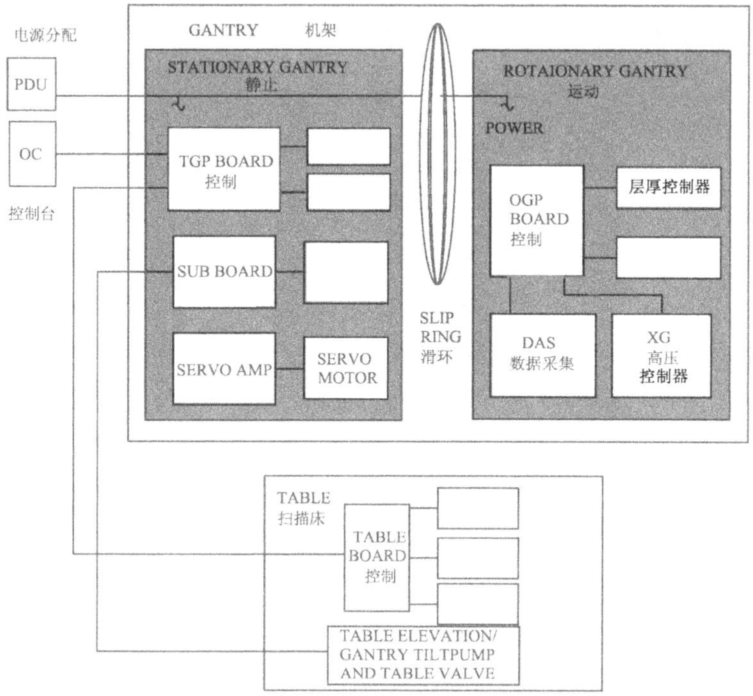

图 14-13 机架内部结构框图

PS1,PS2:开关电源直流供电 5 V,12 V,－12 V,24 V;SUB:驱动继电器板;TGP;FCV(前操作显示板);TABLE;床、OGP:运动部分控制;RCV(后操作显示板)。机架控制框图如图 14-14 所示。

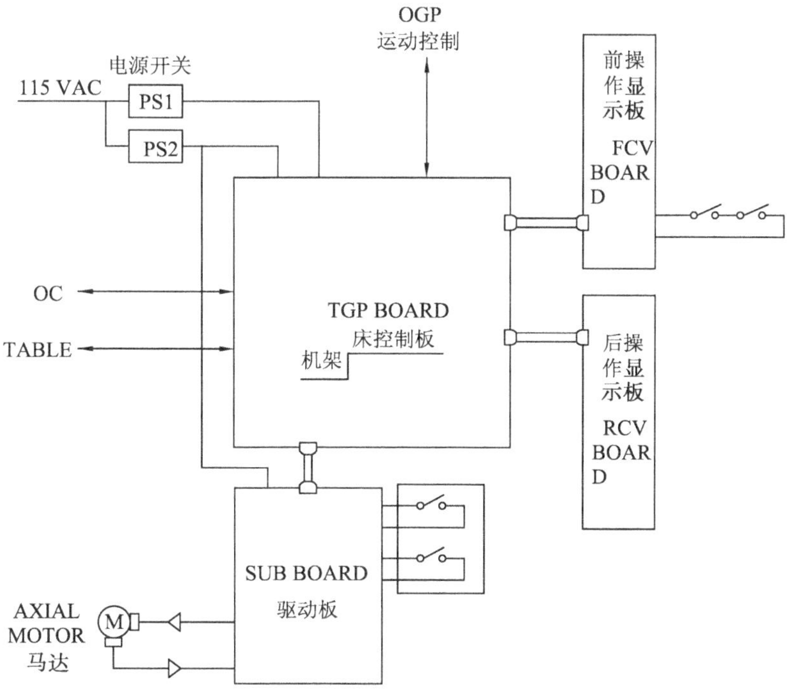

图 14-14 机架控制板框图

(1) TGP(机架、床控制板)实物板图

TGP 板如图 14-15 所示。

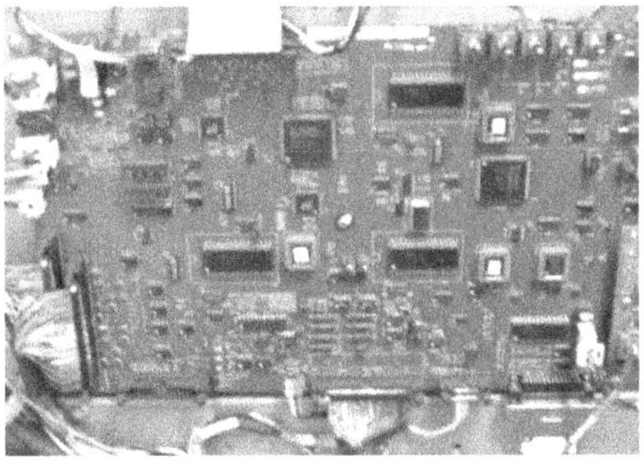

图 14-15 TGP 板

TGP 板主要有以下功能:机架旋转控制;机架倾斜控制;床进出控制;床升降控制;机架位置、角度,床位置、高度显示;机架及床功能监测。

TGP 板上有 3 个微处理器,GP,TP,MP 分别控制机架、床及进行系统管理。MP 与控制台进行所有控制指令的通讯,并传递给其他处理器。

(2) 检修开关

检修开关如图 14-16 所示。

检修开关可进行自动、手动、手拨固定速度旋转、固定速度旋转、速度选择、恒速旋转,调整初始位置、90°度位置等操作。

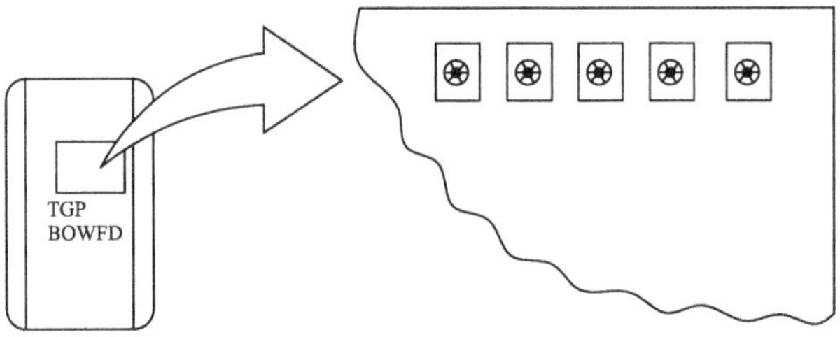

图 14-16 检修开关

(3) 滑环(图 14-17)

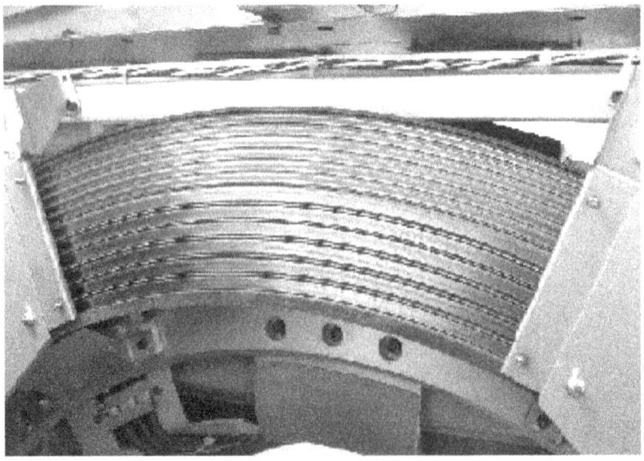

图 14-17 滑环

（4）碳刷（图 14-18）

（5）滑环信号碳刷信号环（24 刷，6 付）

该设备由 DAS 原始数据、DAS 触发信号、TGP OGP 信号通讯、安全回路、电源环、三相 480 V AC、115 V AC 接地、DAS 数据射频信号传输环和射频接收器组成。

数据射频信号传输环和射频接收器如图 14-19 所示。

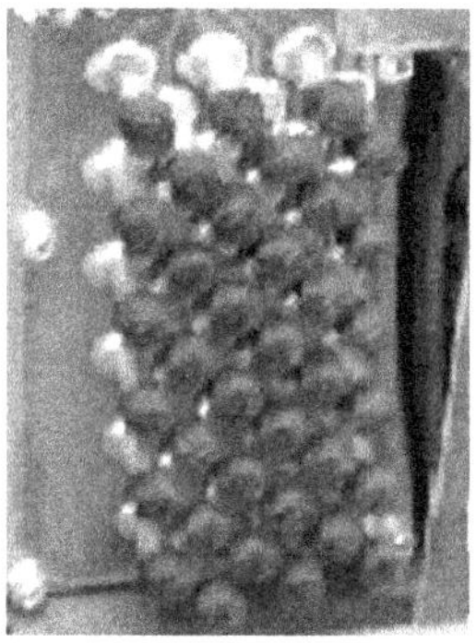

图 14-18 碳刷

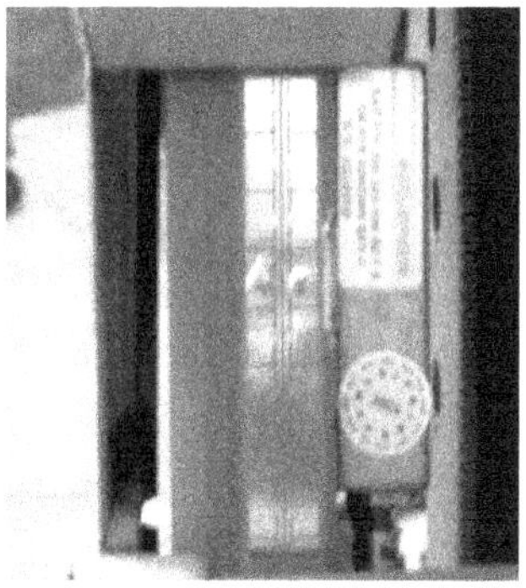

图 14-19 数据射频信号传输环和射频接收器

（6）滑环数据传输

从扫描数据经数据传输、校验、修正，通过光缆和滑环送到控制台。滑环数据传输过程如图 14-20 所示。

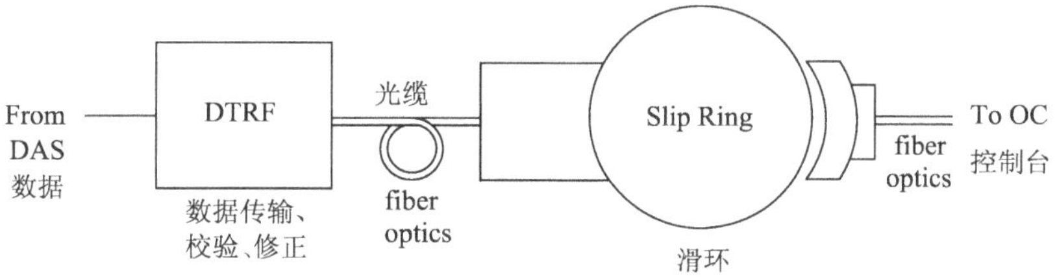

图 14-20 滑环数据传输

（7）扫描床电路

扫描床电路控制框图如图 14-21 所示。

扫描床电路由 TABLE BD（接口板）、TABLE CONN BOARD（连接板）、STEP MOTOR DRIVER（床前进后退步进电机驱动板）、ENCODER（编码器）、POT（位置反馈电位器）、LATCH SWIT（锁定开关）、TOUCH SENSOR（触动开关）组成。

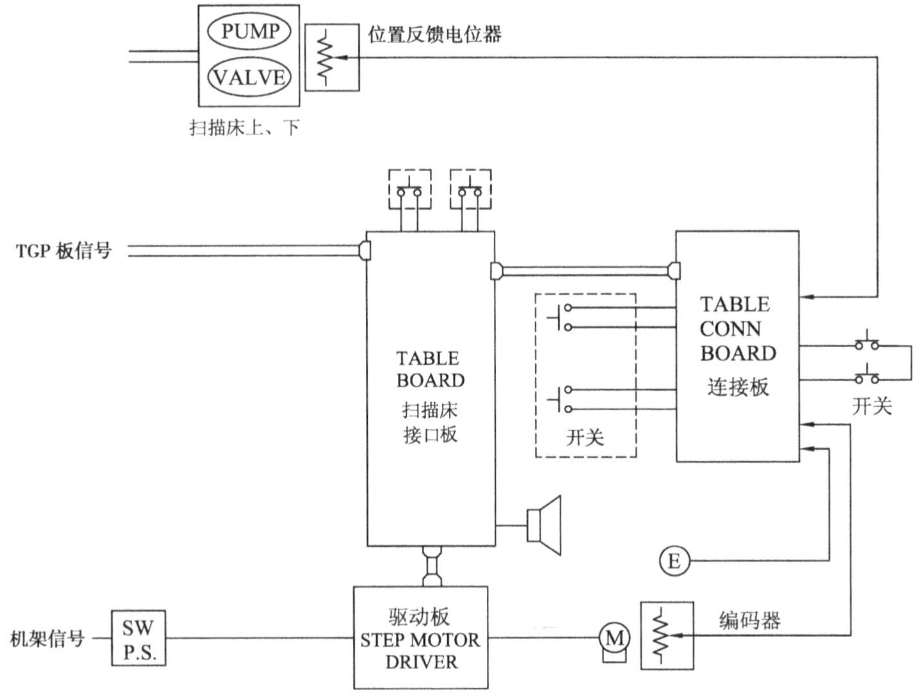

图 14-21 扫描床电路

CT 设备工作过程：

CT 球管发出 X 线，通过准直器与物体到达探测器，再通过 DAS 接受传送到计算机，如图 14-22 所示。

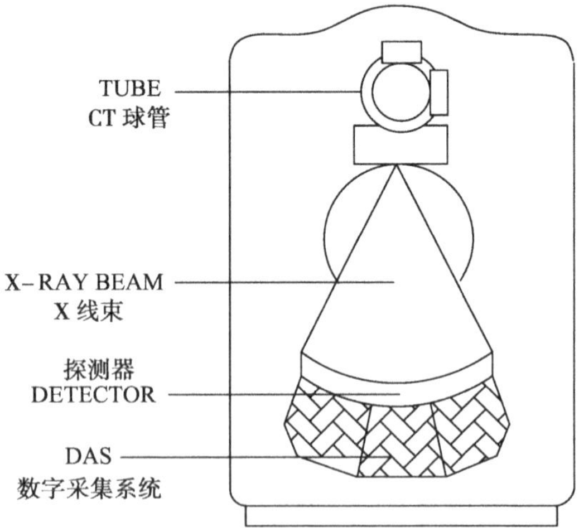

图 14-22 CT 设备工作过程

图像产生过程：

CT 球管发出 X 线通过物体被探测器接受，通过光纤滑环到探测器，传送到 DAS 信息系统产生信息数据再传送到数据处理器，最后由计算机处理，如图 14-23 所示。

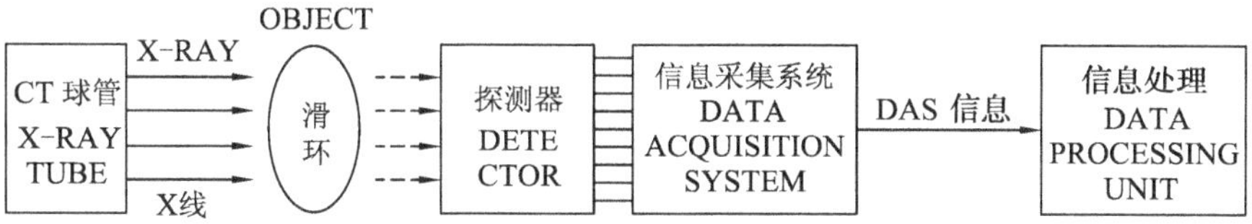

图 14-23 图像产生过程

(8) 探测器

探测器(DETECTOR)和数据采集系统 DAS,将射线的强度和剂量转换为相应的电信号,重组成不同灰阶的图像。

探测器内部结构如图 14-24 所示。

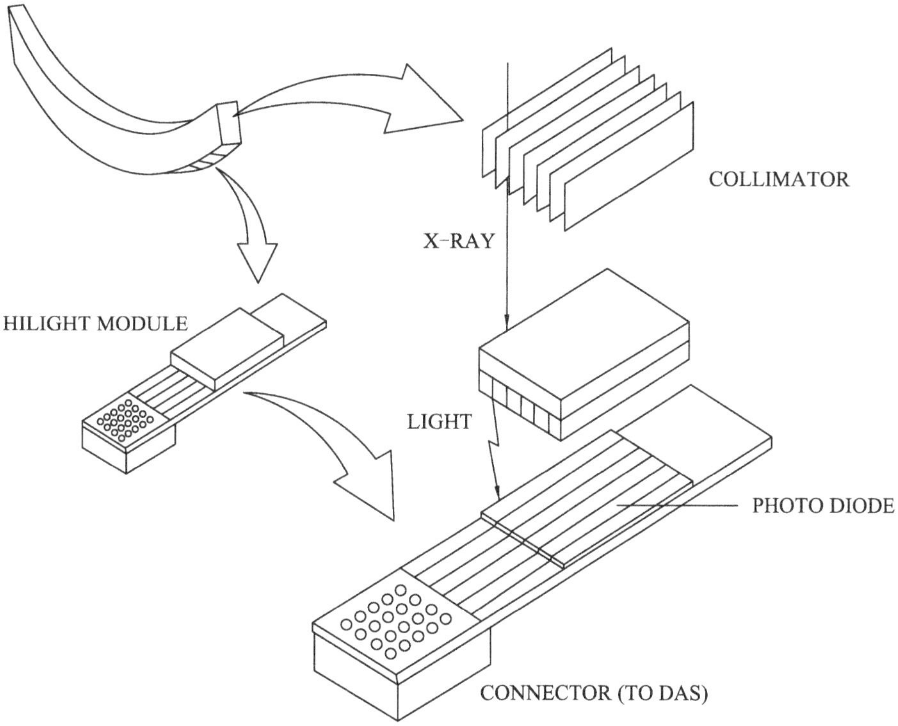

图 14-24 探测器内部结构

(9) 数据采集 DAS 系统

数据采集 DAS 系统如图 14-25 所示。

DAS 系统有 3 个分左中右为 LBB,CBB,RBB 的采集盒组成。LBB 有 7 块 CAM 板,CBB 有 9 块 CAM 板,RBB 有 7 块 CAM 板和 1 块 DDP 板、1 块 CIF 板。

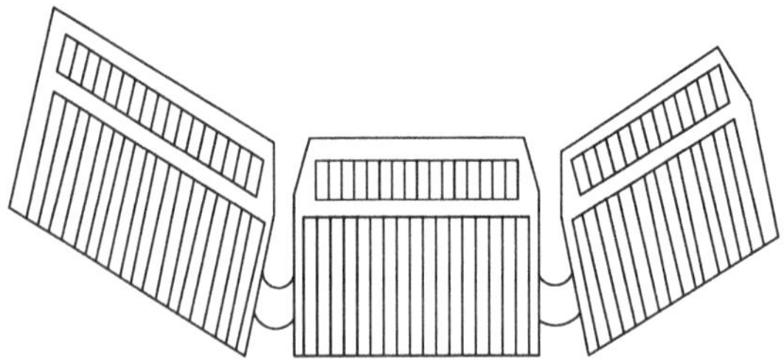

图 14-25　数据采集 DAS 系统

(10) 信号流程

探测器→数据采集系统→光电信号转换→滑环的信号流程如图 14-26 所示。

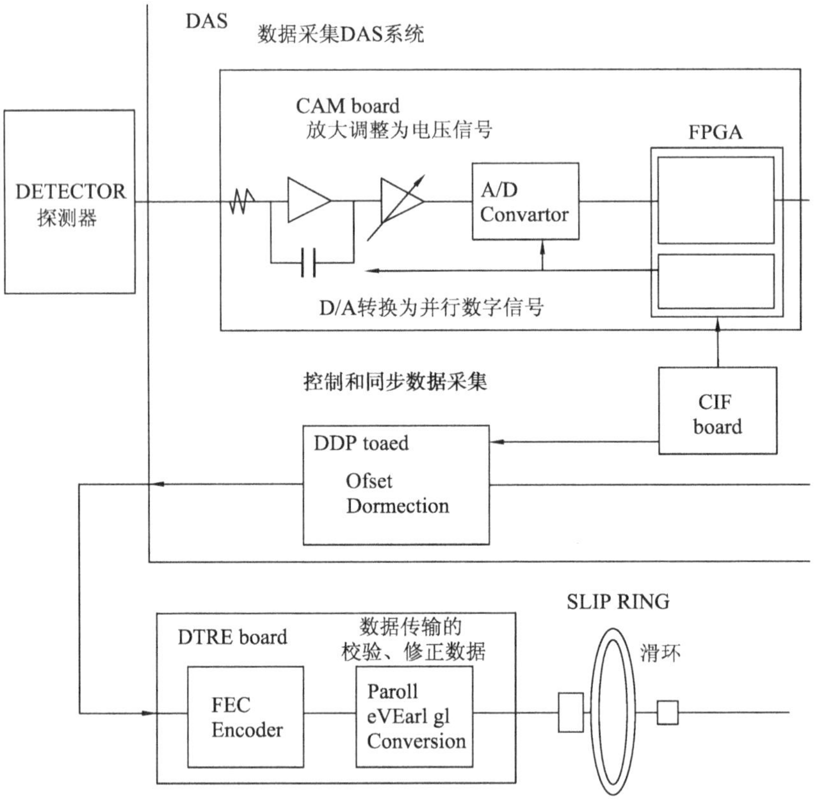

图 14-26　信号流程

图 14-26 中的 CIF 板：CIF 板与 OGP 板(运动部分控制)进行通讯，并控制和同步采集数据，产生控制和时钟同步信号提供给采集系统。采集系统从 OGP 板接受到扫描控制信号，CIF 板根据此信号来控制调整整个数据采集系统，主要有如下功能：DAS 采集触发信号、串行通讯、设置机架初始位置、高压曝光、初始化、调整数据为有效值或补偿值。

CAM 板(图 14-27)：CAM 板功能采集从探测器来的微电流信号并放大调整为电压信号，并进行 D/A 转换为并行数字信号。

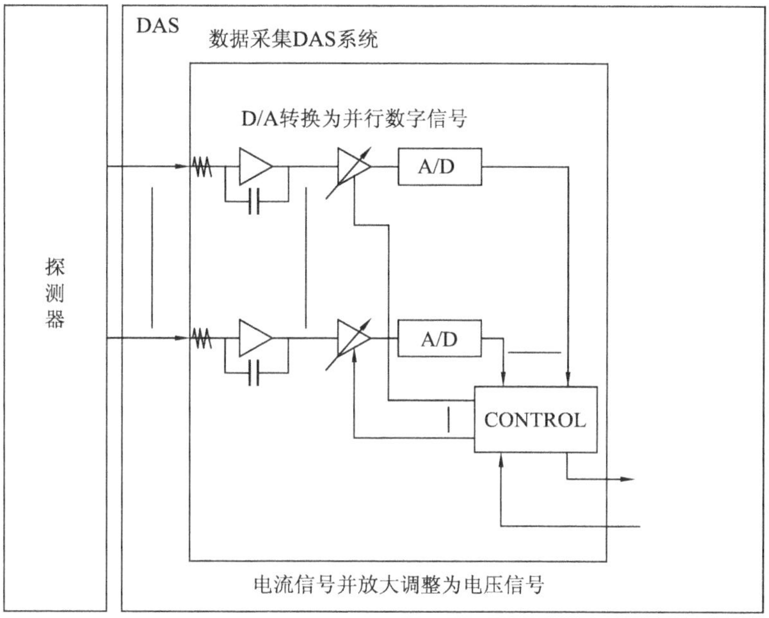

图 14-27 CAM 板功能框图

(11) DDP 板

DDP 板主要用于补偿修正原始数据，并产生测试数据包用于测试数据传输系统的好坏。DDP 板如图 14-28 所示。

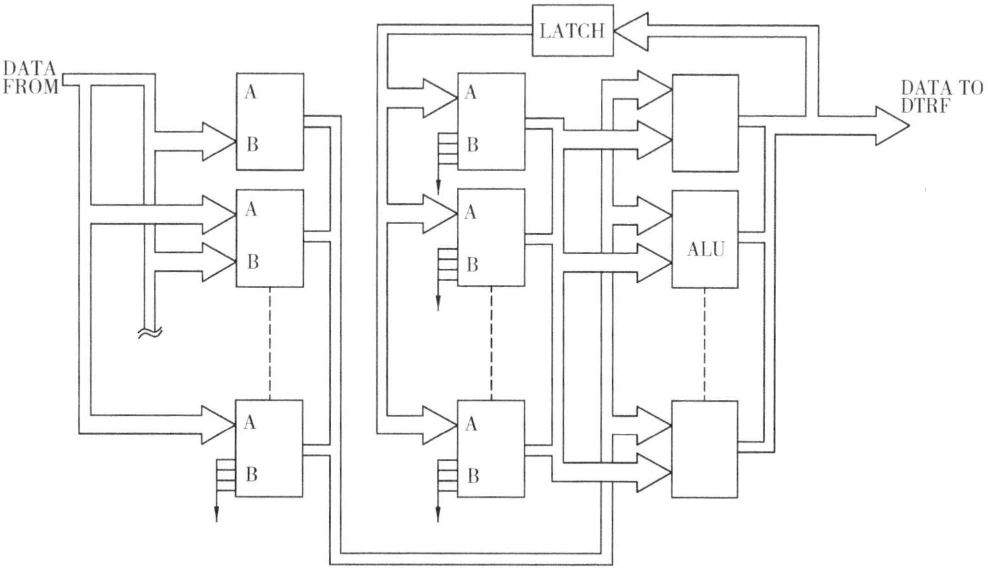

图 14-28 DDP 板

(12) DTRF 板

DTRF 板功能为传输校验码的产生、并串信号转换、VIEW 数据打包、光电信号转换等。

(13) 数据流程

OGP 板(运动部分控制)与 CIF 进行通讯，并控制和同步采集数据从 FPGA 板到

CAM 板，经 D/A 转换回到 FPGA 板得到补偿，修正原始数据到 DDP 板再到 DTRF 板。数据流程如图 14-29 所示。

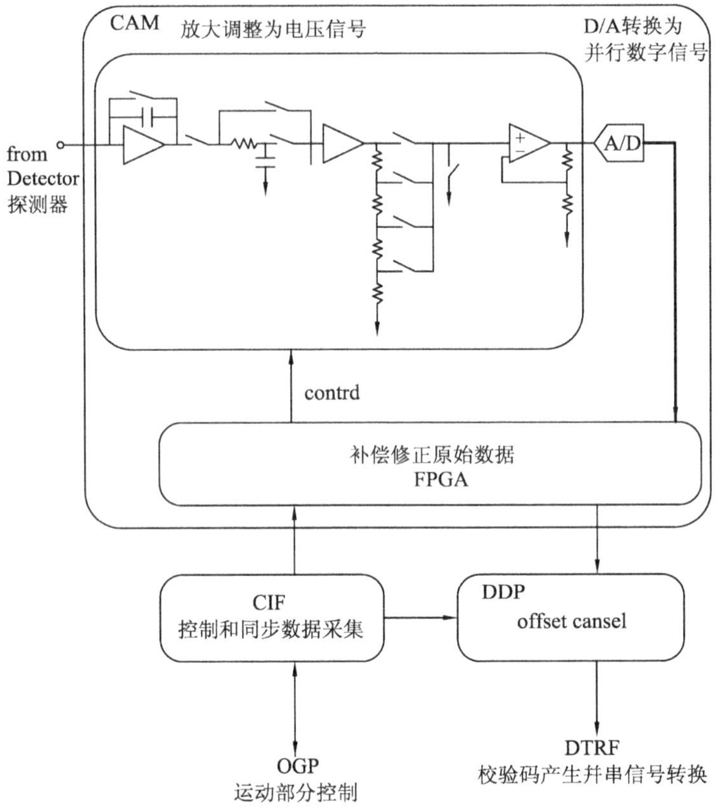

图 14-29　数据流程

(14) 高压系统

高压系统如图 14-30 所示。

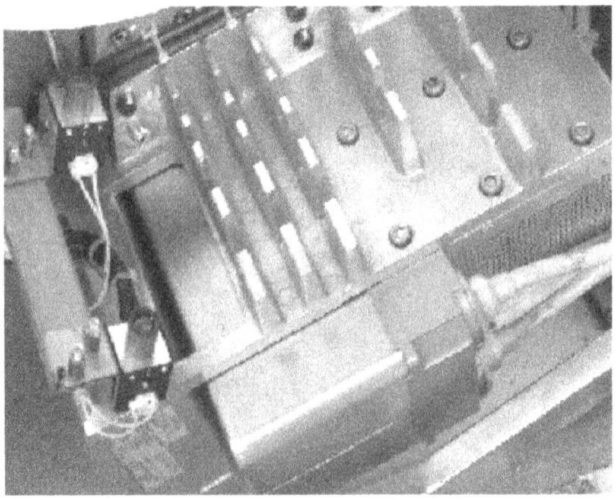

图 14-30　高压系统

高压系统由高压变压器、高压链、高压逆变、高压控制、高压监测、阳极旋转控制、灯丝电路控制组件间通讯、直流总线、应用软件等组成。

(15) 管电压(kV)控制

管电压(kV)控制系统主要有曝光控制板、CPU 控制板、kV 需求板、记录板等组成，如图 14-31 所示。

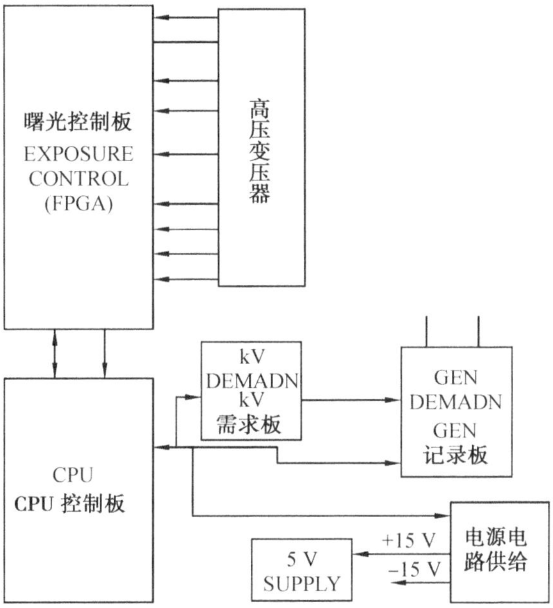

图 14-31 管电压(kV)控制框图

(16) 高压逆变

高压逆变系统主要由滤过板，整流、逆变器，连续震荡电路等组成，如图 14-32 所示。

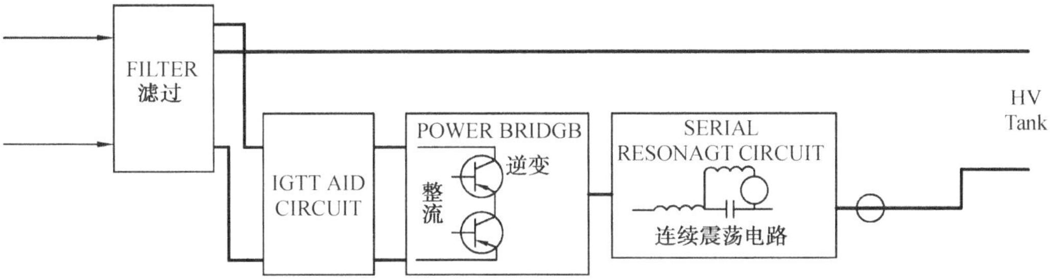

图 14-32 高压逆变

(17) 高压组合

高压组成由高压变压器、阴阳极滤波器、灯丝变压器、保护电路、mA 测量、阴阳极 kV 测量、高压变压器、温度保护电路等组成，如图 14-33 所示。

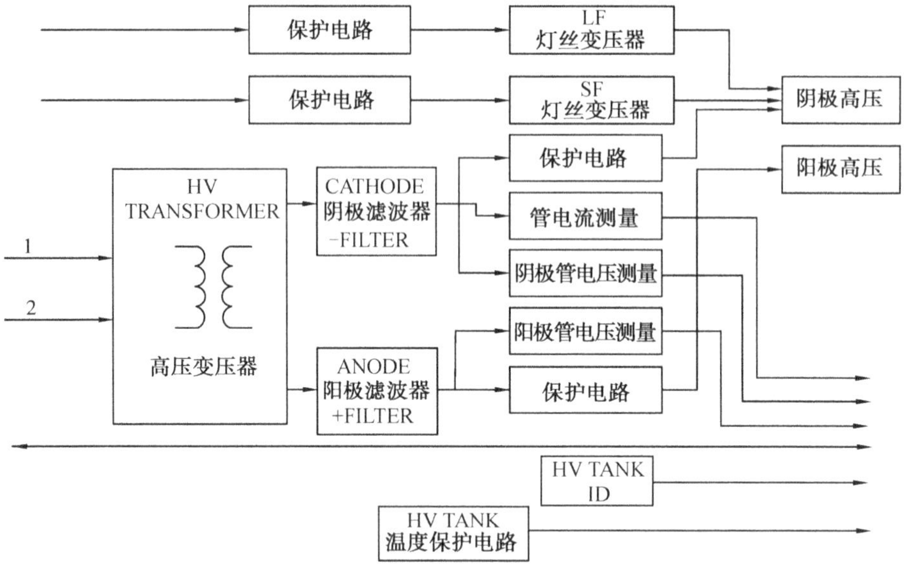

图 14-33 高压组合

(18) 灯丝电路

灯丝电路由桥式整流滤波、电流和电压测量、焦点选择、电源控制装置、保护电路、散热装置等组成,如图 14-34 所示。

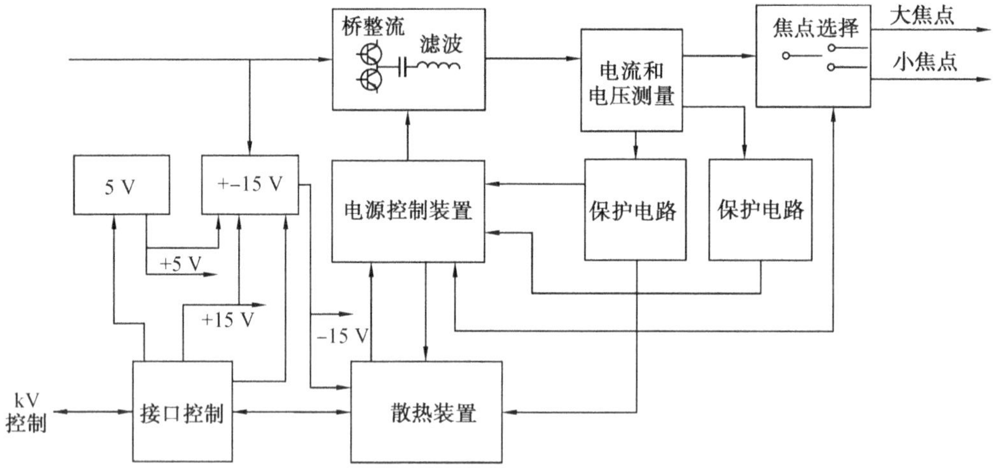

图 14-34 灯丝电路

(19) 旋转阳极

旋转阳极由电源、整流、滤波、旋转板、CT 球管、管电压控制等组成,如图 14-35 所示。

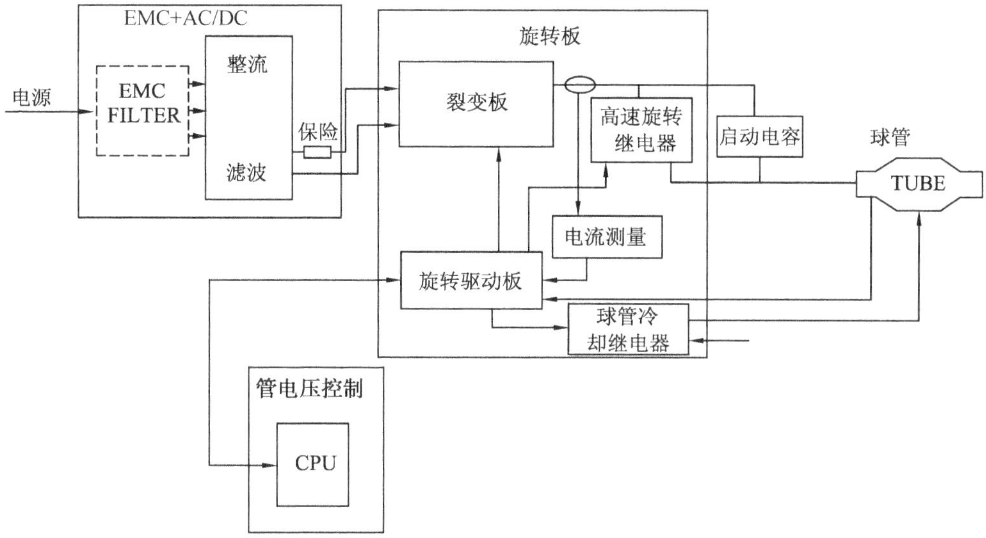

图 14-35　旋转阳极

(20) 内部供电系统

电源交流经过整流、滤波后变为直流再经过滤波后逆变给高压系统。低压电源供给旋转阳极的旋转、球管灯丝加热、管电压控制等，如图 14-36 所示。

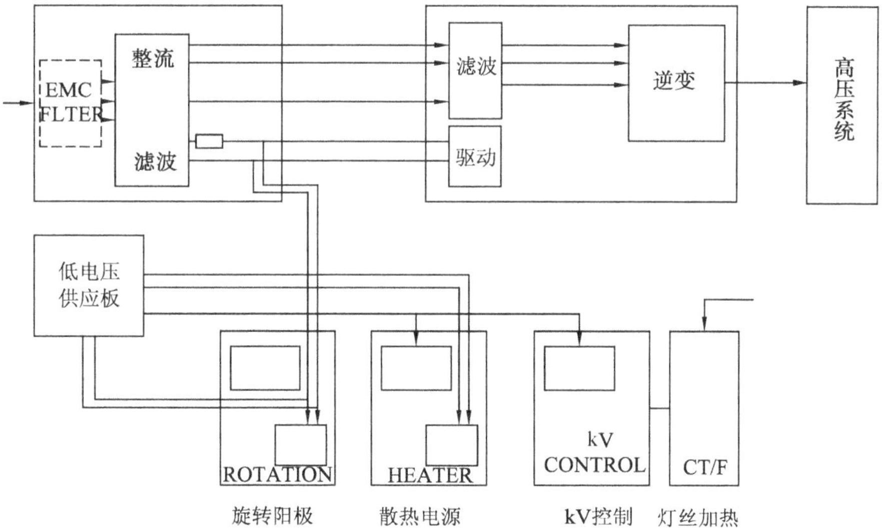

图 14-36　内部供电

14.4　ELSCINT 2000 CT 设备故障检修

14.4.1　常见故障分析与检修

[例 1]　CT 设备高压故障检修(一)

扫描过程中高压掉闸，CT 球管旋转不出图像，显示代码为：HCU error ≠ 504 Mtl-curr too high cath. 故障分析：高压掉闸有许多原因可造成，从故障代码提示可知是电流过高，高压端输出不平衡，超过极限。故障检修：进入 ZHCU 程序，曝光观察 DS 表，发现阴极端毫安数达 396 mA，超出极限，将高压变压器阳极侧电缆拔出，插座内加绝缘油进行曝光。故障依旧，说明故障发生在 HV TANK 内，用小 kV 电压曝光，10 kV 以下可通过，20 kV 以上不能通过，将 mA 设定为 0 时，可以正常曝光，说明曝光控制系统正常，证明了 TANK 中阴极端高压有击穿。吊起高压发生器测量高压插座对地阻值，阳极端阻值无穷大，阴极端则有漏电电阻，最后检查发现 TANK 中高压输出检测器反馈系统的阴极端对地击穿，外围电路板上 1N6063A 双向保护稳压管击穿，因为阳极和阴极侧反馈系统相同，可进行调试试验，故障随之发生在阳极侧，证实反馈系统盒损坏，更换后机器正常。

［例 2］ CT 设备扫描床故障检修

扫描检查床面，快进快出键失灵，床面不能动作，有异常响声，扫描过程中提示：MCU error＃2006 No motion feedback at bed drive command（床驱动命令没有反馈）。

故障分析：由于床面没有动作扫描不能进行，因此故障仅局限在床面指令进出传达及控制电路上。

故障检修：打开床下面后盖板，检查 Bed control 控制箱面板，电源指示灯亮，电源电路正常，检查发现驱动功率电路中，有 5 只 SCC PMD20K200 型达林顿管 Q4 阻值失常，C－E 极正反向均有导通被击穿，更换同型号的驱动管后机器恢复正常。

［例 3］ CT 设备阳极马达启动盒故障检修

扫描过程突然中断，提示：Cooling System of…. 控制板面上的 ANODE MOTOR，Cooling System 灯同时亮，表现为故障现象。

故障分析：打开 ANODE MOTOR 后发现 F_1，F_2 保险断，电源变压器有焦味，ANODE MOTOR 盒是供 CT 球管阳极启动，灯亮表示阳极启动盒有故障。

故障检修：根据电路图 14-37 可知，变压器为抽头式自耦变压器，发现其表面有烧焦处，拆下后单独测试为损坏，更换变压器装上后仍无电压输入输出。检查电源输入为 L_1，L_2，③，⑥端，③号线是通过 F_1 到 SOLID STATE RELAY（固态继电器）2 端，只有固态继电器 3，4 端有 28 V 时，固态继电器 1，2 接点闭合，电源经 F_1 固态继电器 2 端到 1 端到 TB_2 接线端，变压器才能通电，检查测得固态继电器 3，4 端无直流 28 V，测 C_3（1 000 μF）正端对 C_1 正端有 28 V，对 1 kΩ、R 电阻有 28 V，而另一端无 28 V，测电阻 R 阻值无限大，故电阻 R 损坏，更换 R 电阻，重新焊接变压器，220 V 电压输入各抽头端有相应电压，重新开机，故障消失，机器正常工作。

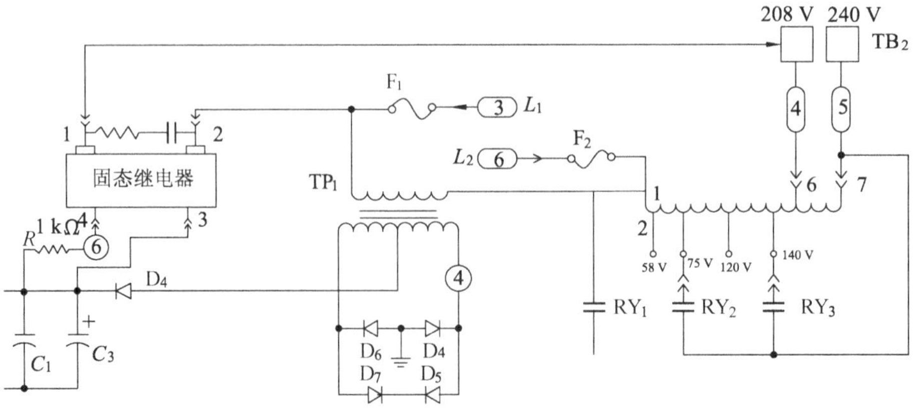

图 14-37 CT 设备阳极马达启动盒线路

［例 4］ CT 设备采集系统故障检修

机器训练球管正常，旋转扫描时，出现故障提示：ACQ ERROR＃2 ACQ did not start working（ACQ 没有开始工作）。HCU ERROR＃31 HCU power off communication overrun（HCU 电源断或通讯故障）。HCU ERROR＃904 Time out waiting for X-ray on signal（不能曝光扫描）。

故障分析：机器可单独曝光，只是在旋转时有保护不可以曝光，说明 CT 球管正常，ACQ 板没有工作可能性大，但不能排除 GI 板 control one，control two 板的问题，因为都是在旋转采集过程中发现的故障。

故障检修：检查 ACQ 板，若没有通过测试，则确认 ACQ 板坏了，更换 ACQ 板，工作运行后出新的提示：ACQ ERROR＃25 Data collection fest failed（数据收集试验失败）。进一步检查确认 GI 板问题，更换 GI 板后机器正常。此故障是两个并同故障，同时坏了两块板（ACQ 和 GI 板），由于 ACQ 板坏了的故障信息提示比 GI 板的故障信息早，因此只是提早出现了 ACQ ERROR＃2 提示而没有 ACQ ERROR＃25 提示，GI 板采集在先，其发生故障，就没有采集数据传输到 ACQ 板，而本身 ACQ 板坏了，即使先更换 GI 板，ACQ 板也无法工作，只有等 ACQ 板正常后机器才能正常工作。

［例 5］ CT 设备联锁故障检修

机器不能扫描，高压控制框上联锁灯亮不能工作，联锁灯亮原因有：① 高压控制框 3 个门没有关紧或门压合开关问题；② 高压邮箱内±pass tube 管及其控制系统的故障。

故障分析及检修：检查发现高压控制框关闭及压合开关良好，检查±pass tube 管控制板，发现负极板油 fuse（保险）坏，两只三极管 ZN6545 损坏，5 Ω 电阻损坏，打开高压发生器 tank 盖，观察±pass tube 管，发现正端管亮，负端管不亮，初步断定问题在负极 pass tube 管和负端控制板以及阴极电缆上，在修复负端控制板后，作以下试验：① 拔下两边电缆插头测量导线绝缘对地等电缆是否正常；② 拔出负端 pass tube 管及其与外端所有连线插头重新开机，看±pass tube控制板是否正常。若均正常说明负端 pass tube 管击穿损坏，更换负端 pass tube 管后重新开机一切正常。由于管子间短路，出现连续击穿其控制板上元件的现象，称为“碰极”现象，要找出主要故障发生点才能解决问题少走弯路。

［例 6］ CT 设备高压故障检修（二）

扫描中高压消失，图像不能重组，提示为：HCU＃ 401 Filament current under limit（灯丝电流在极限以下）。HCU＃ 401 故障提示多数为 CT 球管灯丝熔断，但虽提示 HCU＃ 401 故障，却也有 CT 球管灯丝无熔断的实例。

故障分析及检修：我们将电缆一端插头从 CT 球管阳极插座拔出，直接测量 X 线球管灯丝阻值，结果正常，但发现插头金属插脚槽沟间隙小于 0.5 mm，因接触不良造成灯丝烧焦，公用极有严重碳迹，影响导电性能，阻断了灯丝电源供给，可造成上述状况。除去碳迹后将插头插脚槽沟间隙扩大，涂上高压硅脂后机器恢复正常。同样故障现象，测量灯丝阻值正常，电缆正常。考虑为灯丝电源故障，X 线灯丝电源电路是通过 X 线灯丝控制电路、X 线灯丝保护电路、X 线灯丝电路之后输入到 CT 球管灯丝的。从随机所带 X-ray filament model D4530 线路图上进行分析：灯丝电路由 220 V 交流经保险丝 F_1，2A，F_2，2A 由 R_1，C_1，R_2 滤波，P8100 的 CR_1 整流后输入，经过对 CT 球管灯丝电路进行检查后发现 A3 板上电源保险丝 F_2，2A 断，电阻 R_1 断裂，电容 C_1（47 mF，600 V）击穿，由于机器电源没有安装电源稳压器，电源质量不佳造成 F_2，2A 断，R_1 电阻断裂，C_1 电容击穿。切断灯丝电源供给，灯丝电流检测器未检测到灯丝电流，HCU 自动将高压发生器锁定，高压不能产生。在机器电源上安装 SJW 型稳压器后，按参数要求更换保险丝 F_2、电阻 R_1、电容 C_1 后，故障消失机器恢复正常。结论：出现 HCU＃401 故障除考虑多为 CT 球管灯丝熔断之外，还应该考虑电缆是否正常、接触是否可靠、是否断路以及供给 CT 球管灯丝的电源电路是否正常。

［例 7］ CT 设备阳极启动盒故障检修

扫描过程中，高压控制器上面的 INTERLOCKS 系统中 ANODE MOTOR 指示灯亮，Cooling System 指示灯亮，CT 机上检测系统提示语句：Cooling System of…（扫描中断）。

故障分析及检修：在机架内 CT 球管热交换器插头处未测到工作电压，可见故障出现在阳极马达启动盒内。

故障分析及检测：以故障现象分析考虑为阳极马达启动盒内综合故障。对高压控制器内阳极马达启动板电路（S61072A）进行分析，电源经 L_1，L_2 到变压器 TR_1 初级，次级输出 24 V，＋12 V 供继电器 RY_1，RY_2，RY_3，RY_4 工作电压，RY_1 和 RY_2 继电器控制着热交换器油泵工作，RY_3 和 RY_4 控制着阳极的启动与制动，检查 TR_1 初级有220 V，次级电压为 0 V，测 TR_1 次级线圈为断路，故变压器 TR_1 损坏。更换后测试变压器 TR_1 如仍无次级电压，分析线路 TR_1 次级端到 J14 接口后到次级回路时序线路的 P_{14} 端，对时序板检查发现滤波电容 C_{12}击穿对地漏电压，按参数 0.1 mF 更换 C_{12}后故障消失，机器恢复正常。

［例 8］ CT 设备准直器故障检修

做空气校正时，机器一直等待，提示：Beam in Progress（无法扫描），CT 设备检测系统提示语句为：MCU＃4006 A—PLANE limit（A—PLANE 在出限位上）。

故障分析及检修：CT 机中准直器有两个，一个位于 CT 球管侧，一个位于探测器侧。CT 球管侧的准直器使 X 线成为狭窄线束，通过人体形成切面再照射到探测器上；探测器前的准直器用于减少散乱射线并限制体层厚度。选择扫描模式，其中一项层厚参数输入计算机发出信号控制准直器开口大小，同时，随准直器尺寸而变化的电位器将电压反馈到计算机，用手动控制盒检查探测器侧准直器，工作正常，则控制信号正常。检测电位器工作电压不正常，根据分析，由于电位器阻值改变，随准直器尺寸而改变的电位器不能将正常电压值反馈到计算机，准直器在规定时间内未能调整到所要求的尺寸，机器等待，无法扫描，更换 A-PLANE 上电位器机器恢复正常。

［例 9］ CT 设备管电压控制电路故障检修

扫描过程中，机器突然停扫不能进入扫描状态，显示屏提示：HCU＃1402 Varian voltage not win in limits（自耦变压器不在范围内），机器不能进入 READY 状态。

故障分析及检测：根据提示可知，故障与高压柜内的自耦变压器、电压输入与输出有关。测试结果：自耦变压器电压输入正常，而输出高于 400 V 以上属不正常，高电压限位开关限死，自耦变压器电机及附属元件完好，查图分析可知，输入电源到自耦变压器有消波电阻 R_4，经检测发现电阻 R_4（1 Ω，50 W）损坏。更换后重新启动，自耦变压器电机转动，限位开关脱开，测输出电压为 66 V（正常），阳极马达旋转工作，但曝光刚开始就掉闸，不能扫描，提示为：HCU＃510 Timeout waiting for stability（等待超时）。进入检查程序，C>ZHCU 回车进入 TC：0 回车，屏蔽掉预热球管指令再曝光查 DS 表参数，阳极电压低于正常值，可见管电压不正常造成机器不能扫描。查 D4490 图并分析，高压电源储能数据的检测沿线，测试高压控制框里的 A10 板，TP_{17}，TP_{18}，TP_{19} 各点电压都不正常，低于 4 V 正常值，故障可能出在 A10 板，造成电压不正常原因有：① IC_4 性能不好，② IC_4 处围元件损坏，③ CR_{19} 稳压管短路对地，TP_{18} 电压降低，TP_{19} 电压也就随之降低，测 CR_{19} 发现正反阻值变小被击穿，更换 12 V 稳压二极管后开机，机器恢复正常。

[例 10]　CT 设备移位器故障检修

做空气校准时，240 mm 孔径能通过，350 mm 和 240 mm 孔径经空气校准不能通过，头部和腰椎能正常扫描，体部不能扫描，显示屏提示：MCU error＃2002 Scanner not in clockwise or counter clockwise position，MCU error ＃4769 Met timeout on end of beam motion。

故障分析及检修：根据故障现象和提示，可能因为 snifter（移位器）不能按正常指令运行造成 350～420 mm 孔径不能移动，用手操作盒 shifter 键驱动电机不转动，测电机电源插座 J7 无电源输出，查线路图可知，Drive-A，B，C 在 Drive-unit 箱内由 A，B，C 3 个板组成，shift 由 B 板控制，B，C 板同样可更换，打开 Drive-unit 箱，互换 B，C 板经试机后一切正常，说明 Drive-B 板有零件损坏，机器不能正常运行，根据图线路分析，查找：Q41（RF9132 管）击穿，Q11（RF230B. 大功率管）击穿，更换 Q4 和 Q11 管后机器故障排除，正常工作。

[例 11]　CT 设备计算机故障检修

E1SC1NT 系列 2400 型 CT 设备图像出现条形切割状花影，多发生在扫描结束后从硬盘中调出图像进行重组时，以致扫描过程中图像无法重组。根据现象分析故障可能出现在计算机，插入“TESTKEY”专用检修软盘，键入 TEST 回车，选择 Reconstruction（重组功能项）将 Rp＃4 参数由 yes 改为 no，重组开机故障无法排除，查询 RP 各项参数发现与正常值有两项不符。计算机有 11 块集成电路板，5 块 RP 板（reconstruction process，重组处理板）、3 块 RM 板（reconstruction memory，重组存贮板）、1 块 Display 板（显示板）、1 块 ACQ 板（acquisitor，检测板）、1 块 Buffer 板（缓冲板）。检查计算机：在正常状态下，RP 板 3 个信号指示灯全亮，RM 为一个灯亮，而目前 RP 板上只有两个信号灯亮而 RM 板上指示灯不亮，更换 RM 板后故障消失。计算机系统重组速度快，存贮信息量大，集成化程度高，采集数据经缓冲板和检测板后，经 RM 板送至 RP 板，然后送至控制台上的显示器，当 RM 板损坏后，计算机显示 RP 故障，更换 RM 板后数据正常传送到 RP 板上，工作正常后图像重组正常。

[例 12]　CT 设备水开关器故障检修

CT 开机时正常，扫描时中途掉闸，联锁灯闪烁，重组图像不正常。

故障分析及检修：联锁灯是高压保护联锁指示灯，其回路中串联有门锁开关及 CT 球管油冷（FLOW SWITCH）开关，主要功能：① 保证扫描期间开门不能加高压扫描；② 保证 CT 球管油冷水冷工作不正常时不能加高压扫描。首先检查门锁开关，其工作正常可靠；检查水箱水冷却系统工作正常，水泵工作正常，循环系统的流量水压均正常；检查扫描架上的 FLOW SWITCH，测量 NC。ND 端子正常时由于 K_1 继电器动作，K_1 接点转换，NC 电压为 0 V，ND 电压为 24 V。实测 ND 电压时有时无，说明 FLOW SWITCH 工作不正常。FLOW SWITCH 是由传感器 SENSOR、交流放大器 U_1、整流滤波器、驱动器 G_1 及继电器 K_1 组成，用示波器测量传感器输出即放大器输入端 2，3，发现有正常的交流信号，测量输出端 6 脚信号时有时无，可断定放大器 U_1 损坏，U_1 是一片 CA3140 八脚单通放大器，更换后 MOS 芯片 CT 设备工作正常。

［例 13］ CT 设备热交换器油泵故障检修

故障现象：扫描中断，冷却系统锁住，Cooling System 指示灯亮，热交换器油泵不能得电而停止扫描工作，其供电在高压控制柜控制箱内，根据图 14-38 电路分析，5，6 脚 AC 24 V；3，4 脚 DC 24 V；1，2 脚 DC 12 V。从图中分析，3，4 脚 DC 24 V 有电压后 RY_1 继电器得电闭合，电容 C_1（1 μF）放电，5 脚 A 呈低电平，6 脚 A 呈高电平，9 脚 A 呈低电平，8 脚 A 呈高电平。检测 1，2 端无 12 V，8 脚 A 呈低电平。故 TIS99 不通，检查电阻 R_8 电阻端虚焊，重新焊好后 8 脚呈高电平，但 RY_2 继电器仍不工作，测 TIS99 仍不通，检查发现发射极对地也虚焊，重新焊接后，RY_2 继电器工作，RY_2 接点闭合，机器工作正常，A 是 74C14 集成块，TIS99 是 3DG12NPN 管。

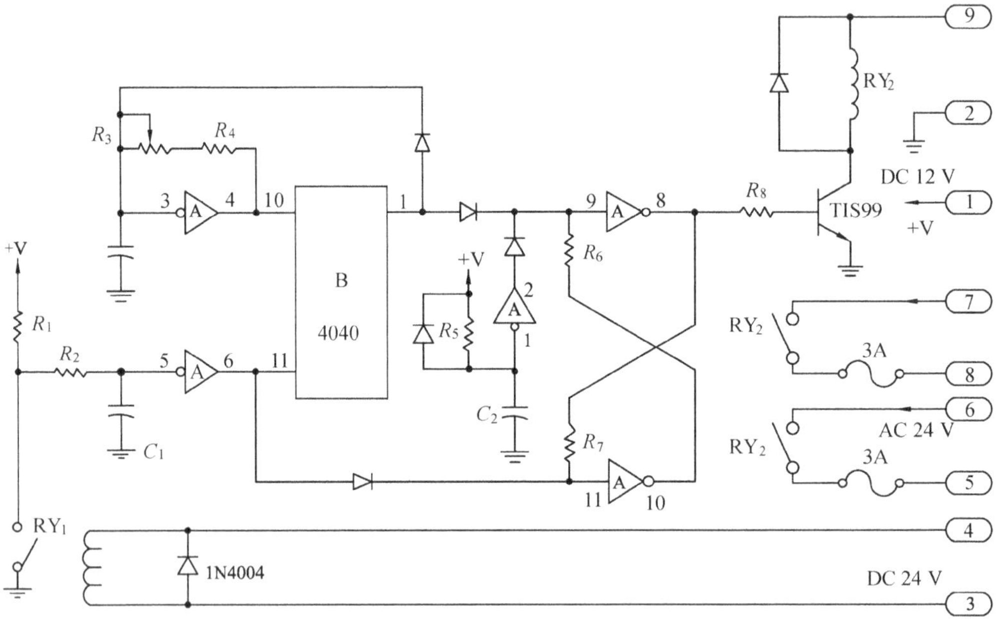

图 14-38 CT 设备热交换器油泵电路

［例 14］ CT 设备扫描床综合故障检修

扫描床进床出故障，有 3 方面原因：①控制线路内的保险丝断，② 控制板上大功率管击穿，③ 扫描床进出传达信号线拆断或接触不良。前两种原因引起的扫描床运动障碍发生在床驱动传达启动瞬间，显示器上无任何提示、无任何异常声音，用 Service box 测试上下进出情况，发现都不能动作，则考虑 MCU 传达控制单元前面电路有问题。若上下运动正常，进出有异常声音，排除 F_1，F_2 保险丝断后，考虑功率放大电路中大功率管 Q_1～Q_{11}，Q_{26}～Q_{28} 有问题，如测得功率管的集电极与发射极之间正反向电阻相差太大，表明功率管击穿，更换即可。扫描床若按键后不动作，必须先将床的“bypass”键按下，将床移动一段，而后将“bypass”键复位，扫描床方可运动，床传达控制信号线（475－7151－377）进入插座 P17 处，经常往返运动为易拆处断点。扫描床上下运动故障：按“UP”键时，扫描床不是向上运动而是向下运动，“嗒嗒”响声时有时无，这是由于接触器 K_2 工作不稳定、K_2 接点吸会不稳定而造成，其接点表面已积碳接触不良，用砂布打磨其接触点后可正常，如 K_2 损坏则更换即可正常工作。

［例 15］　CT 球管故障分析与检修

CT 球管发生故障：同一故障提示，不同故障原因排除，排除方法不一样。

故障现象及检修：扫描中突然掉闸，高压消失。CT 设备检测系统提示为：HCU＃506 Beam current above high limit（光速电流过限）。HCU＃506 故障多为高压系统故障，分别检测高压油箱、高压电缆及 HCU 设备无故障时，进入 ZHCU 程序，用 100 kV，100 mA，曝光可通过，可考虑 CT 球管轻度真空不良。在 CT 球管使用中，因温度或电子撞击很可能使潜留在管内金属或玻璃管壁的气体分子驱出形成高压放电造成高压过流，经长期训练 CT 球管后可能使气体分子不再溢出。首先调整 HCU AT 板上 R_{35} 可调电阻使灯丝电压 TP_{23} 降为 4 V 左右，从小到大调整管电压和管电流使 CT 球管逐渐增加管电压、管电流，测试中严格注意休息时间，最后达到 CT 球管容许使用量，测试完毕后调整适当参数条件使机器正常。同样现象，检测 HCU 系统的其他设备无故障时，进入 ZHCU 程序 100 kV，100 mA 不能通过，但 80 kV，50 mA 仍可通过，经检查发现 CT 球管外壳阴极端有轻微漏油现象，CT 球管内绝缘油不满或有气泡时，高压可能借此空隙放电，造成高压过流，拆下 CT 球管、打开阴极端管盖发现绝缘油不满，补充绝缘油，修理漏油故障，在补充绝缘油过程中一定要接通油循环泵，使之在油循环中加足绝缘油，进行抽真空静放 12 h 后，安装 CT 球管进行 CT 球管训练，机器正常。同样现象，检测 HCU 系统的其他设备无故障时，进入 ZHCU 程序任何条件不能通过，确认 CT 球管故障。检查发现冷却系统迅速关闭，阳极马达指示灯亮，拆下 CT 球管打开阴极端盖发现管壁玻璃已碎，管内有大量绝缘油，更换 CT 球管后机器正常。

14.4.2　CT 球管质量不佳诸类现象分析与检修

1. CT 图像质量不佳

体部扫描正常，腰椎扫描时图像不清，说明在灯丝调整正常后 X 线量输出严重不足，只能靠增加时间来增加 X 线量。

2. 管电压显示时间延长

高压控制柜上（HCU），管电压指示正常扫描后应立即归零，而质量不佳 CT 球管扫描后，kV 指示缓慢归零，所用时间为 5 s 以上，说明高压有放电现象。

3. 热交换器的油泵转速不够油压减少

表现为少量被检者时正常扫描，超过 10 个被检者以上则会出现等待时间才能扫描，并有冷却系统指示灯亮，时而正常工作，时而不正常工作，说明制冷循环系统工作不正常，由 CT 球管热量散发不出去造成。

4. 高压不稳

在正常曝光时突然掉闸，计算机重新启动才能工作，说明管电流过大，CT 球管内有真空不良现象，大电流冲击使通讯中断。

5. 阳极启动频繁发生

高压控制柜上的 Anode Starter 指示灯亮，为旋转阳极启动电路故障，旋转阳极转速达不到额定转速、启动电流大等。

6. CT 设备高压故障检修

新更换 CT 球管一月之内连续出现 3 次不同故障的错误提示：早期现象如 HCU＃506 Beam current above high limit（光速电流过限）。此类提示属高压部分故障，应检修包括 CT 球管电缆、高压油箱，拔出高压油箱阳极侧电缆并加上高压绝缘油，再测试仍有同样错误提示，检查电缆无故障后怀疑高压油箱故障，从图纸 4235d 分析来看，认为是 CT 球管质量不佳引起管电流异样，电流峰波瞬间冲击反流使高压电容击穿，检查发现与 CT 球管阳极侧相连的高压电容 C_7 击穿，更换同型号电容，机器恢复正常。3 天后在扫描中出现错误提示：HCU＃510 Timeout waiting for stability（等待超时）。阳极马达一上就掉闸不能正常工作，进入 ZHCU 程序查看 DS 表发现设置管电压和实际输出管电压相差很多，负载时差8 kV，空载时差 3 kV，管电压不平衡而不能工作。空载在 3 kV 应该在允许范围内，负载时差 8 kV，扫描工作就不正常，排除电缆、高压油箱问题后这个压降产生于 CT 球管上，仍属球管质量问题，虽然我们调整可预置管电压及 R_{108} 值，使输出达到暂时平衡能工作正常，但 6 天之后机器出现提示：HCU＃401 Filament current under limit（灯丝电流低于极限）。用万用表直接测量灯丝已没有阻值，灯丝被击穿烧断，更换 CT 球管后机器恢复正常。

14.5 多排螺旋 CT 设备电路与故障检修

14.5.1 概况

多排螺旋 CT 设备主要由控制台（console）、扫描床（table）、机架（gantry）、电源分配框（PDU）组成。控制台内部结构如图 14-39 所示。

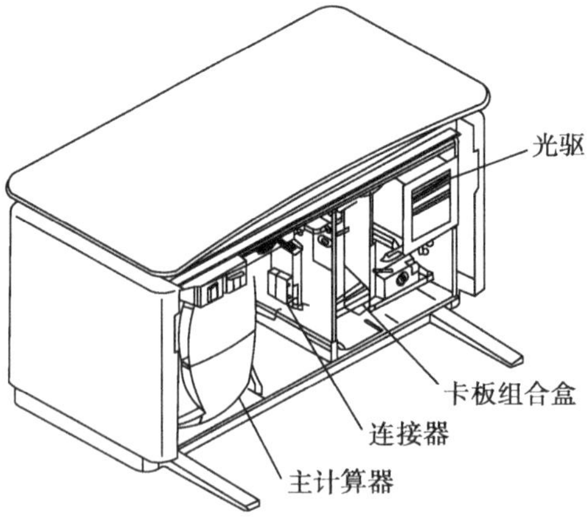

图 14-39 控制台内部结构

控制台有图像显示器、文字显示器、键盘鼠标轨迹球，内部由主计算机（host computer，简称 ot）和多种功能卡组成。

① 扫描重组单元原理：扫描重组单元（SRU）由以下部分组成：扫描数据硬盘，（SDD）能获取 8 排 DAS 原始扫描数据的存储；重组图像处理器（RIP），负责来源于 DAS 接口板 DIP 的扫描原始信息，同时做存储操作并将信息送到扫描数据硬盘 SDD；DAS 接口处理器，负责接收网络通信（SRC）分散缓冲，并存储到 RIP 器上；图像重组板（PEG-IG），负责校正衡量 DAS 数据重组图像后保存。

② 扫描床：扫描床面可前进后退，床身可上升和下降，控制部分由 ETC 控制板控制，内由 ETC 主板和接口板组成。

③ 机架：内有探测器（图 14-40），DSA 数据采集系统，左右风扇，自动调温器，阳极、阴极变

压器，OBC 控制箱，STC 旋转控制箱，CT 球管，滑环，碳刷，CCB 准直控制箱。旋转系统由传动编码器(记忆起始位置)、探测器、驱动电机和 STC 控制装置组成。STC 盒包括 CPC 板、通讯板、旋转控制板。OBC 控制箱内有控制板、接口板、驱动板、阳极电压供给板(图 14-41)。

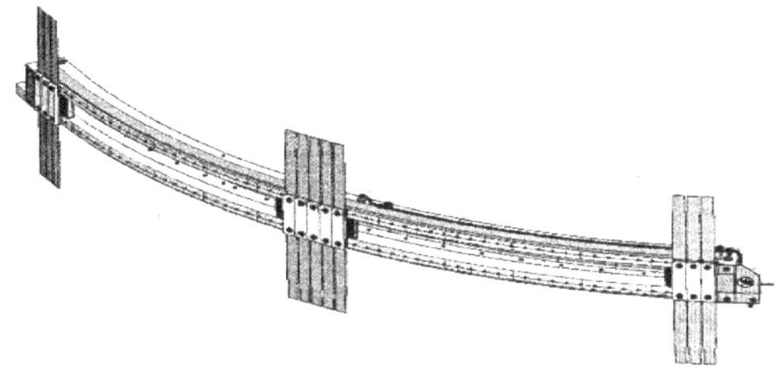

图 14-40　探测器

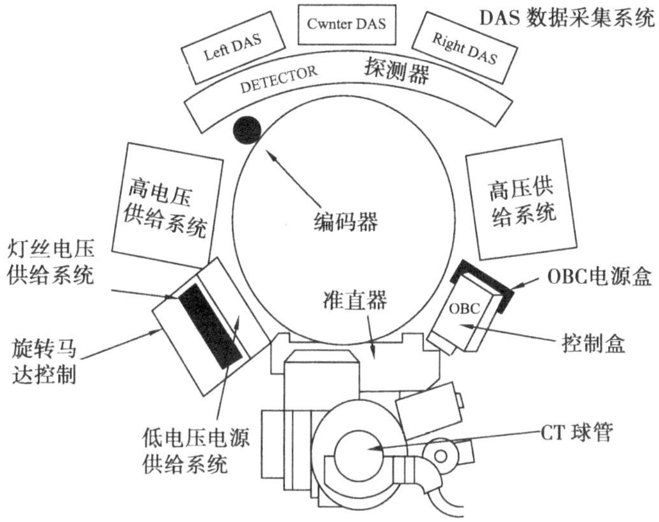

图 14-41　机架内配件

④ 扫描过程(图 14-42)：X 线由 CT 球管发出，经过准直器的控制，使有效 X 线通过被检者后到达准直器再到达探测器。探测器 z 轴分辨力等于后准直器加探测器基本单位的面积。中间为探测器有效部位，而两边为半阴影部分。底层探测器上方有中心数字采集板 15～34 块，左侧上方有数字采集板 35～48 块，右侧上方有数字采集板 1～14 块。

⑤ 电源分配：由电源分配柜负责机架内电源供应机架倾斜、旋转滑环的电源。从 STC 板和驱动继电器分出电源 170 V 到达扫描床控制电路，另外 PDU 从另外一路到达控制台，如图 14-43 所示。

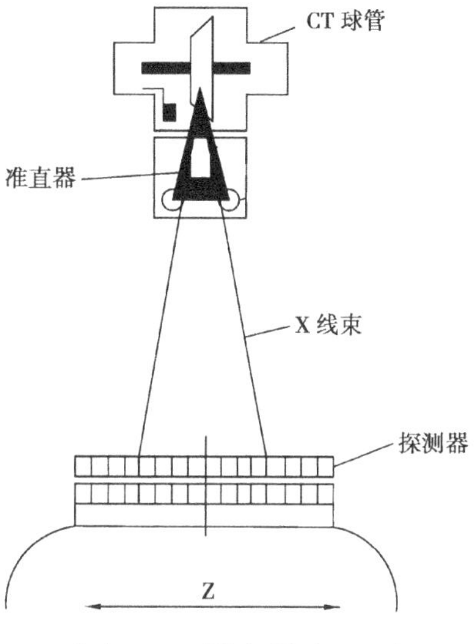

图 14-42　CT 扫描过程示意

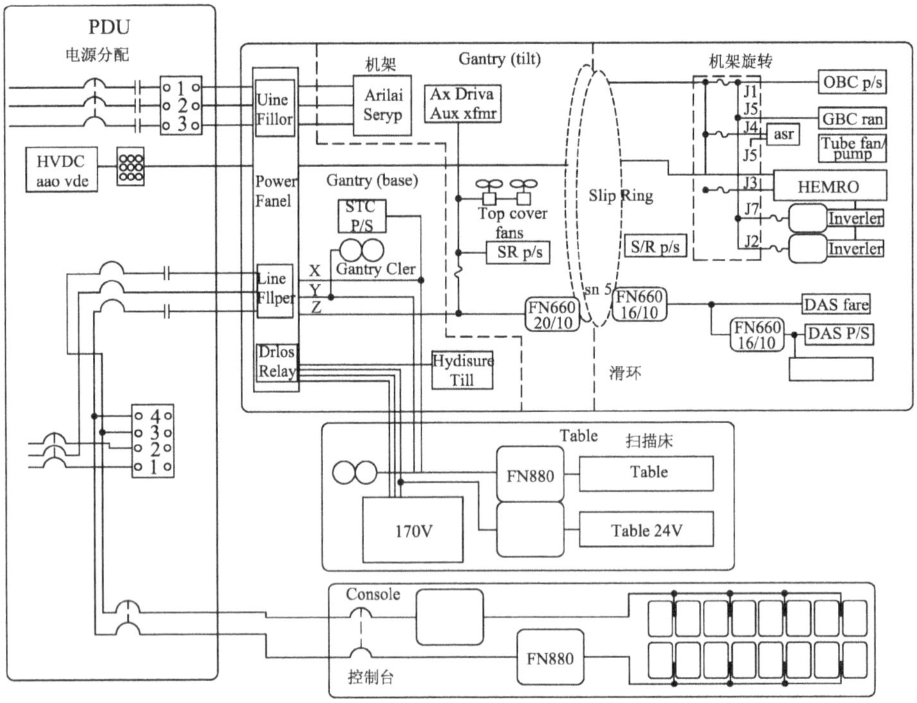

图 14-43 整机 AC 电源分配图

14.5.2 故障分析与检修

[例 1] CT 设备旋转阳极启动故障检修

扫描进行中听到异常声响，有打火现象，扫描中断，系统提示错误代码：HOST：OBC X-ray Generation：Tube rotor control . HEMRC fault could not be reset。

故障分析及检修：根据提示分析，故障出在旋转阳极启动盒内，HEMRC ASSEMBLY 是由 4 层板子组成，第一层 A2 是一块接口，负责各种通讯；第二层驱动板 A1 负责驱动旋转阳极；第三层 A3 是过滤板；第四层 A4 板是电阻组合板。整个 4 层板子控制负责旋转阳极启动、限流和制动。根据 2267317SCH 线路图分析、检查发现 A4 板 F_1、10A 保险熔断。500 W，50 Ω 大电阻 8 Ω 处断路。500 W，50 Ω 大电阻是为旋转阳极旋转释放限流制动而设置的，它的断裂应首先考虑电阻质量问题。更换同型号的保险及电阻一周后仍然出现熔断现象。通过图纸分析旋转阳极的制动是通过 A2 第一层接口板发出信号，可控硅有信号后打开，让 700 V 电压经滤波后在 500 W，50 Ω 电阻处释放，此时如果 SCR_1 可控硅短路发生故障，应在更换 500 W，50 Ω 电阻后再次熔断。考虑为接口板触发信号错误造成 SCR_1 导通或关闭时间发生错误，而将电压一直加在电阻上，造成电阻断裂而断路，从而造成旋转阳极中断不能进行扫描。更换同型号接口板机器恢复正常。

[例 2] CT 设备数据传输系统故障检修

机器能做灯丝预热，开始扫描时，Movt to scan 键一闪，而 Scan 键不能扫描，错误提示：I/nexpected event occurred during scan data transfer(没有收到扫描数据而造成扫描失败)。检查在操作台下输送数据采集的光纤，发现中间被老鼠咬断，造成数据采集中断无法扫描。更换光纤后机器正常。

［例 3］ CT 设备准直器故障检修

扫描中偶尔停扫。提示为：The OBC failed to connect with the ccb cub system in the allotted time check to see if subsystem is alive .

故障分析及检修：分析检修 OBC 到 CCD 网络通信系统失败。这个网络通信系统由两个不同的相互独立的 CAN 网络通信系统组成：一路为 RCIB。由 OBC 控制盒中 HEMRC 板、准直器控制板 CCB、数据采集系统控制板 DCB 组成。另一路 HCAN 由 HEMRC 控制板、HEMRC 接口板、CT 球管旋转阳极驱动组件 HEMRC 组成。从提示可知问题出在 RCIB 通路。GCAN 总线功能如下：① HEMRC 控制板上＋12 V 电压提供整个 GCAN 总线和 HCAN 总线所需的电流；② 机器的命令通过总线控制来决定其起始结束时间；③ 控制器提供的触发信号为系统时钟数据采集系统控制 OBC 发出的触发信号，通过此网络控制数据采集。分析后有两种情况下 CAN 总线将会向 OBC 发出错误信息造成系统中断扫描：① 控制器在自己复位的情况下；② 检测到错误。在 OBC 中 HEMRC 板测到＋12 V 电压和 CCB 上＋12 V电压正常，但 CCB 板上显示 CCB 复位失败红灯亮了，更换 CCB 板后机器正常。

［例 4］ CT 设备扫描床故障检修

机器正常开启后，扫描时床面移动走走停停，机架板面不能正常显示床面移动数值，而显示“88888”不变数字，退出床面时，同样走走停停，不能完全退到底，扫描床向下降时只能降至中间不能降到底。最后床面不能移动不能扫描。

故障分析及检修：根据故障现象查看 LOG 系统，提示 HOST：ETC Function：patient anatomy positioning cradle drive error：Alignment error between encoder and potentiometer. 从错误提示可以看出：这是床移动中（ENCODER）编码器和（POT）电位器的检测与反馈的错误。打开床板，发现钢丝缠绕在床右前角编码器传动轴上，打开钢丝线盘盖发现其内部弹簧回弹无力，弹性较差并且有断裂现象，更换钢丝线盘弹簧将钢丝缠绕其上方的线盘（DISK）槽内，另一端连在床尾联动钢板上，模仿进床过程测量编码器阻值，用万用表监测过程中发现扫描体时走时停顿，再测红（R）蓝（B）白（W）3 线之间阻值，正常值应为 RBR＝5.0 kΩ，RWR＝5.08 kΩ，但检查时发现，RBW＝0.32 kΩ，这一阻值不正常。通电测量 DC（BW）值达不到 8 V 正常工作电压，说明编码器已坏。更换编码器后，床面可移动但达不到底，床不能下到位。经检查发现编码器的固定调节盘松脱并且发现 ETCCPU 控制板上相关指示灯工作状态不正常。在扫描床底位置时（HOME POSITION）调节编码器调节盘，使 ETC CPU CONTROL 电路板上的 CRC 指示灯亮起来，拧紧并固定好编码器调节盘，床面运动工作正常。

床面运动为联动控制，进出均靠床前方的主电机带动，移动床面时联动钢丝带动编码器，编码器电阻值变化至光电感应编码器，感知床面位置及移动速度，并通过控制电路反馈回主电机，控制床前进后退及速度。床水平运动联动装置的钢丝、钢丝线盘和弹簧、电位器、编码器损坏都可使床面无法连续运动以及使床面移动范围缩短，使床面不能到底，因而出现床下不到位，停留在中间现象。由于钢丝有断裂现象，弹性大大减弱，钢丝无回缩力，进床时钢丝线松散，脱落并缠绕线盘轴上，编码器无阻值变化、编码器无感应，床面位置不能识别联动装置而失败。在检修此类故障时，一定注意床面移动联动装置，才能取得事半功倍的效果。

［例 5］ **CT 设备数据采集系统故障检修**

扫描过程突然中断，扫描过程返回 MOVE；OSCAN 键亮且一闪而过，START SCAN 扫描键再亮，重新按下后可继续扫描，故障频繁发生。由于在扫描过程中突然中断之后又继续再扫描，序列有遗漏现象，导致图像不完整。系统提示错误代码：HOST：Ice function：date acquistion scan data acquisition buffer overrun detected dunning scan date transfer. This is generally not a hardware issue and will not be remedied by replacing or otherwise servicing the gantry fiber optic cable or dip card.

故障分析及检修：根据系统错误提示分析，这是在扫描过程的信息获得传递过程中发生故障。DAS 接收信息后经模数（A/D）转换通过光纤传到传感器、滑环信号环到扫描重组单元（Scan reconstruction unit，SRU），如果 DAS 出错 log 系统会直接报出 DAS 系统有问题；经测试，DAS 系统正常。对传输通道滑环及碳刷进行检查及清理，未发现明显故障，再检查各段光纤均正常，用光纤直接插入 DIP 板接口做静态扫描测试，避开传感器故障仍存在，故排除其故障：重点考虑 SRU。SRU 由 4 部分组成：① DIP 板（DAS interface processor）用于接受扫描架经光纤传来的原始数据进行校验缓存编码；② RIP 板（retort interface process）存储及从 DIP 板传输数据到原始盘 SDD；③ SDD（scan data disk）存储 DAS 传输过来的原始数据；④ PEG-IG 板（pegasus image generator）修正校验调整 DAS 采集原始数据，并根据内置算法重组影像图像。

DIP 板为数据接收最前端，是 DAS 和 SRU 系统之间重要功能板，接受高速旋转滑环信息环发送连续信息，进行缓冲处理并控制着扫描与中断等指令；之后传输到 RIP 板，通过管理协调数据后存储及从 DIP 板传输数据到 SDD，再经过 PGE-IG 板重组后出图像。数据是从 DIP 板到 SDD 后发生故障并中断扫描的，DIP 板与 SDD 均有故障存在的可能，而故障的发生时有时无，显然是软故障，因此分析 SDD 故障的可能性较大。SDD 在某一个磁道有损坏，但很快恢复正常，这种现象和扫描中断又马上继续扫描现象较为吻合，更换同型号的 SDD 后机器恢复正常。

［例 6］ **CT 设备机架控制故障检修**

LIGHTSPEED VCT 64 排 CT 设备不能控制扫描架倾斜角度。

排除：

① 检查扫描架面板控制倾斜角度正常。

② 检查扫描架倾斜感应传感器（tilt touch sensor）正常。

③ 检查遥控倾斜信号短路，发现是 TGPU 板上电容 C_{287} 短路引起，恢复后正常（图 14-44）。

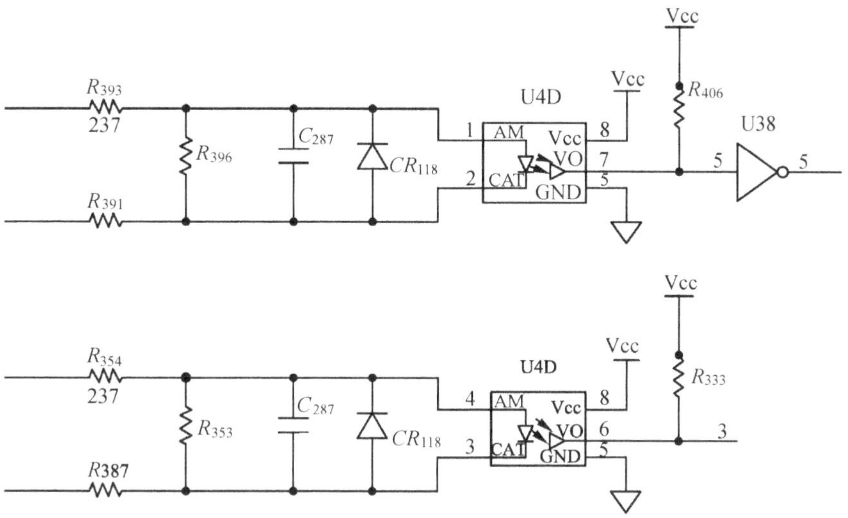

图 14-44 扫描架控制图

［例 7］ CT 设备通讯系统故障检修

LIGHTSPEED PLUS CT：① 有时候 CT 自动关机，错误信息如下：System Control：Scan database manager unable to initialize scan data disk handling. Unable to create recovery scanning hardware has been shut down. ② 有时候扫描报错：扫描硬件问题引起扫描停止（scan hardware stop scan），错误信息如下：Data Acquisition ：Scan data save unable to write offset view data to the scan file.

故障分析及检修：① 做 Regen database，重启系统后故障现象偶尔还发生；② 重装系统软件，不能解决问题；③ 检查 RAW DATA DISK 的 SCSI 线，发现有的线阻抗比较大，约 20～60 Ω，更换 SCSI 线，故障排除。

可以发现在文件中 checking /raw_data/ on disk 的状态在坏的和好的 SCSI 线时信息的不同：

不正常的信息："/raw_data/. /ex50001. CT99. 1054726257. 322731/ov. s10a3" has illegal cluster in chain←Not normal

正常的信息：/raw_data/— Volume is OK←normal

① 如果发现 iceConsole. log 中有上述的错误，可以检查 SCSI 线，如果 SCSI 线阻抗大于 10 Ω，应该立即更换 SCSI 线；

② 如果 SCSI 线正常，故障可能因原始数据硬盘引起。

［例 8］ CT 设备数据盘故障检修

GE LIGHTSPEED 16 排 CT 机设备自动关机。

故障分析及检修：

① 重启 CT 软件，当操作系统启动后，系统会提示有 5 s 的时间进入应用程序，在 5 s 时间内点击中断应用程序启动，系统会停在操作系统界面；

② 打开一个 linux shell 文件，检查系统错误：

a. cd /usr/g/service/log，

b. more gesys_ct01. log，

发现原始数据盘的 RAID 数据文件破坏；

③ 进一步确认：

a. Open a shell，

b. Become super user，

c. rsh darc ＜enter＞，

d. [root@darc ～]＃ cat /proc/scsi/scsi＜enter＞ ，

以上信息只有一个原始数据盘找得到，另一个没有了；

④ 通过其他程序确认问题：

[root@darc ～]＃ sg_map - i 也确认只找到一只硬盘，

[root@darc ～]＃ cat /proc/mdstat＜Enter＞ 没有发现 RAID 数据库，

[root@darc ～]＃ df －h /raw_data ＜Enter＞ 没有/dev/md0，

[root@darc ～]＃ /usr/g/scripts/reconfigScanDisk＜Enter＞，

做 reconfig 报错，确认 scsi Id 1 的原始数据硬盘出问题了；

⑤ 拆下 scsi Id 1 的原始数据硬盘，在 PC 机上做测试报错；

⑥ 更换一只硬盘后，做一下 reconfigScanDisk，机器工作正常。

小结：

① 任何相关图像重组部分的硬件或软件都可能引起系统自动关机；

② 在应用程序不能开启的情况下，在操作系统下分析系统日志文件及诊断设备硬件状态，对症处理。

[例 9] CT 设备 CT 球管故障检修

GE LIGHTSPEED VCT 64 排 CT 机高压系统报 60－0318H，扫描停止。

故障分析及检修：

① 检查错误代码 60－0318H，其含义是检测到了管电压不能在系统规定时间内达到 75％或 95％的设定值；

② 设定不同的管电压值曝光，有时候低管电压能通过；

③ 做高压 NO LAOD kV 测试，发现低管电压条件有时能通过，大部分失败；

④ 去掉高压电缆，做高压 NO LAOD 管电压测试，发现所有管电压条件都能通过；

⑤ 由此判断 CT 球管有问题，更换球管后正常。

[例 10] CT 设备采集系统故障检修

设备出现环状伪影。扫描 16 排、1.25 mm，在第 6，7，8 幅图像有环状伪影。在原始数据第 1，2，3 号文件上第 514 通道有问题。扫描 8 排、2.5 mm，其中第 2，3，4 幅图像有环状伪影。在原始数据第 1，2，3 号文件上第 514 通道有问题。可以通过测试看到坏的通道。判断问题是否出在通道板与探测器之间，用 DAStools 可以得出这样的结论：在 1A，2A，3A 原始数据上 514 号通道问题都集中在 M37A 模块上。发现问题就在于 DAS 背板连接口 M37A 的一根针断了，处理后即正常。

[例 11] CT 设备通道板故障检修

PROSPEED QJ 系列 CT 机故障提示：X-ray zero detect error during scout scans（在定位扫描过程中发生报零数据错误，扫描停止）。

故障分析及检修：

① 在轴扫描过程中测试正常，没有相关报错，图像正常。

② 因无法看到定位扫描(SCOUT SCAN)的原始数据，我们用原始数据分析软件打开轴扫描原始数据文件，发现在 N-CAM 通道板上一个通道的数据是零，周围的数据异常。

③ 更换该通道板，做相关校准，设备正常。

小结：① 尝试不同的扫描方式；② 灵活应用每一台 CT 设备的原始数据分析软件，找出相关的异常数据。

[例 12] 64 排 CT 设备通信系统故障检修

E LIGHTSPEED VCT 64 排 CT 机扫描架显示异常，不能正常扫描。

故障分析及检修：

① 在检修菜单里做 SYSTEM RESETS，系统显示扫描硬件复位成功(scan hardware reset successfully)，但扫描架显示不正常。

② 在 FALSH DOWNLOAD TOOL 菜单里发现各个子系统都正常。

③ 分析系统图纸，检查 ICOM 板到 TGPU2 的 J20 连线，其中的 GANTRY RESET 信号线断开了，修复该线后设备正常。

小结：① 系统通过 Rhard 启动扫描架的各个子系统，网络图像线只是负责主机与扫描架各子系统的软件对接；② 通过 CupMonitor 观察到 Rhard 的具体进程。

14.5.3 VCT 组成与电路框图分析

VCT 主要由控制台、扫描机架、扫描床、电源分配柜组成。VCT 的组成如图 14-45 所示。

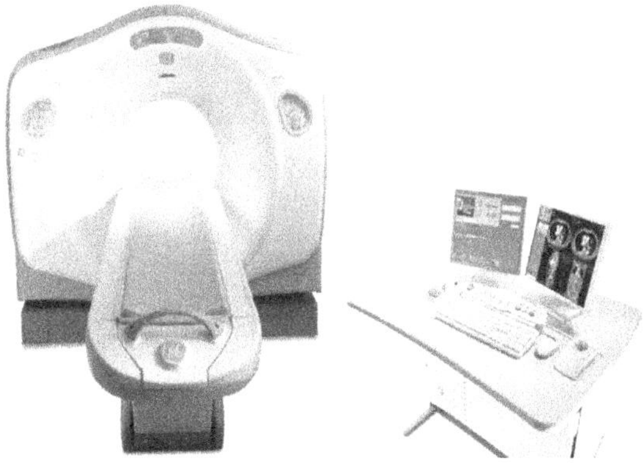

图 14-45 VCT 组成

1. 控制台

控制台(GOC6)内有主机 HPXW8400、图像硬盘、操作系统硬盘、DIG(The data acquisition and image generation computer)计算机等组成。控制台主计算机控制着 CT 系统的操作运转、信息获取，图像重组、显示、存储、传输以及图像的回放、网络传输等。DIG 计算机有信息获得与图像产生两个用途，即原始扫描信息是从滑环传到 DSA 再到 DIG，最后将信息存储在高配置硬盘 HSDA 中，用于检索和重组。DIG 计算机联系着主计算机、控制台、网络开关和因特网联接口(VDIP)。DIG 计算机如图 14-46所示。

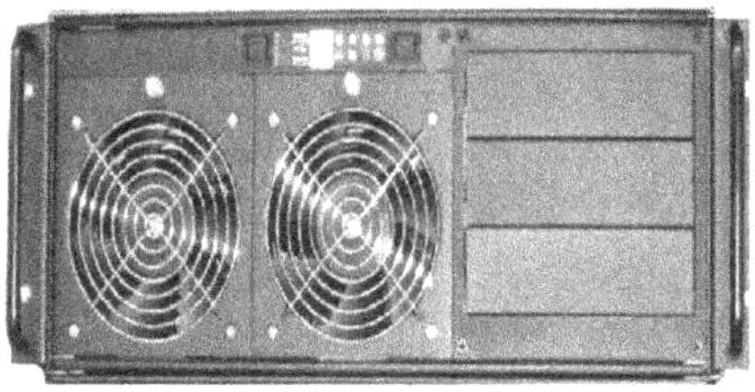

图 14-46 DIG 计算机

HSDA 高速度硬盘阵列(high speed disk array)增加了系统的可靠性和运行速度。电源分配盒在控制台内接收 CT 设备电源分配器(PDU)电压,208 V 电压通过整流、滤波后分别送到和控制台有关的连接电源出口。控制台背面的控制板上有通讯接口,在 CT 设备和控制台之间有以太网络接口、扫描机架、扫描床、DAS,用光纤连接传达。

2. 扫描机架

扫描机架内有探测器、数字采集系统,探测器与以往不同,由 64 个单元组成,每个探测器有两块 A/D 板与之相连产生数字信号。CT 球管发出 X 线与被检者以及探测器三者形成了 CT 的轴位。x 轴是 X 线发射路径方向,透过检查者与探测器长度方向一致的 X 线轨迹。y 轴是 X 线发射路径方向透过检查者与探测器闪烁晶体厚度方向一致的 X 线轨迹。z 轴是 X 线发射路径方向在前准直器与探测器之间平行于检查者与探测器宽度方向一致的 X 线轨迹。x,y,z 轴如图 14-47 所示。

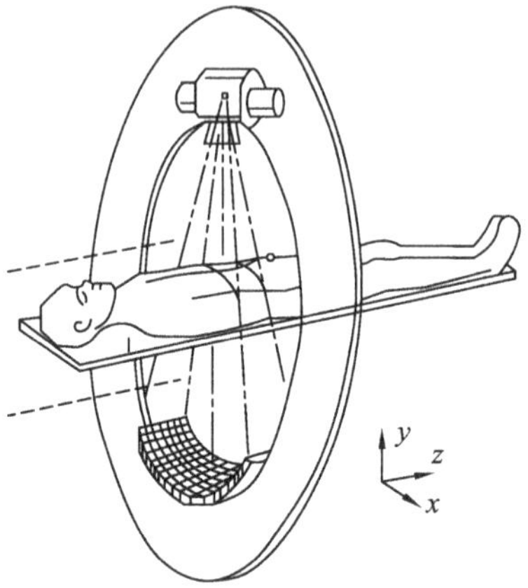

图 14-47　x,y,z 轴

数字信息的产生是应用光电二极管和 A/D 板的组合。A/D 板上光电二极管产生的电流大小与 X 线多少成正比例关系。图像产生的最小单位是像素。根据重组软件条件需要,扫描后获取来自于探测器单元的所有信息并送到主计算机。A/D 板上是 64 单元系统接收光电二极管信息,有 32 个通道用于 z 轴方向上。

3. CT 设备组件

① CT 设备组件有准直器、逆变器、探测器、热交换器、滑环、碳刷、电源分配柜等。

准直器、逆变器、逆变器内部结构、探测器内部结构、热交换器、滑环、碳刷、电源分配柜等如图 14-48 所示。

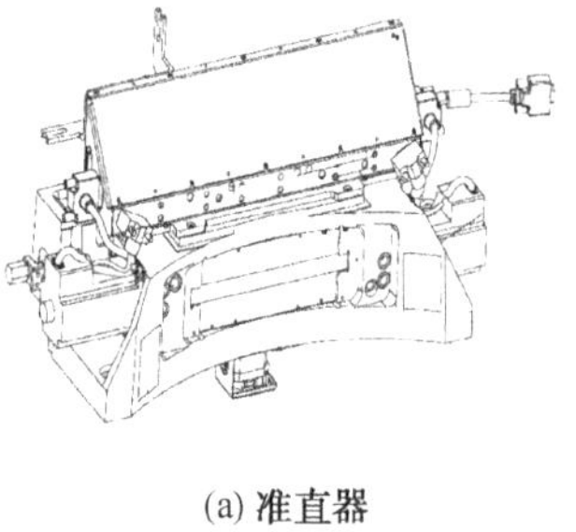
(a) 准直器

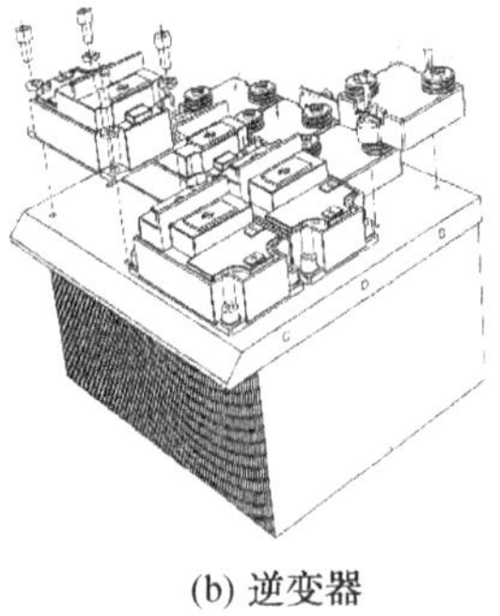
(b) 逆变器

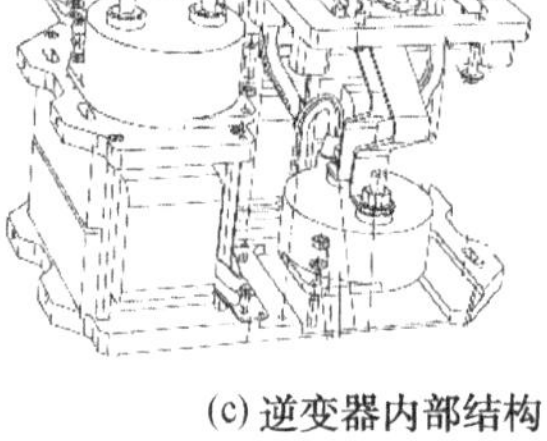
(c) 逆变器内部结构

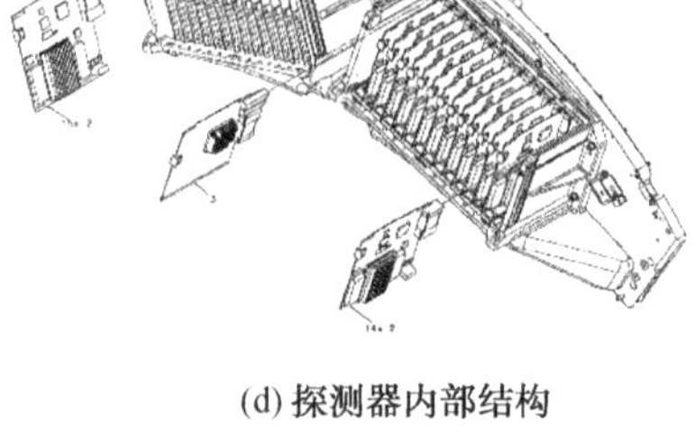
(d) 探测器内部结构

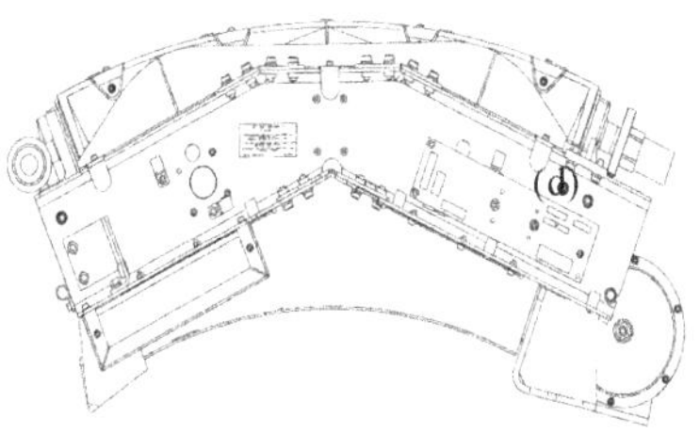

(e) 热交换器

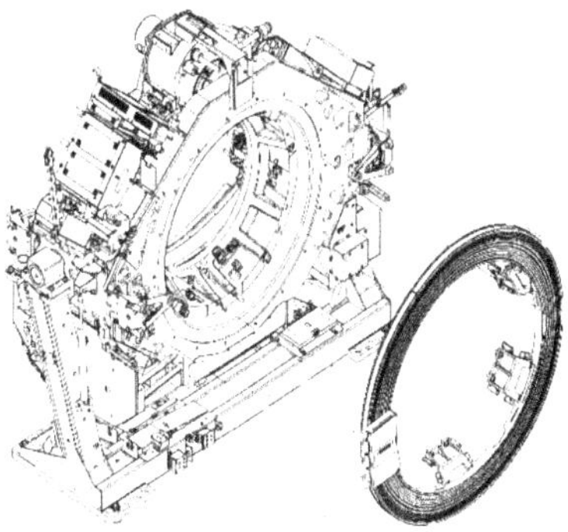

(f) 滑环

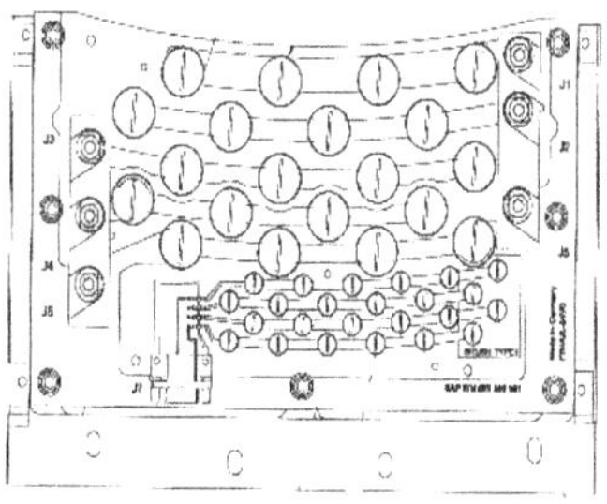

(g) 碳刷

(h)电源分配柜

图 14-48　CT 设备组件

② X 线产生系统由 5 个子系统组成，这个系统建立在 JEDI 平台上。JEDI 是工程学名，是一个高频率发生器，有宽幅变化范围，可快速切换适应 CT 系统的变化要求，高频率发生器 100 kW 功率 X 线发生器主要产生高压供给 CT 球管。

③ JEDI 结构如图 14-49 所示。

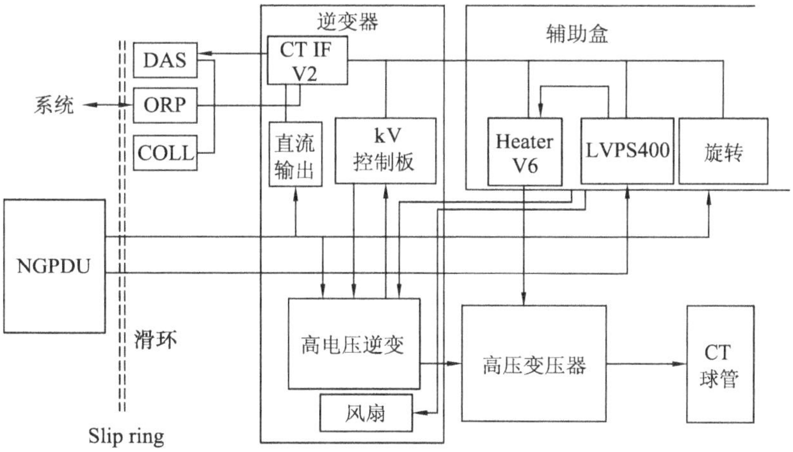

图 14-49　JEDI 结构框图

X 线发生系统主要有逆变器、高频率发生器、高压变压器，通过滑环传输给 X 线发生器，产生的高压通过一根电缆供给阳极接地的 CT 球管产生 X 线。

4. 扫描床

扫描床使被检者进入扫描区，可上下、前进、后退。扫描床如图 14-50 所示。

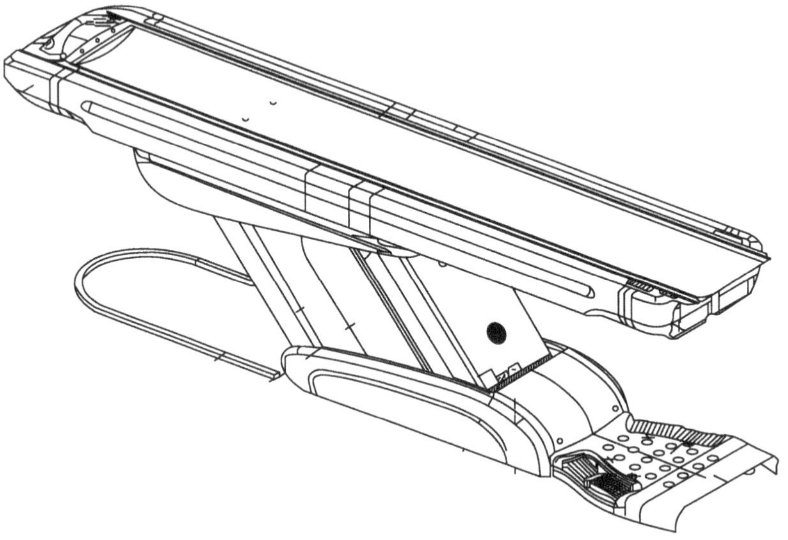

图 14-50　CT 扫描床

（1）扫描床系统

扫描床系统由控制床驱动板（GTCB）和步进马达驱动产生进出动作，通过 GTCB 板产生电流和脉冲频率来控制执行计算机的指令。位置控制有两个传感器、一个编码器、一个长度传感器，GTCB 发出指令收集编码器的电压，了解最初位置地方，长度传感器在最初位置地方有记忆信息，1/4 圈驱动0.01 mm为了预防意外释放，人为断开，离合器控制电路复制电流测定后释放。驱动系统释放位置是利用编码器位置参数，改变步进马达驱动电源，使长度电磁铁释放，令扫描床进行移动，CT 有两个向上速度，两个向下速度模式，变频器发出信号送到自动泵通过油压提升圆筒，当油压达到高值时安全阀打开，当圆筒油压消失后油压下降电压进计算机，油泵由 24 V 供电控制油速度，油速度是电压二倍时，立即关闭阀，防止漏油，变极器和接触器通过接通和关闭控制每一个向上、向下动作。

（2）马达驱动系统

马达驱动系统以 GTCB 和步进马达为条件，GTCB 控制和保护驱动系统发送脉冲信号，使步进马达轮流驱动螺杆转动和停止。驱动信号通过编码器反馈到 GTCB 进行控制，驱动速度取决于不同的脉冲频率。马达驱动如图 14-51 所示。

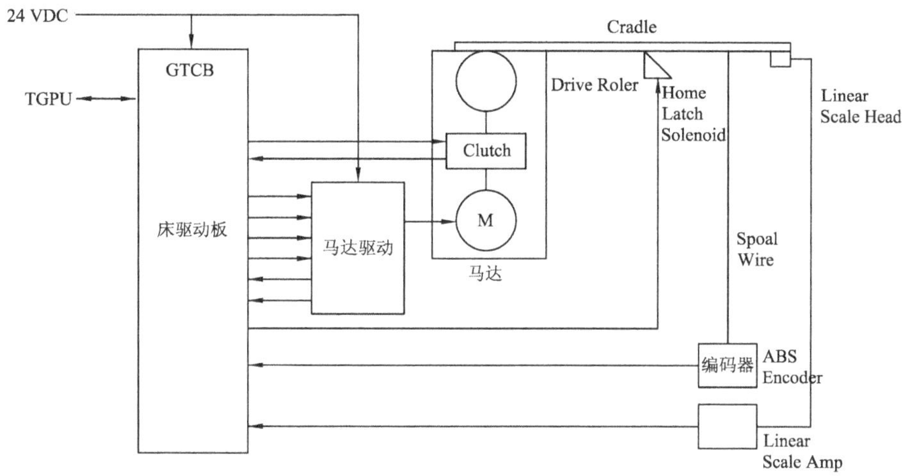

图 14-51 马达驱动框图

(3) TVS 控制板

TVS 控制由 K_1 控制，K_1 得电后接通，120 V 电压通过滤波电路到 K_1 接点，经整流滤波、逆变后给油泵马达驱动。TVS 控制板如图 14-52 所示。

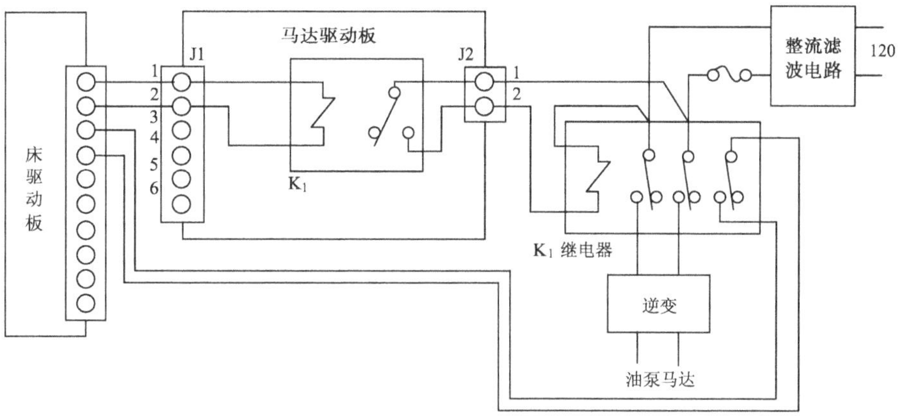

图 14-52 TVS 控制板

TVS 控制板控制床正反向开与关的电压，电流 2 A，关闭电压是 24 V 电源供给到 J101，控制信号由 GTCB 的 J102 供给，K_2 得电和失电分别打开和关闭开关，从而控制着 24 V 的电源供给。J102 是关闭信号（图 14-53）。

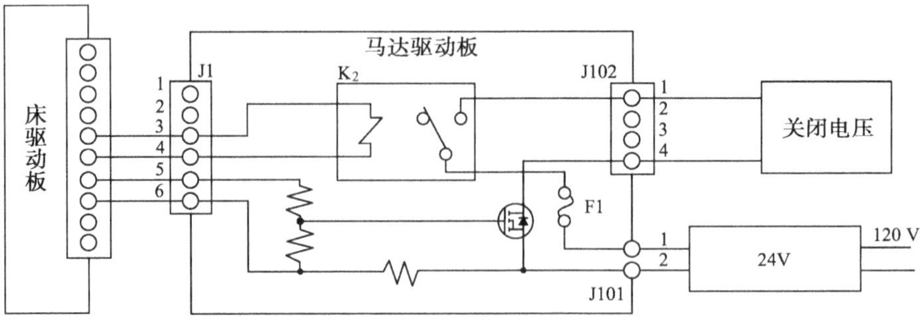

图 14-53 GTCB 板

(4) 服务功能开关

服务功能开关以手动控制 GTCB 板给出动作，LED 灯显示功能是否正常，开关可实现快、慢、锁定、正常转动等各种功能。服务功能开关如图 14-54 所示。

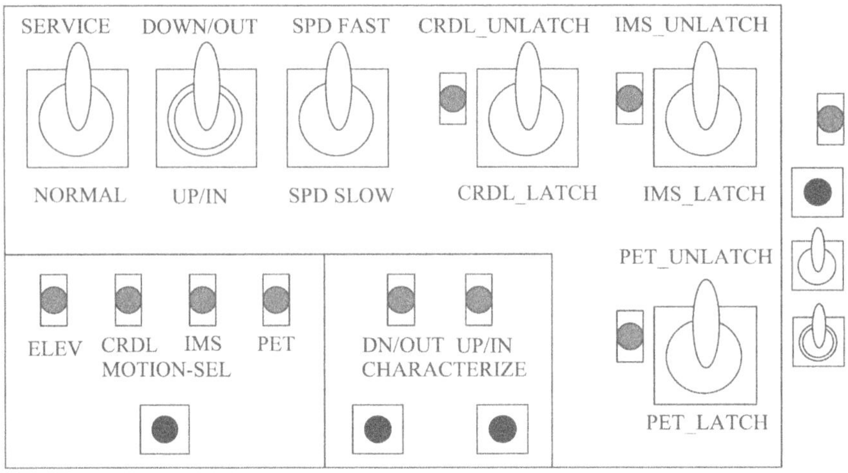

图 14-54 服务功能开关

(5) 管电压(kV)功能

CPU 控制板控制管电压功能，电源由 PDU 控制，当 CPU 收到来自 ORP 板的管电压、管电流、曝光时间命令信号后，驱动给灯丝加热，阳极旋转准备产生 X 线，一切指令由 CPU 发出和控制。曝光控制板(FPGA)功能：① 逆变器控制、曝光结束切断 X 线；② 监控硬件安全过压、过流、曝光量、曝光参数、CT 球管累计量控制。管电压(kV)功能如图 14-55 所示。

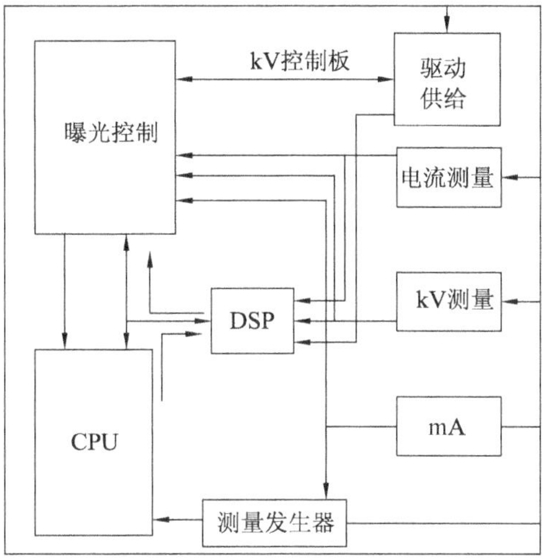

图 14-55 管电压(kV)功能

(6) 管电流(mA)功能

电源—整流逆变—灯丝选择，在 PPC 管电压控制板上 CPU 对灯丝加热，信息传到灯丝加热板时驱动整流逆变选择灯丝，管电流量控制后加到 CT 球管阴极上，经灯丝电流整流校正，测量校正并返回到 CPU。管电流(mA)功能如图 14-56 所示。

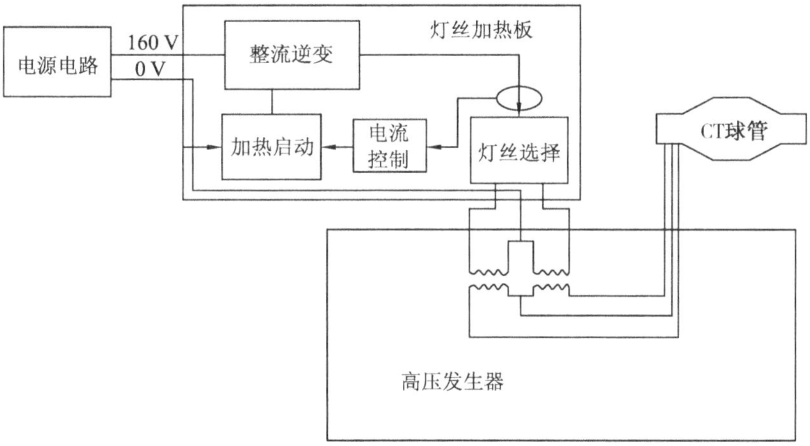

图 14-56 管电流(mA)功能

(7) 旋转功能

整流逆变—旋转启动电容—CT 球管阳极旋转驱动，也是由管电压(kV)控制板上的 CPU 控制，产生的热由冷却系统制冷。旋转功能如图 14-57 所示。

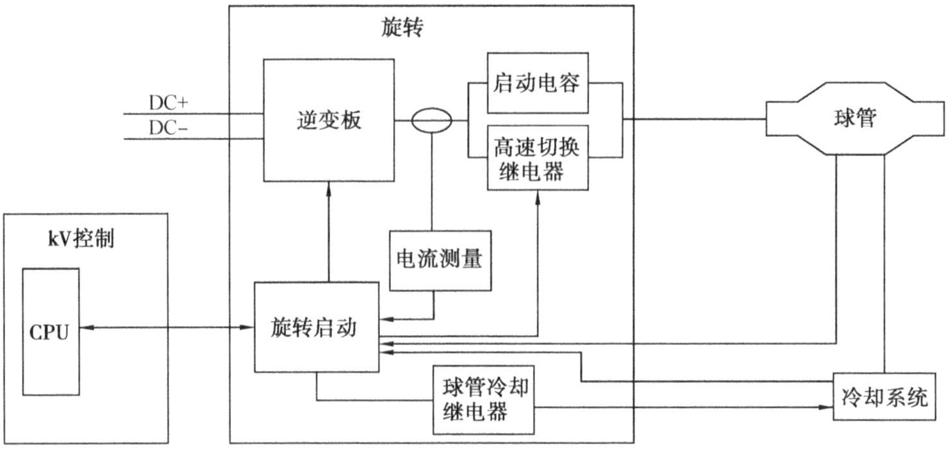

图 14-57 旋转功能

(8) HV 电源逆变

滤波—整流—逆变电压加到高压变压器,控制反馈到管电压控制板,通过 CPU 指令调整。HV 电源逆变方式如图 14-58 所示。

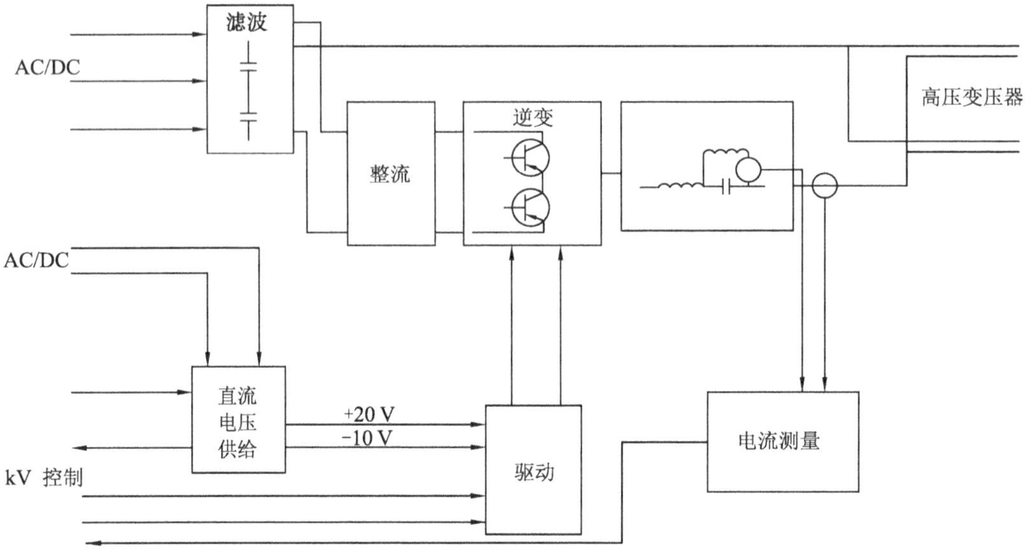

图 14-58 HV 电源逆变

(9) 低电压电源供给

P15CAN 和 M15VCAN 供给 PPC 板低电压和旋转板,P15VEXT 供给 GRID 油箱控制低电压,24 V GATE 供给 GATE 油箱控制逆变器、JEDI 变压器。24 V FAN 连接风扇,驱动 2 个风扇给附近系统降温。160V H1 和 160V H2 分别给 2 个不同灯丝加热板供电。160EXT 供给 GRID 变压器电源电路,监视按标准输出电压、电流送到管电压板,曝光不中断时引起警告。

(10) HV TANK(高压发生器)

高压变压器初级线圈连接逆变器 LC,次级线圈连接滤波器整流器,高压器比率 417∶1,可产生 400～800 V DC 电压,频率可达 40～140 kHz。高压发生器如图 14-59 所示。

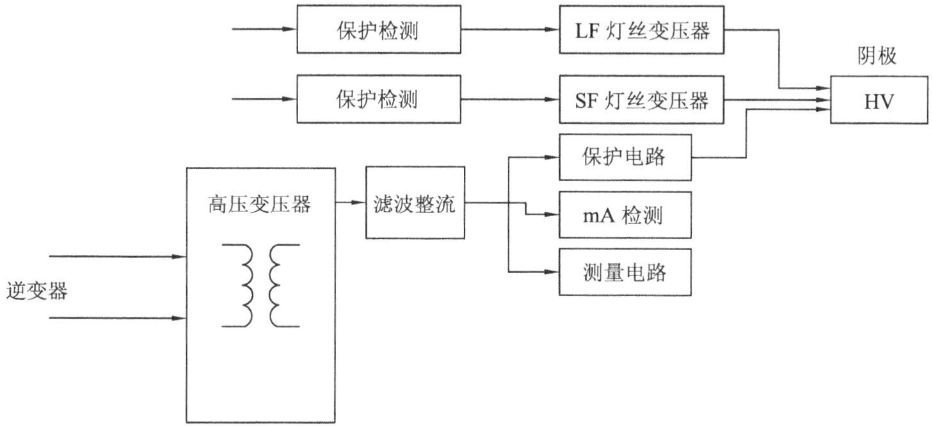

图 14-59 高压发生器

14.6 SPECT 设备电路与故障检修

14.6.1 工作过程

被检者注射放射性同位素,发射出 γ 射线,射线被探头系统接收,进入探头的 γ 射线撞击探头中心的 NaI 晶体,使之产生闪烁,闪烁被探头中的光电倍增管接收,光电倍增管把光信号转换成脉冲信号。每一个光电倍增管有一个前置放大器,前置放大器放大来自光电倍增管的脉冲电流,输出低阻抗信号驱动下一级电路,在 37 个光电倍增管阵列中,有 37 个脉冲源,基本信号有 X,Y,Z,X 和 Y 决定光闪烁的位置,Z 决定光闪烁的强度。

7 个呈多边形排列的光电倍增管,产生的光闪烁强度信号基本相同,与其总能量成正比,通过电阻网络和运算放大器求和产生 X 和 Y 信号。而 Z 信号根据光电倍增管位置的不同,电阻网络的各个电阻值也不同,Z 信号电阻网络所有电阻值都相同,与光电倍增管无关。电阻网络中电阻的数目与阵列中的光电倍增管数相同,从每个电阻网络中输出的信号经过各自运放电路求和、放大、缓冲,从运放电路输出的 X,Y,Z 信号进入后级电路进行积分、线性校正、变换校正、脉冲高度分析处理后,在显示器上显示 X,Y,Z 3 个参数图像。一幅 ECT 图像可认为是 X,Y,Z 参数的集合(图 14-60)。

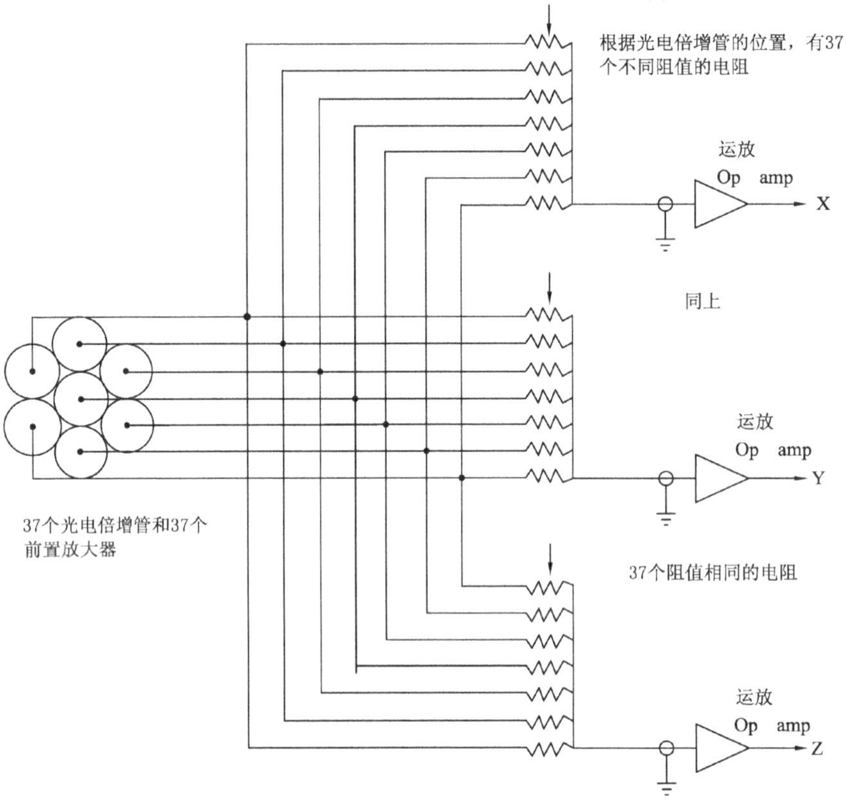

图 14-60 SPECT 设备基本信号产生图

14.6.2 电路分析

1. 探头

信号处理部分在一块母板上插有 12 块板，由光电倍增管、前置放大器、阀门放大器、电阻网络、湿度传感器电阻组成。信号求和微分放大电路由运算放大器产生阈值电平 TS 和能量输出信号，电流转换器产生能量输出信号，由位于母板上的 7 个电阻网络节点产生信号送到 3 个求和差分放大器，这些输入信号通过母板连接器直接加到 SDD 板上，求和放大器输出信号通过 SSD 板进入母板，再由 ICD 积分放大接收信号。探头系统功能框图如图 14-61 所示。

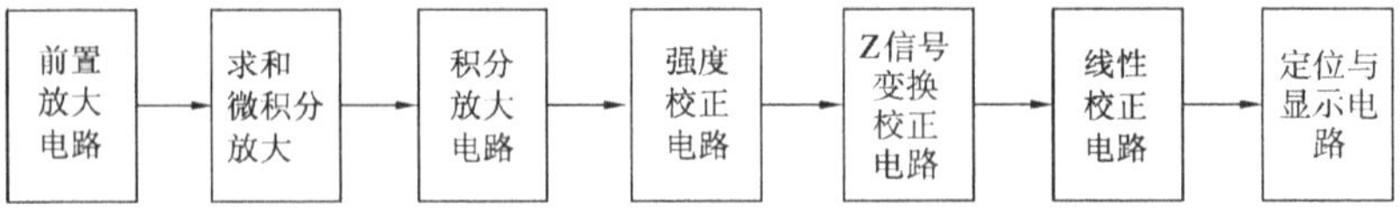

图 14-61 探头系统功能框图

2. ICD 板（积分与控制板）

ICD 板有 4 个二重积分器，输入到积分器的 4 个模拟信号直接来自 SDD 板，从积分器输出的 4 个信号通过母板直接进入 CDD 板（强度信号校正板）。

3. CDD 板（强度校正板）

CDD 板有 3 个采样保持电路、2 个多路转换器，通过反馈电路具有分频器功能，每个有一个输出缓冲放大器，采样信号由 PCA 板产生经过母板后进入 CDD 板。

4. AIA 板（高度分析器及自动稳定电路）

AIA 有 4 个脉冲高度分析器，分别位于两块板上，每块板上有 2 个分析器，有等效电路功能，以及 2 个数模转换器、2 个运算放大器 L_4（反向输入缓冲放大器）和 L_5（完成加法器），集成块 K_4，K_5。信号经过适当处理后加到每一集成块 15 脚，求和放大器 L_5 完成求和工作，它接收 K_4，K_5 发出的信号和经过运算放大器 L_4 缓冲过的部分信号，L_5 输出模拟信号，进入 ZCA 板（Z 信号校正及自动稳定电路）。

5. ZCA 板（图像校正板）

ZCA 板为图像校正部分，功能是将模拟信号转为数字信号。在地址总线右面有 16 K×8 的 ROM 存储校正，另一个 4 K×8 的 ROM 存储光电管数目，数模转换器接收来自 ROM 的校正信号加到乘法器，这是集成块 ICL2 积分部分，输入到乘法器的信号来自测试点 TP_4，这个信号校正后模拟输入信号，乘法器在 ICL2 4 脚输出具有电流转换特性的信号，它通过运算放大器 L_3 换成电压信号，在 TP_6 上输出，然后加到加法器，TP_4 信号也加入加法器，在 TP_5 输出信号进入后级电路。

6. ODA 板（定位与显示板）

ODA 板包括线性校正、定位、显示电路。为了克服阵列光电倍增管定域灵敏度不一致，引起信号失真问题加入了减校正技术，其主要由 LD1，LC2 二块板组成，LC2 由 8 个 ROM、8 个数模转换器、8 个乘法器和 2 个加法器组成，信号进入 LD1 板模数转换后输出，2 个寄存器接收经过模数转换后的信号，控制电路主要由一组门电路组成，模数转换后的数字信号存储在 12 bit 的寄存器内，进入后级校正电路产生两个模拟校正项，进入加法器后输出进入定位及显示。

7. 定位与显示

该电路作用是显示能量光谱图以及旋转和反转图像，它的输出信号 X，Y，Z 是模拟通道处理后最后输出的信号，其能量信号 Z 不改变，X 和 Y 信号通过双向电子开关产生变化信号，这种变化的信号就产生了光谱显示，从电子开关产生的 X 和 Y 信号经过运算放大器放大和反相，产生 2 个有极性信号 +X，−X，+Y，−Y，然后 4 个信号分别进入 4 选 1 模拟多路换换器，图像组成能够以各种组合相互转换，在显示器上显示图像能够绕 x 轴或 y 轴旋转。

14.6.3 故障检修

[例 1]　ECT 图像均匀度变差故障检修

图像均匀度变差。分析与检修：图像均匀度变差一般是由光电倍增管和前置放大电路部件发生故障引起的，大多是前置放大器性能不佳或损坏引起的，应检查前置放大器。如图 14-62，测量 TP_1 电位 −7.4 V 正常，输入到 Q_6 B 端信号正常，再测 TP_2 为 15 V 正常，TP_3 为 3.42 V、调节电阻 R_2 电压无变化，TP_3 正常电压为 5.235 V，因此可以断定故障在 R_2 上。由于 R_2 失调输入到 Q_5 端的信号发生偏差，引起高增益的光电倍增管直流输出，导致前置放大电路输出信号不正确，更换 R_2 并调节使 TP_3 电压为 5.23 V，机器正常。

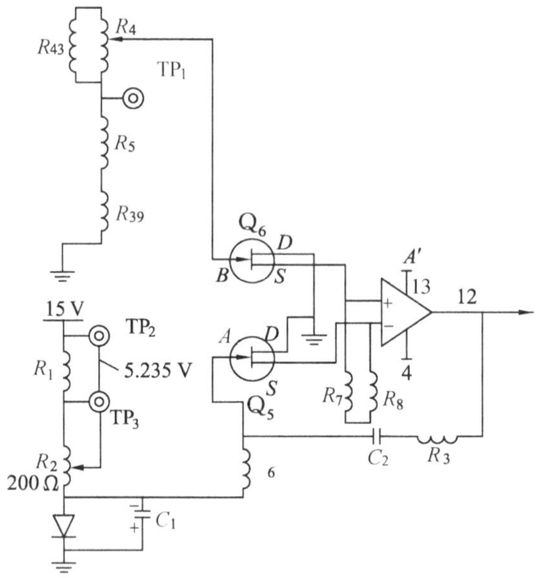

图 14-62　前置放大器部分电路

［例 2］　ECT 探头故障检修

开机后进行平面源校正时，计算机和控制台显示屏无显示。故障分析及检修：故障可能发生在探头系统，因为计算机和控制显示器同时发生故障可能性不大，在平面源校正时无显示，可能是探头系统电源系统故障，导致所有信号处理系统工作不正常。查电源板、电源板保险，±5 V、±12 V 电压输出正常，查±15 V 电源板共输出＋7.4 V 和－15V，可以确定为±15 V 电源板不正常，查±15 V 电源调节器 LM350，输出端输出＋7.4 V，调节 LM350 仍达不到＋15 V，更换 LM350 后测输出电压达＋15 V 电压正常，机器工作正常。

［例 3］　ECT 电源电路故障检修

图像均匀度和空间分辨力差，强度信号 Z 失真。故障分析及检修：－12 V 电源调节器在加负载后发生振荡输出，其中元件损坏，－12 V 电源供电信号处理系统输出信号发生偏差，引起故障。查－12 V 电源板，测量 TP_1 电压，不正常调节 R_{12} 使 TP_1 电压为－12 V，±10 mV 但机器仍无改进，从图 14-63 中得知，TP_1 电源振荡输出由电阻 R_{14}，R_{10}，C_{14}，C_{15} 组成，而检查到 C_{14}，C_{15} 时发现它们被击穿而导致电位振荡输出不正常，更换同型号电容，机器工作正常。

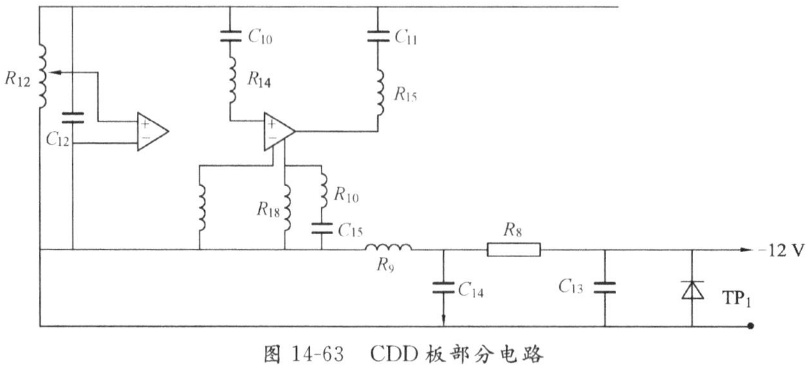

图 14-63　CDD 板部分电路

［例 4］　ECT 探头 CDD 板故障检修

开机后计算机显示器和控制台显示器无显示。故障分析和检修：查计算机控制台显示器正常，故障应发生在探头系统。根据探头系统功能框图检查 CDD 板，用示波器检测 CDD 板上 TP_9，TP_{10}，TP_{11}，TP_{12}，TP_{13}，TP_{14} 的信号波形正常，再测 ICD 板上 TP_1，TP_2，TP_3，TP_4，TP_5 的信号波形也正常，进一步检测 CDD 板上 TP_6，TP_7 的信号无输出信号，再检测 CDD 板上中间板 TP_1，TP_2，TP_3，TP_{10} 的信号无输出，可确定为 CDD 上的故障。输出信号由 ICD 板进入 CDD 板上 4 个相同的采样保持电路，信号经过此电路后无信号输出，由于有 4 个采样保持电路都无输出，不可能同时发生故障，只有 CDD 板电源发生故障时才可能导致 4 个采样保持电路无输出。查 CDD 电源，测量 003A 连接器测得 ±5 V，±7 V，±15 V电源正常，把 CDD 板插在延长板上，再测±5 V，±7 V，±15 V 电源发现＋15 V 电源消失，CDD 板的 35 脚对 1 脚（地）消失说明有短路现象。从图 14-64 中可知，＋15V 中 C_{62} 电容如击穿引起短路可引＋15 V 无电压，测 C_{62} 发现滤波电容击穿，更换 C_{62} 电容后测＋15V 电压正常，机器正常工作。

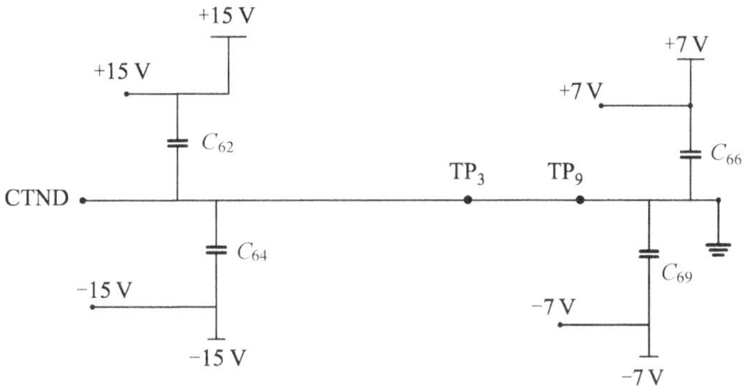

图 14-64　CDD 板电源滤波电路

［例 5］　ECT，ALA 板故障检修

开始后按下自动校正时，出现错误信息提示：Us high countrate off mode（使用高计数率关方式）。故障分析及检修：根据错误信息提示探头系统对高计数率和低计数率不能以相同的百分率进行校正，高计数率电路 ALA 板发生故障，此电路对模拟信号进行放大，对强度信号 Z 进行校正，前级电路 X，Y，Z 信号输入到高计数率，其中 X，Y 没有影响，高计数率的输出信号 A、信号 Z 通过 K_4，K_5 寄存器进行校正，再通过加法器得到 A 信号，K_4，K_5 功能对应一个数字模拟器和一个乘法器，计数率校正的百分率由 K_4，K_5 决定，可以判断，故障发生在 K_4，K_5 及外围元件上。

用示波器测 TP_{28} 信号输入波形正常，测 K_4，K_5 17 脚电压和 20 脚电压正常，测 K_4，K_5 15 脚调节可变电阻 R_{36}，发现 K_5 15 脚电压有变化，而 K_4 的 15 脚也应有电压变化但现在无任何变化，再测 R_{39} 发现 R_{39} 断裂，重新更换 R_{39}。调整 R_{36} 时，K_5 的 15 脚和 K_4 的 15 脚均有电压变化，此时机器工作正常。

第 15 章　MR 设备单元电路与故障检修

15.1　线圈

MR 流程控制单元也是 MR 设备执行控制单元，它由 RF 脉冲发射/接受装置、RF 脉冲放大器、梯度磁场、梯度控制、梯度放大器等组成。

15.1.1　发射线圈（图 15-1）

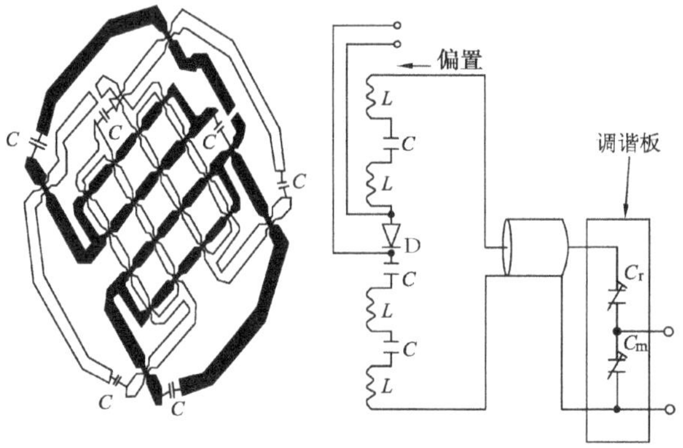

图 15-1　发射线圈

永磁 MR 发射线圈和接收线圈是不同的两套系统。发射线圈的等效电路是 LC 串联谐振电路，与 RF 放大器调谐相应匹配，发射线圈的等效电路输入阻抗要求为 50 Ω，C_r 和 C_m 分别为谐振电容和阻抗应配电容，C 为隔直电容，D 为去耦二极管，二极管 D 的导通与截止由偏置信号 15 V，1 500 mA 控制，RF 发射时，二极管 D 导通，接收信号时 D 截止。

为了 RF 磁场的效率和均匀性，设有 4 组发射线圈，并且两正变形成正交线圈，每组发射线圈的功率为 1.25 kW，总功率为 5 kW，分上部线圈和下部线圈（图 15-2），每组发射线圈信号相差 90°。

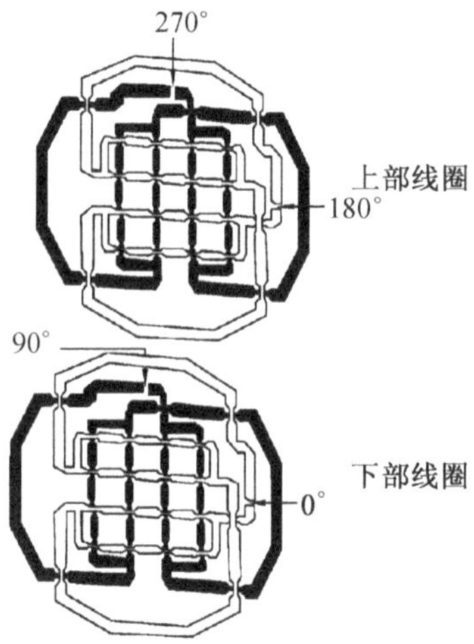

图 15-2　上部线圈和下部线圈

15.1.2　接收线圈

接收线圈分 3 类：① 正变接收线圈。由马鞍型和螺旋管组合而成。② 相控型线圈。由两个以上的正交接收线圈组成。③螺旋管型线圈。C 为隔直电容，C_r 和 C_m 为谐振阻抗电容。C_v 为变容二极管，C_d 为去耦电容，L_d 为去耦线圈。D 为去耦二极管，由 D，C_d，L_d 共同构成去耦电路，RF 发射信号时，去耦电路工作，接收线圈形成并联谐振电路，此时去耦阻抗最大，其高阻特性使接收线圈开路。当 RF 发射信号停止时去耦电容不工作，接收线圈形成串联谐振电路，电流最大，感应信号最差。接收线圈和发射线圈必须阻抗匹配调谐，其决定信噪比，一般用软件自动协调。二极管 C_v 并联电路中，程序会自动调节加在它两端电压改变 C_r 的容量大小，使之达到最佳调谐状态，3.0T有收发二用头部线圈、脊椎头部阵列线圈、颈椎体部线圈、乳腺相控阵线圈、肩部线圈等(图 15-3)。

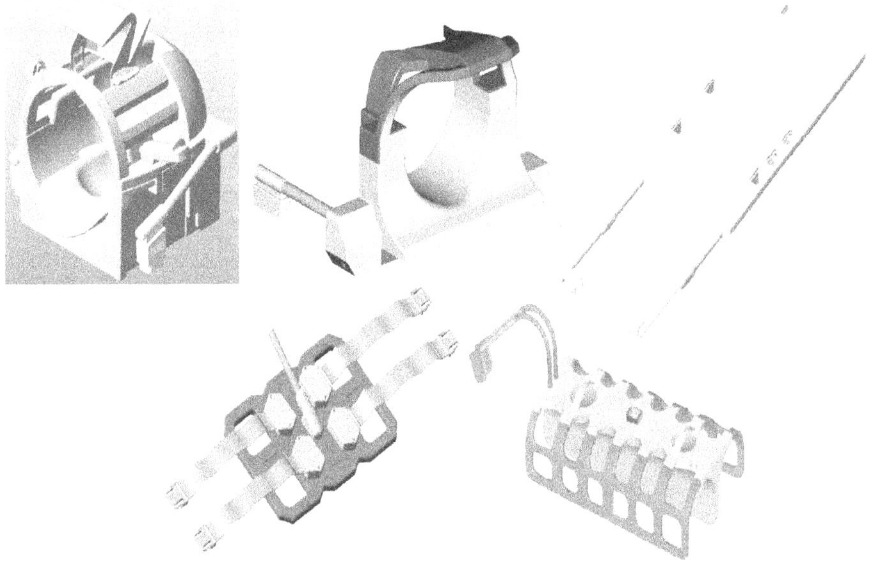

图 15-3 头线圈、颈线圈、体线圈、脊柱线圈

15.1.3 梯度磁场电源

梯度磁场电源(图 15-4)在程序控制下，按照控制台送出的脉冲序列，为各个梯度线圈 X，Y，Z 提供工作电流。其由初级电源、涡流电路、直流功率放大器构成。

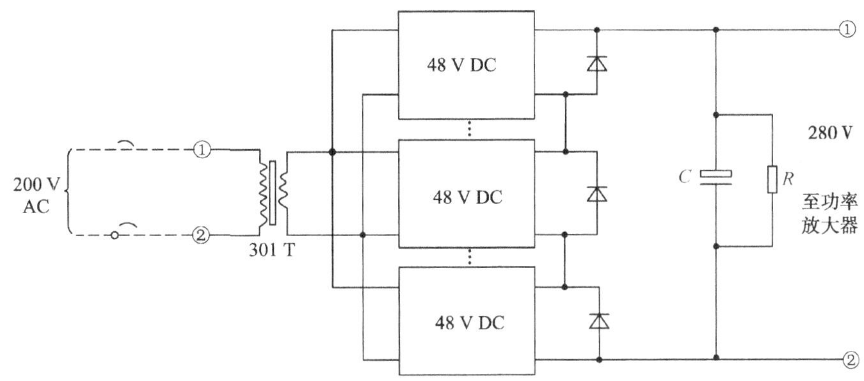

图 15-4 梯度磁场的电源

① 初级电源。6 个 48 V，600 W 直流电源串联，输出 280 V，3.6 kW DC，为 x，y，z 轴 3 个功放供电。

② 梯度磁场控制。从控制台 PSC 送出 18 位串行数据，由 CN101 输入，经 18 位 D/A 转换，形成相应的梯度波形，同时对上升时间相应设置涡流补偿时间。将常数和几个不同的梯度磁场波形调整时间送到功放的各轴向 FOV 增益调节电路，若检测到功放错误信息则发光二极管亮。

③ 调整功放控制电压以调整梯度磁场线圈电源。控制电压与输出电流的关系为 20 A/V，x，y，z 轴 3 个功放相同，只是在电路中设置的开关不同。

15.2 3.0 T 磁共振设备电路与故障检修

15.2.1 3.0 T 磁共振设备概况

3.0 T 磁共振设备(图 15-5)由控制台、磁体、扫描床、梯度功率放大器 GPA 梯度柜、控制柜(ACC)、系统隔离柜、水冷装置(SEP)、射频柜(RF)等组成。

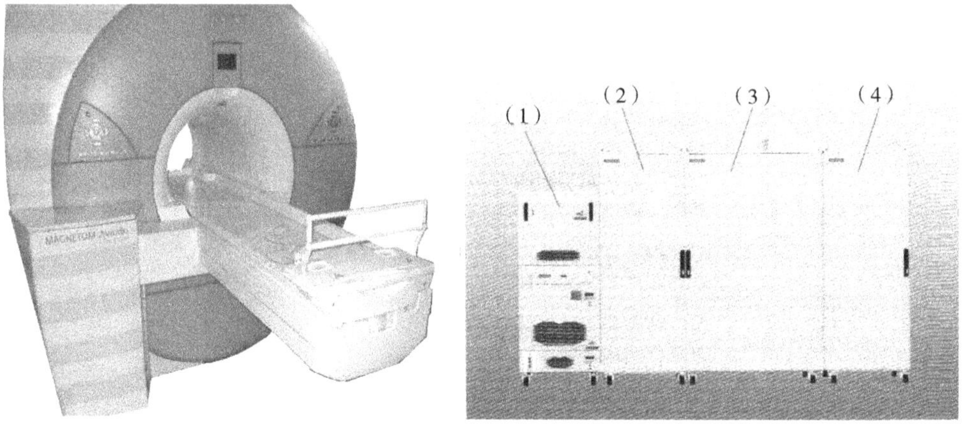

(1) 射频功率放大器

(2)梯度柜

(3)控制柜

(4)系统隔离器

图 15-5 3.0 T MR 结构

控制系统(图 15-6)有主控制装置(MRC)、磁体监督(MSUP)、扫描床(PTAB)、磁体(OR64)提前测量控制单元(AMC)、图像重组系统(MRIR)、生理测量控制单元(PMU)、电源分配电路(LPD)、射频信号单元(RFSU)、水冷装置(SEP)、冷空气调节系统(ACS)、梯度功率放大器(GPA)、射频功率放大器(PFPA)、射频应用系统(RFAS)、射频基础结构(RFIS)等组成。

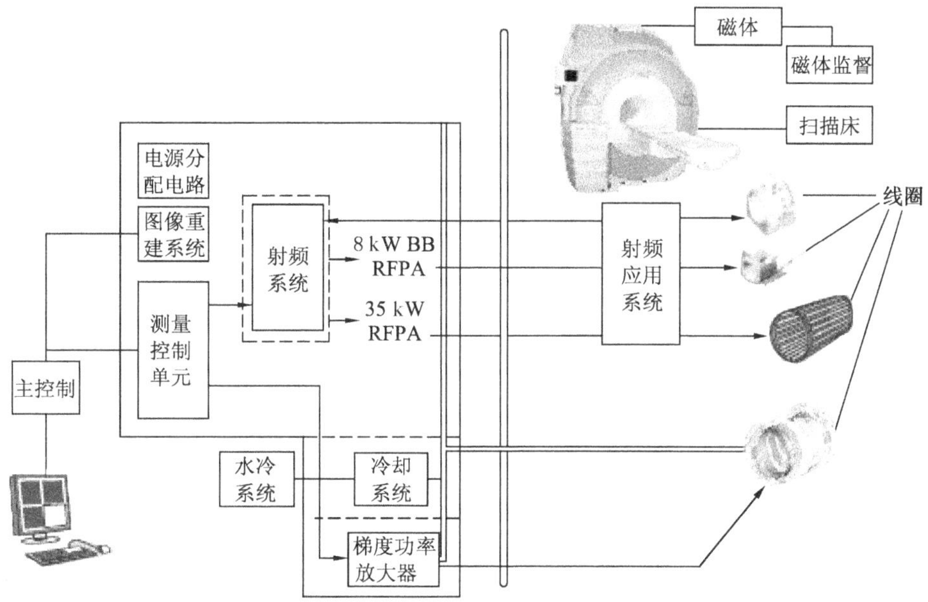

图 15-6 控制系统

计算机控制系统(图 15-7)由电源供应板、MPCU 计算机主板、PCI 通讯模块板、监控射频梯度脉冲发生板、监测板、监测提前测量板(AMC)电压信号等构成。

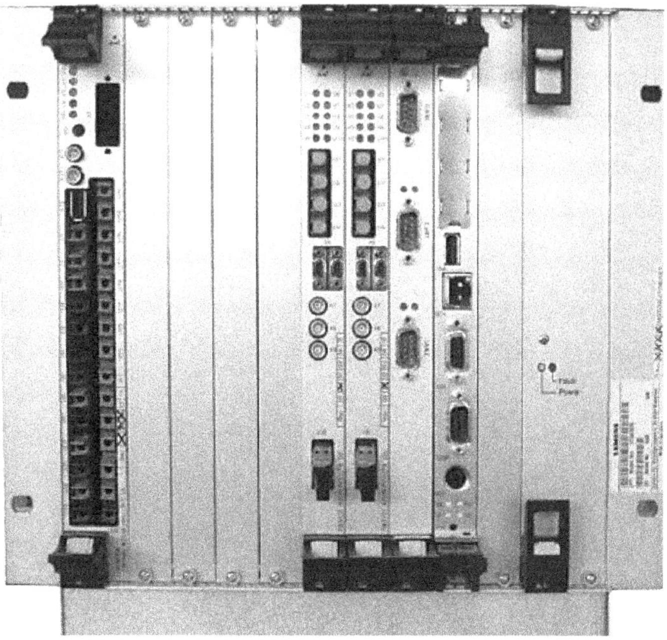

图 15-7 计算机控制系统

1. 梯度功率放大器(图 15-8)

梯度功率放大器由电源供给、风扇、梯度功率放大器、过滤器、电流交换器、梯度信号装置组成。

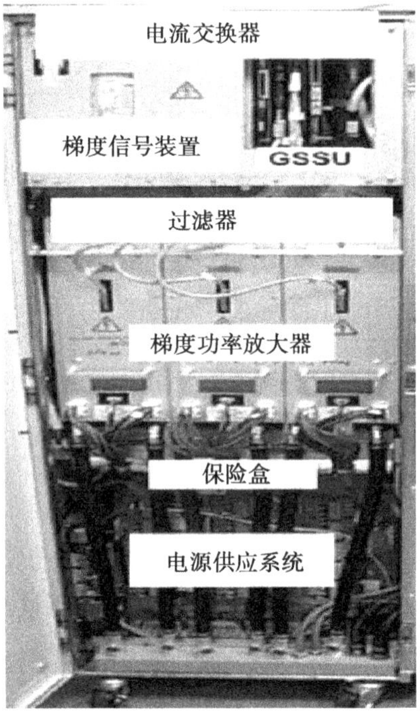

图 15-8 梯度功率放大器

2. 报警器(图 15-9)

报警器由 LED 指示灯、紧急按钮、防磁、系统电源开关和报警清除、电源开关和钥匙组成。

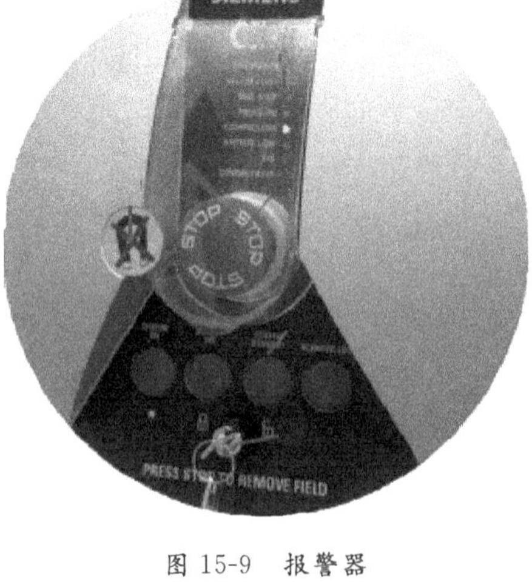

图 15-9 报警器

3. 冷却系统(图 15-10)

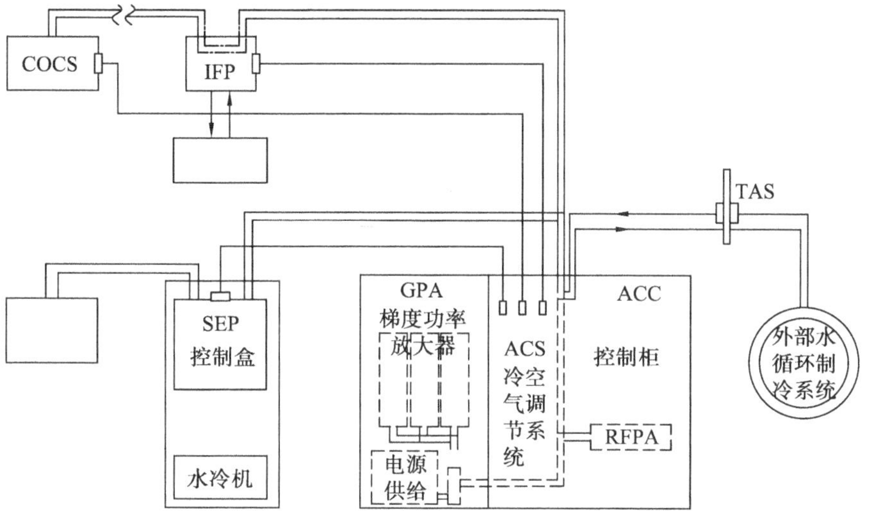

图 15-10　冷却系统

4. 水冷装置(SEP)(图 15-11)

水冷装置由(SEP)控制盒、转动泵、水冷机、氦管、弯管、水管、电源接线、诊断接口、冷头电源、压缩机等组成。

5. RF 控制柜(图 15-12)

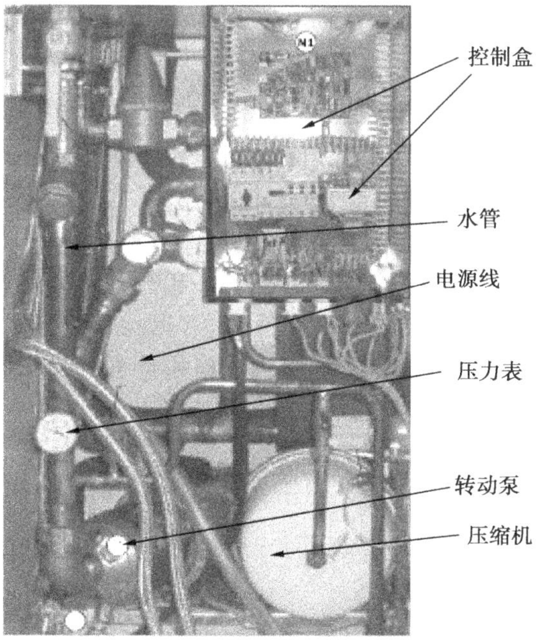

图 15-11　水冷装置(SEP)

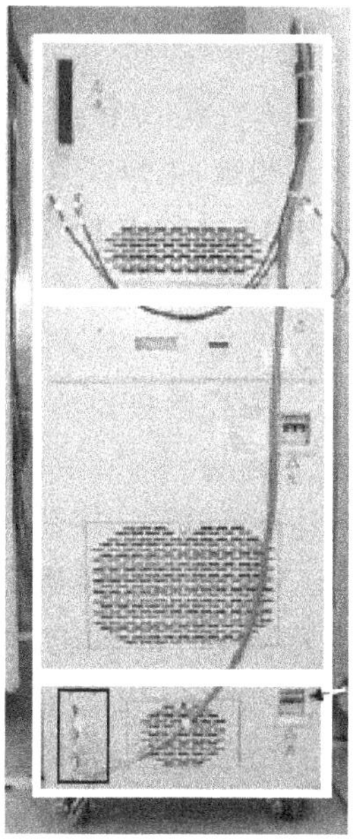

图 15-12　RF 控制柜

6. 扫描床(图 15-13)

扫描床是对被检者进行定位、扫描用的。将被检者定位于磁体中心,扫描床包括一个附在扫描床上的可移动床面，支架直接安装在磁体上，床面在磁体腔中可以水平移动，床面完全移出磁体时也可以垂直移动，为了定位，扫描床的头端和足端要加以区分。

7. 冷头（图 15-14）

冷头是在磁体内进行制冷的装置。

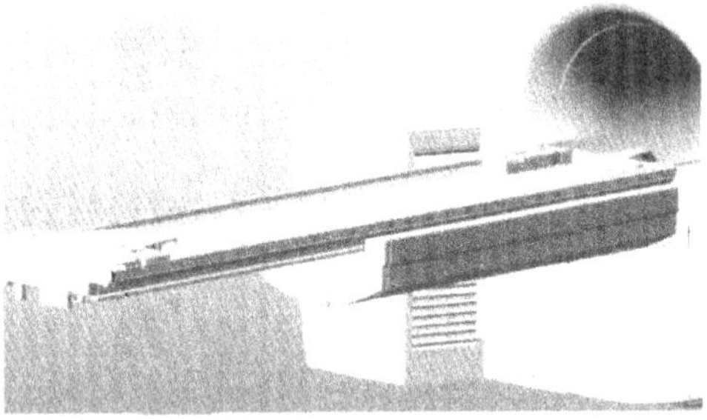

图 15-13　扫描床

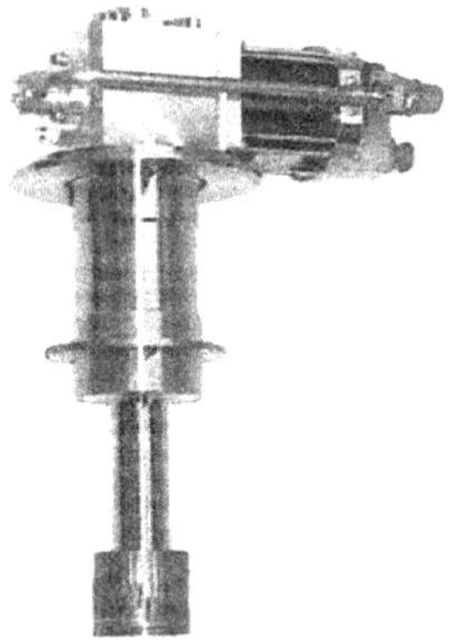

图 15-14　冷头

15.2.2　3.0 T MR 设备故障分析与检修

［例 1］　MR RF 柜故障检修

扫描过程中停扫，提示为：PFPAKZ180 W35 not ok. 查射频柜提示为：System error massage showing PABIAS CURR ENT 61state，扫描图像不能出现，进一步检查，详细错误提示为：① Target PAbias currents. ② not within amplifier PAbias Voltage range. ③ Failure of 15K 225W bleeder resistor low PAHV can make bias current to below the specified value.

故障分析及检修：分析上述提示可认为故障发生在 RF 柜中，功率放大器电源发生故障，打开 RF 柜检查，电源部分发现 15 kΩ，225 W 电阻断裂损坏，更换电阻后机器恢复正常。

［例 2］　MR 水冷系统故障检修

扫描过程中停扫，报水温太高同时压缩机红灯亮报警。

故障分析及检修：从故障现象分析，故障可能出现在 SEP 系统，查 SEP 线路图测电源 380 V，有电压，而控制板 24 V AC 无发现，F63A 保险断，更换 F63A 保险后压缩机开关跳闸不能启动，查启显示为：locked rotor err（旋转锁定不能工作），接通诊断接口出现：motor amps err（马达电流错误），说明压缩机已损坏，更换压缩机后机器恢复正常。

［例 3］　MR 梯度功放系统故障检修

扫描过程中停扫，不能继续扫描，提示为：Gradient power amplifier error under voltage of power stage Z gradient power amplifier error GPA device fault（梯度功放电源出错，z 轴梯度功放电压故障）。

故障分析及检修：根据提示故障可能发生在 GPA 系统。检查发现梯度磁场 x，y，z 轴电源供给处有 5 个空气开关，z 轴下方有两个空气开关关闭，说明有跳闸切断了 z 轴方向的电源。查电源板 GPA7563955 发现电源板损坏。电源板的每个板上有 5 个黄灯亮。每个有 400 V 交流等于 2 000 V 直流供功率放大器。z 轴板上有错误灯亮，更换电源板后出现报错：CT～adient Power Amplifer error：Temperature of power stage Z too high retry after 10 minutes If the problem still persists please coll siemns service Error 77GXXmsg. mc.（梯度功放 z 轴温度高）。

进入 Log 系统检查线路方法：

① check 100A circuit breaker.

② check secondary side automatic breaker .

③ check the rectifier D/100.

④ check the jumper setting of D40.

⑤ Signal floe D100－D110－D70－D40.

从以上方法来看首先检查电源保险 100 A 正常，再检查 5 个空气开关正常，检查水冷、风扇均正常，检查 D100，电源板正常。检查 D70 连接电源到功率放大器的连线正常。检查 D40 控制板正常。最后检查 z 轴梯度功率放大器，因为 x，y，z 轴上的梯度功率数大体是相同的，把 z 轴和 y 轴进行对调看报错是 y 轴还是 z 轴。结果报 y 轴错。证明 z 轴方向上的梯度功率放大器损坏，更换同型号功放做校正后正常。

［例 4］ MR RF 干扰造成水冷系统停机故障检修

扫描过程中，出现错误提示：ACS waming total flow too low . SEP prinary warning Temperature out of limts（ACS 水流量太低，SEP 温度过高）。Magnet cooling Action cooling status….（ACS，SEP 水流和水温均正常）。

故障分析及检修：开始扫描红灯亮压缩机就停顿。L_{19} 灯亮逻辑电路有问题。对 SEP 图分析可知 R_1，R_2 控制着 CPU 板的逻辑电路。R_1，R_2 阻值为 1.1 kΩ，查发现 R_1 阻值达不到 1.1 kΩ。更换同型号电阻后机器正常。但连续扫描后出现水泵先停顿再压缩机停顿，扫描中断，泵停顿报错。SEP error：Pump not running . L_{19} 和 L_7 灯亮。分析 SEP 线路。X100 端的电流、电压是否稳定、是否有压降，压降值是多少，K_3 继电器是否工作，K_3 开关是否可靠，F_3 空气开关是否良好等都是应用检查点。查电源电压工作开始时为 374 V，扫描中突然降值为 370 V 左右，此时水泵就会停，有降压的同时发现 RF 柜弯管接头处有打火现象，RF 干扰使电压不稳，造成压降水泵停止工作，对 RF 弯管进行处理后，无 RF 干扰。电压正常，水泵、压缩机正常工作，机器工作正常。

15.2.3 激光相机、PACS 系统在 MR 上设置与调整

激光相机设置过程：在屏幕上点击 Options 下面选项 Service，在右边 Local service 输入西门子密码，进入控制面板，点击 Configuration，在左边框中显示选 D1COM 下面选择项 Print Devices，在 Host Name 框中填 DRE336，在 ICP/IP 框中填 IP 地址：10.36.224.108。然后点 Save 再进入下一步，在 Edit Name 填 DRE336，HOST 选 DRE336，在 Edit AC title 框中填入 8900，在 Port Number 框中填 5040。点下面 Save，再点 HC Device 填 DRE336，在 Type 选择 DICOM Printer，在 Class 选中 Kcda K8900，在 DICOM Node 选 DRE336，在 Film Sheet Formats Portrait 选 14×17，在 Film Sheet Formats Portrait 选 14×17，然后点 Save 再点 Finish 完成后点上面的 Home，有对话框后点 OK，设备开始重新启动后使用。对于使用曲线，在 Import 中用 LVT 改曲线，LVT 中选 Files_ Liner_ 确认，选＞_ sever_ 完成调整过程。

PACS 系统设置过程：Options→service→local service→贴密码→OK confignration→network nodes Host Name TTPACS MR，IP 地址：10.36.224.105，再点 Home 重新启动。

第16章 B超设备单元电路与故障检修

16.1 B超设备电路

16.1.1 B超设备电路组成

B超设备电路板由电源板、前置放大板、脉冲板、接发收延时板(发射延迟线、接收延迟线、滤波接收器)、时钟控制板(分频TV同步发生器、接发收控制、A/D、D/A)、DTVC板(帧相关、帧存储器、输出缓冲器、行列地址发生器、帧存储控制)、游标字符板(游标测量字符发生器键盘)、TV系统组成。

16.1.2 系统框图(图16-1)功能

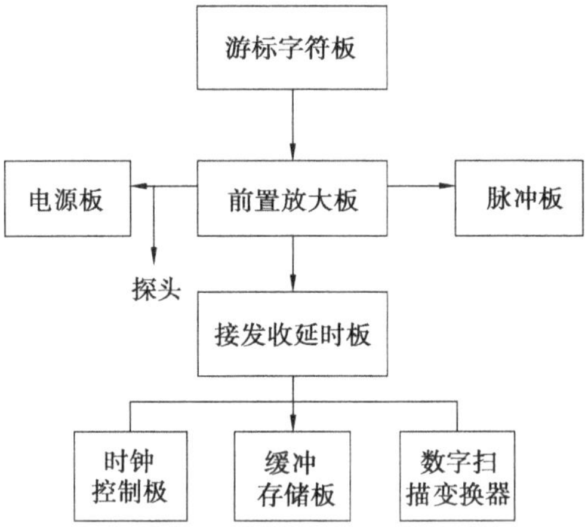

图16-1 系统框图

1. 电源电路

采用开关电源产生直流电压,由市电供给交流电压,经滤波、整流通过开关电源,市联电源产生±5 V,±15 V,+12 V,+300 V电压供机器使用。

2. 脉冲电路

① 脉冲板采用相控电路,从时钟控制S-C板发来的控制信号,激励控制脉冲电路,产生超声脉冲,使探头阵元发射超声波到人体脏器组织,同时回波从探头接收后经前置放大器放大,送到REC板。

② 发接收板实现电子聚焦和复合聚焦,从S-C板信号控制超声波束在接收时延迟时

间，并对回波信号处理放大后送到下一级 S-C 板进行 A/D，D/A 转换。

③ 数字扫描变换器(DSC 电路)分别由 S-C 板和 DTVC 板组成。

a. S-C 板由主时钟发生器、TV 显示电路、脉冲、灰阶发生器，以及发、接收延迟控制组成，超声视频信号与 TV 同步信号混合成复合视频信号。

b. DTVC 板：把探头超声扫描变成 TV 模式显示。

④ 游标字符板：键盘、通讯显示(图 16-2)。

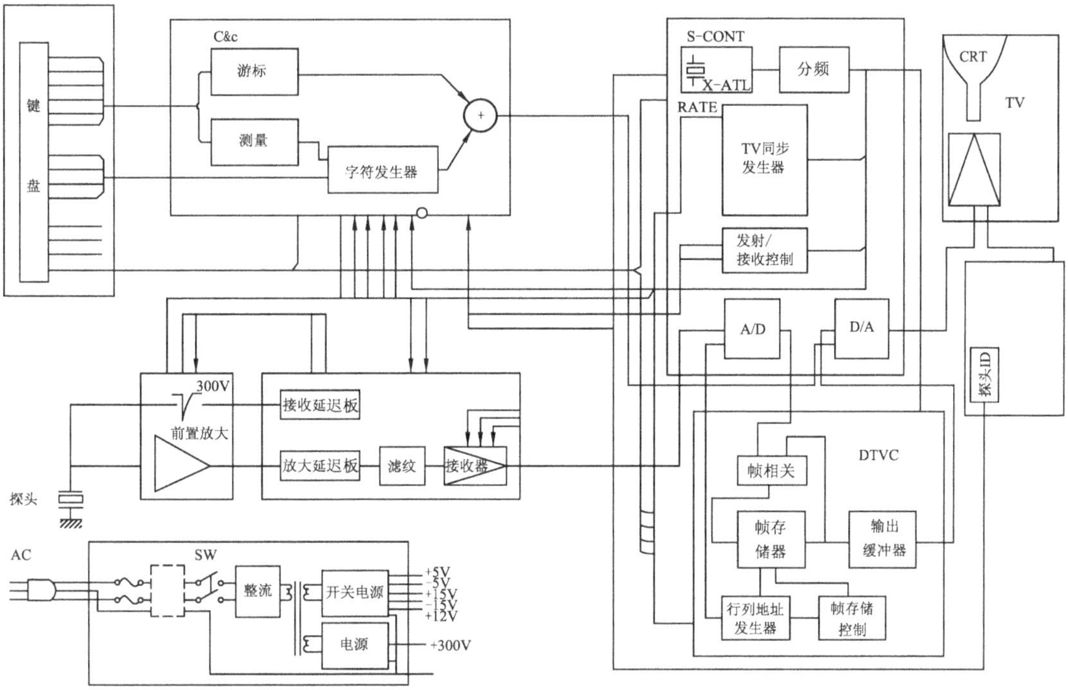

图 16-2 系统电线框图

16.1.3 信号通道分析

来自由系统的主时钟电路经分频后产生 767 kHz 时钟信号，经发射/接收控制后信号控制发射/延迟板上脉冲呈延迟状态，使前置放大板产生电子聚焦发射超声脉冲到探头发出超声波，经人体脏器组织反射回探头获得图像信号。回波信号经探头接收后输入到 PU 板上的前置放大器进行放大，然后送接收延时板进行聚焦滤波放大后送接收器对回波信号进行处理，滤波形成视频信号，进行转换，视频信号经 A/D 将变为 4 bit 数字信号经帧相关平滑滤波后存入主存储器。在行列地址发生器帧存储器控制下，经输出缓冲器后主存储器内图像信号按 TV 显示模式，将信号输出经 D/A 转换送 TV 显示器。键盘控制信号送到游标测量电路字符发生器合成信号与视频信号混合，形成完整的复合视频信号，到 TV 显示电路后进行同步分离行、场扫描，在 TV 显示器上产生图像。

16.2 B超设备故障检修

16.2.1 故障检修流程和手段方法

1. 检修流程

设备故障检修较为重要的一环是分析和诊断故障，即根据故障现象推断可能导致故障的部位。首先，要熟知设备的基本原理和各种设备结构特点，要借助检测及调试手段来诊断故障位置，掌握原理图和布线图很重要，要利用电路图迅速找到检测电路元件位置，确定故障现象。游标字符板故障及检修流程如图 16-3 所示。

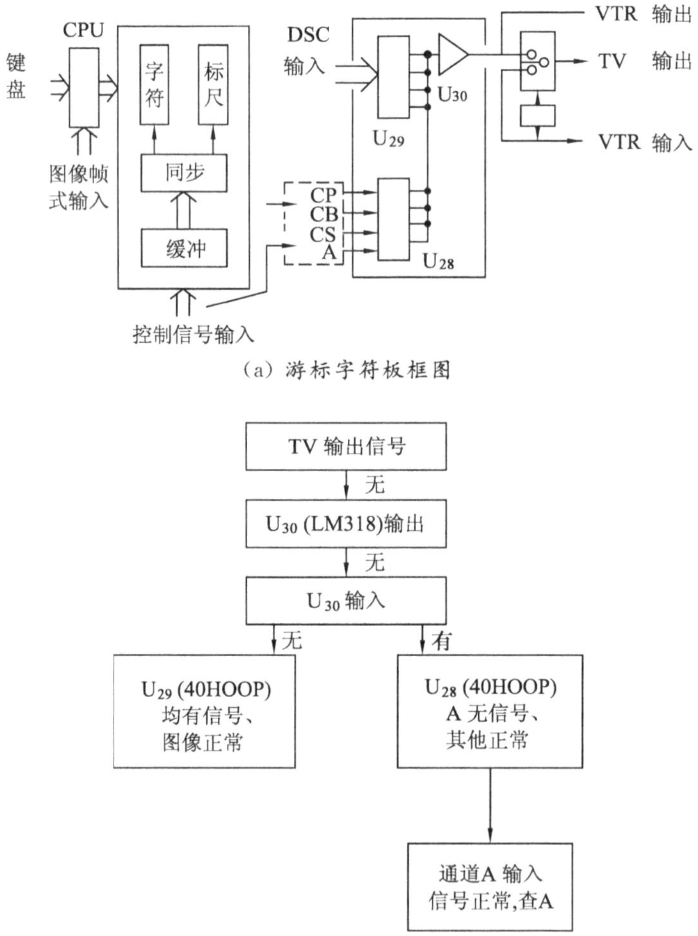

(a) 游标字符板框图

(b) 检修流程

图 16-3 游标字符板故障及检修流程

根据故障现象揭示出导致故障原因。每种电路故障都含有一定的症状，存在着某种内在的规律，几种故障的出现都可能表现出相同的形式，每种故障出现，也往往会推断出几种故障的可能性。在故障分析推断中，往往出现这样的情况，根据故障现象分析，有几种导致故障原因。例如，图像显示器全黑、无超声信号就有 4 种可能情况出现：一是探头和发接收电路无超声脉冲及发射。二是放大通道故障，探头接收回波，不能放大通过。

三是 A/D 转换器损坏,使超声视频信号传输受阻。四是主存储器存取图像的功能出现故障,视频图像写不进读不出。整个信息通道中每一个环节、每一个元件出现故障,都会出现故障现象,要一步一步地排除。可用示波器检测 S-C 板输出端或对 A/D 转换器的模拟信号输入端进行检测,看有无超声视频信号,如能检测到脉冲,说明故障在 S-C 板中,若没有脉冲,可断定在前级某个环节使超声脉冲受阻。再检测接收回波前置放大器输出端,测有无接收回波,可很快确定故障部位。

诊断的方法为① 拔插法:拨插可疑板可解决接触不良的故障。② 交换法:同样板的交换使用可证明板的好坏。③ 静态测试法:可测电压供给状态判断好坏。④ 模块分割法:可有效判断故障的位置,模块分割法即利用系统原理和设备电路结构相互渗透、相互衔接的原则,进行功能性模块分割的一种方法。

故障检修难在系统分析上。要立足于电路结构和板块。化分模块以功能为区分的标准。在发射/接收系统、放大系统、DSC 系统、显示系统、电源系统这五大系统中采用功能模块分割。一是大模块:C&C、S-C 板、显示器、电源。二是小模块:S-C 板,信号通过 A/D→主存→D/A。三是控制功能:键盘→S-C 板→MEMORY(主存)→A/D→D/A。四是 T/R:探头→T/R 增益。五是电源系统:包括开关电源各路电压是否正常。六是显示器:复合视频信号输入、复合视频信号输出。从以上功能模块的分割中,可清楚地观察到关键的检测点,经测试之后可很快确定故障所在。

2. B 超检修手段

B 超主机由换能器、主机、显示器三大部分组成。当 B 超出现故障时,首先要将故障范围缩小,判断从显示器里面见到的故障是探头引起的,还是主机或显示器引起的。其判断的方法:

① 用好探头接在有故障的 B 超上,如果故障消失,则证明是探头故障;如果故障仍存在,而且跟原探头接上时故障的表现一样,则证明原探头是好的。

② 将主机的视频信号(video out)输入到其他好的显示器上,如果原故障消失,则证明原显示器有故障。显示部分有两个,观察图像显示器和用于照相显示器。从观察孔里也能看到显示图像,两个显示器的图像应该是一致的,即正常图像。如果一个显示器显示正常图像另一个显示异常图像,显示异常图像的显示屏有故障。

③ 当探头和显示器的故障情况确定以后,可判断主机是否有故障。主机电路复杂,信号繁多,引起主机故障的原因较多。

电源部件的检查:

a. 首先要检查电源是否正常。用万用表可以检查几组电源,电源引起的故障排除以后,进入信号电路部分。

b. 电路的前半部分是发射/接收电路和模拟信号处理部分。可以用示波器测量这一部分最后输入到 DSC 部分的信号,同时调节面板增益和 STC 增益,看它的信号变化是否正常,对照正常信号图,如果信号正常,那么可以将故障缩小至 DSC 部分。

c. 当输入的 DSC 信号正常,而输出不正常时,显然是 DSC 部分产生了故障,在主机里面,大部分故障均由 DSC 部分引起,所以对 DSC 还要进行分析。DSC 大体可以分为 3 部分。信号通道主要是将回声信号数字化后,进行数字转换、存储和处理。字符框标部分主要是显示各种诊断需要的字符、框标及刻度等,而这两部分工作均需各种各样的控制信号，同时还要有控制部分将两部分协调叠加起来。如果DSC出现故障，同样也要将故障压缩到更小的部分里。如果显示的框图正常，各框标及刻度测量也正常，仅在回声区有异常，那大部分是信号通道的故障，通过各种信号的测量再进一步确认。如果有正常回声信号，而在正常回声信号上有异常的字符、框标显示，则一般是字符框标电路故障，同时需经过进一步测量再确认。如果控制部分有故障时，包括CPU有故障时，那么信号和字符标记都是异常的，而且显示器上会出现各种各样的不正常显示。控制部分修理可通过分析电路、测量，尽快地将故障压缩到电路板，然后再修理电路板。有相同型号的B超，可以用电路板交接法，能比较容易、快速地查处故障，也是一种简便的检查途径。

3. B超检修方法

① 外观检查：检查连接线连接情况，有无受潮现象，灰尘多时应用除尘器吹干净。② 电源部分检查：根据电路图按顺序检查各路电压是否正常，检查整机电源工作是否正常。测量其电压是否符合标称电压值。如果测量到某一路电源不正常，则应断开该部分连接插头也就是断开负载，再测量这部分电源电压值，以判断是电源本身有问题还是负载其他电路有故障。可以缩短查找故障的时间。③ 探头检查：首先检查该部分电源情况，即+5 V，30 V是否正常，再检查探头导线插头与机器插座有无异常，如果没有发现问题，再检查探头部分，其方法是在探头上面涂上耦合剂，然后用一枚银币直立在探头的探测面自一侧缓慢向另一侧移动，此时，屏幕上应出现一条连续滑动的回波信号，其回波信号不应同时在两个或两个以上位置出现，如果移动到某个位置时其回波异常或没有回波，即说明有故障。当然，如有条件最好的办法是换一只探头测试。探头检查方法（图16-4）当确认探头有问题时更换之。④ 超声图像处理部分检查：超声图像处理部分一般分为两个单元，即发射/接收单元和DSC单元，通过观察这两部分检测，可以很快地判断出是哪一部分的故障。⑤ 显示器检查：判断困难时，可再找一台显示器用视频电缆连接起来，观察是否有异常来判断故障所在。

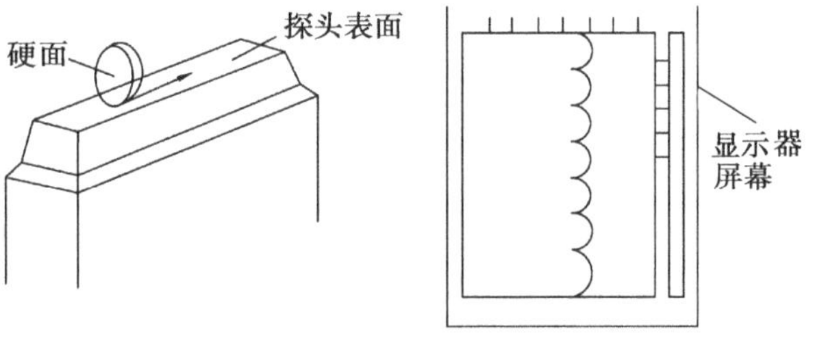

图 16-4 探头检查方法

4. 各部分电路板检查

① 首先要仔细观察电路板上的各种元器件有无异常，如烧坏、断裂、变形等。

② 观察电路板上所有的焊点情况，如有无开焊、断裂，印刷电路烧断、腐蚀或受潮现象。

③ 检查电缆线及连接插头插座，是否有断路、短路现象，接触是否良好。

④ 当上述这些方面全部检查后，再去根据故障现象判断和查找相应的电路部分。

16.2.2 故障举例

［例1］ 超声无视屏信号故障检修

打开机器，屏上灰白，无灰阶显示，亮度不可调，图像模式不可选择，面板按键无效，探头工作。检查：显示屏有光栅，无图像显像管高压部分正常，可能图像视频信号未到，查输出板DSC32－0板信号，显示屏输出端TV无信号，查前级U_{30}（LM318运放）无输出,也无输入。查 U_{28} 输入端无信号,此端为 A 输出信号,来自控制板 DSC32－C 板,信号未到,再查通道 A 输出信号:由 DSC32－C 板电路末级 U_9,U_{10} 两片 8 位移位寄存器组成,并行输入串行输出,查 U_9,U_{10} 无信号,CLR 端有效,再查 CLR 端信号总保持有效,正常应交替进行,CLR 由 U_{64} 可控 8D 触发器产生,而 8D 无 CP 信号,CP 是由 U_{48}(74LS195)四位并行移位寄存器组成的,控制脉冲产生此处无信号确定 U_{48} 损坏,更换后亮度可调,各种程序运行正常。

[例 2] 超声无光栅、无图像故障检修方法

故障原因:① ±5 V,±12 V 电源故障;② 显示器故障。故障排除:① 检查电源相应的电压值,测量±5 V,±12 V 确认电源电压是否正常。② 查找全电视信号,最好的办法是另外找一台显示器,用视频电缆连接起来,看是否有全电视信号,如果有全电视信号,而且超声图像正常,则说明是显示器故障;如果还是什么都没有,就应该往前查找视频输出部分。

[例 3] 超声有光栅,无图像、无灰阶、无刻度故障检修方法

故障原因:① 系统时钟停止,② ADC 电路故障,③ 显示器故障。故障排除:① 根据此种故障现象可以判定显示器行场扫描是正常的,无图像要首先检查视频部分,如果检查显示器本身没问题,就要检查视频输出是否正常。② 测量系统时钟电路中 IC1G－10,J203－1 测量点波形。③ 检查 ADC 电路是否正常。

[例 4] 超声图像异常扭曲或滚动故障检修方法

故障原因:① 系统时钟不稳;② 全电视信号电平过高或过低;③ TV 信号故障。故障排除:造成图像异常扭曲或滚动主要有两个原因:一个是由于系统时钟部分问题造成的,一个是全电视信号电平造成的。遇到这种两种情况时,还是先查找全电视信号是否正常,用示波器测全电视信号,看有无异常,尤其是电平的高低,然后再找系统时钟问题,应该说故障比较局限。

[例 5] B 超屏幕有光栅有刻度有灰阶,无超声图像故障检修方法

故障原因:① －12 V,±30 V 电源故障;② 发射/接收电路故障;③ 图像存储电路故障;④ 探头故障。故障排除:① 先检查电源是否正常。② 在保证电源正常的情况下,主要查找发射/接收部分电路,这些电路要用示波器测量其波形,然后再查找图像存储电路有无问题,逐级判断。③ 如果上述检查都没有发现问题,可考虑探头问题,判断探头好坏的最好办法是找一只型号相同的好探头接上测试,即可判断好坏。

[例 6] 超声图像灵敏度低故障检修方法

故障原因:① ±30 V 电源故障;② 发射/接收控制电路故障;③ 接收电路故障;④ STC电路故障;⑤ 探头故障。故障排除:① 先测量±30 V 电源电压是否正常。② 如果其电压正常,则接着测量发射/接收电路的电路波形是否正常。③ 最后考虑探头问题。

[例 7] 超声图像某部分灵敏度过低或过高故障检修方法

故障原因:① 发射/接收相位控制电路故障;② 探头故障。故障排除:① 超声图像的这种部分灵敏度变化应先检查相位控制,通过测量波形分析可能发生的部位。② 当判断这部分没有问题时,再查找探头问题,包括探头连接线以及插头部分等。

[例 8] 超声图像回波泄漏故障检修方法

故障原因:① 地址控制电路故障;② 探头故障。故障排除:① 检查上述这两种故障原因时，对地址电路的检查也只能测量波形。② 当检查上述部分没有发现问题时，可考虑怀疑探头有问题。

［例 9］ 超声探头干扰增大故障检修方法

故障原因：① 探头屏蔽不好；② 探头有断线或接触不良。故障排除：① 要首先检查探头的连接情况，由于探头经常使用，尤其是使用时间较长的机器，很容易造成电缆线折断形成这种故障。② 检查探头接地是否良好，电缆与探头连接处是否被折断。

［例 10］ 超声图像垂直亮线飘移故障检修方法

故障原因：① 发射/接收延迟时间不稳、延迟线故障；② 发射/接收电路故障；③ 探头故障。故障排除：① 用示波器检测波形是否正常。② 在上述检测正常时，考虑探头问题。

［例 11］ 超声图像变成黑白条纹故障检修方法

故障原因：① 发射控制电路故障；② 冻结电路故障。故障排除：考虑上述这两部分有问题时，主要测量发射控制电路、冻结电路中的测量点的波形，根据出现的异常波形判断故障所在的部分。

［例 12］ 超声冻结功能无效故障检修方法

故障原因：① 冻结开关损坏；② I/O 接口电路故障。故障排除：① 检查冻结开关是否正常。② 测量 I/O 接口电路波形，以排除接口电路故障。

［例 13］ 超声发射波无超声图像故障检修方法

故障原因：超声波发射时间未与图像数据存储地址对应。故障排除：检测相关电路的波形来加以判断。

［例 14］ 超声图像闪烁故障检修方法

故障原因：① ADC 电路故障；② 图像存储电路故障；③ 线相关处理电路故障。故障排除：检测所在电路测试点的波形来分析故障所在部分。

［例 15］ 超声编码测量刻度标记显示不规则故障检修方法

故障原因：图标存储电路故障。故障排除：测量图标存储电路的波形来判断故障。

第 17 章 医学影像设备实验与质量控制

17.1 X 线机单元电路实验

17.1.1 X 线机灯丝变频电路

当 220V 交流电压接通后，D5，D6 经过 BV_2，C_6，C_7 整流后输出 ±80 V 电压，经 LM337 三端可调稳压集成块后，TP_3，TP_4 端电压为 ±80 V。Korder 为灯丝加热指令继电器，当灯丝加热按键按下时继电器工作。KLS_1 为大小位点切换继电器接点，电流在 100 mA 以下时小焦点灯丝亮，电流在 100 mA 以上时大焦点亮。X84－4 输入信号为管电流控制信号，管电流越大，输入方波信号频率越高。集成块 D_1 为二分频计数器，方波信号经 D_1 分频。$D_9A-D_{11}A$，$D_9B-D_{11}B$ 为由 4538 集成块与电阻、电容组成的单稳态多谐振荡器，对相应的管电流控制信号进行脉宽调制，经 4051 单通道 8 选 1 电路选通，与管电流控制信号一起送入 D_2B 和 D_2C，再经变压器 T_1 和 T_2，供场效应管 G_3 和 G_4 逆变。送灯丝变压器初级，TP_3 和 TP_4 电压为 ±80 V，此时 V_9，V_{10} 灯亮，电压可经 R_{15}，R_{16} 调整，TP_2 和 TP_1 之间集成块的电源电压为 +15 V，正常时 V_{32} 灯亮。(图 17-1)

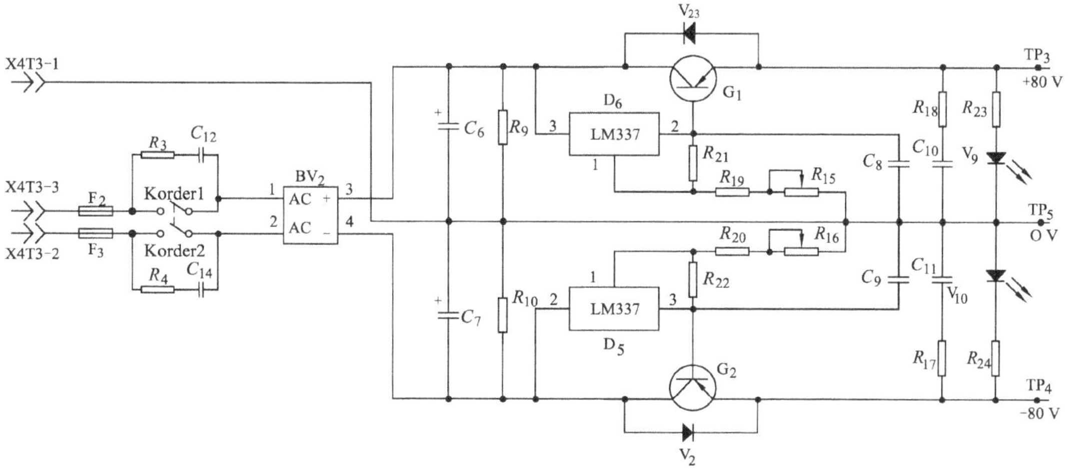

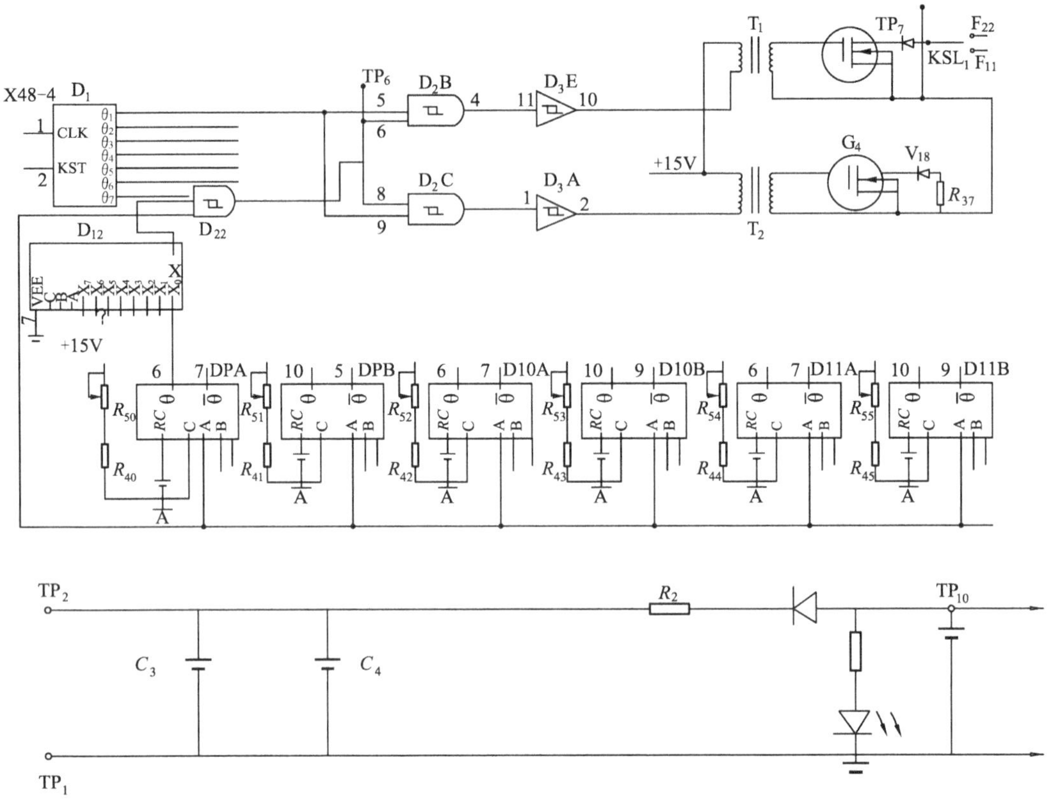

图 17-1 X 线机灯丝变频电路示意

X48—4 控制信号波形用示波器测量，如图 17-2 所示。

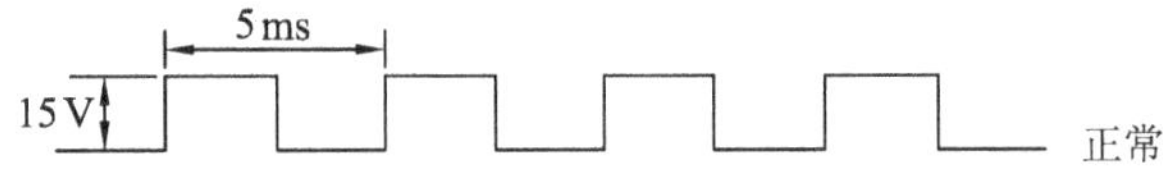

(a) X48-4 正常波形

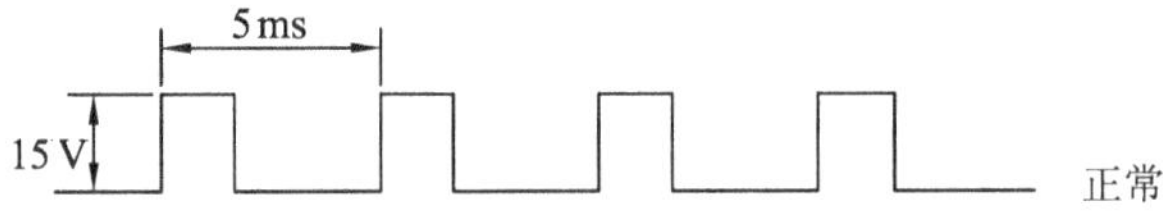

(b) TP_6 波形

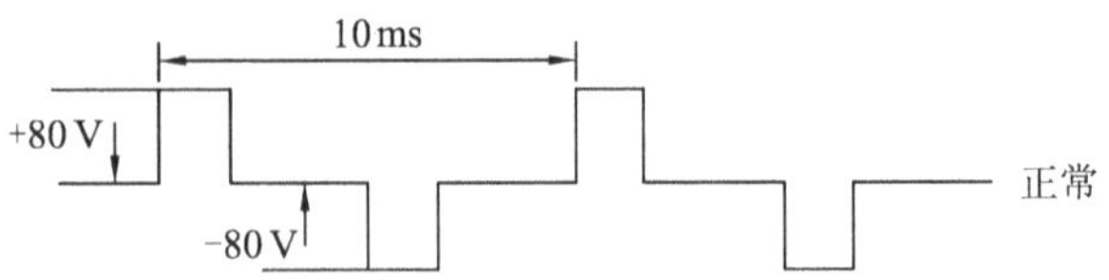

(c) TP_7 波形

图 17-2 控制信号波形

17.1.2 单相全波整流电路

ZB_1 为自耦变压器，T_1 为主变压器，T_2 为灯丝变压器，220V 经 ZB_1 后，调整 ZB_2 旋钮可改变灯丝变压器 T_2 次级电压，调整 ZB_1 可改变主变压器 T_1 次级电压，即调整管电压。随着灯丝电压和管电压调整，毫安表发生变化。当 T_1 上端为＋时，经 D_1→＋HV→XG→－HV→D_3→－T_1 下端，当 T_1 下端为＋时，经 D_3→＋HV→XG→－HV→D_2→T_1 上端，经整流后无论正负半周都有电压加给 XG 使之工作。

通过改变 ZB_1 使管电压为 20，30 V，改变 ZB_2 使灯丝电压为 1.2，1.4，1.6，1.8，2，2.2 V，灯丝电流值相应可改变。根据管电压、灯丝电压和灯丝电流作出灯丝发射特性曲线。在 ZB_2 改变到 1.2 V 时，改变 ZB_1 使管电压为 15，20，25，30，35，40 V，管电流值发生变化，根据数值可作出阳极特性曲线，用示波器在＋HV 和－HV之间可观察到正弦波波形，如果 D_1 损坏，可观察到半波波型。单相全波整流电路如图 17-3 所示。

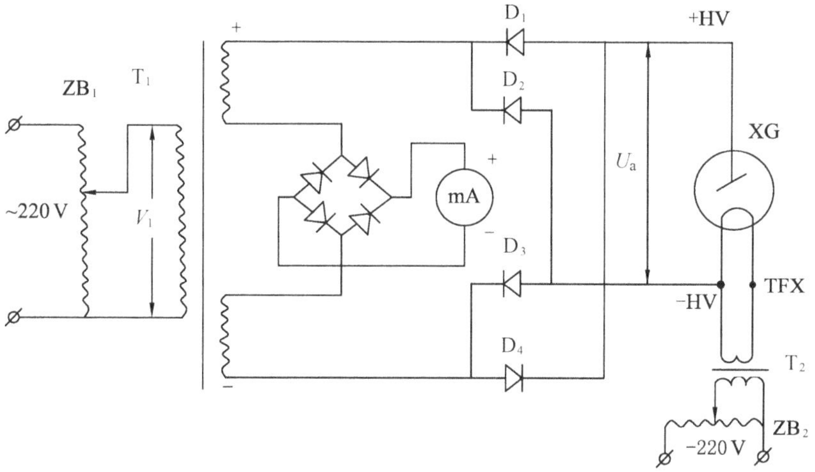

图 17-3 单相全波整流电路

17.1.3 倍压整流电路

220 V 电压输入后，ZB_1 调整 T_1 输出，ZB_2 调整 ZB_3 输出。调整 ZB_1 使 T_1 输入 10，20，30 V，此时 V_2 电压、V_3 电压相应改变，说明管电压是随 T_1 改变而改变的。调整 ZB_2 使管电流为 1mA，可看到 V_1，V_2，V_3 电压在负载下输入输出电压关系的情况。用示波器在 V_{CD} 可见波形为正弦波加正半波联合波形。设 A 端为正，B 端为负，对电容 C_1 充电，$A \to D_1 \to R_1 \to C_1 \to D_3 \to KE \to B$，当 B 端为正，对电容 C_2 充电，$B \to KE \to D_4 \to R_2 \to C_2 \to D \to D_2 \to A$，电容 C_1，C_2 端电压的极性对负载 X 线管 XG 是串联相加的，充电经过 N 个周期后，CD 两端电压为变压器次级侧最大值的 2 倍，$V_{CD}=2\sqrt{2}E_2$，因而称为倍压整流电路。毫安表串接于 C_1，C_2 经 R_1，XG，R_2 放电回路中。倍压整流电路如图 17-4 所示。

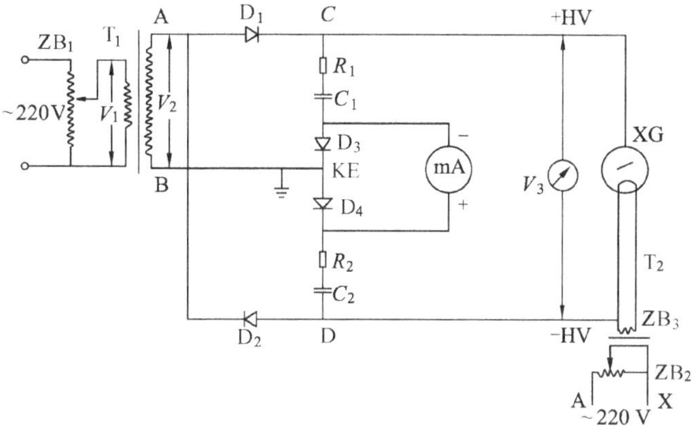

图 17-4 倍压整流电路

17.1.4 三相六波整流电路

三相六波整流电路由 6 个高压整流器 $D_1 \sim D_6$ 组成，初级为△型接法，次级为 Y 型接法，用△/Y 方式连接。设三相高压变压器次级电压有效值分别为 U_a，U_b，U_c，并按正弦波规律变化，相位差 120°，在 $t_1 \sim t_2$ 时，U_a 最高，U_b 最低，D_1 和 D_6 导通，$a \to D_1 \to XG \to D_6 \to b$；在 $t_1 \sim t_3$ 时，U_a 最高，U_c 最低，D_3 和 D_2 导通，$b \to D_3 \to XG \to D_2 \to C$，以此类推，XG 上得到一个脉冲比较小的直流电压。三相六波整流电路中每个整流器在一个周期内只有 1/3 的时间导通，加在 XG 两端管电压脉冲率减小，已接近平稳直流，大大提高了 X 线管功率。

三相六波整流电路如图 17-5 所示。

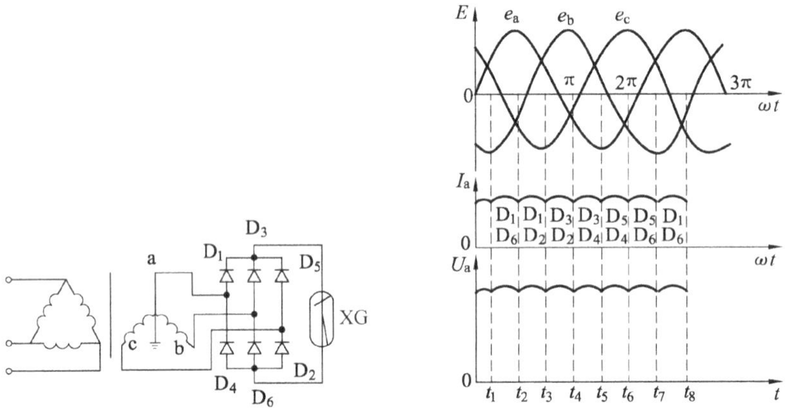

图 17-5 三相六波整流电路

17.1.5 模拟 CT 成像原理研究实验

MCT—D1 模拟 CT 实验设备如图 17-6 所示。

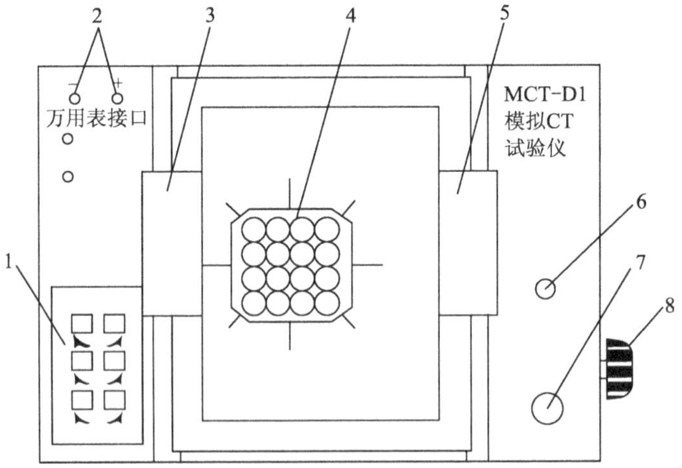

1. 薄膜键盘；2. 万用表接口；3. 激光发射器；4. 载物托盘；
5. 激光接收器；6. 电机旋转控制开关；7. 电源开关；8. 调节手轮

图 17-6 模拟 CT 实验设备

1. 模拟方法

① 用同种介质有机玻璃代表相同性质不同体素的长度 d，用半导体激光器的光束代替 X 线，经过至少两次照射计算出 μ 值。

② 用 4 种不同介质的正方体有机玻璃组合在一起，代表 4 个不同密度的体素单元，且用半导体激光器经过 4 次照射，得到 4 个数据，用迭代法计算出每个小正方体的线性衰减数。迭代法的计算方法由计算机给出。

③ 用红色的八面体代替人体的体积元，将若干八面体摆放在一起模拟人体，通过穿射八面体模拟 CT 对人体的扫描，将扫描的结果转换成 CT 图像。

④ 用万用表测量并手动计算，也可以输入计算机进行自动计算。

2. 原理

X 射线在人体内的衰减规律为 $I=I_0e^{-\mu d}$，其中，μ 为物体线性衰减系数；d 为所取人体小体素的长度。人体各组织密度不均匀，将人体分为数个小体素，则体素的线性衰减数 μ 也不同，经 CT 重组图像应反映衰减系数 μ 的分布，并用 CT 值显著反映组织间的差异。

迭代法重组图像是指通过迭代法了解 CT 重组图像的计算过程。给体素一个任意的初始值，计算射线束穿过该体素时获得的投影值，并与实际投影值比较，根据两者差异获得一个修正值，对应射线穿过物体后的诸像素值，反复迭代，直到计算值和实测值接近并达到要求精度。

CT 扫描中，从一个横断面的许多视角入射 X 线测得大量衰减系数之和就是数据采集过程。利用一种算法求得的衰减系数值可建立体层断面的图像。

3. MCT－D1 模拟 CT 实验研究仪

实验内容：① 自动测量体素的衰减值：将 3 个长度不等的蓝色长方体放入载物托，用激光穿射蓝色长方体平滑面，每穿射一次用计算机进行电压值采集并将数据填写到相应的文本框中。用游标卡尺测量 3 个蓝色长方体的长度并输入相应的文本框，单击“运算”按钮由计算机给出 μ 值并进行校验数据，如有误差则重新采集数据。

② 灰度认知：界面显示为默认灰度，在文本框中输入 0～255 中的整数，即可出现相应的灰度，按住鼠标左键可任意移动灰度框，并可比较两个相近的灰度是否能被区分。

③ 迭代法测 CT 值：移动鼠标会出现对话框，将四方块放置在载物托上，有 4 条光路进行数据采集，由计算机读入数据；单击“自动计算 μ 值”按钮，计算机根据前一步采集的数据计算 4 种介质的 μ 值；单击“自动计算 CT 值”按钮，将 4 种介质 μ 值转化为相应的 CT 值，再重组四方块灰度图像。

④ 窗宽和窗位的认知：将 A，B，C，D 4 种介质的 CT 值输入文本框并在此重组图像，仪器界面右边是人体各组织 CT 值的分布图，调节左侧的窗宽滚动条或窗位滚动条可以观察重组图像的灰度变化，窗宽和窗位的变化情况也可以直接反应在仪器界面右图中，这样更加容易理解窗宽和窗位的概念。再单击“临床 CT 图像实例”会出现两个界面，上面是实例说明注解，下面是程序界面，可根据提示体验临床 CT 图像的窗宽、窗位变化情况。

⑤ 体素图像重组：用八面体在载物台上任意摆放某一图形，进行电压校准，分别采集无八面体、一个八面体、两个八面体、三个八面体穿射时的电压值，计算其平均参考电压值。仪器界面左上侧为进行 22 次测量的方位标志图，必须按给出的测量前后顺序对八面体进行 22 次电压采集，类似于真正的 CT 对人体进行扫描，采集的电压及穿过的八面体个数分别显示在仪器界面右上方文本框中，采集完毕后进行图像重组即可获得重组图像。

17.1.6 脉冲磁共振成像实验仪的原理及应用

用脉冲磁共振实验仪的实际应用验证其作用，其结果表明脉冲磁共振实验仪可以直观了解磁共振技术的基本原理和实现过程，同时掌握各种脉冲序列原理及图像重组的数学处理方法，可根据各种伪影产生的机理和脉冲参数设置对图像的影响进行一维、二维、三维成像研究实验等。脉冲磁共振成像实验仪为从事MR研究的相关人员提供了对MR成像原理及基本技术最直观的一条认知途径。在临床应用中，MR设备是物理学、信息学、电子学以及医学交叉融合的结果。操作技师、诊断医师，包括在校影像学专业学生都需要了解MR的原理。MR成像原理较为复杂，而脉冲磁共振成像实验仪充分利用古老的物理学建立理想模型的经典方法，巧妙采用多媒体现代化手段，把文字教材、多媒体学习软件、模拟实验有机地结合在一起，变深奥难懂的理论为直观生动的多媒体展示，让使用者在短时间内了解MR的成像原理。

通过分析成像参数、序列参数、选层厚度等对图像对比度的影响，可深刻理解对比度形成实质和各参数间的相互影响。实验仪不但能展示成像基本原理，而且能随意进行脉冲序列编程，为研究快速成像方案提供了一个很好的平台，为物理专业、医学影像专业、生物工程专业的教学和科研提供了对MR成像原理及基本技术了解的一个最直接有效的方法。

1. 原理

脉冲磁共振成像实验仪由磁铁、探头、开关放大器、相位检波器、振荡器、控制采集器、计算机梯度电流驱动器等组成。探头内有梯度线圈和射频线圈，以修正磁铁的梯度场，起到匀场的作用。同时，梯度线圈起到空间相位编码和频率编码的作用。样品放入射频线圈内，观察自由旋进信号的发射线圈和接收线圈。在观察自由旋进信号时，用开关放大器将射频线圈与相位检波器相连，再由振荡器和射频脉冲发生器提供相位检波器和射频脉冲的射频基准，利用相位检波器将采集困难的高频信号转变成容易采集的低频信号，得到成像所需的相位精度。控制采集系统将计算机发送的脉冲序列代码转换成实际的脉冲序列，并将信号转变成数字代码传递给计算机。脉冲磁共振成像实验仪如图17-7所示。

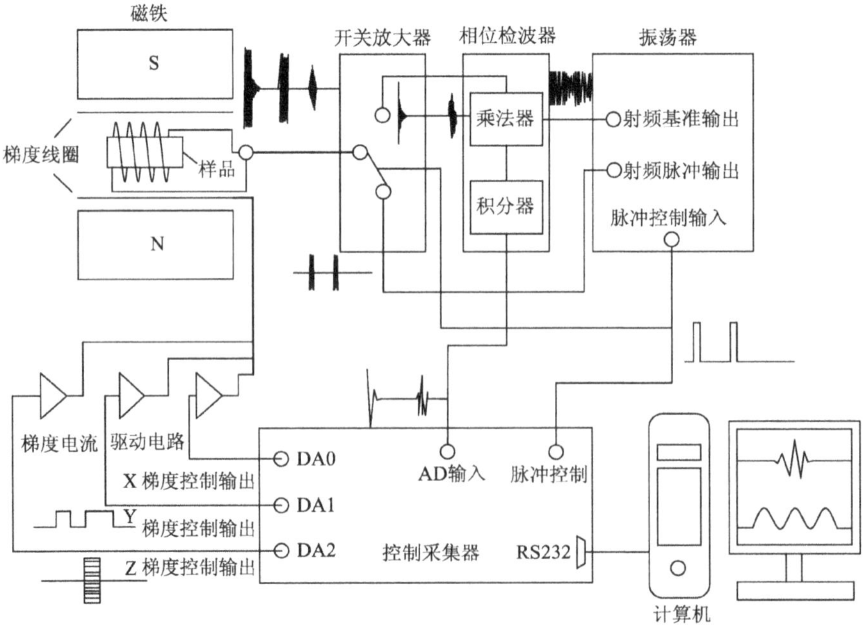

图17-7 脉冲磁共振成像实验仪

2. 实验目的和内容

(1) 实验目的

实验目的有两方面:① 了解脉冲宽度对信号的影响;② 对 90°脉冲,180°脉冲有基本认识。

磁共振的脉冲宽度是磁共振的重要参数,也是自旋回波产生机理和弛豫时间测量指标。脉冲宽度与信号的关系如图 17-8 所示。

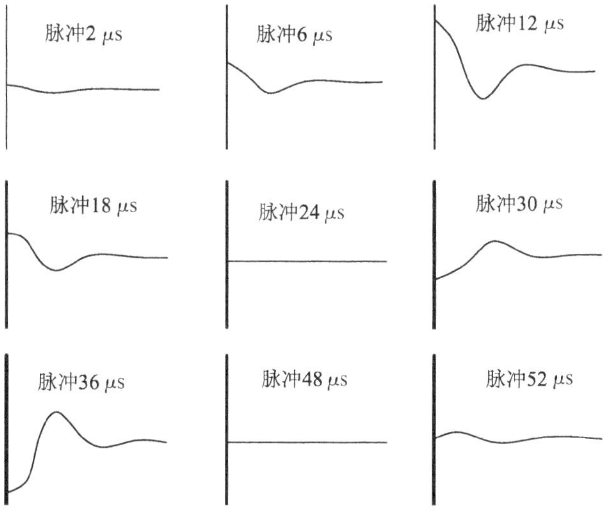

图 17-8 脉冲宽度与信号的关系

从图 17-8 可以明显的观察到随脉冲的增加,信号幅度周期性变化,尤其是信号的正负周期变化,这样能直观地了解 90°脉冲和 180°脉冲的形成和作用。

(2) 实验内容

① 观察自旋回波信号,了解其在成像中的作用。

二维磁共振成像建立在自旋回波的基础上,所以必须先了解自旋回波的机理以及 180°脉冲的意义。从图 17-9 (a)中可以清晰地看到 180°脉冲后信号断裂,信号正负发生突变,同时信号幅度逐渐增加,在等间隔时间信号幅度最大,这是自旋回波的原理。若加大磁场梯度,信号衰减加快,自旋回波变窄,但幅度最大位置不变。如图 17-9(b),当工作频率等于共振频率时,观察信号频率为 0,这时可以清晰看到自旋回波正负与自由衰减信号相反,如图 17-9(c)所示。

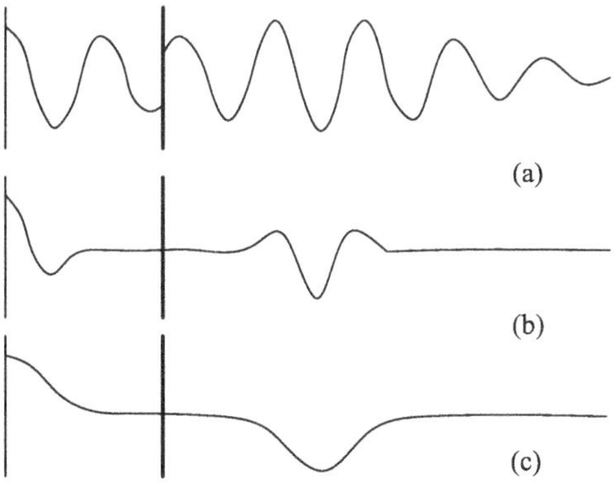

图 17-9 自旋回波原理

② 对一维成像(空间频率编码)有所认识;观察梯度场各个参数对一维成像的影响。

梯度场对频谱的影响是一维成像的基本原理,因此观察梯度场投影出的一维影像是了解磁共振成像基本原理的重要步骤。将注油三孔样品放入探头中观察自由衰减信号及其频谱,逐渐加大梯度场,观察信号及频谱的变化,发现在无梯度场时无法区分任何空间信息,较大梯度场下空间结构完全分开,同时信号明显变小、噪声增加。通过以上实验可直观地了解梯度场在一维成像中的作用。梯度场对信号及频谱的变化波形如图17-10所示。

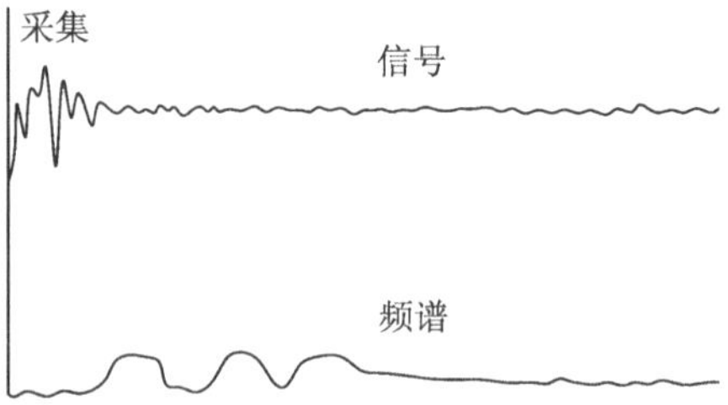

图 17-10 梯度场对信号及频谱的变化波形

③ 了解瞬间梯度场，对二维成像(空间相位编码)有所认识。观察对瞬间梯度场的梯度大小及瞬间梯度保持时间对二维成像图形的影响。

观察瞬间梯度场扫描过程的信号(如图17-11所示)，显示磁共振成像灰度，如图17-12所示，在这些信号的对比下理解瞬间梯度场产生二维成像的原理。

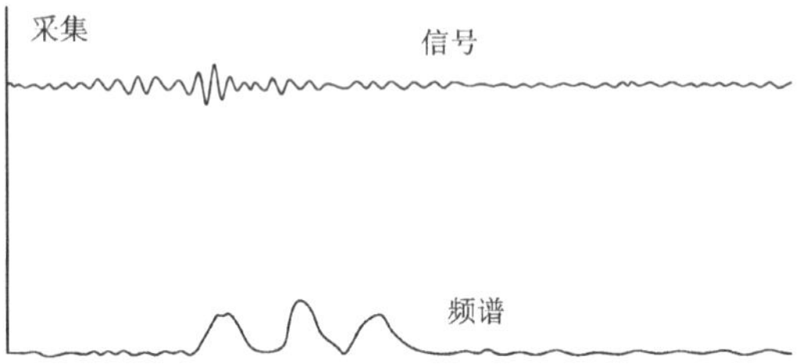

图 17-11 梯度扫描过程

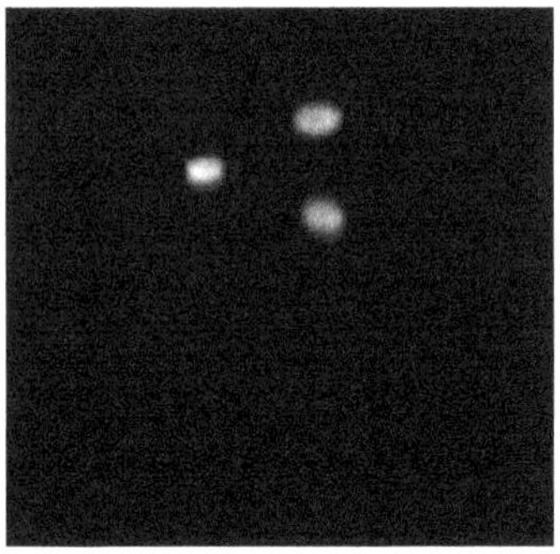

图 17-12 灰度

④ 观察三维磁共振成像。

在实验仪中放入具有三维空间结构的标准样品进行三维数据采集，观察多层结构，如图17-13所示。

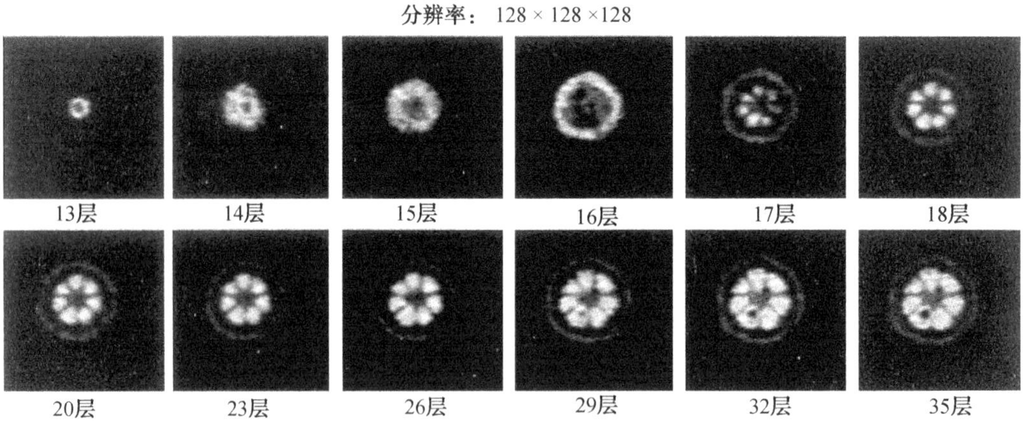

图 17-13 三维磁共振成像密度

⑤ 了解弛豫时间的含义及 T_1，T_2 弛豫时间测量的方法。

弛豫时间 T_2 测量如图17-14所示。

由 T_2 测量图可以看出，第一脉冲为90°脉冲，第二脉冲为180°脉冲。当脉冲间隔较小时，自旋回波幅度与自由衰减信号幅度相近，如图17-14(a)；在脉冲间隔较大的情况下，

T_2 较短的自旋回波信号较小，如图 17-14(b)，信号按自然指数衰减，而 T_2 较长的自旋回波信号较大，如图 17-14(c)。通过幅度和脉冲间隔衰减关系可以得到弛豫时间 T_2。

弛豫时间 T_1 测量如图 17-15 所示。

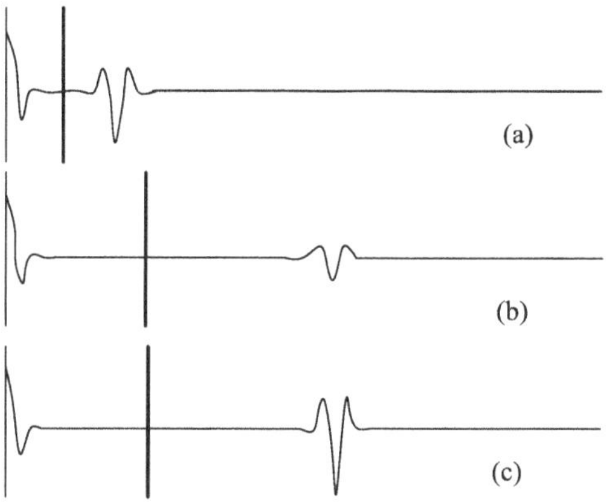

图 17-14　弛豫时间 T_2 测量

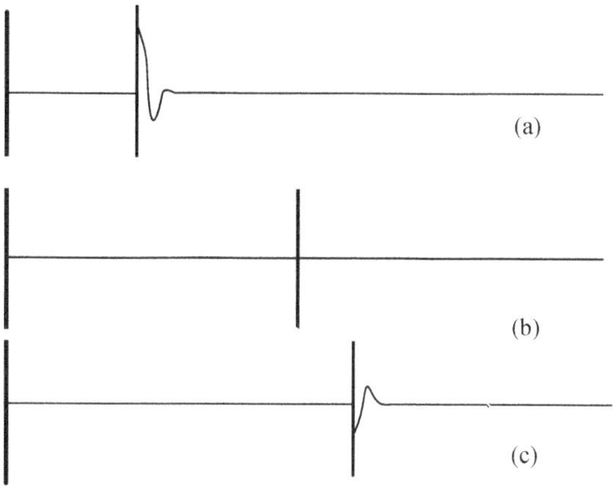

图 17-15　反转恢复法测量 T_1

由 T_1 测量图可以看出，第一脉冲为 180°脉冲，第二脉冲为 90°脉冲。第二脉冲后自由衰减信号的幅度和正负随脉冲间隔改变按 1－2exp 指数改变，当脉冲间隔小于 $T_1/\ln 2$ 时，信号随间隔增加而变小，信号为正；当脉冲间隔大于 $T_1/\ln 2$ 时信号随间隔增加而变大，信号为负；当脉冲间隔等于 $T_1/\ln 2$ 时，信号为 0。所以找到信号为 0 的脉冲间隔就能测量出 T_1。

⑥ SE 序列参数：RF 第一脉冲和第二脉冲是硬脉冲，90°脉冲和 180°脉冲时靠调节脉冲时间实现。瞬间梯度时间即相位编码梯度时间 τ，脉冲间隔是调节自旋回波时间 TE，脉冲重复时间是 TR，根据坐标选择相位编码的梯度方向读出梯度的电流 Gr。SE 序列参数如图 17-16 所示。

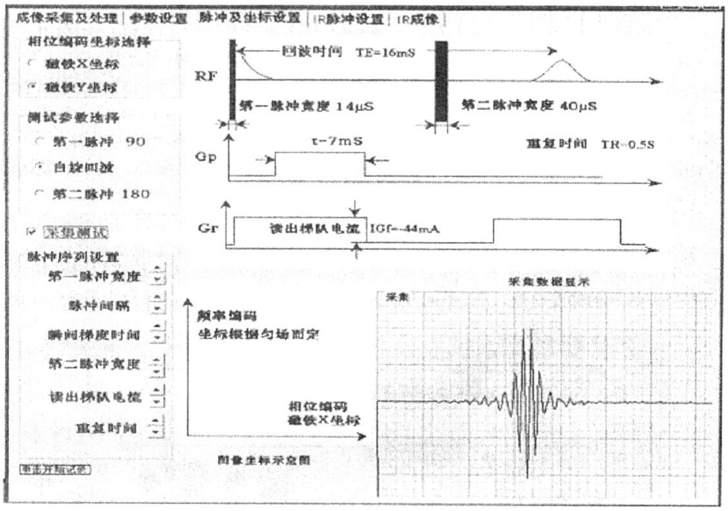

图 17-16　SE 序列参数

⑦ 观察化学位移伪影，如图 17-17(a)所示。

⑧ 观察拉链伪影，如图 17-17(b)所示。

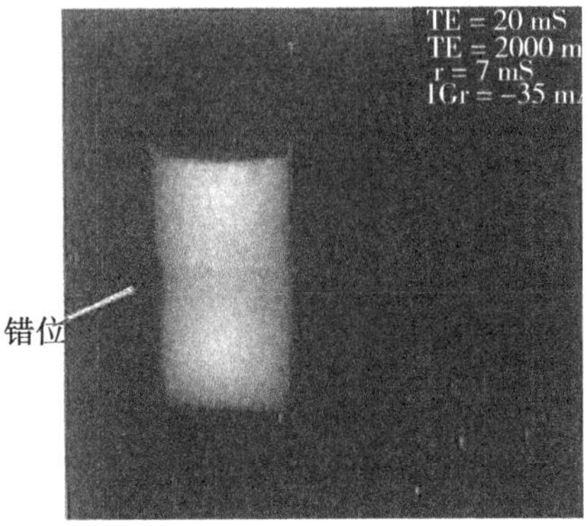

(a) 化学位移伪影

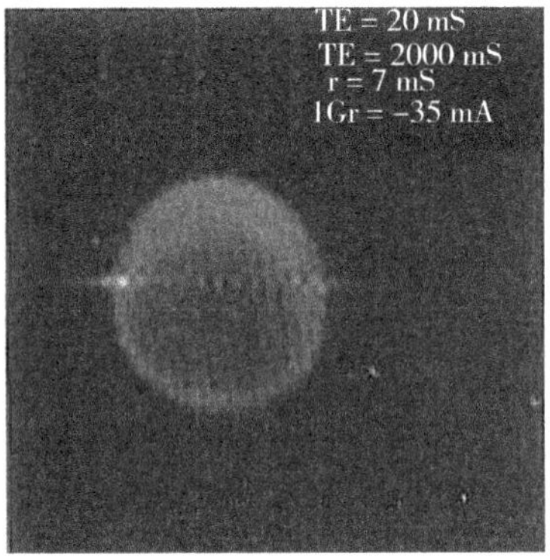

(b) 拉链伪影第二脉冲22 μs（180° 脉冲 34 μs）

图 17-17　伪影

3. 脉冲磁共振成像实验仪特点

脉冲磁共振成像实验仪磁体采用微米精度加工技术，磁场均匀度高；磁铁采用恒温控制器，稳定性较高。由于射频电路采用 DDS 技术，所以工作频率可以在保证高稳定度的前提下大范围(10～20 MHz)、高分辨力(1 Hz)调节，采用正交检波技术，能精确地测量射频相位，了解能级跃迁机理。

(1) 脉冲宽度对信号的影响

根据辐射跃迁理论，脉冲磁共振过程加载脉冲时为受激吸收过程，自由衰减时为自发辐射，在加载脉冲时还会出现受激辐射现象。加载脉冲时到底是受激吸收，还是受激辐射，取决于脉冲宽度。根据 $Q=\gamma B_1 T_0$，当 $Q=90°$时，上能级与下能级之间数值相等，同时原子核磁矩与辐射场耦合系数最大，得到最大的共振信号，全过程处于受激吸收；当 $Q=180°$时，原子核全部跃迁至上能级，同时原子核磁矩与辐射场耦合系数最小，得到最小的共振信号，全过程处于受激辐射。

调节脉冲宽度，观察自由衰减信号幅度与脉冲宽度的关系，不仅可以得到以上结论，同时还可以测出 B_1 大小。

(2) 自旋回波

采用 90°～180°脉冲自旋回波序列可以使散失的相位重聚。90°脉冲后，由于共振频率不同，经过一段时间，共振频率高的原子核相位超前，共振频率低的原子核相位落后，加载 180°脉冲后使原子核磁矩旋进相位产生 180°跳变，使原先落后的相位超前，原先超前的相位落后，经过同等时间后共振频率高的原子核又追上落后的相位，实现相位重聚。

(3) 频率编码(一维成像)

在磁场梯度下，含有被激发质子的样品在线性梯度磁场下的发射频率不同，所以频率信息对应空间信息为频率编码。梯度场对频谱的影响是一维成像的基本原理。二维核磁共振成像用定标样品(三注油孔)进行 SE 序列密度采集，用不同投影坐标系观察样品。三维成像由一维的频率编码和二维的相位编码组成，通过列数、层数采集得到三维的 K 空间，经过三维傅里叶变换得到三维磁共振图像。

(4) 伪影

化学位移伪影是由于磁共振中不同材料本身的化学位移不同，使得共振频率的偏差干扰频率编码引起的。拉链伪影是由于 180°脉冲不严格，导致 180°脉冲后的 FID 信号干扰自旋回波信号产生引起的。严格的 180°脉冲 FID 信号理论值是 0，但不严格的 180°脉冲就会有较大的 FID 信号。过长的 FID 将串进自旋回波信号中，它不会因为相位编码梯度而改变，从而在零位形成极强的信号，并与图像干涉形成拉链式的图形。

磁共振技术在生物、医学、化学、物理学领域有广泛应用，脉冲磁共振成像实验仪可以直观地了解磁共振技术的基本原理，为相关领域的研究应用打下基础。通过该实验仪可以了解最基本的共振现象、各种脉冲序列的原理，也可掌握磁共振成像的原理及图像重组的数学处理方法，对各种伪影产生机理和脉冲参数设置对图像的影响有一定认识，对于认识三维成像，自行编辑 IR 序列、自行实验采集数据处理，以及带来 MR 成像技术的提高有重要作用。

17.1.7 MR 三维、四维成像原理实验

1. 三维成像

二维在选层之间会出现干涉，增大间隙，出现遗漏信息，选层过厚使分辨力下降，过薄则使信噪比下降，而三维可直接实时产生感兴趣区立体空间的图像，且分辨力很高。三维 SE 序列时序图，三维 FFT(傅里叶变换)成像脉冲序列激励不在一个层面，而是在一个大范围内的容积激励后加双相位编码梯度。第一相位编码梯度 Gy 把容积内层面沿 y 方向分割为 N 个薄层，这个梯度又叫做层面偏码梯度，层面数取决于 y 方向相位编码的次数；第二相位编码梯度 Gx 施加于平面 xy 沿 x 方向，就是二维成像中相位编码梯度，再加上旋加于 z 方向的频率编码梯度构成三维信号。在三维数据采集中，对应于 y 方向的每一次相位编码，x 方向的相位编码都要进行 Nx 次，而 z 方向仍在信号读出时施加梯度磁场进行频率编码。
其操作方法如下：

打开三维成像界面，显示信号采集、图像形成过程，确定图像观察与保存方式。

① 单击“三维采集”按钮，采集三维 MR 信号。

② 单击“三维加窗傅里叶变换”按钮进行加窗，傅里叶变换的图像重组、加窗处理可提高信噪比，而分辨力略下降。

③ 单击“三维无窗傅里叶变换”按钮，直接进行傅里叶变换与图像重组，此时信噪比较低，分辨力较高。

④ 水平面、冠状面、矢状面梯度电流显示扫描过程中电流的大小。

⑤ 水平面、冠状面、矢状面显示层选择，每一个都由向上和向下按钮组成，选择所要显示的切面，单击“水平面”按钮时，小图上出现绿色直线，随上下按钮移动，大图显示绿线所指示处的横向层面；单击“矢状面”按钮时，小图上出现竖直虚线，随上下按钮移动，大图显示虚线所指示处的纵向层面。

⑥ 单击“图像放大”按钮，选择图层进行放大。选择图像方向，可各有 128 张横向、纵向切面图。

⑦ 单击“数据保存”按钮，采集三维数据形式并保存。

⑧ 单击“图像保存”按钮，选择单层或多层图像保存。

2. 四维 MR 成像实验

(1) 原理

四维磁共振成像是把磁共振成像提供的组织结构信息与样品自旋核的物理化学环

境及分子结构信息有机地结合起来，在分子水平反映生物体内或人体内病变的仪器。MRSI 与 MRI 都由磁场强度提供频率信息，所不同的是 MRI 除去了化学位移作用，突出 T_1 与 T_2 的差异，而 MRSI 突出化学位移的作用。MRSI 技术是通过特定核素化学位移谱线信息图像的获得，反映代射物在层内分布，同时获得 MR 信号空间分布（三维）和化学位移（四维）分布信息。MRSI 频率偏移只与感兴趣区的局部环境及磁场的不均匀性有关，化学位移信息可与空间位置信号分开，在信号采集和傅里叶变换重组中，建立一个三维、四维数据库，包括在二维、三维空间信息上加上一维化学位移信息，数据以图像和波谱的形式在一幅图像中表现出来，其中波谱显示了组织代谢和生物化学的改变。

（2）SE 序列

一次激励采集一组 SE 信号，而频率编码采集的是化学位移信息谱，x 方向重复 Nx 步，y 方向重复 Ny 步，z 方向重复 Nz 步相位编码，经四维傅里叶变换得到四维 MRSI。MRSI 采集时间较长，提高扫描速度成为 MRSI 的发展方向。现已出现各种快速 MRSI，如回波平面成像 EPSI 序列，在一次激励后采用一组梯度回波方法，在每个回波相等的磁场强度下被采集，各回波与激励脉冲有不同的延时，每个回波是一组不同相位的频谱，代替 Nz 次 z 方向的相位编码，在多个梯度回波中完成化学位移扫描，节约了时间。

3. MRSI 方法

选择某一种分子的特定化学位移植并显示这个值空间分布的方法称为化学位移成像（CSI）。在头部的水分布、脂肪分布中，如果样品中这种分子的化学位移互不干扰，则化学位移成像代表这种分子的空间分布图像，又称分子影像。MRI 谱显示法是指图像和波谱在一幅图像中表现出来，如图 17-18 所示。

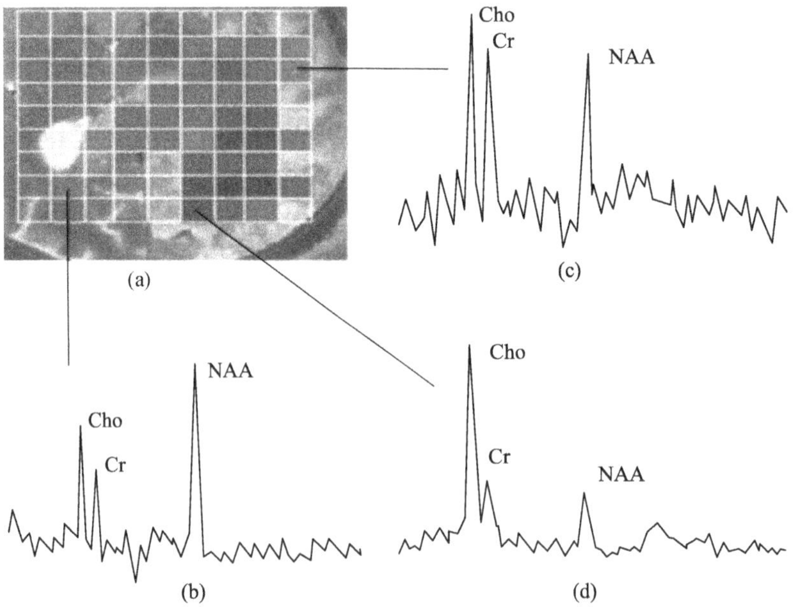

（a）MRI；（b）感兴趣化学位移谱；

（c）MRI 正常区化学位移谱；（d）肿瘤区化学位移波谱

图 17-18 图像和波谱并存

波谱中，NAA 为氮-乙酰天门冬氨酸，Cr 为肌酸，Cho 为胆碱复合物。图中肿瘤区的

Cr 明显下降，NAA 几乎消失。MRSI 为研究肿瘤代谢提供了一种方法。

5. 实验仪器

HT－MRSI－10 MRI 研究仪可实现 SE 序列和 EPSI 序列。

① 单击“四维”按钮，在采集结束后对采集的 MRSI 数据进行反演运算。

② 显示操作为“波谱选择”，决定化学位移显示位置，“层选择”决定横切面，“纵切面”决定空间位置显示方式。

③ 单击“层选择”按钮，在控制界面小图的白横线位置，选择范围 0～128 层，大图显示白横线对应层的形态，图下面部分为图谱显示区，显示选择点的化学位移值空间分布。单击“纵切面”按钮，控制界面小图的虚线位置显示化学位移谱，大图显示虚线位置对应的化学位移形态图像。

④ 谱图显示区等显示选择点的化学位移谱，可了解该点各种化学物质的含量情况。操作过程是在大成像图上通过鼠标选择具体的空间点完成的。

17.1.8 透射式超声 CT 成像原理实验

1. 原理

超声在人体组织内传播可发生折射、衍射、散射等现象，路径比较复杂。超声 CT（UCT）可分为透射式和无散射两种。透射式 UCT 超声发射器和接收器位于被测介质的两侧，根据接收投射的超声波来获取介质的信息，根据这些信息，利用图像重组算法重组介质的图像。

(1) 透射式 UCT 工作原理

透射式超声成像研究仪利用超声波在传播过程中被物体衰减的机制，利用超声换能器发射和接收信号的原理制造。透射式 UCT 一般由两个相对放置的超声换能器完成超声波的发射和接收工作，换能器被安装在一个旋转架上，采集各个角度下的边缘位置信号。研究仪由单片机自动生成数据文件，成像程序调用此数据文件生成图像，得到被探测对象各断面的图像。换能器接收的电压信号送入数据采集系统，其另一通道采集换能器的跃变位置信息并将数据供给成像程序，最终利用重组技术在计算机的辅助下得到一个二维断面参数分布图像。

(2) 无散射 UCT 工作原理

无散射 UCT 成像理论忽略介质的不均匀性对声场的影响，将超声射线的传播路径看作直线，围绕介质选择多个方向发射超声波，利用类似 CT 中图像重组方法重组被测介质的声学参量（声速、衰减系数）分布图像。

2. 实验仪器

超声 CT 成像原理研究仪如图 17-19 所示。

如图 17-19 所示，水槽中心的托盘上放置被测物体，支架上装有传动装置，电机的转动可带动滑杆完成平行移动，换能器被固定在滑杆上，通过调节可以保持两个换能器正面相对。发射换能器用同轴电缆接到超声波测试仪换能器“输出”插座，接收换能器用同轴电缆接到超声波仪换能器的“输入”插座，换能器的“位置参数”通过电路转换成电压信号送入数据采集系统。

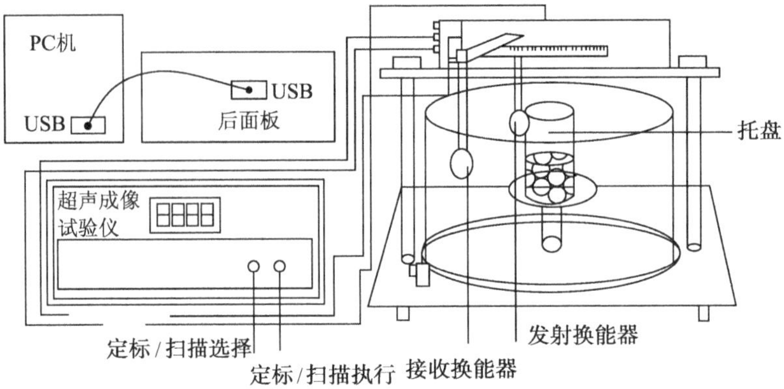

图 17-19 超声 CT 成像原理研究仪

UCT 通过发射电路与接收电路及石英晶体换能器相连，利用晶体表面的压电效应，把机械波与振荡电路所产生的连续脉冲转换。在发射端，电路中的高频方波信号加在压电晶体上，由于逆压电效应晶体表面产生相应的高频机械振动，形成超声波；在接收端，由压电效应把高频机械振动波转换成电信号。选用优质的换能器能使发射超声波的波束非常窄，方向性好，测量精度可达毫米级。

数据采集系统由单片机组成，由计算机软件控制。要获得换能器在电压跃变时的位置信息，同时转换成可供单片机处理的电信号，可用一个同步机构使滑块与分压电路相连，滑块移动相当于滑线变阻器的滑动触点在同步移动，对应的分压比同步变化，从而获得位置信息相对应的电压信号。当滑杆行进过程中，信号幅度发生跃变时，单片机采集到该位置相对应的电压信号，然后由定标程序将电压数值大小还原为位置信息。由于换能器接收到的信号较小，需通过接口电路处理，将采集到的信号进行放大、整形、处理，最后送入单片机。

操作步骤：单击桌面“超声 CT 实验”打开 VCT 成像实验的软件，选定主界面上相应编码“USB 口查找”，显示出 USB 口的序号，用鼠标选定相应编码 USB 口，单击“OK”确认端口正确后选择“确定”。

定标：把“定标/扫描”选择下拨到定标位置点开始实验，再单击“定标”按钮，按菜单提示人工把标尺移到指定位 3 cm 处，按“定标扫描”执行键，控制器会自动将标尺移到指定位置处停止，先单击“数据采集”按钮后单击“数据显示”按钮，分别按提示把标尺移到指定位置 6，9，12，15 cm 处，重复以上操作步骤，使定标出现“完成”提示；将标尺移到 0 cm 处，单击“数据采集”按钮及“确定”按钮后，软件自动生成定标数据拟合图，单击“确定”按钮完成定标。

测量：开关选择“扫描”位置，调节接收换能器为最大值，单击“开始读数”按钮，调节发射换能器与接收换能器方向，使两个换能器的端面保持平行，使输出频率为 850 kHz 左右，“输出幅度”显示电压值 6.5～8.5 V，观察定标数据拟合图，若线性明确，单击“扫描”按钮。在“模式选择”中输入预设转盘每次转动的角度值，不输入则默认为 30°，单击“确定”按钮开始扫描，单击“开始”按钮并按下“定标/扫描”执行键后，换能器会自动来回采样一次，完成显示 4 次采集数据并记入表中，单击“确定”按钮，计算机自动将平均值显示在屏幕上。把转动角度调为 60°，90°，120°，150°后重复上述步骤并将成像保存，两次单击“确定转成成像”

按钮,再单击“成像”按钮,界面上显示成像图形,选择“保存图像”按钮保存图像。

17.2 医学影像成像质量控制

17.2.1 评价与控制

1. 评价

如何评价医学影像成像质量并进行有效管理是国内外放射学界研究的重要课题。国际放射学界将影像质量评价方法分为主观评价法、客观评价法和综合评价法 3 种。

主观评价法是指通过人的视觉,并根据心理学的规律评价影像质量的方法,又分为 BUREGER 评价法、ROC 曲线法和模糊数字评价法。

客观评价法是指用形成影像的一些物理、特性量进行测定评价的方法,又分为调制传递函数(MTF)、威纳频谱(WS)和噪声等价量子数法。

综合评价法是指以诊断为依据,把检查影像的物理参量作为客观评价手段,再以成像技术条件作保证,尽量减少被检者剂量的评价法,即心理+物理评价(Roc 体模,Rose 体模,对比度-细节体模 CDRAD)。

2. 控制

质量管理 QM 包括放射诊断质量保证(OA)和质量控制(QC)。QA 是 QM 的主要内容,它通过有计划的系统行动,在尽可能减少被检者和工作人员的辐射剂量、节省检查费用的前提下获得稳定、高质量的图像,以满足诊断的要求。QC 通过特定的方法和手段对诊断设备、器材的各种性能和指标进行检修,对图像制作过程进行检测并加以校正,从而保证获得高质量的图像。

医学影像成像质量控制主要包括以下几个方面:适当密度、良好的对比度、鲜明的锐利度、较少的斑点、无噪声伪影、低计量达要求、保证图像质量参数(一致性、空间分辨力、对比度等)要求、合理的扫描技术参数(曝光参数、扫描角度等)、合适的图像显示技术(窗宽、窗位等)、符合标准的机器调试校准及激光打印机质控。

17.2.2 CR 的伪影与质控

CR 的伪影来自其组成的各个方面,包括 IP、扫描、读出、处理、擦除、激光相机等诸多因素,以下从硬件、软件两方面作阐述。

1. 硬件伪影

硬件伪影是指 CR 系统由信息采集、信息转换、信息处理、影像记录 4 方面的硬件而产生的伪影。

(1) 信息采集系统

信息采集系统由 X 线管和 IP 组成。

① IP 灰尘沾染造成的伪影,表现为粗细均匀的黑色线条状伪影及散在点状黑色影。应对方法:定期对 IP 清洁保养。

② IP 保养不当造成的伪影,表现为散在斑点状伪影,似霉斑,主要是长期用 75% 乙醇擦法所致。应对方法:在清洁 IP 时要使用专门 IP 清洁液。

③ IP 裂隙造成的伪影,IP 板分刚性和柔性两种,一般刚性易被弯曲形成线性裂隙,使影像呈线性透明影。应对方法:选择柔性好,质量高的 IP。

④ 摄影条件偏低造成的伪影，表现为大量均匀斑点状噪声伪影。应对方法：按标准条件使用IP。

⑤ 摄影条件偏高造成的伪影。条件过高使IP上形成偏高条件影像，而在第二次偏低剂量时，出现记忆伪影，造成两幅图像重叠。应对方法：要求摄影条件规范化。

(2) 信息转换系统

信息转换系统由激光扫描器、光电倍增管和A/D转换器组成。

① 激光扫描操作不当产生的伪影，表现为短形状阴影，主要是由于IP扫描中出现了停顿(主要是因突然停电造成)。应对方法：确保电源可靠使用。

② 激光扫描灰尘产生的伪影，表现为多股水平平行、粗细均匀、密度增高白线条影，主要是灰尘进入扫描仪，使IP在扫描中阻力增大，出现IP暂停。应对方法：可用75%乙醇棉球擦拭内部的辊轴。

③ 辊轴紧密不适造成的伪影，表现为粗细均匀、水平平行、密度增高的白色线条状伪影，原因是扫描仪辊轴过于紧密，使IP出现停滞。应对方法：调节辊轴紧密度。

(3) 信息处理及影像记录系统

① 扫描仪擦洗未干造成的伪影，原因是IP擦拭后立即使用，造成阻力降低，行进速度加快。应对方法：待擦拭过的IP干燥后再使用。

② 激光模块使图像缩小，图像向一边压缩，影像无残缺，图像在整体范围内缩小。应对方法：更换激光模块。

③ 影像读取伪影，图像呈磨玻璃状，分不清结构，可通过后处理软件加以改善，可能是扫描装置灰尘太多，可见光采集部件被灰尘污染，输入信号减弱造成的。应对方法：定期对扫描装置清洁保养。

2. 软件伪影

① 毛衣状伪影。图像不清晰，只能部分分清图像结构，细节无法辨认，似被检查穿毛衣后所摄图像。

② 病毒产生伪影。图像出现分段现象，为各组成片段的重新组合，具有潜伏破坏性特征。应对方法：软件升级换代或重装软件，加强网络管理，禁止非机器的软盘、光盘进入。

17.2.3 DR, DSA 质控参数

影响DR成像质量的因素主要有能谱、噪声、空间分辨力、对比度分辨力和伪影。评价DR系统的物理参数有固有对比度分辨力、系统固有分辨力、数字噪声、信噪比和探测器效率。

影响DSA图像质量的参数有分辨力(包括空间分辨力，空间分辨力与像素的大小有关，像素小空间分辨力就大；对比度分辨力，即可获得高对比度分辨力的能力；时间分辨力，即对运动部位的血管的瞬间成像能力，时间分辨力高成像就清晰)，图像对比度(图像对比度的灵敏度高显示细节能力就强)，图像模糊度(包括体位和放大性的模糊、运动模糊、焦点模糊、接受器模糊)，噪声(包括X线系统的量子噪声、影像增强器量子噪声、电子噪声)，运动伪影(自主或不自主器官的运动)和对比度浓度。

17.2.4 CT 图像处理与质控

1. CT图像处理

CT图像处理实际上是根据一定的数学方法，应用计算机技术、电子技术对最初获取

的像素 CT 数字矩阵进行再加工处理，该数字处理功能是计算机应用一些程序完成的，通过运行软件得出结果，完成图像处理任务。在实际应用中，学会图像处理功能的命令、参数设置及命令执行就可以掌握各种图像处理技术。不同的系统和不同的软件具有不同的功能，一般有窗口技术，任何位置或显示该位置 CT 值，随意选择感兴趣区，兴趣区统计学评价，距离、角度、面积体积计算及测量，位移、旋转、放大、缩小、多幅显示，相加相减，过滤图像等，其实质都是对检测像素的原始 CT 值进行相应的数字变换和计算。

(1) 窗口技术

把人体中与被观测组织 CT 值范围相应的灰度范围确定为放大或增强的灰度范围，把确定灰度范围的下限以下压缩为完全黑，这样就放大或增强了确定灰度范围内不同灰度之间黑白对比的程度。被确定为放大或增强灰度的范围叫做窗口；放大的灰度上下限之差是窗宽，显示 CT 值的最大范围；放大灰度范围中心灰度叫做窗位，显示中心的 CT 值。某一级灰度 CT 值越大，图像越白，CT 值越小，图像越黑。应用范围－1000～1000 HU，在显示器上设置相应的灰度分级称为显示灰阶。

在全灰度标内划分灰阶显示图像的黑白对比度，一般采用 16 级显示灰阶，即图像从完全黑到白的显示对比平均分成 16 级不同黑白显示，如 CT 值 320 HU 或 160 HU，平分为 16 份，则每一灰阶代表 CT 值分别为 20 HU 或 10 HU，CT 值取正方向为显示亮，负方向为显示暗。窗口技术是显示技术的合理使用，能清晰显示组织或结构的黑白差别，不丢失原始信息，不改变实质差异。

(2) 图像显示范围的选择

图像显示范围的选择是将一组原始图像数据阵列通过形成图像矩阵在显示器中显示，可在图像数据中任意选择，按要求进行重组、变换、计算，将图像数据直接形成图像矩阵显示或将图像数据压缩或扩大显示感兴趣区域图像。主要有以下几种显示方法：① 512×512 图像直接显示；② 512×512 图像数据任意四分之一显示；③ 256×256 图像矩阵显示；④ 512×512 四分之一图像显示；⑤ 512×512 任意部分 256×256 图像显示。

(3) 图像的放大、缩小

图像的放大、缩小通过简单的数学方法进行。与图像数字矩阵相对应，图像显示不放大也不缩小；从图像矩阵中选部分图像数据扩展，与原来的显示矩阵相对应时，图像放大显示。小图像的放大会产生数据不连续、间断，出现粗糙，可用数据插值方法使两者的矩阵相对应，使图像更细、更平滑。图像缩小是指对图像数据进行压缩，例如图像数据中有 a，b，c 信息，用 a 和 b 表示 c 信息，则 a，b，c 压缩成 a，b 图像矩阵显示。图像缩小以图像不失真为佳。

2. CT 图像质量控制

(1) 对比度

CT 图像对比度(contrast)表示物质间密度差异，即不同物体密度的分辨力。CT 图像对比度与 X 线能量、噪声等有关。

(2) 对比度分辨力

对比度分辨力也称密度分辨力，是指分辨 X 线透射度微小差异的能力，常用能分辨的最小对比度的数值表示，也指在感兴趣区内将一定大小的细节部分从背景中鉴别出来的能力。对比度分辨力与 X 线能量、探测器、噪声、窗宽、窗位选择等有关。对比度分辨力是图像能清晰显示微细组织结构的一个重要参数保证，可用低密度体模做扫描，按照测试体模孔径从小到大的顺序依次测量相应对比度值，给出对比度细节曲线。

(3) 高对比度分辨力

物体与周围环境的线性衰减系数差别较大的情况下，物体的密度不很大时，就可被分辨识别出来。按图像GB标准，高对比度分辨力是指物体与匀质环境的X线线性衰减系数差别的相对值大于10%时，CT图像能分辨物体的能力。

(4) 低对比度分辨力

物体与周围环境的线性衰减系数差别较小的情况下，物体密度需大些才可能被分辨出来。按图像GB标准，低对比度分辨力是指物体与匀质环境的X线线性衰减系数差别的相对值小于10%时，CT图像分辨物体的能力。高分辨力与低分辨力检测方法通过适合于直接进行图像视觉评价的各种规格的体模进行扫描，对所得图像进行图像视觉评价。

(5) 空间分辨力(spatial resolution)

空间分辨力是指CT图像能分辨两个距离很近的微小组织结构的能力，即从空间分布上分辨物体微小结构的能力。表现在断层表面的空间分辨力与表现在纵向的空间分辨力不同，多排螺旋CT纵向空间分辨力和横向分辨力接近。

影响空间分辨力的因素主要有以下几个：

① 探测器有效照受宽度和有效照受高度的大小。探测器有效照受宽度决定了表面空间分辨力，有效照受高度决定了层厚，也决定了纵向分辨力。

② 重组算法。选择不同的图像重组算法能得出不同质量的图像，如校准算法比高分辨力算法所得图像空间分辨力低。

③ 矩阵。矩阵越大，像素点越多，像素越小，图像分辨力越高。

④ 图像对比度。两个微小结构邻近对比度过低易造成不可分辨，因此，具有高对比度和高空间分辨力才能使图像清晰显示细微结构。

⑤ 噪声。图像噪声主要有X线量子噪声，电子元、气体噪声，测量系统形成噪声，重组算法造成的噪声，在CT成像过程中许多数值变化和处理过程形成的图像噪声影响图像质量。噪声以在均匀物质的影像中给定区CT值的校准偏差表示，可用扫描水模方法测定。量子噪声主要来源于发射X线光子在时间和空间的随机变化。

⑥ X线剂量。CT扫描中X线剂量决定X线质和量，噪声由量子噪声影响时，要考虑体层厚度、像素尺寸、X线剂量、物体线性吸收系数。在合理的X线剂量范围内提高X线剂量，有利于降低噪声水平，同时，增大像素宽度和体层厚度也能降低噪声。像素宽度增加，相当于减少图像矩阵，图像分辨力下降，体层厚度增加，使图像对比度降低。实际操作中应该在合理X线剂量范围内，选择各种剂量，得到合适的图像空间分辨力和适当的噪声。

在重组中，用不同的卷积滤波函数和图像重组算法，得到的是不同分辨力的图像质量，如选择平滑滤波器时，空间分辨力下降，噪声也下降，图像对比度分辨力提高，可对软组织中大的低对比区有效显示图像；而选择边缘增强滤波器能使感兴趣区细节清晰，空间分辨力提高，但噪声增强，对比度分辨力下降，可清晰显示骨质结构细节。因此，在工作中要根据不同应用类型选择不同卷积滤波函数，得到合适的空间分辨力和噪声。CT

值可用水模扫描后测定，允许偏差±3HU。

⑦ 伪影。在被检者体内不存在而出现在重组 CT 图像中的影像，是不同类型图像干扰和其他非随机干扰的总称。伪影是非真实的存在的，形成伪影的大致原因如下：a. 物理原因，包括量子噪声、散射、X 线硬化效应等；b. 被检者的原因，包括体位、移动、金属异物、脏器蠕动、自主和非自主运动；c. 设备成像装置原因，包括扫描数据选择处理不当，重组算法不完善，设备扫描装置不稳定，采集数据重组性不好，X 线发生装置的管电压波动、温度漂移、图像显示和激光相机非线性成像等。除被检者因素以外伪影出现的原因较为复杂，大多是设备本身引起的，要根据伪影的出现部位、形状、大小等逐步进行分析，找到根本原因后加以解决，才能去除伪影。

⑧ CT 机性能检测：a. 水模平均 CT 值测试；b. 床移动精度检查；c. CT 值误差测试；d. 噪声水平测试；e. 散射线剂量与防护测试。

17.2.5 CT 图像质量保证检测的研究评价

1. 影响图像质量的因素

CT 图像质量取决于图像的各项评价指标是否达到要求，而 CT 诊断主要依据 CT 影像所提供的正常或异常信息作出诊断结论。因此，CT 图像质量是 CT 诊断的先决条件，优质图像必须能如实地反映人体组织的解剖结构，提供足够的诊断信息。影响 CT 图像质量的因素较多而且复杂，包括各种图像质量参数、扫描技术参数、机器安装调试、激光相机正常应用与管理等，而各参数相互又有密切的关系并相互制约。在对 CT 图像进行质量控制时，必须了解各个参数及其对图像质量的影响，做到正确的调控与运用，以达到质量控制的目的。

图像质量的各项评价指标如下：

① 空间分辨力。空间分辨力是指在高对比度情况下鉴别细微结构的能力，即影像中能显示的最小细节。测量应在无噪声的条件下进行，用水模分别在边缘和扫描野中心测定，在新机器安装调试时记录并作为正确参考值。不同日期的测量结果是机器性能重复性的依据，如何调整取决于检测器空隙宽度、X 线管焦点尺寸、被检者与检测器的相对位置等。

② 密度分辨力。密度分辨力即低对比分辨力，表示能够分辨组织之间最小密度差别的能力。

③ 噪声和伪影。扫描均匀物质成像中，CT 值的标准偏差是噪声，影像呈现颗粒性，与 X 线剂量大小、扫描的层厚、重组算法、物体中的射线衰减性能、探测器的排数及能力有关。噪声只能通过水模的 CT 值进行粗略评估，而伪影是在扫描信息的处理过程中由于某一种或几种原因出现的人体本身不存在的影像，使图像质量下降。与机器性能有关的伪影有环状伪影、条状伪影、点状伪影、纹状伪影，与被照体有关的伪影有移动条纹伪影、条状或辐射状伪影。CT 设备在应用过程中要有针对性地调整装置，使之保持良好的状态。

④ 辐射剂量。加大剂量可减少噪声，提高分辨力，考虑到辐射防护，必须提高剂量的利用率，即用尽可能小的剂量获得高质量影像。利用剂量测试给出的等量曲线图可观察人体内剂量分布。

2. CT 设备性能检测

(1) 稳定性检测

CT 设备稳定性是控制检测的一项重要内容，其结果反映 CT 设备是否处于正常运转状态，应对水模及质控体模进行定期稳定性检测及必要校正。CT 值校正指标与基础值偏差±3 HU，噪声指标为基准值偏差±10%，空间分辨力和密度分辨力指标为基准值偏差±15%，检测床移动精度指标为基准值偏差±2 mm。为了能够分辨差别较小的两种组织，需要不同的窗宽窗位，这对组织对比非常重要，通过窗宽窗位观察组织使两者差异突出显示出来。CT 值显示范围可用公式计算 MV/2－M＋W/2 表示，M 表示窗位，W 表示窗宽，如选择窗位为 100，窗宽为 80 时，则 CT 值显示范围为 60～140，组织结构将被显示清晰，CT 值高于 140 组织为白，低于 60 组织为全黑。CT 影像形成后，经激光相机成为胶片化的 CT 图像。显示器性能、激光相机性能、CT 胶片成像过程都是提高 CT 图像质量的关键环节。按计划实施并保证 CT 设备的完好，是对被检者应用最经济和最小曝光剂量且产生始终如一的高质量图像的保证。质量保证包括质量控制和质量管理，控制与监督是为了维护 CT 设备性能完好，管理措施是保证质量控制技术准确及时地执行，对控制技术所得结果进行评价并进行必要的纠正。

(2) 质量控制方法与流程

质量控制有一套明确的任务和方法，如图 17-20 所示。

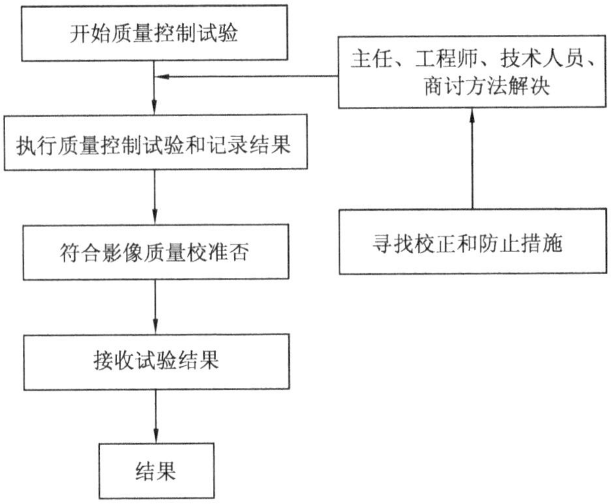

图 17-20 质量控制流程

以上流程图说明，质量控制首先应执行试验方法，记录并解释试验结果。如果符合影像质量标准就认可这个过程，如果不符合质量标准就废弃这个结果，或寻找校正方法和符合影像标准的措施，并由科主任、工程师、技术人员共同商讨解决方法，重新试验直到获得满意结果为止。

17.2.6 MR 图像质量控制

1. MR 图像质量保证

MR 图像质量反映人体自身的解剖结构，可提供足够的诊断信息。因此，工作过程中应使用正确的技术参数与程序，保证图像质量。

① 噪声与信噪比。噪声是随机信号不需要的信息，噪声大图像不清晰。一定范围内

信噪比越高，图像越清晰，轮廓越鲜明。提高组织信号强度，可最大限度地降低噪声。

② 图像对比度及对比度噪声比。对比度指不同感兴趣区域的相对信号强度差，应尽量提高图像对比度，但仅有高信噪比并不能产生高质量的 MR 图像。MR 图像对比度有时严重受噪声影响，不能真实反映图像质量，必须将噪声考虑在内，以对比度信噪比评价图像。两种相关组织的对比度噪声比代表两种组织信噪比的差异。

③ MR 图像分辨力。图像分辨力代表了影像对组织细节的分辨能力，分辨力越高，图像质量越好。

④ 伪影。除噪声外，非肢体结构影像及肢体结构的影像异位也会影响图像质量。伪影的表现多种多样，应尽量避免这种现象的出现。

2. MR 图像质量控制措施

① 设备伪影。化学位移伪影由人体内脂肪与化学环境的差异引起。解决方法：增加接收带宽，缩小扫描视野，应用预饱和技术，选择抑水或抑脂脉冲序列。

② 卷褶伪影。卷褶伪影由被检部位大小超出视野范围引起。解决方法：加大扫描视野，将被检查部位的最小直径摆到相位偏码方向上。

③ 截断伪影。容积效应表现为交叉对称信号伪影、磁敏感性伪影、拉链伪影、遮蔽伪影、交叉激励伪影、倒置伪影，这些伪影有相应的解决方法。解决方法：注意产生伪影源，避免产生伪影。

17.2.7 SPECT 设备的质量控制

SPECT 设备的质量控制包括均匀性、旋转中心、γ 光子衰减的定期校正，以及对电性能和机械性能的不定期检查调整。SPECT 设备的均匀性是决定影像质量的最主要的技术指标。均匀性是指 γ 射线均匀照射探头时，在其所产生的平面影像上计数光点的均匀分布情况。

1. 固有均匀性测试

均匀性的定量表示法有积分均匀性和微分均匀性两种，前者表示探测视野内计数密度的最大偏差，后者表示探测视野内一定距离间计数密度的最大变化率。探头的探测视野分为有效视野（UFOV）和中心视野（CFOV）。性能良好的 SPECT 设备其积分均匀性＜2％，微分均匀性＜1％。

2. 系统均匀性测试

系统均匀性用不同类型的准直器分别进行测试，放射源采用面源，要求面源自身均匀性＜1％。测定方法与固有均匀性相同。

3. 空间分辨力测定

空间分辨力是指能清晰分辨两个点源或线源之间的最小距离。影响固有分辨力的因素有两个：① 在闪烁晶体内产生的闪烁光子数的统计涨落，以及闪烁光传递给各光电倍增管的光子数的统计涨落；② 高能 γ 光子在晶体内的多次散射。这些因素均可能引起定位误差，从而影响空间分辨力。

4. 空间线性校正

空间线性是指一个直线放射源在显像装置上同样重现为直线影像的能力。线性度有随时间缓慢变化的倾向，它与空间分辨力、均匀性有一定的相互关系。

5. 死时间和计数率特性测定

死时间和计数率特性是探测器的重要性能指标。探测器能够分开两个闪烁光子的最短时间称为死时间，用 τ 表示。任何计数单元都会产生死时间，死时间造成计数丢失，而真实计数率与观察计数率在低计数率时呈线性关系，在高计数率时呈非线性关系。

6. 固有能量分辨力

固有能量分辨力是指分辨能量相近的两个 γ 事件光电峰的能力，这一参数决定了识别原发 γ 事件和散发事件的能力，用能谱曲线的半高宽（WHM）相对于峰值的百分比表示。NaI(Tl)晶体闪烁探头固有能量分辨力为 12%～14%。

7. 旋转中心校正（COR）

SPECT 设备采集数据时，探头绕人体转动，旋转中心的精度影响影像分辨力。旋转中心、旋转轴的偏移和被测物体对中心偏移，影响投影曲线微分的变化，以致在影像上产生正负误差的变化，旋转中心的精度对影像重组产生影响。

17.3 医学影像设备质量控制的检测参数与仪器

17.3.1 X 线机检测参数

X 线机检测参数为空间分辨力、低对比度分辨力、动态范围、光野和照射野一致性、空间距离准确性等。

1. X 线机质量检测仪（图 17-21）

检测指标：照射量、照射率、照射量/脉冲、脉冲、管电压（包括 CT 管电压）、曝光时间、管电流、曝光量、曝光量线性、波形（管电压、剂量率和曝光量）、半价层、总过滤，以及准确性、重复性、线性等参数的自动控制、低剂量检测及治疗机绝对剂量检测等。

多功能探头（MPD）主要测量千伏、曝光时间、脉冲、剂量、剂量率、剂量/脉冲、半价层、波形等。

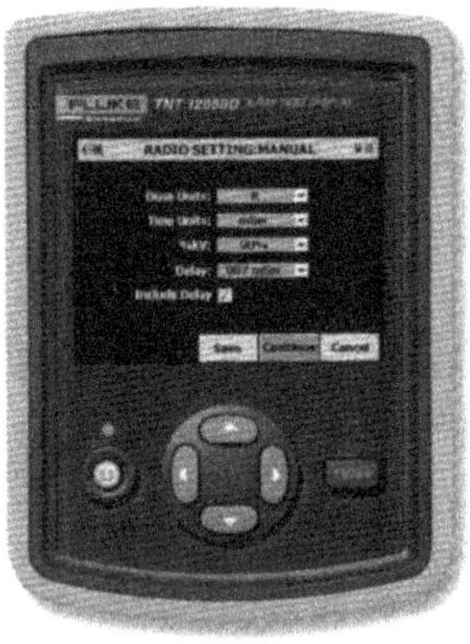

图 17-21　X 线机检测仪

2. X 光机质量控制检测工具（图 17-22）

(1) X 线对测试卡 ALK－38（高分辨力测试卡）

尺寸：50×50 mm；

分辨力：0.6～5.0 LP/mm；

20 组线对；

铝箔厚度 0.05 mm。

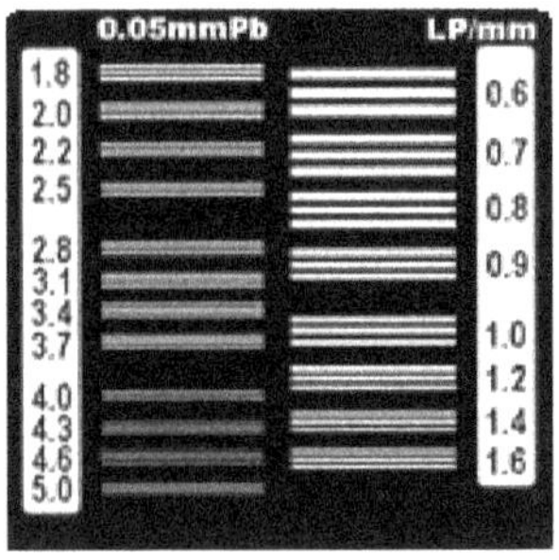

图 17-22　X 线对测试卡

(2) 星卡（图 17-23）

通过对星卡拍片成像，测量模糊带之间的距离，可计算 X 线管的焦点大小。

单线角度：2°；

扇区数和角度：1°～360°；

铝厚度：0.05 mm；

直径：55 mm。

(3) 光野/照射野一致性检测板

用途：

① 光野、照射野一致性检测；

② 胶片盒与轨道的对中检测；

③ 准直器与 X 线管焦点的对中检测。

特点：不必拍片，曝光后即得测量结果。测量精度高，使用极为简便、测量省时。

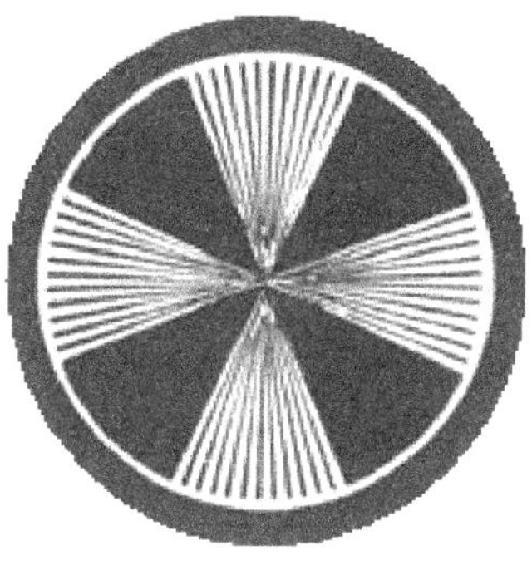

图 17-23 星型测试卡

(4) 线束器检测板及准直检测筒(图 17-24)

线束器检测板用于检测 X 线拍片板的指示光野与 X 线照射野的一致性。8 寸×10 寸的钢板上有刻度标尺和 14 cm×18 cm 的正方形标记线。中心处有两个直径不同的圆圈，与垂直检测筒一起用于检测拍片机和透视机的线束垂直性和透视机的限束器。

线束器准直检测筒用于检测 X 线拍片机和透视机的线束垂直性，常与线束器检测板一起使用。

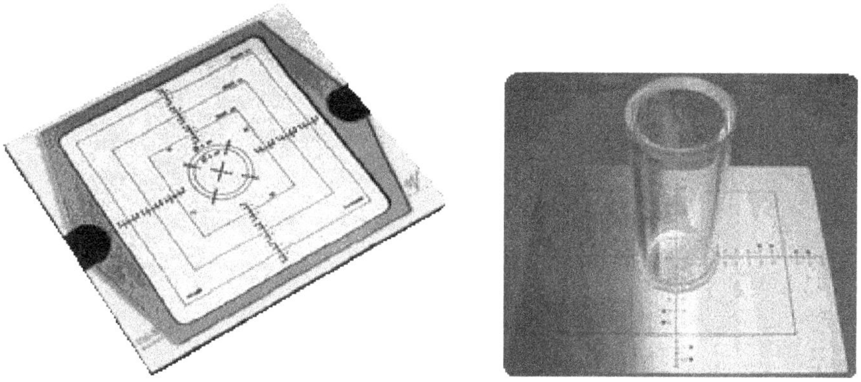

(a) 线束器检测板　　(b) 准直检测筒

图 17-24 线束器检测板及准直检测筒

(5) 低对比度性能检测体模(图 17-25)

低对比度性能检测体模可检测 X 线机低对比度。其由两块 18 cm×18 cm×2 cm 的铝板(模拟人体衰减)和一块 18 cm×18 cm×0.8 mm 的铝板叠加而成，之间有两排直径为 6.5，4.5，3，2，1.5 mm 的圆孔，可模拟最大的人体衰减。

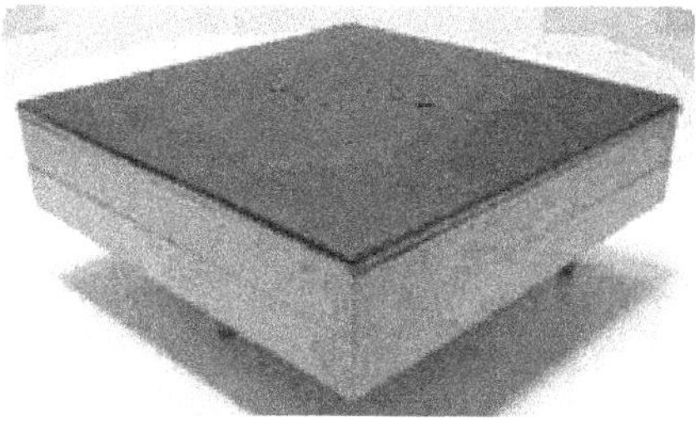

图 17-25 低对比度性能检测体模

3. 测量乳腺机

乳腺电离室探头 Magna(图 17-26)相关技术指标如下所示。

有效体积:1 cc;

剂量率:5 μGy/s～250 Gy/s;

剂量:150 nGy～2 MGy;

30 mR/min～1 500 kR/min;

精度:±5%;

精度:±5%或±500 nGy/s,

精度:±5%或±4 μR/min。

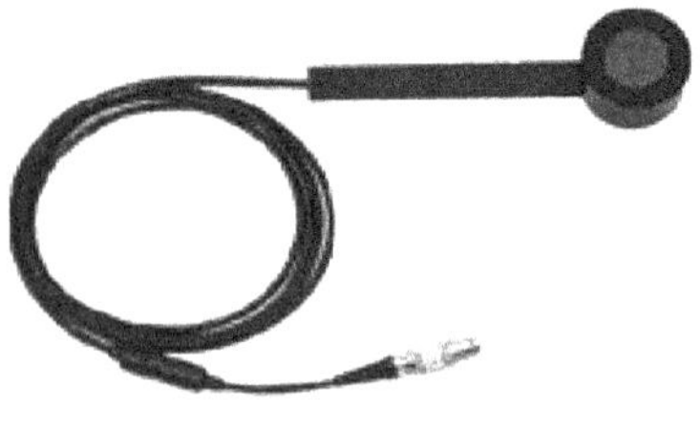

图 17-26 乳腺电离室探头

自动曝光隐形探头 T20(图 17-27)可作为剂量探头在 Barracuda 或 Piranha 上使用,主要用于透视(包括 DSA)或摄片 X 线系统自动曝光控制功能下的相关剂量参数评估,同时也适用于放疗设备检测。T20 探头尺寸极小,作为剂量探头不会对发生器自动条件输出产生任何影响。

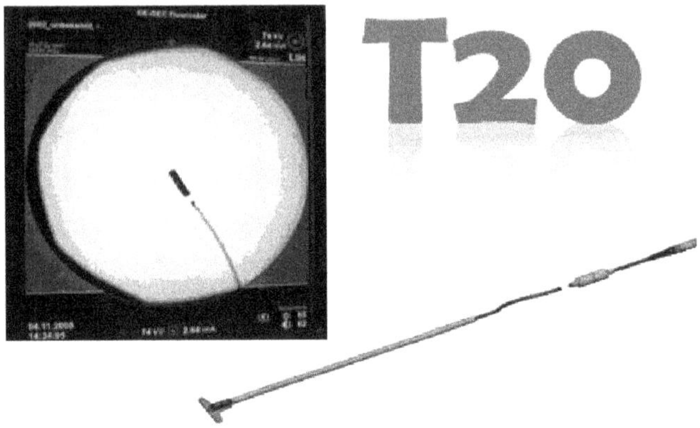

图 17-27 自动曝光隐形探头

非介入式毫安、毫安秒探头——MAS-2(图 17-28)特点与用途:

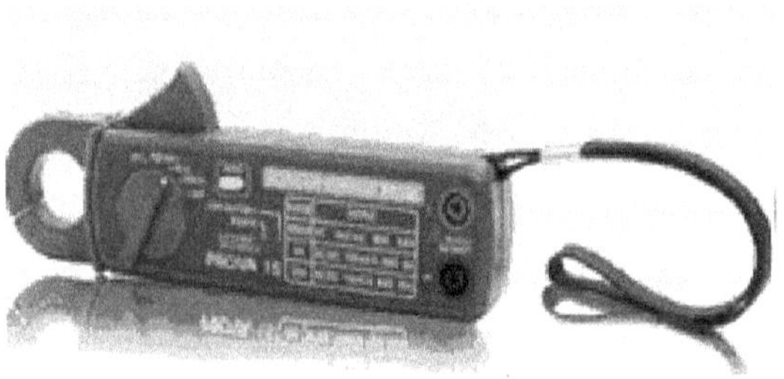

图 17-28 非介入式毫安、毫安秒探头

① 特点。MAS-2 利用外接探头与主机连接的方式实现非介入管电压、曝光量及波形测量。这是一种安全、可靠、准确的非介入检测手段。刻度因子写入主机个性模块中,电流信号经主机处理后得到最终的测量结果。MAS-2 是 X 线质控工作中不可或缺的工具。

② 用途。MAS-2 通过介入方式(图 17-29)测量 X 线机(CT、X 线机)管电流。将探

头的正负两端插入发生器的管电流插孔中，即可进行测量，探头刻度因子和修正值保存在主机个性模块中。

MAS-2 测量参数包括毫安、毫安秒及其波形。

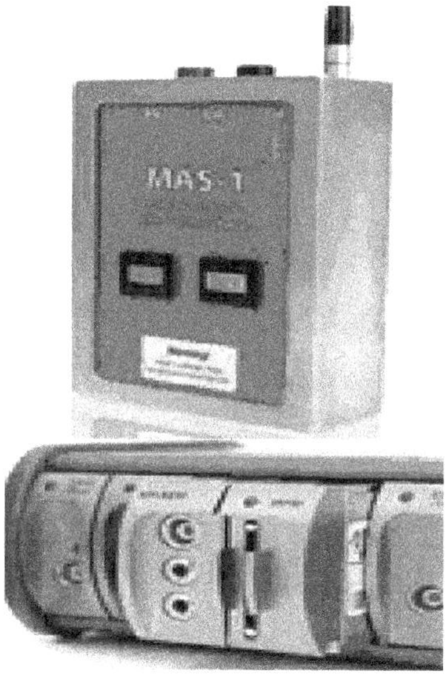

图 17-29 介入式管电流、曝光量及波形测试仪

17.3.2 CR，DR 检测参数

检测参数：空间分辨力、低对比度分辨力、动态范围、光野和照射野一致性、空间距离准确性。CRDR-26 型性能检测体模一次曝光能完成 5 个成像性能指标检测，适用于所有类型 CR 和 DR 成像系统的质量检测(图 17-30)。

体模结构：1 mm 厚铜质基板(310 mm×310 mm×1.0 mm)。

动态范围：9 阶不同射线吸收系数的步进式楔形梯，即 0.00，0.2，0.5，0.75，1.00，1.35，1.7，2.05，2.4 mm Cu。

低对比度细节：两组 7 阶逆序互补排列的低对比度细节(共 14 阶)，由直径为 10，6 mm 的铝质圆盘组成，在 70 kV 时产生的对比度范围为 0.8%，1.2%，1.6%，2.0%，2.8%，4.0%，5.6%。

空间分辨力：0.6～5.0 Lp/mm 嵌入式设计使分辨力测试卡呈 45°、水平或垂直 3 个方向排列，可综合评估 CR，DR 高分辨力性能。

光野照射野一致性：x，y 坐标轴方向标尺范围宽达 26 cm×26 cm。

空间距离准确性：标准 100 cm×100 mm 空间尺寸，用于检测几何空间失真。

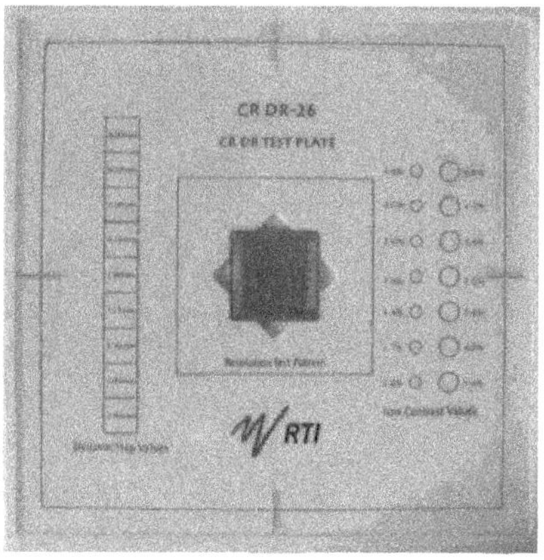

图 17-30 CR，DR 质量检测仪

17.3.3 DSA 检测参数

DSA 体模检测 DSA 系统的空间分辨力、低对比度分辨力及减影性能等指标。

1. 体模构成

DSA 体模由基座、人体动脉血管模块、低对比度分辨力模块、骨骼模块、动态阶梯模块、影像失真度检测模块、空白模块、气体推动装置等构成(图 17-31)。

2. 技术指标

① 体模基座用来放置不同的模块以实现对不同参数的测量。

② 模拟血管最小分辨力尺寸及伪影

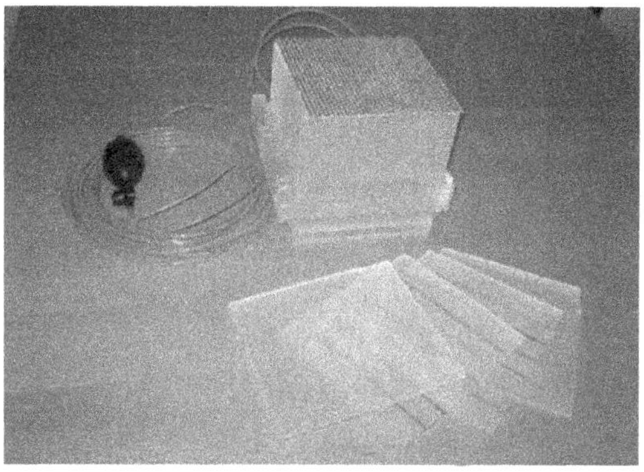

图 17-31 DSA 检测体模

检测。模拟两组不同对比浓度(150,300 mg/cm^3)的动脉血管和宽度为 1/4,1/2,3/4 的血管畸变。

③ 空间分辨力检测。高分辨力测试卡的尺寸为 50 mm×50 mm,分辨力为 0.6～5.0 LP/mm,20 组线对,铅箔厚度为 0.05 mm。

④ 低对比度分辨力检测。体模有两组不同对比剂浓度(10,5 mg/cm^3),每组模拟 3 种(4.0,2.0,1.0 mm)不同直径的血管,长度为 150 mm。

⑤ 减影性能评价。骨骼模拟厚度为 0.5,1.0,1.5 cm。

⑥ 动态范围评价。体模可提供最多 7 阶动态范围评价。

⑦ 影像失真度检测。体模标准厚度为 1.6 mm 表面凿孔的铝板,孔的直径是 3.2 mm。

17.3.4 CT 检测仪器(图 17-32)

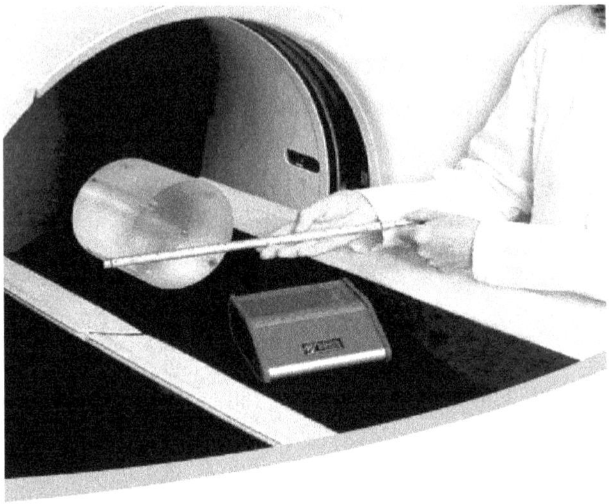

图 17-32 多排螺旋 CT 剂量探头

CT 成像技术的快速发展对 CT 质控设备和测量方法提出了更高的要求。CT 检测仪器可完成多排螺旋 CT 设备宽射线束条件下 CT 剂量等相关参数的测量和质量评估工作。CT-DP 检测工具如图 17-33 所示。

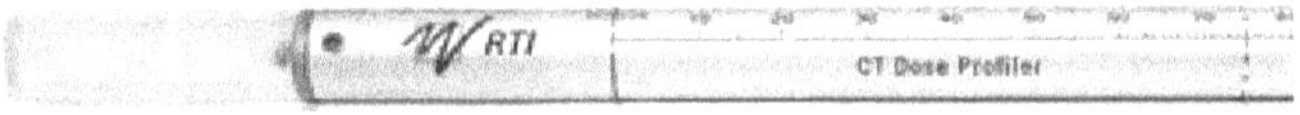

图 17-33 CT Dose Profiler(简称 CT-DP)

1. 分析软件

测试条件:头部体模,中心点 CTDI 测量,加权因子 K=1.02。图 17-34 显示的是在体模中心位置采集的剂量率曲线。Dose Profile Analyser 自动标记中心两侧光标以计算 CTDI100,如图所示,粗线光标之间的曲线积分即为 CTDI100。

Dose Profile Analyser 支持“加权因子法”和“5 点加权法”完成 CTDI100,CTDIw(加权 CTDI)和 CTDIvol(容积 CTDI),DLP(剂量长度乘积),FWHM(半宽高)和 Scatter index(散射指数)等参数的测量。

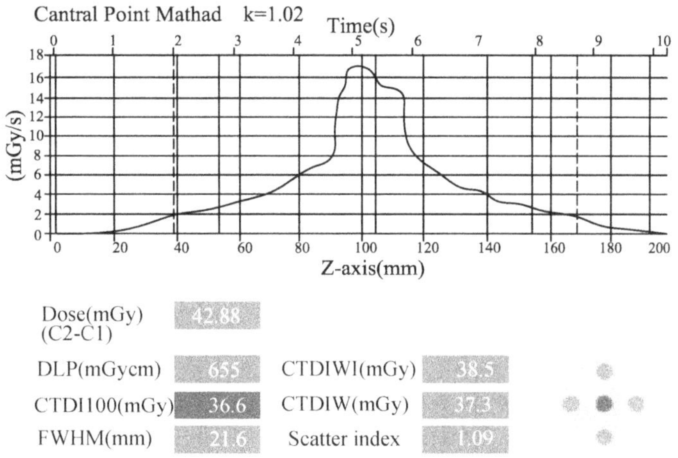

图 17-34 剂量率曲线图

加权因子法:完成中心位置 CTDI100 测量后,通过加权因子"K"获得 CTDIw 和其他相关参数。K 值存储在软件数据库中,测量时被自动加载。

5 点加权法:完成体模中心及边缘共 5 个位置的 CTDI100 测量后,通过加权的方法得到 CTDIw 和其他相关参数。

专用测试软件 Dose Profile Analyser 数据库预设 CT 测试模板,可应用于不同类型的 CT 系统。所有数据(包括数值和曲线)可选择以文件形式保存或输出至 Microsoft Excel 中,用于后期的分析和评估。

2. 个性模块用途

① 与低剂量敏感探头连接。

② 与电离室探头连接(包括用于放疗机绝对剂量测量的电离室)。

③ 与 mAs 探头连接。

3. Catphan500 型体模

Catphan500 型体模内填充 4 个测试模块。

(1) CTP401 模块[图 17-35(a)]

CTP401 模块用于测量定位精度、层厚、CT 值线性和诊视床运动精度,在 z 轴方向上可测得层厚(测螺旋 CT)。模块直径 15 cm,厚 2.5 cm,内嵌两组 23°金属斜线(x 方向、y 方向)及 4 个密度不同的小圆柱体:① 特氟隆 Teflon(高密度物质,类似骨头);② 丙烯(Acrylic);③ 低密度聚乙烯(LDPE);④ 空气(最低密度)。此外体模材料本身可作为第 5 种材料样品。

(2) CTP486 模块[图 17-35(b)]

CTP486 模块用于测量场均匀性、噪声等参数。模块直径 15 cm,厚 5 cm,使用固体均匀材料"固体等效水"。

(3) CTP528 模块[图 17-35(c)]

CTP528 模块用于测量空间分辨力(测试到 21 线对/cm)。模块直径 15 cm,厚 4 cm,21 组高密度线对结构(放射状分布)。

(4) CTP515 模块[图 17-35(d)]

CTP515 模块用于测量密度分辨力。模块直径 15 cm,厚 4 cm。

内层孔阵:对比度 0.3%,0.5%,1.0%;直径 3,5,7,9 mm。

外层孔阵:对比度 0.3%,0.5%,1.0%;直径 2,3,4,5,6,7,8,9,15 mm。

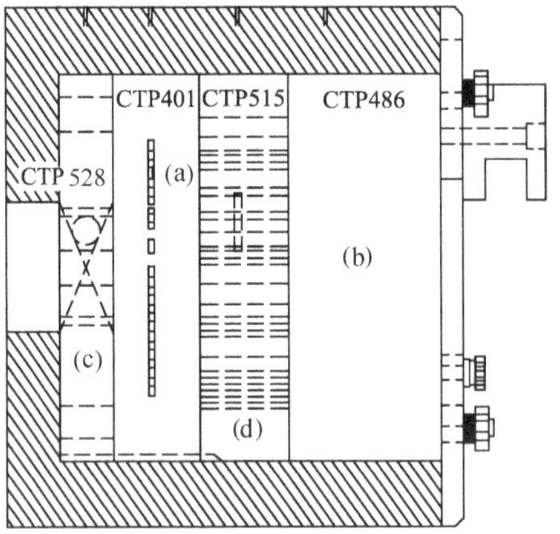

图 17-35 CTP 模块

4. CT 计量测试体模(图 17-36)

CT 计量测试体模应用于 CT 的性能检测,采用丙烯酸圆柱形插件式结构,可测量参数有层厚、定位光精度、CT 值线性、空间分辨力、低对比度分辨力、系统均匀性和噪声。

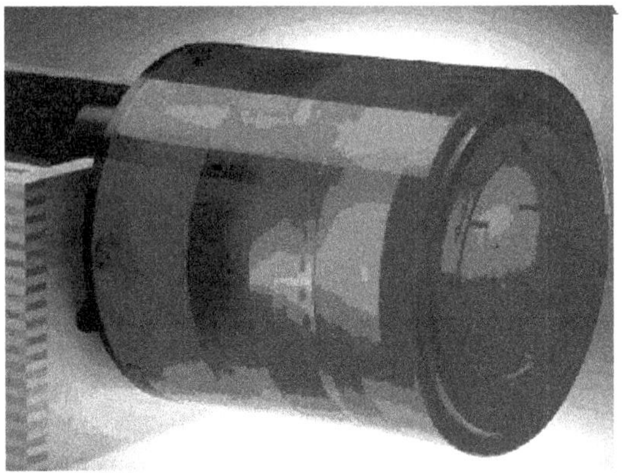

图 17-36 CT 计量检测体模

17.3.5 MR 质控检测系统

磁共振质控检测系统有三维霍尔磁场强度检测仪、高端磁场强度检测仪,磁共振性能检测体模组成。

1. 磁共振质控检测系统(图 17-37)

三维霍尔磁场强度检测仪 THM1176 主要用于磁场强度测量。独特、紧凑的设计理念使其可以作为便携式仪器(使用掌上电脑)或与 PC 机连接进行测量。THM1176 测量三维方向磁场分量和总参量,避免了繁琐而复杂的摆位限制,从而大大提高了工作效率。

高端磁场强度检测仪 PT2025(图 17-38),采用微处理器方式控制,具有高精度、快速检测、全自动测量等诸多优点,广泛应用于磁共振、加速器限速装置、磁敏传感器校准等领域。

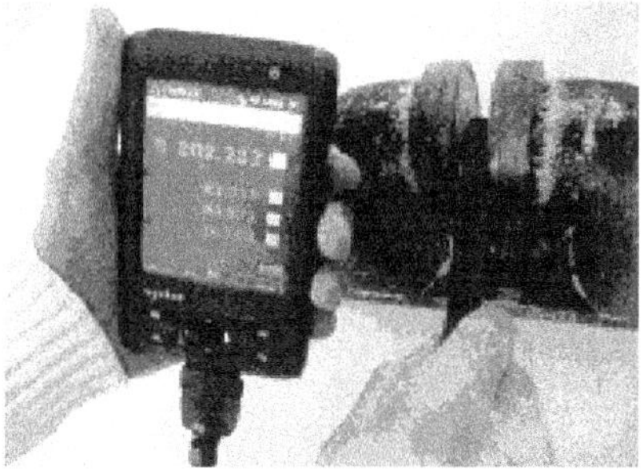

图 17-37　三维霍尔磁场强度检测仪THM1176

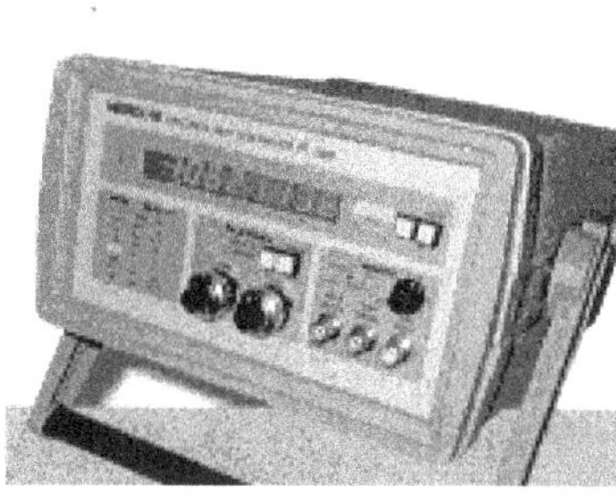

图 17-38　高端磁场强度检测仪PT2025

2. 磁共振性能检测体模(图 17-39)

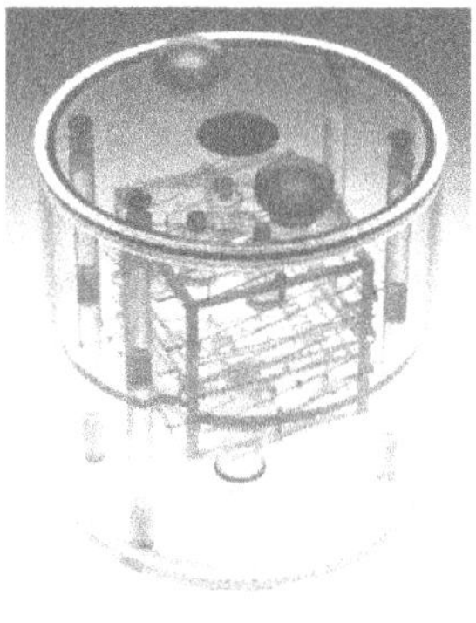

(a) 圆柱形性能检测体模 Magphan SMR 170

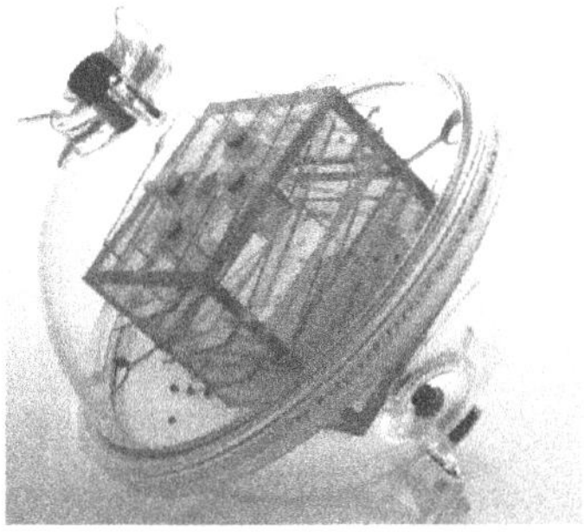

(b) 球形检测体模 Magphan SMR 100

图 17-39　磁共振性能检测体模

① 体模为外径 20 cm,内径 19,10 cm 的立方体测试插件。

② 体模可测量层厚、磁场均匀性、信噪比、T_1 与 T_2 值、空间分辨力(高分辨力)、密度分辨力(低对比度)、几何线性等。

③ 空间分辨力及成像线性度,包括 11 组高分辨力测试卡,测试卡分别是 1,2,3,4,5,6,7,8,9,10,11 LP/cm。测试卡上有标称距离为 2,4,8 cm 的测试标尺。

④ 低对比度灵敏度测试有低对比度灵敏度测试块,包括 4 组不同深度的同一种圆柱形测试物质,其深度分别是 0.5,0.75,1,2 mm,每组物质中有 3 种不同的直径,分别是 4,6,10 mm。

17.3.6 US 检测仪器

1. 医用超声检测系统

超声功率水平测量具有重要的意义,它可以确定被检者实际接受的超声功率大小,因此,所有诊断及治疗用多普勒超声仪器都应定期进行测试。

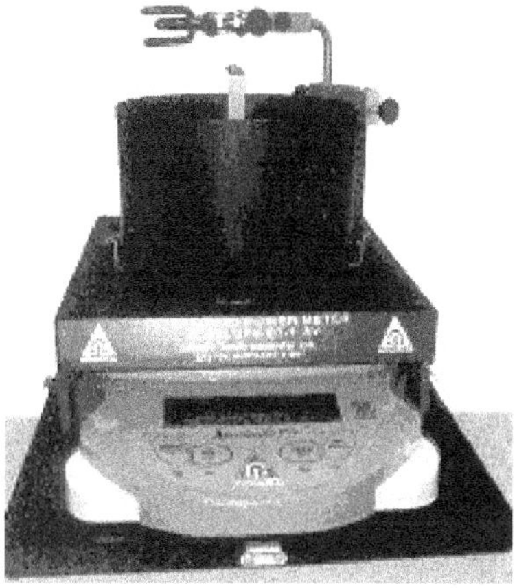

图 17-40　UPM-DT-1　超声功率计

UPM-DT-1 是用来对诊断及治疗用超声探头进行功率输出测量的高精度毫瓦级超声功率计,测量方法符合 FDA,JCAHO,AAMI 及 AIUM 推荐的测试准则。由于使用了一级方法进行功率测试，因而其精度可以向 NIST 溯源。UPM-DT-1 结构紧凑、性能稳定、便于携带(如图 17-40)。

产品特点：

性能测试通过 FDA 及 NIST 认证；

频率范围：0.5～10 MHz；

连续及脉冲模式下测量超声脉冲自动清零且稳定；

分辨力：2 MW；

测量范围：0～30 W；

数字显示/携带箱体设计。

2. 超声声场分布检测系统 AIMS(图 17-41)

超声声场分布检测系统 AIMS 设计用于测量标准中规定的相关参数。

测量参数：

① 最大空间平均声功率输出(最大功率)；

② 峰值负声压(P－)；

③ 输出波束声强(Icb)；

④ 空间峰值时间平均导出声强(ISpta)；

⑤ 换能器输出面与最大脉冲声压平方积分点(连续波系统为最大平均平方声压)之间的距离(LP)；

⑥ 脉冲波束宽度(Wpb6)；

⑦ 脉冲重复频率(Prr)或扫描重复频率(Srr)；

⑧ 输出波束尺寸：平行于或者垂直于参考方向的尺寸；

⑨ 算术平均声工作频率；

⑩ 换能器至换能器输出端面的距离；

⑪ 换能器投射距离。

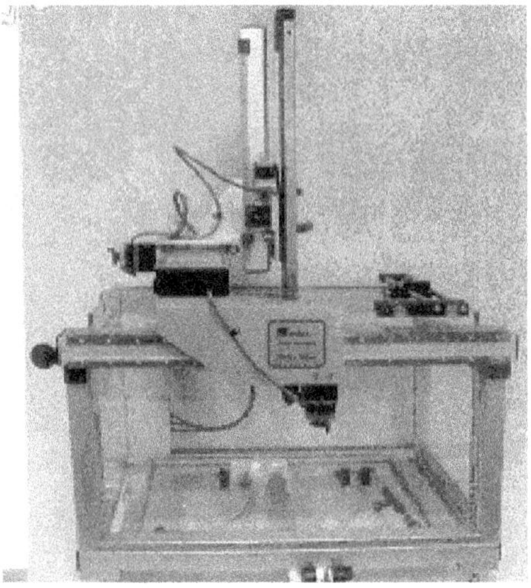

图 17-41 超声声场分布检测系统

3. 超声波层厚体模

超声波层厚体模在无回声仿真组织模型内包埋一个回声材料制成的薄平面。体模有两个扫描平面，反射面于其中一个扫描面成 45°，并与另一个扫描平面相垂直。

使用该体模可轻松的显示出不同深度的超声波剖面。超声波剖面含有大量关于超声波组织仿真介质后的超声波剖面信息，可清晰反映出近场、焦点长度、焦点区域、声波宽度以及远场声波发散的情况。另外，近场幅度的变化是由不同亮度反映出来的，而远场幅度几乎是均一的。

超声波层厚体模可以评估任意成像系统在任意深度上的层厚。作为空间分辨力第三个要素的层厚或纵向分辨力显示了主束轴前、后的结构所产生的反射。层厚改变的效果与轴向一横向分辨力改变所产生的效果相同。层厚越薄，分辨力越好，随着层厚的增加空间分辨力逐渐下降。

4. 灰阶模块[图 17-42(a)]

灰阶模块由以橡胶为基础的 TM 材料组成。模块带有一个扫描槽,在槽中可以装入水或低粘度的耦合剂等媒质。灰阶模块用来评价影像系统的灰阶并显示动态范围[图 17-42(b)],范围从－12～12 dB/cm/MHz,包括直径为 2,4,8 mm 的圆柱形靶。

测试参数:灰阶、显示动态范围、图像均匀性、THIC、功能分辨力。

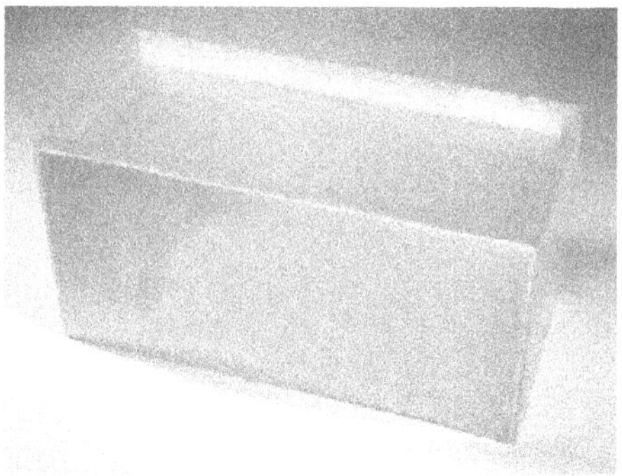

(a) 超声灰阶模块

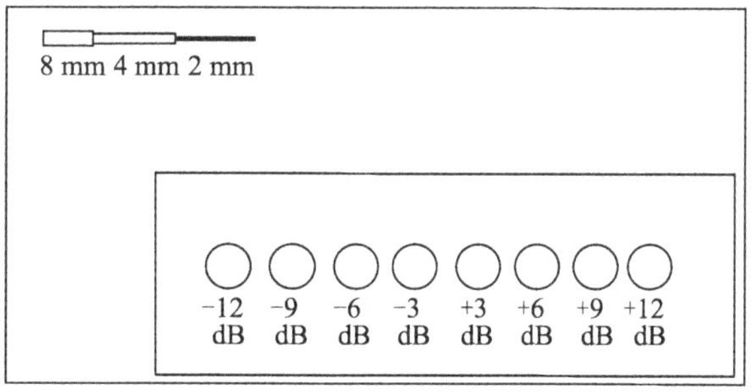

(b) 超声灰阶模块显示仪

图 17-42 超声灰阶模块

5. 超声综合性能模块

超声综合性能体模是由仿真组织材料制成的精确测量设备。

配置:圆柱形体模 Magphan SMR 170 和球形体模 Magphan SMR 100 共用一套插件、平衡器、专用箱。

特点:

① 一个体模中结合了普通扫描和小部件测量物结构;

② 扫描的浓度范围为 1.0～30.0 cm;

③ 120 个无回声囊状结构,直径为 2,3,4,6,8 mm;

④ 6 个灰阶测量物,范围为－15～＋15 dB/cm/MHZ;

⑤ 轴向一横向分辨力测量物组分布于 9 个扫描深度上;

⑥ 内置扫描井,允许使用声学耦合剂或水;

⑦ 精确、稳定。

6. 多普勒流量控制系统(图 17-43)

多普勒流量控制系统与适当的体模组合使用可以为评估超声多普勒成像系统在不同深度或最大渗透,以及不同流速、位置和方向辨别的灵敏度检测提供一种简单而准确的测量手段。多普勒流量控制系统包括一个速度不同的替换泵、一个流量累积器、两个在线流量计以及一个测量液瓶,可与仿真心脏多普勒流量体模、仿真外围血管多普勒流量体模、有狭窄的仿真外围血管多普勒流量体模、多普勒流量方向辨别装置和多普勒测量液共同使用。该系统可提供 20～950 mL/min 稳定的流率范围,并可按照用户要求提供更大的流率。泵的速度由一个旋钮控制。两个在线流量计不断监测着测量期间流经体模的仿真血液测量液的流率。测量液瓶的最大容量保证了即使是在使用数小时后流经体模的测量液也没有气泡。

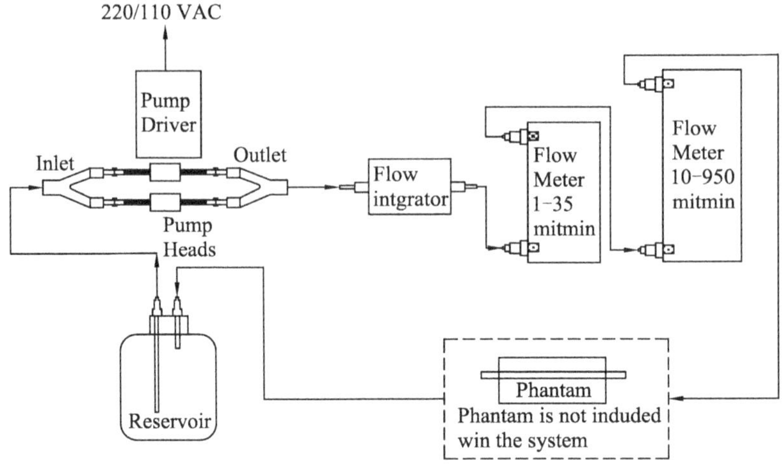

图 17-43 超声多普勒流量控制系统

（1）仿真心脏多普勒流量体模（图 17-44）

仿真心脏多普勒流量体模有 4 个不同直径的流动通道（通常为 2，4，6，8 mm），可模拟心脏血管系统。两个固定角度的扫描平面可以维持超声波和流经体模的多普勒测量液之间恒定的角度。扫描平面的角度是 18°和 56°，允许用户在 3～17 mm 深度之间进行连续地扫描。

仿真心脏多普勒流量体模可完成灵敏度、流率、流动位置、渗透、图像均匀性等的测量。

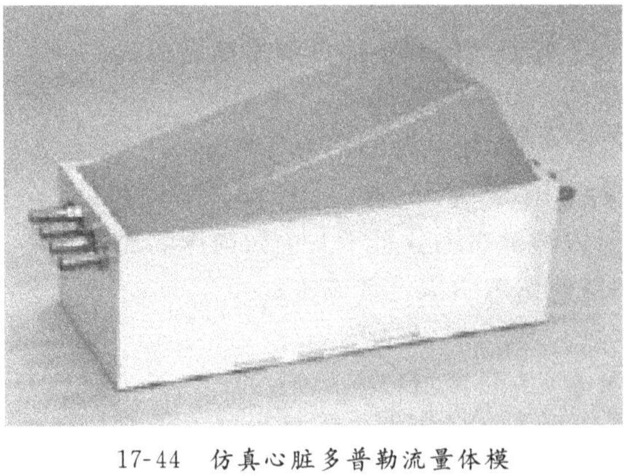

17-44 仿真心脏多普勒流量体模

（2）仿真外围血管多普勒流量体模（图 17-45）

仿真外围血管多普勒流量体模有仿真外围血管多普勒流量体模、有狭窄的仿真外围血管多普勒流量体模两种。

以上两种体模各有 4 个流动通道，可模拟浅表的血管系统，模拟血管位于扫描表面 15 mm 以下。内置的扫描通道允许用户使用水或低粘性凝胶体作为声学耦合剂。两种体模的区别在于流动通道的类型不同。有狭窄的外围血管多普勒流量体模有 4 个直径为 8 mm 的流动通道，且有 0，50％，75％，90％闭塞面积的内置狭窄装置；仿真外围血管多普勒流量体模有 4 个直径分别为 2，4，6，8 mm 的流动通道，没有狭窄装置。

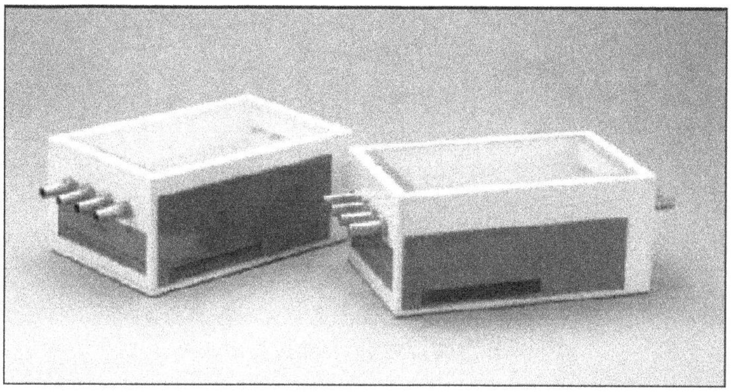

图 17-45 仿真外围血管多普勒流量体模

仿真外围血管多普勒流量体模可完成灵敏度、流率、流动位置、渗透率的测量。有狭窄的仿真外围血管多普勒流量体模可完成灵敏度、流率、流动位置、渗透、图像均匀性、血管腔内狭窄的测量。

17.3.7 SPECT, PET 设备检测仪器

放疗设备属高风险医用电子设备,定期对其进行质量控制具有非常重要的意义。

放疗设备主要有如下几种:

① 绝对剂量检测仪(图 17-46);

② 放疗法水箱检测系统(图 17-47);

③ 活度计(图 17-48);

④ PET/SPECT 设备性能检测体模(图 17-49)。

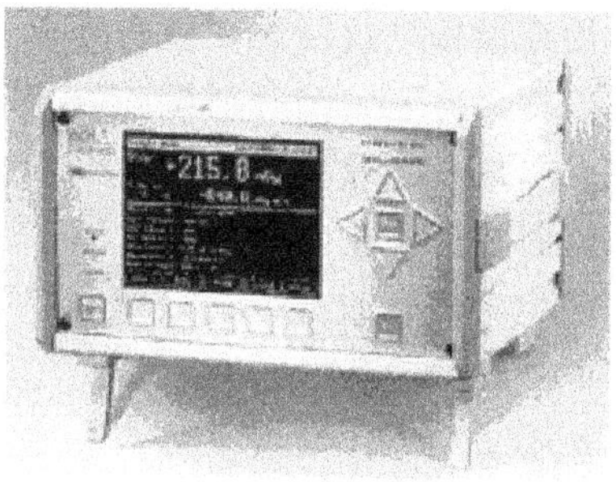

图 17-46 绝对剂量仪

STAR TRACK 是放疗系统的质控测量设备,独特的设计使其可以快速获取并进行全面的数据分析。

STAR TRACK 的平板电离室与大气连通,可进行自动温度气压校准;独特的探头布局,一次测量即可完成主要 QA 参数测量;实时测量的同时可完成对称性、平坦度、半影、射野宽度、能量验证和输出剂量分析。

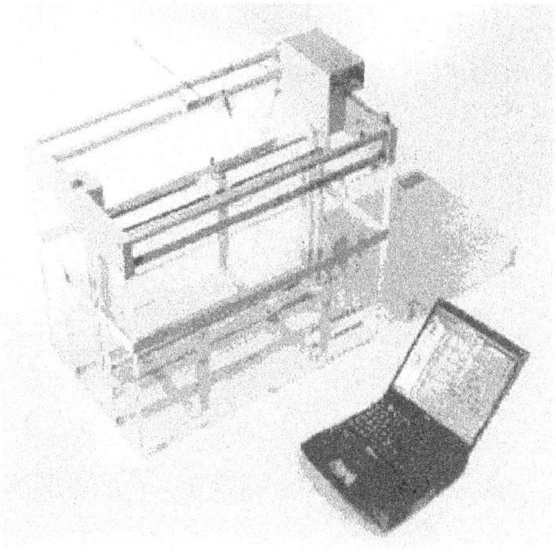

图 17-47 便携式放疗水箱检测系统

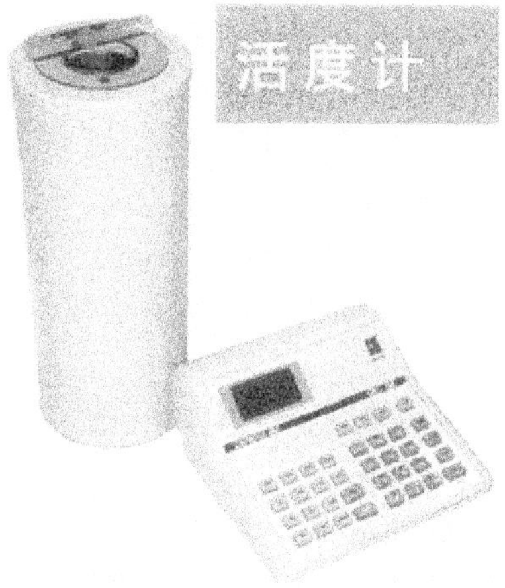

图 17-48 活度计

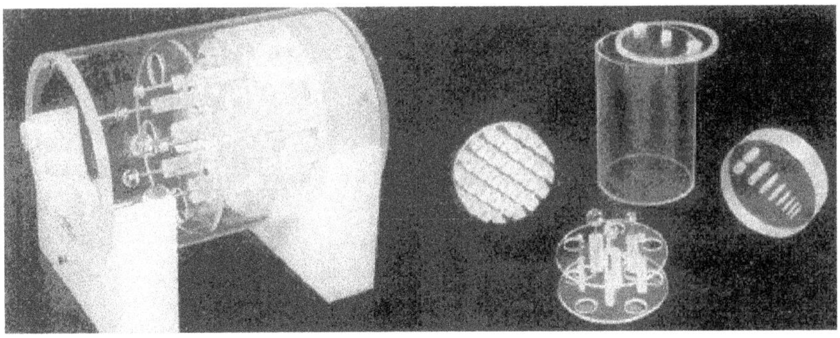

图 17-49 PET/SPECT 性能检测体模

17.3.8 伽马刀检测参数与仪器

1. γ 射束立体定向放射治疗系统检测方案

近年来，国内 γ 射束立体定向放射外科发展迅速，γ 射束治疗设备在医学领域得到了极其广泛的应用。γ 射束治疗设备在临床上以放射治疗为目的，如果发生剂量学或者定位几何参数变化，不仅影响临床治疗效果，甚至会使被检者受到伤害。因此，定期对 γ 射束治疗设备进行测量和检查具有非常重要的意义。

检测方案为绝对剂量计 DOSE 1 匹配 0.01 尖点电离室以及头部/体部多源 γ 射束立体定向放射治疗系统专用检测体模等。

绝对剂量计 DOSE 1(图 17-50)测量参数如下：

① 剂量率，应用于焦点标称吸收剂量率、焦点剂量率比值等；

② 剂量，应用于灰度一剂量定标、剂量计算综合误差等；

③ 剂量和每监测单元剂量；

④ 电荷和电流。

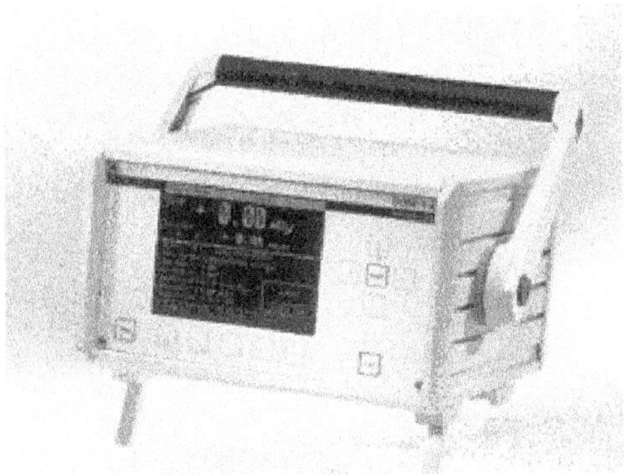

图 17-50 绝对剂量计 DOSE 1

伽玛刀头部检测体模——该球形体模呈直径为 160 mm 的有机玻璃球形，是专用于对伽马刀治疗设备进行剂量学性能检测的设备。体模中央可插入厚度为 10 mm 的插板，而不同的插板可以分别插入 0.015 和 0.125 cc 电离室和半导体探测器。

伽马刀头部专用检测体模[图 17-51(a)]

形状：球形；

直径：满足标准要求；

插槽：支持胶片暗盒、探测器等。

体部伽马刀专用检测体模[图 17-51(b)]

形状：椭圆；

尺寸：满足标准要求；

插槽：支持胶片暗盒、探测器插板等。

伽马刀头部检测模块测量参数为剂量(配合剂量计)、聚焦野尺寸、定位参考点偏差

（焦点棒）、面积重合率、治疗计划软件的重组位置误差等。

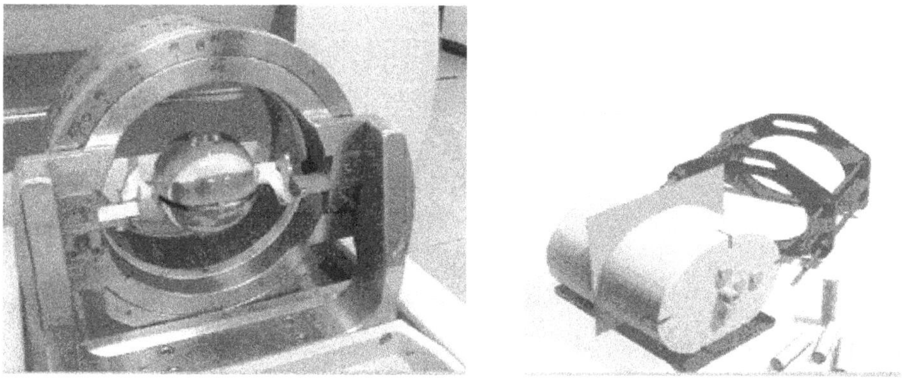

（a）头部伽马刀专用检测体模　　（b）体部伽马刀专用检测体模

图 17-51　伽马刀专用检测体模

附录　英汉对照术语

3D modulation	3D 自动毫安技术
acoustic optical modulater (AOM)	视听调制器
acquisition of information	信息采集
annihilation radiation	湮灭辐射
archving and output of information	信息存储与输出
array processor (AP)	阵列处理器
augmented fluoroscopy	增扩透视系统
bolus chase	步进跟踪
cardiac bowtie	心脏滤线器
cardiac snapshot pulse	心脏快速脉冲
cathode ray tube (CRT)	阴极射线管
central control system of artificial intelligence (CCS)	前置门控方式
charge coupled device (CCD)	电荷耦合器件
clinical information system (CIS)	临床信息系统
cojugate ray interpolation (CRI)	智能零域内插法
color coding for kids	儿童彩色编码系统
computed radiology (CR)	计算机 X 线摄影
computed tomography (CT)	计算机 X 线体层摄影
contrast	对比度
data acquisition system (DAS)	数据采集系统
density	密度
detail contrast enhancement	细节对比增强
detector	探测器
digital image consultation center system (DICCS)	数字影像会诊中心系统
digital radiology (DR)	数字 X 线摄影
digital scan converter (DSC)	数字扫描转换器
digital subtracted angiograpgy (DSA)	数字减影血管造影
digtal cine mode	数字电影模式
DIP,DAS interface processor	DIP 板 DAS 接口处理器
doppler	多普勒

dynamic pressure	动态压力
EGK mode	心电图触发脉冲方式采集
electroluminescent dispay (ECD)	电致发光显示器
emission computed tomography (ECT)	发射型计算机体层成像
energy subtraction	能量减影
ETC board	床控主板
ETC interface board	ETC 接口板
filter	滤过
flat panel (FP)	平板检测器
flat panel detector (FPD)	平板探测器
flying focus	飞焦点
functional MRI	功能 MRI 磁共振成像
gradient control unit (GCU)	梯度控制器
half-subtraction technology	半减影技术
high frequency X-ray equipment	高频 X 线机
high-resolution coveragespeed	高分辨力覆盖速度
hospital management information system (HMIS)	医院管理信息系统
hybrid subtraction	混合减影
image disk	图像硬盘
imaging plate (IP)	成像板
integrated mask/image	图像合成式积分
interventional radiology	介入放射学
image zoom	图像放大
laser camera	激光相机
light emitting diode (LED)	发光二极管
lrradiation side sampling (LSS)	照射侧采集方式
magnetic resonance spectroscopy(MRS)	磁共振波谱分析
mask select	移动蒙片
mega pixel (MP)	百分像素
modern medical imaging (MMI)	现代医学成像
multi slice CT (MSCT)	多层螺旋 CT
multi-Wire proportional chamber (MWPC)	多丝正比电离室
nematic	丝状
neuro filter	N 系统专用滤线器
noise	噪声
operator console (OC)	操作台
PCI ethernet card	网卡
pegasus image generator	PECT-IG 板床控图像重组板
penetration side sampling (PSS)	透光侧采集方式

picture archiving and communication system (PACS)	图像存储与传输系统
pitch factor	螺旋因子
pitch	螺距
pixel shift	像素移位
plasma display panel (PDP)	等离子显示器
positron emission computed tomography (PET)	正电子发射型计算机体层成像
power supply	电源电路
raw data	原始数据
recon interface processor	RIP 板重组图像处理器
RF system	射频系统
roadmap mode	路标方式
rotaional angiography	旋转血管造影
RSM DSA	消除…部伪影技术 DSA
scan data disk (SDD)	扫描数据硬盘
Scan reconstruction unit (SRU)	扫描重组单元
serial card	半行卡
shutter	消隐技术处理
slice sensitivity profile (SSP)	层厚响应曲线
slice thickness	层厚
sliping	滑环
spatial resolution	空间分辨力
spiral CT (SCT)	螺旋 CT
spiral groove bearings	螺旋凹槽轴承
stenotic analysis	血管狭窄分析
structure boost	结构增强
system disk	系统盘
temporal and spatial resolusion	时间和空间分辨力
temporal subtraction	时间减影
the best automatic angle positioning system	自动最佳角度定位系统
thin film transistor (TFT)	薄膜晶体管
three-dimensional echocandiography	三维超声心动图
TID mode	时间间隔差成像方式
tran cranial doppler (TCD)	超声经颅多普勒
transformation of information	信息转换
ultrasonic (US)	超声
ultrasonic imaging	超声成像
ventricular analysis	心室分析
volume scan	容积扫描

volume scan	容积扫描
window level	窗位
window technique	窗口技术
window width	窗宽

参考文献

[1] 侯淑莲,谢寰彤,等:《医学影像原理与实验》,人民卫生出版社,2007 年。
[2] 王骏,甘泉:《医学影像技术》,江苏大学出版社,2008 年。
[3] 韩丰谈:《医学影像设备学》,人民卫生出版社,2004 年。
[4] 徐跃,梁碧玲:《医学影像设备学》,人民卫生出版社,2005 年。
[5] 甘心照,施延华:《现代医用电子仪器设备检修技术》,南京大学出版社,1994 年。
[6] Eiicnfvk. Usnima:《实验脉冲核磁共振》,复旦大学出版社,1995 年。
[7] 黄永仁:《核磁共振理论原理》,华东师范大学出版社,1992 年。
[8] 俎栋林:《核磁共振成像学》,高等教育出版社,2004 年。
[9] 王骏,甘泉:《医学影像技术学习指南与高频考点》,江苏大学出版社,2009 年。
[10] 王骏,甘泉:《医学影像技术操作指导》,江苏大学出版社,2012 年。